U0310244

本书得到国家社科基金重大项目
"新时代流通服务业高质量发展的路径选择与政策体系构建"
（18ZDA058）的资助

THE GLOBAL PANDEMIC AND THE WORLD ECONOMY

全球疫情与世界经济

荆林波 等◎著

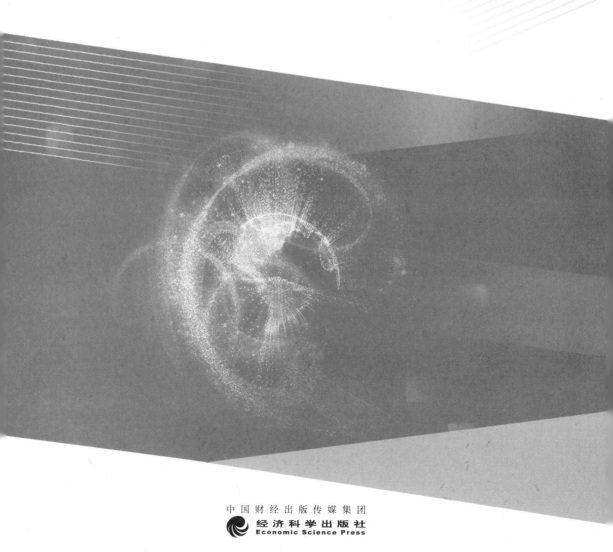

中国财经出版传媒集团

经济科学出版社
Economic Science Press

目　录
CONTENTS

第一章

全球疫情下的世界经济：现状与未来

翻开历史，科学研究告诉我们，地球上的生命大约起源于39亿年前。正如中国社会科学院武寅研究员所言："同地球上生命进化的时间相比，同人类未来的历史相比，我们人类的发展还处在自己历史的开端或童年时期。"① 对此，我国考古学家贾兰坡做了一个形象化的比喻："假如把地球的四十亿年的历史比作一天的话，那么，人类二百万年的历史只不过相当于一天里最后的三十八秒钟而已。假如人类有文字记载的历史以四千年来计算的话，那么，按上述地球生命的尺度对比，才仅有短短的0.08秒！"②

在武寅主编的《简明世界历史读本》一书最后一章"新世纪人类面临的严峻挑战"中，作者是如此讲述的："冷战结束后，世界处在大发展、大变革、大调整的过程中，世界朝多极化发展的历史潮流不可逆转。在经济全球化的新历史视阈下，人类需要共同面对的问题越来越多，一些全球性的问题日渐凸显，如生态环境恶化、'人口爆炸'、粮食危机、能源危机、恐怖主义蔓延、世界金融危机，以及文化霸权主义。"③ 很遗憾，作者在这里没有分析流行病的问题。而在埃博拉病毒（Ebola）暴发之后，比尔·盖茨（Bill Gates）在2015年TED年会④发表的题为"下一个大暴发：我们并没有准备好"的演讲中明确指出：在未来几十年里，如果有什么东西可以杀掉上千万人，那更可能是个有高度传染性的病毒，而

---

① 武寅主编：《简明世界历史读本》，中国社会科学出版社2014年版，引言部分，第1页。

② 贾兰坡是我国著名的旧石器考古学家、古人类学家、第四纪地质学家，中国科学院资深院士。他是一位没有大学文凭而攀登上科学殿堂顶端的传奇式人物。继装文中1929年发现中国猿人第一个头盖骨之后，他在1936年11月连续发现三具"北京人"头盖骨，震惊了国际学术界。

③ 武寅主编：《简明世界历史读本》，中国社会科学出版社2014年版，第626页。

④ TED：Technology Entertainment Design，即技术、娱乐、设计。这个会议的宗旨是"传播一切值得传播的创意"。

不是战争；不是导弹，而是微生物。而目前在全世界范围内，大家其实都认识不足，研究不到位，更没有足够的准备来应对突发传染病。盖茨的预言，成为了现实。

一、全球疫情分析

2019 年底，湖北省武汉市疾控中心监测发现不明原因肺炎病例。12 月 30 日，武汉市卫生健康委向辖区医疗机构发布《关于做好不明原因肺炎救治工作的紧急通知》。12 月 31 日凌晨，国家卫生健康委员会作出安排部署，派出工作组、专家组赶赴武汉市，开展现场调查，指导做好疫情处置工作。

从 2020 年 1 月 3 日起，我国定期与世界卫生组织、有关国家和地区组织以及中国港澳台地区及时、主动通报疫情信息。

2020 年 1 月 7 日，中国疾控中心成功分离出首株新冠病毒毒株。1 月 9 日，国家卫生健康委专家评估组对外发布武汉不明原因病毒性肺炎病原信息，病原体初步判断为新型冠状病毒。[①] 1 月 12 日，中国疾控中心、中国医学科学院、中国科学院武汉病毒研究所作为国家卫生健康委指定机构，向世界卫生组织提交了新型冠状病毒基因组序列信息，在全球流感共享数据库（GISAID）发布，全球共享。

1 月 18 日，国家卫生健康委组织以钟南山为组长的国家医疗与防控高级别专家组赶赴武汉实地考察疫情防控工作。1 月 21 日，钟南山首次肯定该病毒出现人传人的现象。[②]

为了联合防疫，我国政府开始高度重视，采取严格的防控措施，包括对武汉封城、全国限制人员流动、基层网格化管理、延长假期等，尽管开始引起一些争议，但是，这的确为世界防疫树立了典范。

世界卫生组织 1 月 31 日宣布新冠肺炎疫情为国际关注的突发公共卫生事件。

[①] 新型冠状病毒肺炎（Corona Virus Disease 2019，COVID-19）是由严重急性呼吸系统综合征冠状病毒 2（severe acute respiratory syndrome coronavirus 2，SARS-CoV-2）感染后引起的一种急性呼吸道传染病。我国学者最新发表在《柳叶刀》杂志上对武汉 41 例 2019-nCoV 感染病例的研究结果显示，2019-nCoV 感染具有与 SARS 相似的呼吸系统疾病临床症状，病死率也不容小视。我国现已将该病症纳入《中华人民共和国传染病防治法》规定的乙类传染病，并采取甲类传染病的预防、控制措施。

[②] 1 月 21 日，广东省人民政府举行新型冠状病毒感染肺炎疫情及应对防控情况通报会。钟南山在通报会上表示，"现在已经知道它出现人传人了，要做的一个事情就是对患者严格隔离，对紧密接触者的密切追踪，这恐怕是最重要的"。"到现在为止，新型冠状病毒还没有针对性的有效治疗药物"。

然而，由于有些国家的防控不及时、措施不到位，2 月底到 3 月初的两周时间里，中国以外的病例数量增长了 12 倍，受影响国家（和地区）的数量增加了两倍。3 月 6 日，意大利新增 778 例，创单日新高，累计确诊为 4 636 例，而死亡为 197 例，成为我国之外死亡最多的国家。3 月 7 日，全球 93 个国家和地区确诊超过 10 万例。

鉴于新冠病毒的传播和迅速扩大的影响，3 月 11 日，世界卫生组织（WHO）在新闻发布会上正式宣布，将新型冠状病毒肺炎（COVID-19，以下简称"新冠肺炎"）列为全球性大流行病。① 世界卫生组织上一次用"大流行"这个词是在 2009 年，当时出现了甲型 H1N1 流感。

经过两个月的严防死守，到 3 月 23 日，国务院联防联控机制新闻发布会通报，湖北和武汉已经连续 5 天没有新增确诊病例和疑似病例，现有确诊病例数持续下降。但"零新增"不等于零风险，疫情防控任务依然艰巨繁重。同日，李克强主持召开中央应对新冠肺炎疫情工作领导小组会议，针对疫情变化部署外防输入内防反弹措施，在有效防控疫情的同时积极有序推进复工复产。

而国际疫情却是另外一个场景。3 月 15 日，英国宣布了群体免疫的政策，全球哗然。3 月 20 日，意大利死亡人数跃居全球首位。3 月 23 日，中国经过两个月的防疫工作，取得了阶段性的成果。同一天，美国单日的确诊病例数量超过了 1 万，接着美国基本上是连续保持每天 1 万确诊数量的增长。到了 3 月 27 日，美国成为了"震中"，28 日以后，美国每日新增确诊病例人数达到 2 万。到 4 月 1 日凌晨 1 点 55 分，美国确诊人数是 175 067 例，超过了中国和意大利之和，是中国的两倍之多，而死亡人数是 3 415 例，超过了"9·11"事件 2 996 人的死亡人数。

据 Worldometer 世界实时统计数据显示，北京时间 4 月 3 日凌晨 2 时 03 分，全球新冠肺炎确诊病例已经超 100 万例，达到 1 000 168 例，累计死亡 51 354 例，累计治愈 210 191 例。美国约翰斯·霍普金斯大学实时统计数据，截至美国东部时间 4 月 4 日 15 时 28 分，美国新冠肺炎确诊病例达 300 915 例，累计死亡达 8 098 例。世卫组织实时统计数据显示，截至北京时间 4 月 5 日 0 时，全球确诊新冠肺炎为 1 056 159 例，死亡 57 206 例，全球已有 207 个国家和地区出现新冠肺炎

① 传染病在英文里有 5 种形容词，从轻到重分别是 sporadic（零星的）、endemic（地方性的）、hyperendemic（高度地方性的）、epidemic（流行的）、pandemic（大流行的）。换言之，大流行（pandemic）是用来形容波及全球、严重程度最高的传染性疾病。

病例，中国以外超过97万例。

新冠疫情在美国的严重程度未见减缓。美国国立卫生研究院（NIH）过敏症和传染病研究所主任安东尼·福奇博士就做出了预测：根据模型，最终可能数百万美国人将感染新冠病毒，10万至20万人将因此死亡。根据约翰·霍普金斯大学冠状病毒研究中心统计，截至东部时间4月10日上午10时36分，美国确诊数字达到501 301人，死亡18 637人。美国新冠疫情"震中"纽约州确诊人数达到174 481人，仍然是全球新冠疫情最严重的地区。福奇的预言很快成为现实：截至北京时间4月28日6时30分左右，据Worldometer世界实时统计数据，美国累计确诊突破100万例，达1 004 942例，死亡56 527例。与此同时，全球累计确诊超过300万例，累计死亡超过20万人。

我们总结对比发现，这次疫情至少存在如下三个特点。

第一，传染范围广泛。到4月27日，200多个国家地区受到影响，80个国家采取了封国措施，非常罕见。与历史上的大流行病相比，目前来看，新冠肺炎的死亡人数虽然不高，但是，它的传播与HINI流感相似，均影响到世界200多个国家与地区（见表1-1）。

表1-1　　　　　　　世界历史上四次大流行病状况

时间	大流行病	疫情主要状况
14世纪	黑死病	在3年内横扫全欧洲，并在20年间导致2 500万欧洲人死亡，占当时欧洲总人口的1/4～1/3
19世纪末	天花	100年间美洲从约3 000万印第安人，因天花只剩下不到100万人。惨烈的"二战"一共死亡5 000多万人，而天花从发病到彻底消灭一共致死1亿多人
1918年	西班牙流感	全球1/3人口，约5亿人感染了该病毒。死亡人数在5 000万到1亿人之间
2009年	HINI流感	第一年，美国有6 080万例感染，近27.4万人住院治疗，1.2万余人死亡。全球范围内，死亡15万～58万人。波及全球214个国家和地区，历时16个月

资料来源：笔者根据相关资料整理。

第二，传播速度倍增。从报告首个病例到出现第10万个病例用了67天，从10万病例增长到20万病例用了11天，从20万病例到30万病例，仅用了4天。而从30万病例到40万病例只用了两天，而后基本上是以每1～2天10万病例的速度增长。到 4 月 23 日，美国已经连续 26 天单日新增确诊超 2 万人，累计确诊全球第一，突破 100 万大关，占全球确诊数 1/3 左右。疫情暴发以来全球累计确诊情况与全球累计死亡情况参见表 1 - 2 和表 1 - 3。

表 1 - 2　　　　　　　　　　全球累计确诊状况

时间	全球累计确诊	说明
4 月 3 日	超过 100 万病例	
4 月 15 日	超过 200 万病例	从 100 万病例到 200 万病例，用了 12 天
4 月 27 日	超过 300 万病例	从 200 万病例到 300 万病例，用了 12 天
5 月 9 日	超过 400 万病例	从 300 万病例到 400 万病例，用了 12 天
5 月 21 日	超过 500 万病例	从 400 万病例到 500 万病例，用了 12 天
5 月 30 日	超过 600 万病例	从 500 万病例到 600 万病例，用了 9 天
6 月 8 日	超过 700 万病例	从 600 万病例到 700 万病例，用了 9 天
6 月 16 日	超过 800 万病例	从 700 万病例到 800 万病例，用了 8 天
6 月 22 日	超过 900 万病例	从 800 万病例到 900 万病例，用了 6 天
6 月 29 日	超过 1 000 万病例	从 900 万病例到 1 000 万病例，用了 7 天

资料来源：笔者根据 Worldometer 世界实时统计数据和美国约翰·霍普金斯大学疫情实时监测系统整理。

表 1 - 3　　　　　　　　　　全球累计死亡状况

时间	全球累计死亡	说明
4 月 11 日	超过 10 万病例	从 5 万病例到 10 万病例用了 8 天
4 月 18 日	超过 15 万病例	从 10 万病例到 15 万病例则用了 7 天
4 月 26 日	超过 20 万病例	从 15 万病例增加至 20 万病例用了 8 天
5 月 5 日	超过 25 万病例	从 20 万病例增加至 25 万病例用了 9 天
5 月 15 日	超过 30 万病例	从 25 万病例增加至 30 万病例用了 10 天
5 月 27 日	超过 35 万病例	从 30 万病例增加至 35 万病例用了 12 天
6 月 8 日	超过 40 万病例	从 35 万病例增加至 40 万病例用了 12 天
6 月 18 日	超过 45 万病例	从 40 万病例增加至 45 万病例用了 11 天
6 月 27 日	超过 50 万病例	从 45 万病例增加至 50 万病例用了 9 天

资料来源：笔者根据 Worldometer 世界实时统计数据和美国约翰·霍普金斯大学疫情实时监测系统整理。

第三，疫情影响深远。它不仅对地缘政治产生深刻的影响，有可能导致去全球化进一步加快①，而且对各国治理模式提出了一系列挑战②，甚至对人们的生活习惯（比如用餐）和社交方式等产生巨大的影响。当然，在经济方面的影响十分显著，特别是对就业的冲击非常明显。比如，3月16日，美国劳工部更新就业数据：一周有520万美国人失业并申请失业救济金。自3月21日以来，美国共有2 203.4万人申请了失业救济金，占劳动力的13.5%，抹去了美国过去十年的新增就业人数。而圣路易斯联储银行经济学家预计，疫情将导致美国第二季度损失4 700万个就业岗位，失业率或将飙升至32%，超过20世纪大萧条时期24%的水平。全球范围来看，失业人数也是天文数字，有的机构预测全球将有上亿人员失业。

二、全球疫情下的世界经济：现实状况与未来展望

（一）全球疫情下的世界经济

我们这里首先分析各机构对世界经济整体走势的判断，然后，重点研判发达国家的经济走势，最后，对新兴市场国家的经济走势做出对比分析。

世界银行公布的数据显示，2018年，全球GDP总量为85.79万亿美元，同比增长了3.7%。这是最近几年中，全球经济增长较快的年份。美国和中国两国的国民生产总值占全球国民生产总值的比例在40%左右，位居全球的前两位。③

根据国际货币基金组织的统计，2019年美国经济总量继续位居世界第一，中国和日本名列第二和第三。而中国的经济总量已经是日本经济总量的2.74倍。我们假设，2020年中国经济继续保持6%的增长，而日本经济继续保持微弱的0.1%的增长，那么，到2020年底，中国经济总量将接近是日本经济总量的3倍。④ 中国国民生产突破100万亿元大关将指日可待。特别是，2019年中国国内生产总值总量占全球国民生产总值的比重超过16%，而且，2019年中国人均

---

① 特朗普4月1日表示，他将启用1950年美国在朝鲜战争时期颁布的《国防生产法》，强迫3M公司将其生产的医疗防护设备出售给美国政府。特朗普政府4月2日命令明尼苏达州的医疗装备制造商3M公司停止向加拿大和拉丁美洲出口防护口罩。

② 美国媒体报道，当地时间27日，在经过纽约州选举委员会投票之后，该州宣布取消原定于6月23日举行的总统初选。3月，纽约州长科莫签署行政令，宣布将该州总统初选从原定的4月28日推迟到6月。媒体报道称，纽约州取消总统初选属于"史无前例"。

③ 参见世界银行公开数据，https：//data. worldbank. org. cn/。

④ 参见国际货币经济组织公开数据，http：//www. ifm. org。

GDP 达到了 10 276 美元，突破了 1 万美元大关。

值得关注的是，印度的经济总量已经超越了英国的经济总量，位居世界第五位，而英国经济在脱欧的漫长进程中日益衰退。国际货币基金组织原来预测，到 2020 年底，法国的经济总量将超过英国的经济总量。

新兴经济体中的巴西经济总量排在世界第九位，尽管巴西经济在 2015 年陷入衰退，但是，它仍然是拉美最大的经济体（见表 1 - 4）。

表 1 - 4　　　　　　　2019 年世界排名前 10 位国家的国内生产总值

排名	国家	国内生产总值（亿美元）
1	美国	214 394.5
2	中国	141 401.6
3	日本	51 544.8
4	德国	38 633.4
5	印度	29 355.7
6	英国	27 435.9
7	法国	27 070.7
8	意大利	19 886.4
9	巴西	18 470.2
10	加拿大	17 309.1

资料来源：国际货币基金组织：《世界经济展望》，2020 年。

2019 年全球经济增长速度为 2.3%，这个增长速度是最近 10 年来最低的增速。联合国贸易和发展会议的一份研究报告认为，如果下行风险可以控制，那么，2020 年全球经济增长速度可以达到 2.5%。[1] 世界银行预计，2020 年全球的经济增长速度也是 2.5%。在没有疫情的情况下，国际货币基金组织 2020 年 1 月预测，全球经济增长速度会出现下滑。[2] 此前，经济合作与发展组织（OECD）曾在 2019 年 11 月下调未来三年内的全球经济展望，预期全球经济总量将较基准下跌 0.8%，其中美国将下跌 1% 以上。联合国贸易和发展会议（UNCTAD）全球化和发展战略司司长理查德·科祖尔·赖特在 2020 年 1 月 16 日表示，"今年有复苏的希望，但下行风险和脆弱性仍然非常大"。但是，种种迹象表明，全球经济仍

---

[1] 联合国贸易和发展会议：《贸易和发展报告（2019 年）》，https：//unctad. org/en/PublicationsLibrary/tdr2019_en. pdf。

[2] 国际货币基金组织：《初步企稳，复苏乏力?》，载于《世界经济展望》2020 年 1 月 20 日。

然是稳定的。表 1-5 是国际货币基金组织的预测。

表 1-5　　　　国际货币基金组织预测的全球经济增长速度

年份	全球经济	发达国家经济	新兴市场和发展经济体
2019	2.9%	1.7%	3.7%
2020	3.3%	1.6%	4.4%
2021	3.4%	1.6%	4.6%

资料来源：国际货币基金组织，《世界经济展望》，2020 年 1 月。

然而，世事难料。一场全球疫情，不可避免地对世界经济带来了影响，而且，随着新冠肺炎疫情的扩散，越来越多的国家卷入到防疫战斗中，许多国家的经济受到了重创甚至停摆。世界经济的走向将何去何从？不同的机构做出了不同的预测。

鉴于全球病例不断增加，而且疫情扩散的速度加快，日内瓦当地时间 2020 年 3 月 11 日，世界卫生组织总干事谭德塞宣布将新型冠状病毒肺炎列为全球性大流行病（Pandemic）。一周后，3 月 18 日，标准普尔的经济学家对宏观经济更新了预测，认为 2020 年全球将陷入经济衰退，2020 年全球经济增速将仅为 1.0% ~ 1.5%，且仍面临下行风险。[①]

与标准普尔、穆迪齐名的全球三大评级公司之一——惠誉国际，在 3 月 23 日发布的最新《全球经济展望》季度报告中指出：新型冠状肺炎病毒疫情正在严重拖慢全球经济的增长步伐。相比于 2019 年第四季度的报告，惠誉国际大幅下调了 2020 年全球经济增长的预测：从 2.5% 的增长率调整为 1.3%。基于这一预测，2020 年全球 GDP 总量较之前的预测减少了 8 500 亿美元。[②]

上述这些预测算是比较乐观的。相比之下，国际金融协会（IIF）的预测则比较悲观，他们认为全球经济将出现负增长。这将是自金融危机后的 2009 年以来，时隔近 11 年第一次出现负增长。国际金融协会加大了对新冠疫情下的经济预测研究，设立了专门栏目，在首页提醒读者关注。3 月 23 日，国际金融协会预测，疫情在全球蔓延，将导致许多经济活动停滞，全球经济受到重创，全球经济的实际经济增长率为 -1.5%。[③]

---

① 标准普尔：《COVID-19 宏观经济追踪：全球经济衰退正在发生》，2020 年 3 月 18 日。

② 如果 G7 所有经济体都采取更严格的封锁措施应对疫情，2020 年全球 GDP 的跌幅将很可能进一步扩大。因此，惠誉国际预计，2020 年全球经济增长率将从 2019 年的 2.7% 暴跌至 1.3%，跌幅甚至高于 20 世纪 90 年代初和 2001 年的全球经济低迷时期。

③ 国际金融协会专题研究，参见：https://www.iif.com/COVID-19。

3 月 23 日，国际货币基金组织（IMF）总裁格奥尔基耶娃表示，预计 2020 年全球经济将陷入负增长，并称，"经济衰退至少达到与 2009 年金融危机相同的程度，甚至还可能进一步恶化"。为应对危机，国际货币基金组织准备提供 1 万亿美元贷款。4 月 9 日，国际货币基金组织总裁格奥尔基耶娃说，国际货币基金组织预计，"2020 年全球经济将出现大幅负增长"，在该组织的 180 个成员中，有 170 个成员的人均收入将下降。这个预测与 2019 年 10 月的预测出入较大，当时，国际货币基金组织预测 160 个成员将实现人均收入增长。4 月 14 日，国际货币基金组织发布了最新的《世界经济展望》，如表 1－6 所示。

表 1－6　　　　　　国际货币基金组织对全球经济的预测

	2019 年	1 月份预测 2020 年	4 月份预测 2020 年	1 月份预测 2021 年	4 月份预测 2021 年
全球经济	2.9%	3.3%	－3.0%	3.4%	5.8%
发达国家	1.7%	1.6%	－6.1%	1.6%	4.5%
新兴市场与发展中国家	3.7%	4.4%	－1.0%	4.6%	6.6%

资料来源：国际货币基金组织，《世界经济展望》，2020 年 1 月和 4 月。

国际货币基金组织基于全球多数国家疫情将在 2020 年第二季度达到峰值、下半年消退的基准情景假设，预计 2020 年全球经济将萎缩 3%，比 1 月份《国际经济展望》的全球经济 3.3% 的增速，大幅下调了 6.3 个百分点。其中，预计 2020 年美国经济将下降 5.9 个百分点，欧元区经济更惨，将要萎缩 7.5%，日本经济即使算比较好的，也是负增长 5.2%。

相比之下，新兴市场国家一直是国际经济增长的核心动力，也是关注世界经济的人们必然关心的主题。渣打银行在 2019 年曾经做了一项研究报告，他们预测，今天的新兴市场将成为明日的世界强国，到 2030 年，全球国内生产总值前 10 大经济体中有 7 个是新兴市场国家，中国、印度位居前两位，而巴西、印度尼西亚、土耳其和埃及等发展中经济体的排名都将明显上升。

然而，这次国际货币基金组织对新兴市场的经济增长预测，由 1 月的 4.4% 的增长下降到 －1%，调整幅度达到 5.4 个百分点。其中，对于备受关注的中国经济，国际货币基金组织认为，中国经济在 2019 年实现了 6.1% 的增长，1 月份预测中国经济会在 2020 年实现 6% 的经济增长，而受到疫情的影响，4 月份预测中国经济在 2020 年只有 1.2% 的增长。这是目前我们看到的对中国经济比较悲观的一种预测（见表 1 - 7）。

表 1 - 7　　　　　　　各机构对新兴市场国家经济的预测

	新兴市场经济体（%）	国别及其影响
国际金融协会	1.1%	巴西、俄罗斯预计将出现负增长
国际货币基金组织	- 1.0%	投资者已从新兴市场国家撤出资金 830 亿美元
凯投国际	- 1.5%	新兴市场 2020 年的经济产出将为 1951 年有记录以来的首次下降，相关经济损失甚于 2008 年金融危机、20 世纪 90 年代末的亚洲金融危机及 20 世纪 80 年代的拉美债务危机

资料来源：笔者根据相关资料整理。

此外，标准普尔的研究报告提出：随着全球经济步入衰退，亚太区 2020 年的经济增速将下滑一半多，下降为不到 3%。[①]

国内研究机构也对新兴市场国家面临的风险做了分析。比如，海通证券认为，新兴市场国家在汇率、外债方面，面临着较大的冲击，外贸依存度较高的国家，受到的外部冲击更为明显。具体参见表 1 - 8。

表 1 - 8　　　　　　　主要新兴市场国家风险对比

国家	一季度汇率变化（%）	短期外债/GDP（%）	短期外债/外储（倍）	经常账户余额/GDP	私人部门杠杆率（%）	外贸总额/GDP（%）
巴西	- 22.5	4.3	0.23	- 1.87	72.60	28.63
俄罗斯	- 20.4	3.2	0.14	4.23	64.80	51.42
墨西哥	- 19.6	5.2	0.39	- 1.28	42.30	80.45
南非	- 21.4	10.0	0.75	- 3.04	74.80	65.27
印度	- 5.3	4.0	0.25	- 1.52	56.00	42.86
印度尼西亚	- 15.1	4.2	0.38	- 2.42	40.50	41.45
智利	- 10.9	7.8	0.56	- 3.25	153.10	58.42

注：经常账户余额与 GDP 之比，是过去 3 年均值。一季度汇率变化为 2020 年一季度，私人部门杠杆率数据时间是 2019 年第三季度，其余数据均为 2019 年末的数据。

资料来源：Wind，CEIC，BIS，海通证券研究所。

————————————

① 标准普尔：《亚太区陷入经济衰退几乎无可避免》（研究报告），2020 年 3 月。

与此同时，国际投行界对全球经济也开展了相关的展望与预测，当然，有些预测比较悲观，甚至是"末日式展望"。比如，桥水基金认为，全球经济将面临 12 万亿美元的企业损失，而且还不包括个人的损失。[①] 最有代表性的机构来自摩根大通，他们发布的研究报告预计，这场疫情导致全球经济衰退的萎缩程度很可能超过 1929 年经济大萧条。也就是说，他们认为全球经济不仅仅是经济衰退的问题，而且是经济萧条的问题。这里就引申出一个经济学问题，什么是经济衰退？什么是经济萧条？

所谓经济衰退（economic recession），是指经济出现停滞或负增长，并且持续了一段时间的经济现象。这个定义中有两个核心意思：其一，经济出现停滞或者负增长；其二，持续了一段时间。判断经济的状况，通常以 GDP 的表现衡量，这个比较好把握。现在的难点在于"持续了一段时间"，到底是多长一段时间？经济学教科书中通常的定义是："在一年中，一个国家的实际国内生产总值增长连续两个或两个以上季度出现下跌"。当然，这个定义并未被全世界各国广泛接受和认可。比如，美国国家经济研究局（NBER）就将经济衰退定义成更为模糊的"大多数经济领域内的经济活动连续几个月出现下滑"。

那么，什么是经济萧条呢？经济萧条（depression）是指当经济衰退连续超过 3 年时间或者实际国民生产总值负增长超过 10% 的经济现象。这里，判断经济萧条有两个重要指标，一个是经济衰退持续时间要超过 3 年，一个是实际国民生产总值负增长超过 10%。从某种意义上讲，经济萧条是更为严重的经济衰退。

根据经济史的记载，从 1854 年到 2018 年，美国总共出现了 33 次经济衰退。自 1980 年以来，有 3 个这样的经济负增长时期被认为是经济衰退。我们所熟知的经济衰退时期包括 1997 年的亚洲金融危机、2000 年的网络泡沫、2008 年金融危机。

至于经济萧条，到目前为止，最著名的是 20 世纪 30 年代的经济大萧条。此后，再没有爆发过经济萧条。美国大萧条的第一阶段，从 1929 年 8 月至 1933 年 3 月，持续了 43 个月，实际国民生产总值下跌了近 33%，失业率达到 25%。经济大萧条加上大饥荒的冲击，营养不良和医疗保障不到位，导致大量人口非正常死

---

① 瑞·达利欧（Ray Dalio），作为世界上最大的对冲基金公司桥水基金创始人，号称金融界的乔布斯。随着新冠疫情全球大流行加剧、经济增速在市场波动和信用压力攀升背景下骤降，企业经营状况会进一步恶化。过去 20 多年，桥水基金创造了超过 20% 的年平均投资回报率，管理基金规模超过 1500 亿美元，累计盈利 450 亿美元。

亡。根据最保守估计，至少有 700 万人死亡，约占当时美国人口的 7%。经济大萧条时期，全世界一共损失达 2 500 亿美元。

按照上述关于经济衰退的定义，我们认为，全球经济衰退很快成为现实，而全球经济萧条是否出现，有待进一步观察。

（二）后疫情时代的世界经济

1. 全球供应链的作用

《纽约时报》专栏作家托马斯·弗里德曼在 2004 年出版的《世界是平的》一书中认为，碾平世界的 10 大动力分别是：1989 年 11 月 9 日柏林墙倒塌和视窗操作系统的建立；Web 的出现和网景浏览器的出现；工作流软件让网络的应用软件沟通无碍；开放源代码，让资源开放共享，上传（uploading）驾驭社区的力量；外包（outsource）和 Y2K（千年虫）促使印度经济腾飞；离岸经营；"沃尔玛式"的供应链；内包，即利用外部组织提供内部服务；提供信息 Google、雅虎和 MSN 搜索服务；数字的、移动的、个人的虚拟的"轻技术类固醇"，即指个人在任何时间任何地点通过任何设备，采用无线技术可以获得数字信息。这些观点被看作是全球化的集大成者。美国外交关系委员会在《全球供应链未来》中指出，全球贸易和支持它的供应链正在经历着深刻变化，包括商品和服务跨境流动的结构性转变，以及大型出口经济体尤其是亚洲经济发生的巨大变化。特别是，中国加入世贸组织，成为全球贸易的一个重要角色。

如表 1-9 所示，传统物流侧重关注成本，而现代供应链管理侧重快速反应能力；传统物流重视大规模生产，而现代供应链管理则走向大规模定制；传统物流聚焦在信息技术推动标准化、最小程度集成、优化运作，而现代供应链管理聚焦在信息技术满足差异化、最大程度集成、优化财务管理。

表 1-9 传统物流与现代供应链对比

传统物流	现代供应链
关注成本	关注快速反应
大规模生产	大规模定制
IT 推动标准化	IT 满足差异化
最小程度集成	最大程度集成
优化运作	优化财务

2. 我国在全球产业链中的地位不断加强

1986 年 7 月 10 日，我国正式提出关于恢复在世界贸易组织前身关税与贸易总协定（GATT）缔约方地位的申请。2001 年 11 月 10 日，世界贸易组织（WTO）第四次部长级会议做出决定，正式接纳中国加入 WTO。12 月 11 日，我国正式加入世界贸易组织，成为第 143 个成员。

加入世界贸易组织以来，我国与国际的交往不断扩大。根据麦肯锡全球研究院（McKinsey Global Institute）的估计，2000～2017 年期间，中国与全球的经济联系扩大了两倍。同时，我国在全球贸易的地位也不断提高。根据世界银行（World Bank）的统计，2000 年中国对外贸易仅占全球贸易的 1.2%，2018 年该比例达到 1/3。亚洲方面，同期中国的贸易占比从 16% 上升到 41%。此外，2018 年 4 月，世界贸易组织发布的年度全球贸易报告显示，中国商品贸易出口继续位居世界第一位，占全球份额的 12.8%，而中国商品贸易进口仅次于美国，位居全球第二位。

按现价美元测算，2010 年我国制造业增加值首次超过美国，成为全球制造业第一大国，此后连续多年稳居世界第一。如今，中国制造业总产值相当于日本制造业产值的 3 倍。

目前，我国是世界上仅有的具有 39 个大类、191 个中类、525 个小类的全部工业门类的国家。在 221 个大项目工业产品当中位居世界第一。据工业与信息化部的统计，2019 年，中国生产手机 17 亿部，生产计算机 3 亿台，生产彩电 2 亿台。中国手机、计算机和彩电产量分别占全球总产量的 90%、90% 和 70% 以上，均稳居全球首位。我国汽车产销分别实现 2 572.1 万辆和 2 576.9 万辆，尽管同比分别下降 7.5% 和 8.2%，但是我国汽车的产销量仍然继续蝉联全球第一。此外，2019 年全年，我国规模以上工业企业粗钢、生铁、钢材产量分别为 99 634 万吨、80 937 万吨和 120 477 万吨，同比分别增长 8.3%、5.3% 和 9.8%。

当然，我国的产业链也面临着一些短板，比如，我国半导体显示产业投入已达 13 000 亿元，目前产业规模已位居全球第一，但是，核心技术与关键部件都要依靠进口，我国芯片进口使用的外汇量已经超过了石油进口的总值。如何进一步做大做强我国的产业链是亟待解决的问题。

3. 全球供应链与价值链的新变化

世界银行早在 2013 年发布的《促进贸易：把握增长机遇》报告中就提出，

降低全球供应链壁垒对于全球国民生产总值增长的贡献率，要比取消所有进口关税高出六倍。如果世界各国都能降低供应链壁垒，那么，全球贸易将增长 14.5%，国民生产总值可以增长 4.7%，其效果远远超过取消所有进口关税所带来的好处。

美国经济学家帕拉格·康纳在《超级版图：全球供应链、超级城市与新商业文明的崛起》一书中提出：全球供应链取代了各国之间军事和领土的竞争，成为新的焦点。在一个互联互通的世界中，传统的国家竞争理念已经发生变化，处在全球供应链中的位置以及能否提供互联互通的基础设施，正在成为比军事和领土更重要的事情。未来 40 年的全球基础设施建设规模，将超过前 4000 年建设的总和。所有国家都将成为全球供应链的一部分，世界将进入"非国家"状态。①

全球价值链的推动力量，除了传统的需求驱动力和供给驱动力，现在又出现了技术驱动力，必须高度重视新技术所引发的全球价值链的变化。② 此外，太空将成为下一个全球竞争的焦点。然而，一场疫情之后，全球的产业链、价值链和供应链会如何发生变化呢？新冠肺炎病毒疫情冲击下，全球化将何去何从？

4. 全球化的三种未来场景

不可否认，各国在应对新冠肺炎疫情时，纷纷把目光投向关注本国的国土安全与国民的自身安全。反对自由市场经济政策、反全球化的做法大行其道，中央政府开始大包大揽，通过扩张性货币政策和扩大政府赤字的做法，对企业实行补贴政策，对困难家庭甚至所有人进行现金补贴。此间，伴随着中央政府集权与地方政府分权之间的摩擦。

全球化未来情景 1：一如既往

波兰前副总理格列格尔茨·W. 科洛多科认为：全球化会继续下去，多边主义成为全球经济的准则。

毫无疑问，生产与消费的动荡引起的"流行病"将影响到跨国公司的应对，影响到经济决策部门的头面人物对参与海外生产链和供应链的态度。当最坏的情

---

① 到 2030 年，全球将会出现 50 个超级城市群，超级城市群是一连串基础设施最便利、供应链网络最发达的全球地理节点，超级城市群吸引着全球的资金、资源、人才、技术，小城市也必须将自身嵌入超级城市群，这是获得繁荣的唯一方法。供应链将全球迅速增长的超级城市连接在一起，这对地缘政治、经济、人口、环境、社会认知都将持续产生深远影响。

② 荆林波、袁平红：《全球价值链变化新趋势及中国对策》，载于《管理世界》2019 年第 11 期，第 72~79 页。

况过去后，理智将占上风，全球化不仅不会受到损害，恰恰相反，它将变得更为双赢。多边主义，而不是单边主义，必须成为全球经济和政治博弈的准则。不过，在这种情况发生之前，反全球化的愤恨将占上风。①

中国人民大学王义桅教授认为：疫情推动了中国的数字化转型，加速了人工智能、物联网、5G 技术、生物医药的创新和应用，进一步提升了我国在全球价值链的位次和全球价值链重构中的话语权。②

全球化未来情景2：处于停滞，有限的全球化

乔治·华盛顿大学政治学和国际事务学教授亨利·法雷尔（Henry Farrell）与乔治城大学埃德蒙·A·沃尔什外事学院政府治理系教授、莫塔拉国际研究中心主任亚伯拉罕·纽曼（Abraham Newman）合著了《隐私与权力：跨大西洋的自由与安全之争》（*Of Privacy and Power：the Transatlantic Struggle over Freedom and Security*）一书，他们在《外交事务》撰文认为：

这次危机可能导致全球政治格局的转变。在本国公民健康和安全受到威胁的情况下，一些国家可能会禁止出口或扣押相关物资，即使这样会伤害其盟友和邻国。全球化的倒退，将使得"慷慨"成为那些心有余而力亦足的国家扩大自身影响的有力工具。③

同样，德国《法兰克福汇报》网站3月7日刊文认为，全球化正在成为新冠肺炎疫情危机的"替罪羊"。全球化的世界总体来说极其高效，但也极其脆弱。全球化不是一辆慢悠悠行驶的老爷车，而是一辆超级跑车，路面稍微有坑洼它就能在拐弯时飞出跑道。而现在的新冠肺炎疫情就是此前谁都没有预料到的路面坑洼。中国在全球防疫中起到了模范的作用。有的专家认为，美国在这次疫情中表现欠佳。美国国务院负责亚太事务的前任助理国务卿坎贝尔和耶鲁大学中国中心的高级研究员多西在美国《外交事务》杂志发表题为《抗击新冠病毒可能会重塑全球秩序》的文章称，美国这次大考显然是不合格的。

《世界是平的》一书作者弗里德曼撰文称：这次全球抗疫将是划时代的，以前有公元前和公元后，现在则有抗疫前和抗疫后。

---

①　格列格尔茨·W. 科洛多科：《后疫情时代：更加双赢的全球化》，中国经济网，2020 年 4 月 17 日。

②　王义桅：《新冠肺炎疫情催生新的全球化转型》，澎湃新闻，2020 年 4 月 19 日。

③　Henry Farrell, Abraham Newman, *Will the Coronavirus End Globalization as We Know It*? Foreign Affairs, March 16, 2020.

美国外交协会会长哈斯认为，"后新冠病毒世界"不会是一个无法辨识的世界，大瘟疫往往是加速或延迟了原来的历史趋势，而不是重新塑造世界秩序。[①]

新加坡学者郑永年教授撰写了大量的专栏文章，他认为，20 世纪 80 年代开启的全球化已经结束，全球化将退回到主权国家时代，进入有限全球化。

全球化未来情景 3：全面倒退

哈佛大学教授斯坦利·霍夫曼在《外交季刊》（2002 年 7/8 月号）上发表的题为《全球化冲突》的文章中，已经提及全球化可能带来的各种冲突。

世界著名智库查达姆（Chatham House）的首席执行官罗宾·尼布利特（Robin Niblett）认为："我们所知道的全球化在走向终结"。疫情之后，"如果没有动力保护全球经济一体化带来的共同利益，那么 20 世纪建立的全球经济治理结构将很快萎缩。领导人需要巨大的自律才能维持国际合作，而不是退缩到公开的地缘政治竞争中。"

法国经济和财政部长勒梅尔称，新冠肺炎疫情将是"全球化游戏规则改变者"。他在 3 月份说："有必要把某些经济和技术领域的业务带回法国。"

德国联邦议院基民盟议会党团负责人拉尔夫·布林克豪斯也坚信，人们现在将对全球化进行"新思考"。

特朗普就任以来，一直宣称代表美国，不代表世界。不愿意承担相应的国际事务，并且连续从各种世界组织中退出（见表 1 – 10）。

表 1 – 10　　　　　　　　　　　美国与国际组织的关系

时间	国际组织/协议	美国的状况
2017 年 1 月 23 日	跨太平洋战略经济伙伴协定	美国总统特朗普签署了上任后的第一份行政命令，正式宣布美国退出跨太平洋战略经济伙伴协定（TPP）
2017 年 10 月 12 日	联合国教科文组织	美国认为该组织存在反以色列的偏向，并且该机构需要进行"根本性"改革，宣布退出联合国教科文组织。并试图成为该组织的"永久观察成员"

---

① 举例来说，伴随疫情在全球大流行，抗病毒药物及疫苗研发的国际合作与竞争同时如火如荼地进行，全球公共卫生治理制高点的争夺加剧。创新能力与创新模式竞争，成为未来大国竞争的重要内容。

续表

时间	国际组织/协议	美国的状况
2018 年 5 月 8 日	伊朗核问题全面协议	美国正式宣布将单方面退出 2015 年由伊朗与伊核问题六国签订的伊朗核问题全面协议
2018 年 6 月 19 日	联合国人权理事会	美国宣布退出联合国人权理事会
2019 年 8 月 2 日	中导条约	美国正式退出《中导条约》，也就是《美国与苏联关于销毁中程和中短程导弹之条约》
2019 年 11 月 4 日	巴黎气候协定	美国正式通知联合国，启动退出《巴黎气候协定》进程，成为迄今唯一一个要退出这项协议的国家
2020 年 4 月 12 日	《开放天空条约》于 1992 年由欧安组织 27 个成员国在芬兰首都赫尔辛基签署。条约规定，签约国之间可以在彼此领土进行非武装方式的空中侦察，以检查其执行各种国际武器控制条约的情况	国务卿蓬佩奥和国防部长埃斯珀已经同意退出《开放天空条约》
2020 年 4 月 14 日	世界卫生组织	美国总统特朗普宣布暂停资助世界卫生组织（WHO）

资料来源：笔者根据相关资料整理。

比如，在 2021 财年联邦政府预算报告中，美国已经提出削减 21% 的对外援助资金，其中，美国要削减 35% 的全球卫生项目拨款，这就是美国这次暂停资助世界卫生组织的根本原因。当然，美国一意孤行的做法并没有得到其他国家的赞同。欧盟已经承诺再提供 1.14 亿欧元给世界卫生组织，英国宣布将向联合国机构、国际组织等捐助 2 亿英镑，其中 6 500 万英镑提供给世界卫生组织，帮助贫穷国家抗击新冠疫情。

3 月 31 日，特朗普在媒体见面会上表示：美国未来将独立于全球供应链之外，逐步成为一个自给自足的国家。

"我们永远不应该依赖外国为我们自己的生存手段……这场危机凸显了强大的国界和繁荣的制造业的重要性……过去三年，我们建立了完善的移民系统，并把制造业带回了美国。现在，两党必须团结起来，把美国建设成为一个全面独立的、繁荣的国家：能源独立，制造业独立，经济独立，国界主权独立。美国永远不会成为一个依赖国，将成为一个自豪、独立、自强的国家。美国将推进商务，但不会依赖任何人……"

这个讲话的确反映出一种声音，代表着一种反全球化的可能。其实，每次经济危机来临，我们都可以看到各种保护主义的做法，反全球化（anti-globalization）和去全球化（de-globalization）问题再次被提出。

比如，2008 年美国次贷危机引发的全球金融危机之后，贸易保护主义重新抬头，各种限制自由贸易的措施被广泛采用，有的国家在个别领域甚至直接实行进口限制。根据国际贸易的有关统计，从 2008 年 11 月起，短短的两年期间，全球新增加了 692 项贸易限制措施。从 2009 年开始，基本上每季度新增一百余项贸易限制措施。①

美国外交关系委员会主席理查德·哈斯（Richard Haass）指出，"在这种影响下，全球资本主义会出现一个戏剧性的新阶段——供应链离家更近。这可能会削减公司的短期利润，但会使整个系统更具弹性"。

黑石集团董事长苏世民的说法则比较委婉，他认为：我们必须要有全球化的运作，我们不能把这个概念和政治上的很多概念相混淆，我们能够感受到的就是彼此之间的紧密相连，相互依存。我们并不是把全球化这样一个趋势完全去除掉，而是希望能够找到一个更合适的方式彼此紧密相连。②

大多数学者认为，在全球化的今天，没有一个国家可以独立于疫情之外，尽管各国之间的经济联系有可能受到影响，但是，完全割裂仍然非常困难。国际货币基金组织（IMF）认为，经济全球化主要涉及四项内容：国际贸易与交易、资本与投资流动、移民与人口移动、知识交流与扩散。从经济学角度来看，衡量经济全球化主要依靠的是全球的国际贸易指标和国际投资指标。这些年全球的国际贸易指标和国际投资指标等数据都显示，经济全球化在进一步深化。

（三）后疫情时代的中国应对

1. 应对全球化的变化

对于上述全球化的三种场景，我们倾向于第二种场景，希望全球化在调整中

---

① Center for Economic Policy Research. Tensions contained ⋯ for now：the 8th GTA report. London：CEPR，2010，pp. 37 – 38.

② 苏世民：《反全球化：希望找到更合适的方式彼此相连》，乐居财经，2020 年 4 月 12 日。

继续前行。正如 2018 年 11 月 30 日，习近平总书记在二十国集团领导人第十三次峰会第一阶段会议上的讲话中明确指出的：

人类发展进步大潮滚滚向前，世界经济时有波折起伏，但各国走向开放、走向融合的大趋势没有改变。产业链、价值链、供应链不断延伸和拓展，带动了生产要素全球流动，助力数十亿人口脱贫致富。各国相互协作、优势互补是生产力发展的客观要求，也代表着生产关系演变的前进方向。在这一进程中，各国逐渐形成利益共同体、责任共同体、命运共同体。无论前途是晴是雨，携手合作、互利共赢是唯一正确选择。这既是经济规律使然，也符合人类社会发展的历史逻辑。面对重重挑战，我们既要增强紧迫感，也要保持理性，登高望远，以负责任态度把握世界经济大方向。

2. 立足我国，发展经济，投资要从新基建入手

在全球疫情冲击下，对外贸易必然受到影响，而我国经济的发展动力必然倚重投资与消费。目前来看，投资需要寻找新的突破口，那就是以新一代信息技术基础设施为代表的"新基建"。新一代信息基础设施建设必须加强顶层设计。站在国家战略的高度，做好统筹布局。2016 年，习近平总书记在网络安全和信息化工作座谈会上表示，要加强信息基础设施建设，强化信息资源深度融合，打通经济社会发展的信息"大动脉"。2018 年 12 月，国家发改委、工信部组织实施推进 2019 年新一代信息基础设施建设工程，2020 年 1 月 3 日，国务院常务会议提及出台信息网络等新型基础设施投资支持政策，推进智能、绿色制造。当前需要进一步做好顶层设计，协调各部委、各地的工作，明确"十四五"规划目标，推出重大项目，整体推进、分步实施。新一代信息基础设施建设必须加快智能技术的研发与运用。2017 年，京东集团提出向技术转型，"要用 12 年的时间，让技术驱动和支撑今天所有的业务"，要"让无人车、无人机、无人仓、配送机器人等先进应用把人从烦琐的体力劳动中解放出来"。疫情的暴发对无接触操作提出了新的要求。京东快递充分发挥智能技术与多元生态的优势，通过社区配送 Mini 站等多元无接触快递服务，全面满足了消费者在特殊时期全场景、多样化的需求。尤其是，2 月 6 日，京东物流自主研发的智能配送机器人穿过武汉街头，将医疗物资送达武汉第九医院，这是疫情暴发后武汉智能配送的第一单。试想，如果实业界没有提前研发与投入，那么，我们是无法在今天享受到智能技术的硕果的。

新一代信息基础设施建设必须加强协同合作、开放共享。要对现有的信息基础设施进行优化，需要建立相应的接口规范，完善相关法律法规，尽可能地开放数据与平台，避免重复建设，实现共享共治，提高运营效率。比如，京东慧采SaaS专属采购平台免费开放给全国企业客户，有效地解决了复工物资采购难及数字化能力不足等问题，该平台可在2小时内快速线上部署，支持采购寻源、在线协议、电子发票、自动对账等功能，一站式帮助企业实现"无接触采购"。有超过3万个京东企业业务合作伙伴充分发挥其供应链能力及服务能力，为企业提供了丰富充足且高性价比的物资保障及多场景服务。

3. 提升消费品质，扩大消费

消费是重要抓手，要让消费成为我国经济发展的核心动力。比如，目前，全国已超过10个省、市、特区政府推出了消费券等鼓励性政策，涵盖文旅、餐饮、健身等方面。在国家财力与地方财力有保障的情况下，可以推广消费券的做法，配套相关的激励措施，发挥消费券带动消费的真正作用。再比如，进一步出台鼓励汽车消费的政策。我国目前只有1/3的家庭拥有汽车，如果剔除部分家庭有多台汽车的情况，我国实际拥有汽车的家庭仅为1/4左右。按照国家统计局测算，2018年汽车消费下降对社会消费品零售总额的影响达到了0.8个百分点。更为重要的是，汽车消费具有乘数效应，经验数据表明，汽车产业的拉动力在5倍左右。所以，我们建议：在税收方面，车辆购置税暂时减半征收，探讨相关抵扣个税的方法；继续保持对新能源车的补贴；促进农村汽车更新换代，鼓励电动车下乡；鼓励以旧换新，更新汽车报废方面相关政策，加快繁荣二手车市场，逐步补上汽车消费这个短板。

4. 夯实基础，以中小微企业为主要帮扶对象，保护就业

根据世界银行的统计，中小微企业不仅解决了全球1/3的就业，而且创造了一半以上的社会财富。在我国，中小微企业的作用也类似，不同行业之间略有差别。2017年我国修订了《统计上大中小微型企业划分办法》，发布了新的《国民经济行业分类》，依据从业人员、营业收入、资产总额等指标或替代指标，将我国的企业划分为大型、中型、小型、微型等四种类型。由于民营企业与中小微企业的重合度较高，我们大致上可以通过民营企业的地位来认知我国中小微企业的作用。按照通常的说法："56789"，即民营经济贡献了中国经济50%以上的税收、60%以上的GDP、70%以上的技术创新成果、80%以上的城镇劳动就业、90%以

上的企业数量。目前，我国规模以上工业企业复工率提高较快，除湖北等个别省份外，全国其他省（区、市）复工率均已超过90%，其中浙江、江苏、上海、山东、广西、重庆等已接近100%。但是，中小企业复工率相对较低。工信部最新数据显示，全国中小企业开工率仅60%左右，微型企业的开工率更低。在此背景下，应从以下几个方面入手，推进中小微企业发展。

鼓励中小微企业采取自救措施。在全球疫情扩散的重压之下，除了极个别的行业，大多数行业和企业面临着不同程度的经营挑战，困难面前，中小微企业首要的是要设法从自身经营出发，合理评估，积极自救，调整原来的经营计划，适应新的环境，避免亏损的进一步扩大。

加大对中小微企业的扶持力度，避免大面积的中小微企业的倒闭。个别中小微企业的关门破产在所难免，但是，我们应当避免过多的中小微企业停产，避免大面积停产所带来的连锁反应。这需要我们设计一套系统的扶持政策，涉及中小微企业的人、财、物，具体包括用工保障、薪酬调整、贷款扶持、财税补贴、租金减免、企业之间的帮扶等多个方面。保护中小微企业，就是稳定我国的就业，稳定我国的经济基础乃至社会基础。

继续探索和优化对中小微企业的融资路径。银保监会发布临时延迟还本付息、适度提高小微企业贷款不良容忍度等多项政策。自1月25日以来，我国20%左右的中小微企业到期贷款本息已经享受到了延期还款的安排。下一步，我们应当进一步加强对中小微企业的需求分析，推出对应的差异化金融产品；简化贷款流程，加大信贷支持力度，降低企业的融资成本；发展供应链金融，化解上下游中小微企业的流动性压力；充分利用大数据和云计算等技术，加强经营风险控制。经过这次疫情的洗礼，也要让中小微企业高度重视现金流的管理。

强化政策的落实力度，让中小微企业真正享受到政策红利。这一点对于那些微型企业尤为重要。比如，山西出台了相关帮扶措施，对承租国有资产类经营用房的中小微企业，免收2020年2月、3月房租。对租用其他经营用房的，鼓励业主（房东）为租户减免租金，具体由双方协商解决，属地政府也可采取适当方式给予补贴。

切实解决中小微企业经营中的难题。比如，如何解决中小微企业的订单问题？如何解决中小微企业的用工难问题？再比如，如何保证相关防疫物资的供给，防止中小微企业复工复产中出现的疫情？我们注意到，现在有的地方通过产业联盟，加强上下游企业的联动，帮助中小微企业获得订单；有的地方出台防疫物资配套供应政策，给复工复产的企业保驾护航；有的地方联合保险公司，适时推出新的保险产品，率先为建筑施工、家庭服务、美发美容、餐饮烹饪四个行业的中小微企业提供保险保障。

总之，应采取各方面措施，让中小微企业首先能安全生存下来，再谋求进一步的发展，以利国计民生。

5. 稳定中等收入阶层

疫情之下，保障中等收入阶层十分重要，要避免他们的工作受到失业的冲击，更要避免投资上所带来的财产性损失，比如股市的损失、理财的损失等。此外，更为重要的是避免我国出现"M"型社会的三大问题。

威廉·大内是 Z 理论的创始人，他在 20 世纪 80 年代出版了《M 型社会：美国团队如何夺回竞争优势》一书，首次提出"M"型社会或极端社会（M-Form Society；M-shaped Society）[1]。到了 2006 年，日本学者大前研一在《M 型社会：中产阶级消失的危机与商机》[2] 一书中也提出"M"型社会的概念，指出日本社会原来是以中产阶级为社会主流的"A"型社会，现在出现了中产阶级逐渐消失现象，转变为高收入阶层与中低收入阶层两个极端阶层的"M"型社会，并且中间有一条难以逾越的"V"型鸿沟。他揭示的是：日本经济由高速增长转为趋缓甚至出现较大衰退之后，资本回报的增速远远大于劳动回报，也就是说财富日益被一小部分阶层所占用，富者愈富，而中产阶层出现了分流——仅有一小部分人能从中产阶层跻身富裕阶层，大部分则沦为中下收入阶层，中产阶层的群体性坍塌会带来一系列的社会经济问题（见图 1-1）。

大前研一在《M 型社会：中产阶级消失的危机与商机》中，对所谓的中产提出了三个问题：房屋贷款给你造成很大的生活压力吗（或是你根本不敢购置房产）？你打算生儿育女吗（或是你连结婚也不敢）？孩子未来的教育费用让你忧心忡忡吗（或是你连生孩子也不敢）？这三个问题，只要你有一个的答案是肯定的，

---

① William Ouchi：The M-Form Society：How American Teamwork Can Recapture the Competitive Edge，Addison-Wesley，1984.

② 大前研一著，刘锦秀、江裕真译：《M 型社会：中产阶级消失的危机与商机》，中信出版社2010 年版。

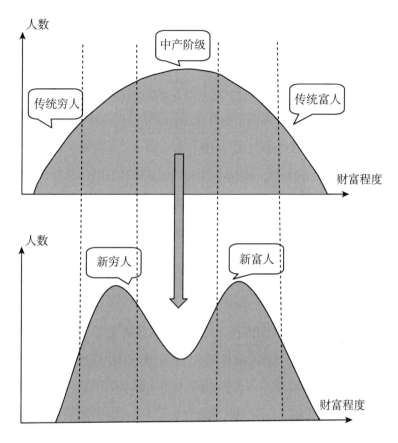

图 1-1　A 型社会与 M 型社会

那就意味着你不算是或者不再是中产阶级了，富裕和安定，正离你愈来愈远……目前，我国同样面临着这三大问题的困扰，必须加以高度重视。[①]

把保障就业放在所有工作的第一位。2019 年 9 月 4 日，国务院总理李克强主持召开国务院常务会议，部署精准施策加大力度做好"六稳"工作，即稳就业、稳金融、稳外贸、稳外资、稳投资、稳预期。2020 年 4 月 17 日召开的中共中央政治局会议强调，在疫情防控常态化前提下，要保居民就业、保基本民生、保市场主体、保粮食能源安全、保产业链供应链稳定、保基层运转，要把就业放在所有工作的第一位。2020 年的《政府工作报告》提出：2020 年要实现城镇新增就业 900 万人以上，全国城镇调查失业率和城镇登记失业率分别为 6% 左右和 5% 左右。

---

① 荆林波：《关于 M 型社会的三个问题分析》，载于《经济与管理研究》2020 年第 3 期。

深化资本市场改革，保护投资者的收益。我国资本市场有 1 亿多散户，关系着上亿的家庭收益。必须切实制定并完善涉及投资者保护的信息披露程度，不断完善法律法治体系，严厉打击各类违法犯罪行为，切实保护中小投资者的利益，同时，要积极开发对应的理财产品，满足投资者的现实需要。

坚决遏制房地产价格进一步上涨，特别要防止房地产泡沫在大城市的聚集，让住房回归居住属性。2019 年 7 月 30 日，中央政治局会议明确提出，坚持房子是用来住的、不是用来炒的定位，落实房地产长效管理机制。落实"不将房地产作为短期刺激经济的手段"要求，保持房地产金融政策的连续性、一致性、稳定性，坚持因城施策，紧紧围绕稳地价、稳房价、稳预期的目标，完善长效管理调控机制，促进房地产市场平稳健康发展。同时，要加大保障性住房和普通商品住房有效供给，做好房地产的有效供给改革，让城市中的中低收入者对未来解决自身住房抱有希望。完善住房保障体系，着力培育和发展住房租赁市场。

鼓励年轻人积极承担家庭责任。我们面临着老龄化与少子化同时并存的问题，全面"二孩"政策带来的生育堆积效应正在衰减，中国出生人口正在步入下跌通道。2019 年全国出生人口为 1 465 万，比上年减少 58 万。因此，全社会应当对于新生代给予必要的引导，媒体要多宣传积极向上的家庭观念，鼓励年轻人积极承担家庭责任和社会责任，合理鼓励生育。

完善中国"二孩"生育的相关优惠政策体系。鼓励各地出台相关的配套措施，要探索在子女教育、女性就业乃至相关税收方面如何切实减轻父母抚养孩子的负担。此外，对高龄孕产妇要提供科学的生育健康指导和服务，做好胎儿和新生儿的健康筛查，提高出生人口质量。有条件的地区也可给予新生"二孩"家庭一定的经济补贴。

加大城市基础教育的均等化步伐，逐步消除中小学教育优质资源的垄断。比如，鼓励优质中小学通过联合重组，扩大优质教育资源的供给；建立科学权威、公开透明的教育绩效评价制度；对义务教育要公平对待，在资金投入、师资配置方面要均衡化投入，避免相关的歧视性政策等。

三、结语

本章对全球新型冠状肺炎这场疫情做了简单回溯，重点对后疫情时代的全球经济走势做了分析，特别是对未来的全球化走向勾画出了三种不同场景，最后对如何应对后疫情时代的挑战，从中国的现实出发，提出了一系列建议。诚如20世纪的一位先哲所言，昨天是地中海的时代，今天是大西洋的时代，明天是太平洋的时代。我们已经进入太平洋的时代，时不我待，机不可失，紧紧抓住契机，顺势而为，功在当代，利在千秋。

第二章

新冠疫情与美国经济

截至美国当地时间 2020 年 5 月 9 日，美国累计确诊新冠肺炎病例超过 130 万人，抗疫不力的美国成为全球疫情"震中"，美国金融市场受到巨大冲击，实体市场供给与需求两端双双下降。事实上，在疫情暴发前，处于长期扩张周期末期的美国已经埋下了债市和股市的多重隐患。疫情冲击加速了美国经济泡沫的破裂，并将会因此推动美国经济进入衰退周期。

一、新冠疫情暴发前美国经济基本情况

新冠疫情暴发前，美国 GDP 稳步增长，处于历史最长的扩张周期，失业率也降至近年低点，美国股市更是经历了长达十年的牛市。但是看起来繁荣的表象背后隐藏着巨大的债市和股市风险，美国长时间的扩张周期也随时可能出现衰退拐点。

（一）美国经济大概率处于长期扩张期末期

谈及美国经济发展情况，必不可少要先分析美国目前所处的经济周期。正如美国经济学家、曾任美联储主席的亚瑟·伯恩斯所言："在长达一个世纪的时间里，经济周期从未缺席，它们挺过了种种经济和社会巨变，它们经受住了来自工业、农业、银行业、劳资关系、公共政策变革的重重考验；它们打破预测者的幻想，一次次地让'繁荣新时代'的预言成为谎言，又一次次地让'衰退慢性病'的预感成为现实。"① 对美国目前所处经济周期的阶段进行有效判别，有助于我们更有针对性地对疫情对美国经济的冲击进行研究。

---

① Burns, Arthur F. Stepping Stones towards the Future [R]. National Bureau of Economic Research, 1947: 38.

在分析美国经济周期时，政策部门和理论研究机构较为认可和推广的是美国国家经济研究局经济周期判定委员会（NBER Business Cycle Dating Committee）提供的研究方法和相关建议。NBER重点依据显著性和全面性两大标准进行经济周期的判别。按照NBER的划分，从1960年开始美国经历了8个主要经济周期（见表2-1）。根据2019年12月公布的经济数据，美国仍处于本轮经济周期（自2017年12月开始）中的扩张阶段（自2009年6月开始扩张）。通过表2-1，我们可以发现美国经济周期有三个显著特点：一是，经济周期呈现拉长趋势；二是，经济周期中的扩张阶段的时长通常长于衰退阶段；三是，扩张阶段的时长呈现出趋势性增加态势，而衰退阶段则相反。这三个特点显示出美国经济周期中会有较长时间处于充分就业的均衡状态，但是从衰退的谷底重回均衡状态也需要经历更久的恢复期。[①] 就目前所处的经济周期而言，扩张阶段已达126个月，是美国历史上最长的扩张阶段，是美国从未出现经济衰退的首个十年纪录，美国经济放缓的速度和强度慢于市场预期。也因此，这一阶段何时结束并会引发何种后果，引起了更多的政策部门和学者的关注。

表2-1　　　　　　　　　美国近年来的经济周期　　　　　　　　单位：月

经济周期 （峰顶至峰顶，年月）	峰顶	谷底	衰退时长 （峰顶至谷底）	扩张时长 （谷底至峰顶）	周期时长 （峰顶至下一个峰顶）	周期时长 （谷底至下一个谷底）
1960年4月~ 1969年12月	1960年4月	1961年2月	10	24	32	32
1969年12月~ 1973年11月	1969年12月	1970年11月	11	106	116	117
1973年11月~ 1980年1月	1973年11月	1975年3月	16	36	47	52
1980年1月~ 1981年7月	1980年1月	1980年7月	6	58	74	64
1981年7月~ 1990年7月	1981年7月	1982年11月	16	12	18	28
1990年7月~ 2001年3月	1990年7月	1991年3月	8	92	108	100
2001年3月~ 2007年12月	2001年3月	2001年11月	8	120	128	128
2007年12月~未知	2007年12月	2009年6月	18	73	81	91

资料来源：美国国家经济研究局经济周期判定委员会。

————————————

① 杨盼盼：《美国经济周期百年观察》，载于《当代美国评论》2020年第1期。

自 2009 年 6 月以来，美国经济数据喜忧参半，具体表现如下：美国失业率逐步下降，由 2009 年 10%左右的非农失业率逐步下降至 2019 年的 3.5%左右，虽然美国在失业率方面取得了持续性改进，但是亦很难再获得下降空间；美国持续宽松的货币政策促使美国股市屡创新高，2019 年全年道琼斯指数上涨 22.34%，纳斯达克指数上涨 35.23%，标普 500 指数上涨 28.88%，股市呈现欣欣向荣景象，却也加大了股市泡沫风险；美国研发效率日渐下滑，开发新产品或服务的研发成本与日俱增，科技创新进程呈现减速态势；美国本土服务行业的劳工生产效能较低、雇佣比重高，缩减了总生产效能的增长；2019 年，美联储三次降息，带动全球 30 多个国家的中央银行跟进降息，最终货币市场利率降至数十年来的最低水平；利率的降低同时拉低了债券收益率，美国 30 年期与 10 年期国债、10 年期与 1 年期、1 年期与 3 个月的国债在 2019 年多次出现倒挂。其中，2019 年 5 月 23 日，美国 3 月期国债收益率 2.37%，高于 10 年期的 2.31%，"倒挂"一直持续至 10 月 10 日，最大利差是 8 月 28 日的 52 个基点，这是 2007 年以来程度最深的倒挂。根据历史数据，在过去 50 年间，一共发生过 6 次三个月期美债收益率超越 10 年期美债收益率的情况，除了 1998 年 7 月之外，美国经济平均在利率释放倒挂信号后的 311 天后进入衰退周期[①]。

总体来说，由于最近几年的美国经济数据喜忧参半，学者们普遍认为美国虽然创造了历史上最长扩张周期，但是由于缺乏持续增长动能，存在经济结构性矛盾，部分经济数据恶化，经济质量逐步下降，即将结束扩张周期的概率越来越大。即便不暴发新冠疫情，美国经济也大概率处于本轮扩张周期的末期，无论是内部或外部的风险都会加速美国经济转为衰退期。

（二）疫情暴发前的经济基本情况

疫情暴发前的美国经济呈现温和增长，但是增长的背后也暴露出了潜在风险，最引人注目的风险包括：美国企业债存在结构性风险，大量的 BBB 级债券被广泛发售；股市十年长牛与美国经济增长实际情况并不匹配，且有证据表明大量企业债融人的资金成为热钱流入了股市，造成了美国股市逐步形成泡沫。如果不再新增内部和外部风险，美国经济通过财政和货币政策积极救市，仍有大概率可

---

① 沈建光、姜皓：《国经济拐点是否出现》，载于《中国金融》2019 年第 13 期。

能继续延伸扩张周期。但是一旦受到内部或外部冲击，美国经济现存风险将被放大，会大概率推进美国经济周期轨迹发生改变，由扩张阶段转为衰退阶段。

1. 美国 GDP 数据温和增长

20 世纪 60 年代，美国经济处于高速发展阶段，GDP 占全世界 37% 左右；70 年代以后，由于石油输出国组织（OPEC）的成立，欧美国家石油话语权被削弱，十年内先后爆发两次石油危机，令美国经济的高速增长被打断，GDP 占世界比重下降至 29% 左右；步入 80 年代以后，美国 GDP 增速趋缓，但是 GDP 在世界的占比仍能维持在 70 年代水平；90 年代以后，美国 GDP 占全世界比重逐步下滑，至 2018 年降至 23% 左右。尤其是在上述谈及的本轮经济周期扩张阶段（1996 年至今），美国 GDP 占世界的比重与之前相比并没有提高，反而呈现温和下降趋势。

如果将美国 GDP 与中国 GDP 相比较，我们可以发现中国经济发展虽有明显的震荡和曲折，但是自 20 世纪 70 年代末，中国 GDP 增速一直长期高于美国 GDP 增速。自 2007 年，中国 GDP 总量加速上升，至 2010 年，中国成为世界第二大经济体。与中国 GDP 增速由两位数逐步降至 7% 左右相比，美国经济经过科索沃战争、阿富汗战争、第二次海湾战争的消耗，以及 2008 年美国金融危机的打击，受到较大影响，在 2008 年和 2009 年出现 GDP 负增长，此后又逐步回升，但是在近 20 年处于长期温和扩张阶段，GDP 增速一直处于 2% 左右。

2. 美国企业债存在结构性风险

2008 年的金融危机为美国经济带来了重创，为了重振经济，美联储先后四轮次推出货币量化宽松政策，并实施了 7 年的零利率政策，这为企业获得低成本资金进行经营提供了较大空间，为实现美国经济持续温和扩张奠定了基础。总体来看，在吸纳次贷危机经验与教训的基础上，美国居民部门的融资水平自 2009 年以来是逐年下降的。但是持续的货币量化宽松，也增强了企业借债的意愿，随着企业负债的不断提高，美国非金融企业部门的融资水平自 2011 年开始逐年上涨。至 2019 年末，美国企业债券未偿额达 9.6 万亿美元，较 2018 年末增长约 3.95%，是 2008 年企业债券未偿额的 1.7 倍；非金融企业部门总融资占 GDP 的比重达 75%，已经超过次贷危机时期 72.6% 的融资水平，创下美国企业负债率历史新高；目前美国企业债券未偿额占 GDP 比重已升至 45%。

美国企业债比重一路攀升的背后，是企业债带来的潜在风险，主要包括三个方面。一是，低评级企业债额度和市场占比过大，美国 BBB 级企业债的市场规模从 2008 年初的 7 269 亿美元激增至 2019 年的 3.2 万亿美元，在全部企业债中的占比达 35% 左右。而 BBB 企业债是最低投资级别债券，仅仅高于高收益级别（垃圾债）一个等级。二是，风险债券发行加速。美联储 2019 年 11 月发布的《金融稳定报告》中提到，风险债务发行加速，杠杆贷款的发行量迅速扩大。三是，2020～2023 年的企业债到期量较高，每年的到期量都在 0.75 万亿美元左右。2020 年 7 月份起，美国企业债的集中兑付期到来，在大规模债务到期之际，企业如果不能依靠低成本的新债增发实现债务滚动，就会形成企业债违约潮。

3. 股市十年长牛背后有隐忧

在过去的十年里，美国股市走出了独立的长牛行情，截至 2019 年末，标普 500 指数上涨至 2009 年的 2.83 倍，遥遥领先于日经 225 指数、德国 DAX 指数、英国富时 100 指数和中国上证综指。尤其是 2019 年，道琼斯工业指数上涨 22.34%，标普 500 指数上涨 28.88%，纳斯达克指数上涨 35.90%，大大刺激了投资者的神经。

但是美国股市上涨背后存在诸多隐忧，主要包括如下三个方面。一是，美国股市的繁荣与美国经济增长速度不匹配，近十年来美国的现价 GDP 仅上涨了 1.49 倍，GDP 增速仅为标普 500 指数增速的一半左右。二是，美联储持续的货币量化宽松政策造成大量热钱涌入股市。自 2013 年以来，股息和股票回购大部分时间里都超过了自由现金流的产生，普遍认为，这是由于低利率和容易获得债务，企业通过发债填补了这一融资缺口，即一些公司靠发行债券回购股票和支付股息。从 S&P500 股息和股票回购规模也可以发现美国公司发行企业债后，有相当大的资金并未投资于生产力，而是用于进行公司收购和股票回购，催生了股市泡沫。三是，实体产业绩效存在风险，从 BBB 级企业债的发行主体看，有福特这样的制造业领军企业，而波音公司发行的企业债更是被评为垃圾债级别，这些都反映出美国制造业的经营业绩存在较大风险，股市上涨已经脱离了实体经济基本面。

二、新冠疫情下的美国经济发展现状

为了应对疫情带来的冲击，美国各州于 2020 年 3 月开始陆续实施的居家令对经济带来了巨大冲击。美国股市出现剧烈波动，短期内出现五次熔断，创下美国金融市场纪录。实体市场中，服务业大面积关停，对消费和商业这两大经济支柱造成严重打击。

1. 股市剧烈波动加剧投资人恐慌

随着美国疫情确诊病例不断上升，美国金融市场在 2020 年 2 月中旬波动开始不断加大，3 月份则发生了剧烈波动，4 月份虽然逐步趋缓，但仍旧远高于 1 月份的温和波动。3 月份，美股市场成为历史上最动荡的一个月，10 天内出现四次熔断，创造了美国历史之最（见表 2 - 2）。

表 2 - 2　　　　　疫情期间美国金融市场三大指数波动情况

日期	标普 500 指数		道琼斯工业平均指数		纳斯达克 100 指数	
	收盘价	涨跌幅（%）	收盘价	涨跌幅（%）	收盘价	涨跌幅（%）
2020 年 3 月 2 日	3 090.23	4.60	26 703.32	5.09	8 877.98	4.92
2020 年 3 月 3 日	3 003.37	- 2.81	25 917.41	- 2.94	8 594.49	- 3.19
2020 年 3 月 4 日	3 130.12	4.22	27 090.86	4.53	8 949.28	4.13
2020 年 3 月 5 日	3 023.94	- 3.39	26 121.28	- 3.58	8 671.66	- 3.10
2020 年 3 月 6 日	2 972.37	- 1.71	25 864.78	- 0.98	8 530.34	- 1.63
2020 年 3 月 9 日	2 746.56	- 7.60	23 851.02	- 7.79	7 948.03	- 6.83
2020 年 3 月 10 日	2 882.23	4.94	25 018.16	4.89	8 372.26	5.34
2020 年 3 月 11 日	2 741.38	- 4.89	23 553.22	- 5.86	8 006.12	- 4.37
2020 年 3 月 12 日	2 480.64	- 9.51	21 200.62	- 9.99	7 263.65	- 9.27
2020 年 3 月 13 日	2 711.02	9.29	23 185.62	9.36	7 995.26	10.07
2020 年 3 月 16 日	2 386.13	- 11.98	20 188.52	- 12.93	7 020.38	- 12.19
2020 年 3 月 17 日	2 529.19	6.00	21 237.38	5.20	7 473.95	6.46
2020 年 3 月 18 日	2 398.10	- 5.18	19 898.92	- 6.30	7 175.18	- 4.00
2020 年 3 月 19 日	2 409.39	0.47	20 087.19	0.95	7 288.52	1.58
2020 年 3 月 20 日	2 304.92	- 4.34	19 173.98	- 4.55	6 994.29	- 4.04
2020 年 3 月 23 日	2 237.40	- 2.93	18 591.93	- 3.04	7 006.92	0.18
2020 年 3 月 24 日	2 447.33	9.38	20 704.91	11.37	7 553.83	7.81
2020 年 3 月 25 日	2 475.56	1.15	21 200.55	2.39	7 469.62	- 1.11
2020 年 3 月 26 日	2 630.07	6.24	22 552.17	6.38	7 897.13	5.72
2020 年 3 月 27 日	2 541.47	- 3.37	21 636.78	- 4.06	7 588.37	- 3.91
2020 年 3 月 30 日	2 626.65	3.35	22 327.48	3.19	7 889.01	3.96
2020 年 3 月 31 日	2 584.59	- 1.60	21 917.16	- 1.84	7 813.50	- 0.96

日期	标普 500 指数		道琼斯工业平均指数		纳斯达克 100 指数	
	收盘价	涨跌幅（%）	收盘价	涨跌幅（%）	收盘价	涨跌幅（%）
2020 年 4 月 1 日	2 470.50	− 4.41	20 943.51	− 4.44	7 486.29	− 4.19
2020 年 4 月 2 日	2 526.90	2.28	21 413.44	2.24	7 635.66	2.00
2020 年 4 月 3 日	2 488.65	− 1.51	21 052.53	− 1.69	7 528.11	− 1.41
2020 年 4 月 6 日	2 663.68	7.03	22 679.99	7.73	8 081.66	7.35
2020 年 4 月 7 日	2 659.41	− 0.16	22 653.86	− 0.12	8 049.31	− 0.40
2020 年 4 月 8 日	2 749.98	3.41	23 433.57	3.44	8 229.54	2.24
2020 年 4 月 9 日	2 789.82	1.45	23 719.37	1.22	8 238.53	0.11
2020 年 4 月 13 日	2 761.63	− 1.01	23 390.77	− 1.39	8 332.74	1.14
2020 年 4 月 14 日	2 846.06	3.06	23 949.76	2.39	8 692.16	4.31
2020 年 4 月 15 日	2 783.36	− 2.20	23 504.35	− 1.86	8 591.96	− 1.15
2020 年 4 月 16 日	2 799.55	0.58	23 537.68	0.14	8 757.83	1.93
2020 年 4 月 17 日	2 874.56	2.68	24 242.49	2.99	8 832.41	0.85
2020 年 4 月 20 日	2 823.16	− 1.79	23 650.44	− 2.44	8 726.51	− 1.20
2020 年 4 月 21 日	2 736.56	− 3.07	23 018.88	− 2.67	8 403.00	− 3.71
2020 年 4 月 22 日	2 799.31	2.29	23 475.82	1.99	8 664.63	3.11
2020 年 4 月 23 日	2 797.80	− 0.05	23 515.26	0.17	8 641.50	− 0.27
2020 年 4 月 24 日	2 836.74	1.39	23 775.27	1.11	8 786.60	1.68

资料来源：纽约证券交易所。

截至 3 月底，美国三大指数——标普 500 指数、道琼斯工业平均指数、纳斯达克 100 指数累计下跌幅度分别为 9.67%、10.51%、4.43%。在这一个月期间，不仅出现过暴跌，还出现过多次暴涨。根据美国金融市场本轮扩张周期的历史数据，可以把指数涨跌幅在 1% 内确认为温和波动。那么在 2020 年 3 月份的 22 个交易日中，标普 500 指数、道琼斯工业平均指数、纳斯达克 100 指数温和波动的天数仅为 1 天、2 天和 2 天，其他时间不是暴涨就是暴跌。以道琼斯工业平均指数为例，3 月份的交易日里，除了 4 天熔断，还有 7 天暴跌和 9 天暴涨。美国金融市场的剧烈波动给投资者带来了巨大恐慌，对美国经济的发展也带来了负面影响。

2. 美国实体经济受到明显冲击

（1）采购经理人指数（PMI）下跌。美国服务业占经济的比重高达 77%，是主要经济体中服务业比重最高的国家。随着美国疫情不断升级，继马萨诸塞州、新泽西州、马里兰州等至少 21 个州宣布停止非必要商业活动后，美国首都华盛顿哥伦比亚特区也关闭了所有"非必要营运"的服务行业。其中，旅游业、酒店业、交通业以及娱乐业均受到致命的冲击，美国服务业全面陷入停滞状态，一些知名服务业企业也在 4 月份宣布裁员，甚至申请破产。美国服务业 4 月的 PMI 初值为 27，前值为 39.8，出现了大幅下滑，下跌率高达 32.16%。美国服务业的大幅下滑对美国经济带来的影响十分巨大，也是美国失业潮的主要源头。

制造业方面，根据美联储公布的数据，3 月份，美国工业产出环比下降 5.4%，创历史新低，预期下降 4%，前值由增长 0.6% 修正为增长 0.5%。纽约州的制造业活动跌至 -78.2%，创历史新低。其中工业产值下滑 5.4%，创 1946 年以来最大跌幅；制造业生产也创纪录地下降 6.3%，其中汽车产量重挫，下降 28%。3 月份美国制造业采购经理人指数（PMI）从 2 月份的 50.7 降至 48.5，为 127 个月以来最低点。数据显示，新订单和产量的急剧下降，推动了经济活动的下滑。但是制造业 PMI 的 3 月份数据好于预期的 43.5，很多人认为这反映了美国制造业坚挺，如果考察制造业 PMI 计算过程，我们会发现，3 月份数据表现好于预期的根本原因是计算时将供应商交货时间延长这一分项指标视作"看涨情绪"，而非疫情引致的制造供应端受到剧烈外部冲击。截至 4 月中旬，疫情和全球能源市场的冲击得以深度体现，美国制造业 PMI 出现了快速下滑，跌至 36.5，跌幅达 24.74%，制造业 PMI 作为衡量美国制造业的"体检表"真实地反映了美国制造业受到的冲击。

综合服务业和制造业的 PMI 数据，美国 4 月的 PMI 综合初值下跌至 27.4，而前值为 40.9，下跌率高达 33%。服务业 PMI 下跌率高于制造业，也对美国经济带来了更为深刻的负面影响。

（2）消费额快速下跌。美国商务部数据显示，3 月份零售销售总额环比下降 8.7% 至 4 831 亿美元，高于 1987 年 1 月（7%）的降幅，创下历史最差数据。观察具体行业数据，可知只有生活必需品业、医疗保健和个人护理类的销售额实现增长，其他行业均出现下降，其中下降较为严重的行业包括：服装业下降 50.2%，餐厅和酒吧业下降 26.5%，汽车销售额下降 25.6%。虽然消费者可以通过网购来消费，但 3 月份的在线购物增长数据仅为 3.1%。由于美国经济 71% 取决于居民消费额，如此快速、大幅的下跌对美国经济带来了巨大负面影响。

消费者信心指数自 3 月下旬开始出现明显下滑。2020 年 1 月和 2 月的消费者信心指数在 100 附近徘徊，但是至 3 月 27 日，消费者信心指数跌至 89.1，此后出现了进一步快速下滑，在 4 月 9 日跌至 71.0，随后多日一直在这一数值附近低位徘徊。美国经济学家莉迪娅·布苏尔表示，零售销售下滑只是消费回落的开端，消费者信心大幅下滑、空前失业潮和"封锁"限制措施对消费构成多重冲击。

3. 美国失业人数持续攀升

截至 2020 年 4 月 18 日，当周美国首次申请失业金人数高达 442.7 万人，美国首申失业救济金的人数在五周内累积高达 2 645 万人，是自 1929 年经济大萧条以来美国劳动力市场最为严重的衰退，已经抵消自美国 2008 年金融危机以来 11 年累积的全部非农就业增长数量。还应注意的是，很多零工经济的美国劳动者失业并没有被统计在内，美国劳动力市场失业数据比上述数据所显示的更为严重。具体到行业数据，零售业、休闲酒店业等线下服务业的裁员最为普遍和严重。美国经济学家乔·布鲁苏埃拉斯认为，初次申请失业救济人数每增加 150 万人，失业率将上升 1%。按照这种方法进行估算，截至 4 月 18 日，美国的失业率已经超过 15%，远高于官方公布的 4.4%。与此测算接近，美国财长姆努钦（Steven Mnuchin）提出，若无政府干预，新冠疫情或导致美国失业率飙升至 20%，圣路易斯联储（Federak Reserve Bank of ST. Louis）则预测疫情可能会导致美国失去 4 700 万个工作机会，失业率达到 32%，超过 1933 年经济大萧条时期的失业率，美国人对经济前景的悲观程度达 11 年来最高。

三、美国联邦储备系统应对疫情的政策分析

美国联邦储备系统（The Federal Reserve System，以下简称"美联储"）与美国联邦储备局一起承担美国中央银行的公共职能，主要通过货币政策工具影响美国经济发展。在面临经济危机时，美联储推出的政策工具发挥了重要作用，这些政策工具不仅影响美国经济发展，也会影响世界经济发展，因此备受瞩目。通过比较美国次贷危机和本次新冠肺炎疫情危机中美联储推出的政策工具，可以帮助我们研判美国疫情冲击下的经济韧性和发展态势。

（一）次贷危机中美联储救市政策的经验与启示

2007 年 9 月至 2008 年末，美国两房市场危机引起信用市场危机，导致美

国经济下跌，进而由美国次贷危机发展为全球性的金融危机。为了化解危机，美联储在采取常规政策工具的基础上，积极创新推出了多项特殊流动性工具，并且逐步推出量化宽松政策（QE），致力于为美国金融市场提供流动性和增加信贷供给。

1. 常规政策工具

自次贷危机爆发至 2008 年底，美联储为了救市推出了多项政策。包括常规性政策和非常规政策。常规政策主要有三类：公开市场操作、调整再贴现率、调整联邦基金利率。美联储针对次贷危机开展了 12 次再贴现率调整和 10 次联邦基金利率降息（见表 2 - 3）。经过连续调整，再贴现率由 5.75% 降至 0.50%，联邦基金利率也跌至 0 利率。但是由于次贷危机发展愈演愈烈，这些常规性政策工具很难取得理想效果。因此，美联储针对次贷引起的流动性危机，进一步创设了特殊流动性政策工具。

表 2 - 3   次贷危机下美联储救市政策

时间	降低再贴现率		时间	联邦基金利率降息	
	再贴现率（%）	下降幅度（基点）		联邦基金利率（%）	下降幅度（基点）
2007 年 8 月 17 日	5.75	50	2007 年 9 月 18 日	4.75	50
2007 年 9 月 18 日	5.25	50	2007 年 10 月 31 日	4.50	25
2007 年 10 月 31 日	5.00	75	2007 年 12 月 11 日	4.25	25
2007 年 12 月 11 日	4.75	25	2008 年 1 月 22 日	3.50	75
2008 年 1 月 22 日	4.00	75	2008 年 1 月 30 日	3.00	50
2008 年 1 月 30 日	3.50	50	2008 年 3 月 18 日	2.25	75
2008 年 3 月 16 日	3.25	25	2008 年 4 月 30 日	2.00	25
2008 年 3 月 18 日	2.50	75	2008 年 10 月 8 日	1.50	50
2008 年 4 月 30 日	2.25	25	2008 年 10 月 29 日	1.00	50
2008 年 10 月 8 日	1.75	50	2008 年 12 月 16 日	0 - 0.25	75 - 100
2008 年 10 月 29 日	1.25	50			
2008 年 12 月 6 日	0.50	75			

资料来源：美联储。

2. 创设特殊流动性政策工具

美联储针对存款机构、交易商、货币市场、借款人和投资者分别推出了特殊流动性政策工具（见表2-4），由此实现全方位的流动性保障及刺激计划。同时，美联储还积极建立多国央行货币互换机制，以此保障美元流动性。为了更好地降低通缩风险和促进经济复苏，美联储于2008年11月24日宣布购买由房地美、房利美和联邦住宅贷款银行发行的价值1 000亿美元的债券及其担保的5 000亿美元的资产支持证券，首次实施量化宽松货币政策。直至2010年3月第一轮量化宽松政策结束，美联储共购买了1.25万亿美元的抵押贷款支持证券、3 000亿美元的美国国债和1 750亿美元的机构证券，累计1.725万亿美元，美联储持有的证券总量也从2008年12月的4 960亿美元增至2.06万亿美元。

表2-4   次贷危机下美联储创设的特殊流动性工具

时间	工具名称	工具内容
2007年8月17日	定期贴现措施（TDWP）	融资期限延长至30天；2008年3月16日延长至90天
2007年12月12日	定期标售工具（TAF）	需要资金周转的银行，可在美联储设定的拍卖期内，以暗标形式竞投贷款利率。并于7月30日，推出84天期TAF
2008年3月11日	定期证券借贷工具（TSLF）	对持有缺乏流动性商品金融机构提供资金周转管道；并于7月30日，推出TSLF期权，最低投标利率为1个基点，固定贷款利率为0.50%
2008年3月16日	一级交易商信用工具（PDCF）	在紧急情况下，一级交易商可以使用美联储的贴现窗口，以回购协议的方式隔夜拆借，以此消除交易商遭遇"流动性危机"的风险
2008年9月19日	货币市场共同基金流动性工具（AMLF）	面向存款机构和银行控股公司。美联储为其从货币市场共同基金处购买资产支持商业票据提供融资
2008年10月7日	商业票据融资工具（CPFF）	面向票据发行机构。美联储通过特殊目的载体SPV从商业票据发行方购买短期商业票据
2008年10月21日	货币市场投资者融资工具（MMIFF）	由纽约联邦储备银行对私营特殊目的机构（PSPV）提供融资，促使其向货币市场投资者购买各类资产
2008年11月25日	资产抵押证券贷款工具（TALF）	美联储向消费贷款和小额贸易贷款支持的资产担保证券持有者提供无追索权贷权；直接购买中长期国债等

资料来源：美联储。

3. 次贷政策工具的效果和风险

综合来看，美联储的系列政策还是取得了较明显的效果：美国纳斯达克工业指数从 2008 年 12 月底的 8 675 点升至 2010 年 2 月底的 10 400 点左右，涨幅超过 19%；GDP 增长率从 2008 年第四季度的 -8.9% 上升至 2010 年第一季度的 2.3%；CPI 从 2008 年 12 月的零增长，到 2010 年 3 月上涨至 2.3%。但是，值得注意的是，这段时期失业率从 2008 年底的 7.4% 一路上升，在 2009 年第四季度达到 10% 以上，2010 年虽然有所回落，也一直处于 9.6% 高位附近。

同时，这些政策也埋下了一些隐患，如：美联储创设的特殊流动性政策工具也成为美联储资产负债表扩表的主要原因，美联储总负债扩大近两倍，由 2007 年 12 月的 8 570 亿美元增至 2008 年 12 月的 21 990 亿美元；造成了部分热钱流入股市，逐步扩大了美国股市和债市的资产泡沫，如果加以外部冲击，这些泡沫有可能转换为"惊雷"。美联储在应对次贷危机中积累的经验，为随后一系列的危机处理提供了模板和对标方案，如欧洲主权债危机中，美国就是通过实施新一轮次的量化宽松政策及零利率政策等加以应对。这为我们观察、理解和预判美联储如何应对本轮新冠疫情的冲击带来了较好的启示。

（二）新冠疫情冲击下的美联储救市政策分析

新冠肺炎疫情来袭之后，美国金融市场和实体经济都受到了较大的冲击。基于前期危机处理经验，美联储在此次疫情中不仅采取了快速果断的常规政策工具，还基于之前验证有效的特殊政策工具创设了更多新的特殊流动性工具，旨在抵消疫情带来的巨大冲击。

1. 快速实施大力度的常规性政策工具

美联储除了公开市场操作，在疫情冲击下，还果断地采取了快速的大幅度降低再贴现率和联邦基金利率（见表 2 - 5）。

表 2 - 5　　　　　　　　新冠肺炎疫情危机下美联储救市政策

降低再贴现率			联邦基金降息		
时间	再贴现率（%）	下降幅度（基点）	时间	联邦基金利率（%）	下降幅度（基点）
2020 年 3 月 3 日	1.75	50	2020 年 3 月 3 日	1.00 ~ 1.25	50
2020 年 3 月 15 日	0.25	150	2020 年 3 月 15 日	0 ~ 0.25	100

资料来源：美联储。

通过表 2-5 可以看出，为应对新冠疫情，美联储在再贴现率和利息方面的政策力度非常大，再贴现率和利息的下降幅度并不像次贷危机那样多次调整，而是几乎"一步到位"。采用这种"一步到位"的策略，既源于次贷危机的政策经验，又源于本次疫情冲击恰逢扩张周期关键阶段且冲击范围广、力度大。因此，美联储希望通过快速有力的手段稳定市场情绪，防止爆发更大的危机。

2. 创设特殊流动性政策工具

在次贷危机创设系列特殊流动性工具并取得相关经验的基础上，美联储在本次疫情应对中，快速重启了多项特殊流动性工具，包括 PDCF、CPFF、TALF 等。除此之外，还新创立了特殊流动性工具，如 2020 年 3 月 23 日，美联储设立了一级市场公司信贷工具（PMCCF）和二级市场公司信贷工具（SMCCF），并于 4 月 9 日宣布扩大这两种项目以及定期资产担保证券贷款工具（TALF）的规模，通过资本市场增加信贷向家庭和企业的流入，这三个项目一共将提供上限为 8 500 亿美元的信贷资金，且将购买债券评级由最低 BBB 级（投资级别）降为 BB-级（垃圾债），如表 2-6 所示。

表 2-6　　　　　　新冠疫情下美联储启用的特殊流动性工具

时间	工具名称	工具内容
2020 年 3 月 17 日	商业票据融资机制（CPFF）	建立商业票据融资便利机制（CPFF）以支持家庭和企业信用，时间暂为期一年，商业票据市场可以向大量经济活动提供直接融资，提供增信、贷款和抵押以及企业日常的流动性需要
2020 年 3 月 17 日	一级交易商信贷便利机制（PDCF）	于 3 月 20 日生效，到期时间最长 90 天，收取的利率为贴现窗口利率
2020 年 3 月 18 日	货币市场共同基金流动性便利工具（MMLF）	财政部从外汇稳定基金（ESF）向美联储提供 100 亿美元的信贷保护
2020 年 3 月 23 日	美国定期资产抵押证券贷款工具（TALF）	无条件向 AAA 级的特定资产支持的抵押证券（ABS）提供贷款。4 月 9 日，扩大 TALF 至 1 000 亿美元
2020 年 3 月 23 日	一级市场公司信贷工具（PMCCF）	直接面向一级市场上投资级别的企业提供贷款，并且提供 4 年的过桥融资
2020 年 3 月 23 日	二级市场公司信贷工具（SMCCF）	购买投资级公司发行的二级市场债券，同时购买在美国上市的、投资范围是美国评级在 BB-（含）以上债券的交易所交易基金（ETF）

时间	工具名称	工具内容
2020 年 4 月 9 日	市政流动性便利（MLF）	人口少于 200 万的县和人口少于 100 万的城市适用于美联储刺激计划；4 月 28 日扩大范围，对人口少于 50 万的县和人口少于 25 万的城市提供最高 3 年期债券购买
2020 年 4 月 14 日	大众企业贷款计划（MSLP）	针对雇员在 500~10 000 人之间，收入在 1 000 万~20 亿美元之间，不符合小企业贷款资格，同时又不符合针对大型企业的联邦贷款资格的中型公司，提供 4 年期贷款
2020 年 4 月 14 日	薪资保护计划便利工具（PPPLF）	建立定期融资便利机制，由工资保障计划（PPP）贷款支持

资料来源：美联储。

3. 量化宽松及信用市场救市政策

美联储在 2020 年 3 月 23 日宣布开展"无上限"量化宽松计划，将不设额度上限继续购买美国国债和抵押贷款支持证券，旨在使美国经济在新冠肺炎疫情冲击下维持韧性和平稳性。

除了上述政策，美联储还史无前例地直接进入信用市场，通过购买企业债和债券 ETF 解决信用危机。在 3 月份的最后一周，美联储有史以来第一次宣布将对这一板块进行托盘支持，在一些债券的发行首日就大量购入，同时还从二级市场买入债券，以确保流动性。仅此一周，美国新发行的投资级企业债就达到 1 090 亿美元，发行者不乏一些财力雄厚的公司，如耐克、甲骨文等。至 4 月 10 日，美联储还首度将部分垃圾等级债券也纳入购债行动。

（三）美联储针对疫情的救市政策演进及存留空间分析

1. 美联储应对疫情的政策演进

美联储针对疫情冲击的系列救市操作可以归纳为三个阶段。

第一阶段，应对疫情初期冲击，采用常规政策工具和量化宽松政策。疫情在美国显露端倪后逐步发酵，美国股市出现震荡，为了稳定市场情绪和经济发展，美联储首先采取常规政策工具，于 2020 年 3 月 3 日宣布将再贴现率调低 50 个基点，同时降低联邦基金利率 50 个基点，并增加回购公开市场操作，但是美国三大指数——标普 500 指数、道琼斯工业平均指数、纳斯达克 100 指数并未有好转，反而继续下跌，甚至先后触发两次熔断，市场恐慌情绪快速攀升。由此，美联储采取了更为果断和迅猛的常规政策工具，于 3 月 15 日将再贴现率调低 150 个基点，同时降低联邦基金利率 100 个基点至零利率，直接"一步到位"完成了次级贷十余次才完成的政策动作。同时，向回购市场输入 1.5 万亿美元的流动性。但是美国股市并没有企稳回升，反而出现了史无前例的短期内第三次熔断，市场信心受到了极大的冲击。分析本轮政策未能发挥稳定股市、增强投资者信心的根本原因有两点：一是，常规性政策工具对无风险利率面临的风险具有较强稳定效应，但是无法解决因疫情带来的众多企业和居民收入下降、负债上升这一根本性问题；二是，本阶段采取的量化宽松政策是继次贷危机后多轮次量化宽松后的又一次类似策略，且注入流动性市场的金额并不大，对市场刺激效果有限，无法解决企业和居民现金流断裂风险。

第二阶段，为了解决企业和居民的现金流断裂风险，采用特殊流动性工具。在疫情暴发前，美国非金融企业部门的融资水平自 2011 年开始逐年上涨。至 2019 年末，美国企业债券未偿额 9.6 万亿美元，是 2008 年企业债券未偿额的 1.7 倍；美国非金融企业部门总融资占 GDP 的比重达 75%，已经超过次贷危机时期的 72.6% 的融资水平。数据分析表明这些企业债中有相当一部分资金流入了美国股市，不断推高美国股价并形成了股市泡沫。债市和股市双重泡沫是疫情暴发前就存在的"惊雷"，随着疫情的冲击和恶化，债市、股市双重风险会引发大规模企业债违约潮，同时股市会持续暴跌。因此，美联储迅速启动特殊流动性工具，不仅采用了次贷危机中取得良好实践效果的政策工具，包括 PDCF、CPFF、TALF 等，为了更好地缓解风险，还新创了部分特殊流动性工具，如一级市场公司信贷工具（PMCCF）和二级市场公司信贷工具（SMCCF），购买包括美国评级在 BB － (含) 以上债券的交易所交易基金（ETF）。本阶段，股市处于宽幅震荡，呈现暴涨暴跌彼此交替现象，代表了市场信心仍摇摆不定。造成本阶段政策实施效果不理想的根本原因在于政策工具在传导过程中存在效率损失效应，尤其是信用债市场获得的流动性支持并不多，市场信心因此极不稳定。

第三阶段，继续推出特殊流动性工具，推出无上限量化宽松政策，史无前例地直接注资进入信用市场。为了更好地稳定市场并增加流动性，3 月 23 日，美联储加大政策季度，直接推出了无上限量化宽松政策，并创设了 TALF、PMCCF 和 SMCCF 三大融资工具，直接注资进入信用市场，为信用市场提供流动性支持资金。随后，又在 4 月 9 日颁布了针对地方政府的市政流动性便利计划（MLF），4 月 14 日颁布了针对中小企业和雇员的大众企业贷款计划、薪资保护计划便利工具（PPPLF）。通过对不同主体进行有针对性的政策救市，逐步缓解了市场恐慌，美国股市至 3 月底开始逐步趋稳。

2. 美联储后续政策空间有限且风险并存

在疫情的猛烈冲击下，美联储接连颁布常规和特殊流动性政策工具，屡次开创政策力度大、速度快的先河。不仅将利率、再贴现率等常规政策快速到位，将量化宽松扩展到无上限，创设更多新型特殊流动工具，更是直接使用进入信用市场注资等政策工具。因此，目前留给美联储的政策空间已然不多。总体来说，美联储仍留存的政策空间包括：继续创设新的能增加流动性的特殊政策工具，包括推出购买股票、加大 ETF 基金购买等；继续下调联邦基金利率至负利率；监管层面进一步放松"沃克尔规则"，给银行松绑等。这些未来留存的政策空间虽然可能产生较好的救市效应，但是也会留下更多隐患和风险。美联储因此对推出新政策保持谨慎，并在市场趋稳时考虑逐步收缩并停止这些救市政策。

美联储已经采取的政策虽然具备救市职能，但是也存在一定的风险，主要包括四个方面。

一是，政策实施效果具有不确定性。观察美联储提出的次贷危机的救市政策，可以发现，从提出到实践有较长时滞，平均时滞逾 15 周，政策实施进程慢且效果不稳定，因此疫情暴发后两个月，美国股市仍没有呈现稳定状态。

二是，美国资产负债表不断扩表且扩张速度过快。截至 2020 年 4 月 15 日，美联储资产负债表因疫情快速扩表，规模高达 6.4 万亿美元，一个月内激增 2.3 万亿美元，远高于 2008 年的 4.5 万亿美元，创历史新高。疫情同期的扩表速度远超次贷危机及欧洲债务危机期间的量化宽松第 1 期至第 3 期的扩表速度。进一步结合美联储推出的特殊流动性工具金额，如 PMCCF、SMCCF 和 TALF 的三项规模合计为 8 500 亿美元，MSLP 的规模为 6 000 亿美元，MLF 的规模为 5 000 亿美元，再加上日常的国债和市场回购操作等，粗略估计在第二季度末美联储资产规模将接近 9 万亿美元。

三是，债市风险居高不下，资产泡沫膨胀，可能引发连锁反应。美联储的救市政策虽然已经直接进入信用市场，但是只能起到暂时缓解功能，前期造成美国债市风险高筑的根本风险并不能通过这些政策得以解决。相反，救市政策有可能造成一部分热钱继续流入资本市场，维持并助推资产泡沫膨胀。债市和资产风险的层叠"补丁"式救助，只能在暂时缓解下积累更大的风险，一旦无法缓解流动性，爆发债务违约风险，将引起大的连锁反应，造成多领域、多主体的经济危机。

四是，美元信用受到冲击，增加国际矛盾与摩擦。除了国内风险，美联储的扩表行动也加剧了国际风险。速度和规模如此之大的资产负债表扩表行为，本质上是美国利用美元透支信用，将风险和危机通过美元和美债转嫁给其他国家。由此会加大国际矛盾和摩擦，也会促使更多国家思考如何采取多元化策略防止美国在未来采用更多类似的危机转嫁方法。

四、新冠疫情下的美国经济发展态势判断

关于疫情对美国经济的影响，不同机构和个人预测结果略有不同，但是都一致认为今年的经济将出现一定程度的下跌。本部分结合国际经验、疫情基本传染指数及美国供需两端所受影响，对美国经济发展态势进行初步判断。

（一）美国疫情拐点的判断

判断疫情会对美国经济产生何种影响，需要先预判美国疫情发展的拐点，只有疫情得到有效控制，新增确诊病例低于新增治愈病例，美国才真正具备有序复工的条件。

1. 可借鉴的中国和意大利的疫情经验

虽然中国、意大利和美国的国家政策、发展态势有所不同，但是中国和意大利的疫情发展情况可以为美国疫情发展提供一些启示和借鉴。因为要综合考虑疫情传染率和国家相关政策，所以我们要同时观察不同国家疫情从累计确诊病例超100 例到抵达峰值的具体数据。中国在北京时间 2020 年 1 月 18 日累计确诊病例达121 例，随后几日数据快速攀升，1 月 23 日对湖北采取封城政策，并调配全国医疗资源对湖北展开救治，在湖北封城救治后的第 20 天，达到日新增确诊数量最大值 14 840 例。由于期间对确诊病例的检测标准进行了修订，导致该日确诊病例大幅激增，实际峰值大致在确诊病例超 100 例后的 25 天左右。与中国类似，意大利在累计确诊病例超 100 例后的第 13 天开始陆续采取隔离措施，于意大利当地时间2020 年 3 月 21 日达到日新增确诊数量峰值 6 557 例，大致在确诊病例超 100 例后

的27天左右（见表2－7）。通过中国、意大利的疫情发展情况，可以大致判断在相对严格的隔离措施下，疫情的传染率会在确诊病例超100例后的25～30天左右达到峰值，并逐步衰减。

表2－7　　　　　　　　　　中、意、美疫情发展情况比较

国家	病例达100例日期	封城日期（当地时间）	新增确诊峰值日期（当地时间）	患病率（截至当地时间4月27日）	日新增确诊数量最大值	死亡率（截至当地时间4月27日）
中国	2020年1月18日	2020年1月23日，对湖北省进行封城	2020年2月12日	0.006%	14 108	5.50%
意大利	2020年2月23日	2020年3月7日，陆续封城	2020年3月21日	0.327%	6 557	13.48%
美国	2020年3月2日	2020年3月13日，进入国家紧急状态	暂不能确定	0.293%	38 958	5.68%

资料来源：约翰·霍普金斯大学网站及笔者测算。

美国自当地时间2020年3月2日病例突破100例，虽然美国也于2020年3月13日进入国家紧急状态，各州也结合本州情况采取了不同强度的居家令，但是部分民众依然不顾州政府的劝告，公然违反居家令。截至美国当地时间4月27日，美国公民患病率达0.293%，部分州患病率突破1%，由于4月下旬开始对居家令进行陆续解禁，美国患病率有可能进一步提高，并导致疫情发展出现反复，导致经济再次受到重创，并不能同中国和意大利一样在封城后一个月左右出现疫情缓解拐点。因此，判断不同封城强度下的基本传染数就成为判断拐点出现的重要因素。

2. 几种可能的疫情基本传染数

在流行病传播SEIR等模型中，基本传染数（R_0）是指在没有外力介入，所有人都没有免疫力的情况下，一个感染者能够传染人数的平均数。当通过控制和感染，传染数演变并控制在1以下，疫情将有望逐步消灭。关于新冠肺炎疫情的基本传染数测算，采用不同的数据源方法，会得出不同的测算结果。世界卫生组织1月23日发布的R_0值在1.5～2.5之间。2月11日，中国疾控中心等多家机构

学者测算的 R_0 值为 3.77。随着疫情在多国暴发，美国疾控中心测算指出新冠肺炎疫情的基本传染数 R_0 为 5.7，中国学者李迅雷的测算数据为 5.38，与此接近。

根据 SEIR 模型，如果有效降低单位时间的接触次数、传染期时长、单次接触传染概率这三个因素，则传染数会明显下降。因此，中国和意大利的封城隔离策略取得了显著成效。但是如果在疫情没有得到有效控制前就解除隔离策略，传染数会再次上升，会导致疫情出现反复。我们假设美国各州后续隔离策略分为相对严格隔离、宽松隔离、隔离政策摇摆三种类型，疫情传染数也随之粗略采用 2.5（乐观）、4（中性）、5.5（悲观）三个数值。并根据数值进行估测，判断美国疫情拐点出现的时间节点。

3. 美国各州疫情出现拐点的可能时间

由于各州的疫情发展情况不同，推出的隔离措施也不尽相同，因此各州经济受到疫情影响的程度也不同，在进行疫情对美国经济影响的分析时，应在充分考虑不同州的具体情况基础上，进行全美总量测算。根据中国经验，当新增治愈病例高于新增确诊病例后，才具备有序复工的条件。采用传染病预测模型 SEIR 进行分析 [公式（2-1）]，再进一步结合上述提到的传染数和美国各州疫情截至 4 月 27 日的数据，可以粗略推测不同传染数下，各州真正具备有序复工条件的时间拐点。

$$\frac{dS(t)}{dt} = -\frac{\beta S(t) I(t)}{N}$$

$$\frac{dE(t)}{dt} = \frac{\beta S(t) I(t)}{N} - \gamma_1 E(t)$$

$$\frac{dI(t)}{dt} = \gamma_1 E(t) - \gamma_2 I(t) \tag{2-1}$$

$$\frac{dR(t)}{dt} = \gamma_2 I(t)$$

公式（2-1）中，S 代表易感人群数量，可以近似认为是不变的，等于总人口 N；E 代表单位时间内潜伏期人群；I 代表潜伏期之后已具有传染性的人群；R 代表治愈并获得免疫或被有效隔离或死亡，既不能传染他人也不能被传染；N 代表总人口，且 $N = S(t) + E(t) + I(t) + R(t)$。此外，$R_0$ 是基本传染数，传染期的平均时长为 TI，$\beta = R_0 / TI$，根据实际情况选取 R_0 和 TI 的数据，即可进行测算。

隔离政策严格程度不同，疫情发展将呈现乐观、中性和悲观三种情况，三种情况下的基本传染数选分别取为 3、4.2、5.5；传染期的平均时长 TI 均取 14 天。不同的州因现有人口数量和已确诊人数、医疗条件各有不同，悲观情况下日治愈超过日新增的时间节点也各有不同。如纽约州目前的感染率是1.45%，通过SEIR进行分析可知，粗略估测在基本传染指数为5.5时，预计在12月中可以逐步开展有序复工（见表2-8）。如果美国隔离政策进一步放宽，基本传染数将进一步提高，美国各州具备有序复工条件的时间拐点就会在表2-8测算的基础上再延长数月。

表2-8　　　美国各州具备有序复工条件的时间拐点估测

序号	地区	乐观	中性	悲观	序号	地区	乐观	中性	悲观
1	纽约州	8月中	10月中	12月中	26	威斯康星州	5月中	7月中	9月中
2	新泽西州	8月中	10月中	12月中	27	南卡罗来纳州	5月中	7月中	9月中
3	马萨诸塞州	7月中	9月中	11月中	28	艾奥瓦华州	6月中	8月中	10月中
4	伊利诺伊州	7月初	9月初	11月初	29	内华达州	5月中	7月中	9月中
5	加利福尼亚州	5月中	7月中	9月中	30	犹他州	5月中	7月中	9月中
6	宾夕法尼亚州	7月初	9月初	11月初	31	特拉华州	7月初	9月初	11月初
7	密歇根州	7月初	9月初	11月初	32	明尼苏达州	5月中	7月中	8月中
8	佛罗里达州	6月中	8月中	10月中	33	俄克拉荷马州	5月中	7月中	9月中
9	路易斯安那州	7月中	9月中	11月中	34	阿肯色州	5月中	7月中	9月中
10	康涅狄格州	7月中	9月中	11月中	35	肯塔基州	5月初	6月中	8月初
11	得克萨斯州	5月中	7月中	9月中	36	新墨西哥州	5月中	7月中	9月中
12	佐治亚州	6月中	8月中	10月中	37	内布拉斯加州	5月中	7月中	9月中
13	马里兰州	6月中	8月中	10月中	38	俄勒冈州	5月初	6月中	8月初
14	俄亥俄州	5月中	7月中	9月中	39	南达科他州	6月中	8月中	10月中
15	印第安纳州	6月中	8月中	10月中	40	爱达荷州	5月中	7月中	9月中
16	华盛顿州	5月中	7月中	9月中	41	堪萨斯州	5月初	7月中	8月初
17	科罗拉多州	6月中	8月中	10月中	42	新罕布什尔州	5月中	7月中	9月中
18	弗吉尼亚州	5月中	7月中	9月中	43	西弗吉尼亚州	5月初	7月中	8月初
19	田纳西州	5月中	7月中	9月中	44	缅因州	5月初	6月中	8月初
20	北卡罗来纳州	5月中	7月中	9月中	45	佛蒙特州	5月中	7月中	9月中
21	罗得岛州	7月中	9月中	11月中	46	北达科他州	5月中	7月中	9月中
22	密苏里州	5月中	7月中	9月中	47	夏威夷州	4月初	6月初	7月中
23	亚利桑那州	5月中	7月中	9月中	48	蒙大拿州	4月初	6月初	7月中
24	亚拉巴马州	5月中	7月中	9月中	49	阿拉斯加州	4月初	6月初	7月中
25	密西西比州	5月中	7月中	9月中	50	怀俄明州	不受影响	不受影响	不受影响

资料来源：笔者测算。

（二）美国经济受疫情冲击的几种可能情况

分析新冠肺炎疫情对 GDP 的短期影响，可以首先从年度需求和年度供给两个方面评价疫情对各行业的影响，然后基于各行业的分析进一步测算疫情对 GDP 的影响。这一方法被世界卫生组织（World Health Organization，2005）、① 世界银行（Department of Health and Human Services，2006)② 等机构用于测算大流感对经济带来的影响，具备可行性。本部分也采用这一方法分析新冠肺炎疫情对美国本年度GDP 增速带来的影响。在应用这一方法时，还将进一步结合美国各州疫情的实际发展情况、各州疫情可能的复工拐点、各州 GDP 在美国 GDP 中的占比进行分析。

1. 新冠疫情对美国经济系统供给侧带来的影响

新冠肺炎给美国经济供给侧带来了冲击，主要体现在三个方面：一是，受疫情影响，各产业无法正常运营，尤其是大量服务业作为美国主要产业被迫短期停业，造成了供给侧被按下暂停键；二是，疫情导致部分劳动力死亡，影响了劳动力市场的短期供给。但是疫情被控制后，并不会影响劳动力市场的长期供给，患病死亡的劳动力会在新的年度里得到补给；三是，疫情造成学校暂时关闭，低龄儿童需要父母居家看护，由此造成部分劳动力供给受到影响。根据美国各州的疫情发展态势，我们粗略估测了各州供给侧受到的疫情冲击（见表 2 - 9）。

表 2 - 9　　　供给侧视角下疫情对美国各州 GDP 带来的冲击

序号	地区	感染率（%）			感染死亡率（%）			暂停营业周次		
		乐观	中性	悲观	乐观	中性	悲观	乐观	中性	悲观
1	纽约州	2.18	5.80	11.60	3	5	9	8	12	16
2	新泽西州	1.73	4.60	9.20	4	6	10	8	12	16
3	马萨诸塞州	1.11	2.96	5.92	3	5	8	6	8	12
4	伊利诺伊州	0.47	1.25	2.50	2	3	5	4	6	8
5	加利福尼亚州	0.15	0.40	0.79	2	3	5	2	4	8
6	宾夕法尼亚州	0.45	1.21	2.42	3	5	8	4	6	8

---

① World Health Organization. Avian Influenza：Assessing the Pandemic Threat［R］. Geneva：World Health Organization，2005：11 - 20.

② Department of Health and Human Services. Pandemic Planning Update Ⅲ：A Report from Secretary Michael O. Leavitt［R］. New York：Department of Health and Human Services，2006：21 - 32.

续表

序号	地区	感染率（%）			感染死亡率（%）			暂停营业周次		
		乐观	中性	悲观	乐观	中性	悲观	乐观	中性	悲观
7	密歇根州	0.55	1.47	2.94	5	9	15	4	6	8
8	佛罗里达州	0.21	0.57	1.14	2	4	7	4	6	8
9	路易斯安那州	0.84	2.25	4.50	5	9	14	6	8	12
10	康涅狄克州	1.01	2.69	5.38	4	7	12	6	8	12
11	得克萨斯州	0.12	0.31	0.63	1	2	4	2	4	8
12	佐治亚州	0.32	0.85	1.69	2	3	5	4	6	8
13	马里兰州	0.41	1.10	2.20	3	4	7	4	6	8
14	俄亥俄州	0.19	0.52	1.04	3	6	9	2	4	6
15	印第安纳州	0.30	0.81	1.63	3	6	10	4	6	8
16	华盛顿州	0.26	0.68	1.36	3	5	8	2	4	6
17	科罗拉多州	0.32	0.85	1.70	3	4	7	4	6	8
18	弗吉尼亚州	0.20	0.54	1.09	1	2	4	2	4	6
19	田纳西州	0.19	0.51	1.02	1	1	2	2	4	6
20	北卡罗来纳州	0.12	0.31	0.61	2	3	5	2	4	6
21	罗得岛州	0.95	2.53	5.06	1	2	3	6	8	12
22	密苏里州	0.16	0.43	0.86	3	4	7	2	4	8
23	亚利桑那州	0.12	0.33	0.66	2	3	6	2	4	6
24	亚拉巴马州	0.18	0.49	0.98	2	3	6	2	4	6
25	密西西比州	0.27	0.73	1.46	2	3	4	2	4	6
26	威斯康星州	0.14	0.37	0.74	2	3	5	2	4	6
27	南卡罗来纳州	0.15	0.39	0.79	3	4	7	2	4	6
28	艾奥瓦华州	0.37	0.99	1.99	1	1	2	4	6	8
29	内华达州	0.21	0.57	1.14	3	5	8	2	4	6
30	犹他州	0.18	0.47	0.94	1	1	1	2	4	6
31	特拉华州	0.53	1.41	2.83	2	3	4	4	6	8
32	明尼苏达州	0.08	0.23	0.45	3	5	8	2	4	6
33	俄克拉荷马州	0.12	0.32	0.63	3	6	9	2	4	8
34	阿肯色州	0.14	0.37	0.74	1	1	2	2	4	8
35	肯塔基州	0.09	0.25	0.50	2	3	5	1	3	6
36	新墨西哥州	0.18	0.48	0.96	2	3	5	2	4	6
37	内布拉斯加州	0.19	0.50	1.00	1	1	2	2	4	6

序号	地区	感染率（%）			感染死亡率（%）			暂停营业周次		
		乐观	中性	悲观	乐观	中性	悲观	乐观	中性	悲观
38	俄勒冈州	0.08	0.21	0.41	2	4	6	1	3	5
39	南达科他州	0.35	0.92	1.84	0	1	1	2	4	6
40	爱达荷州	0.16	0.42	0.84	2	3	5	2	4	6
41	堪萨斯州	0.09	0.25	0.49	1	1	2	1	3	5
42	新罕布什尔州	0.19	0.51	1.01	2	3	5	2	4	8
43	西弗吉尼亚州	0.08	0.23	0.45	3	5	8	1	3	5
44	缅因州	0.11	0.29	0.57	3	5	8	1	3	5
45	佛蒙特州	0.20	0.53	1.06	4	7	11	2	4	6
46	北达科他州	0.15	0.39	0.79	1	1	2	2	4	6
47	夏威夷州	0.06	0.17	0.34	4	7	11	0	2	4
48	蒙大拿州	0.06	0.17	0.33	6	9	15	0	2	4
49	阿拉斯加州	0.07	0.19	0.37	1	1	2	0	2	4
50	怀俄明州	0.00	0.01	0.02	1	2	4	0	2	4

资料来源：笔者测算；暂停营业周次指受居家令影响的产业暂停生产和服务。

根据初步估测，我们可以得知美国各州供给侧所受冲击不同，疫情初期感染人数上升最快的纽约州、新泽西州等供给侧所受冲击较大，为了更好地阻断疫情传播，需要延长"居家令"期限，如果贸然恢复生产，只会造成感染人数和死亡人数快速攀升，形成新的恐慌，造成经济增速快速下跌。即便是目前感染人数较少的州，也应该适度控制密集型社交，避免跨州交通带来的疫情传播。当然，一方面上述估测相对粗略，另一方面美国文化也可能并不支持进行长时间实施"居家令"。但是上述估测仍旧对我们判断、预测疫情对一国经济供给侧的影响有所帮助，能够指导我们对疫情带来的危机进行预判。

根据表2-9数据，进一步结合近年来各州GDP在美国GDP中的占比，可以估测出GDP在供给侧冲击下，分别在乐观、中性和悲观三种情况下全美GDP将衰退2.99%、4.91%、7.55%（见表2-10）。其中，纽约州、新泽西州等州疫情较为严重，要想更好地控制疫情，就需要延长"居家令"，也会更加影响GDP增速。此外，各州之间的乐观、中性和悲观三种态势可能并不同步，纽约州疫情可能进一步恶化，而怀俄明州有可能一直保持乐观态势，全美GDP的发展态势也会更加复杂，我们可以在表 2 – 10 的测算基础上进一步微调。

表 2 – 10   **供给侧视角下疫情对美国 GDP 带来的冲击**   单位：%

序号	州	供给侧对 GDP 的冲击			序号	州	供给侧对 GDP 的冲击		
		乐观	中性	悲观			乐观	中性	悲观
1	纽约州	7.44	11.15	14.85	27	南卡罗来纳州	1.85	3.71	5.56
2	新泽西州	7.44	11.14	14.85	28	艾奥瓦州	3.71	5.56	7.41
3	马萨诸塞州	5.57	7.42	9.28	29	内华达州	1.86	3.71	5.56
4	伊利诺伊州	3.71	5.56	7.41	30	犹他州	1.85	3.70	5.56
5	加利福尼亚州	1.85	3.71	7.41	31	特拉华州	3.71	5.56	7.41
6	宾夕法尼亚州	3.71	5.56	7.41	32	明尼苏达州	0.00	0.00	1.85
7	密歇根州	3.72	5.57	7.42	33	俄克拉荷马州	1.85	3.71	7.41
8	佛罗里达州	3.71	5.56	7.41	34	阿肯色州	1.85	3.70	7.41
9	路易斯安那州	5.58	7.43	9.28	35	肯塔基州	0.00	0.00	1.85
10	康涅狄克州	5.58	7.43	9.28	36	新墨西哥州	1.85	3.71	5.56
11	得克萨斯州	1.85	3.70	7.41	37	内布拉斯加州	1.85	3.70	5.56
12	佐治亚州	3.71	5.56	7.41	38	俄勒冈州	0.00	0.00	1.85
13	马里兰州	3.71	5.56	7.41	39	南达科他州	0.00	0.00	1.85
14	俄亥俄州	1.86	3.71	5.56	40	爱达荷州	1.85	3.71	5.56
15	印第安纳州	3.71	5.56	7.41	41	堪萨斯州	0.00	0.00	1.85
16	华盛顿州	1.86	3.71	5.56	42	新罕布什尔州	1.85	3.71	7.41
17	科罗拉多州	3.71	5.56	7.41	43	西弗吉尼亚州	0.00	0.00	1.85
18	弗吉尼亚州	1.85	3.71	7.41	44	缅因州	0.93	2.78	2.78
19	田纳西州	1.85	3.70	7.41	45	佛蒙特州	1.86	3.71	3.71
20	北卡罗来纳州	1.85	3.70	7.41	46	北达科他州	1.85	3.70	3.70
21	罗得岛州	5.56	7.41	9.26	47	夏威夷州	0.00	0.00	1.85
22	密苏里州	1.85	3.71	7.41	48	蒙大拿州	0.00	0.00	1.85
23	亚利桑那州	1.85	3.70	5.56	49	阿拉斯加州	0.00	0.00	1.85
24	亚拉巴马州	1.85	3.71	5.56	50	怀俄明州	0.00	0.00	1.85
25	密西西比州	1.85	3.71	5.56		全美	2.99	4.91	7.55
26	威斯康星州	1.85	3.70	5.56					

资料来源：笔者测算。

2. 新冠疫情对美国经济系统需求侧带来的影响

由于新冠肺炎具有较强的传染性，即便居家令取消，部分民众也会注意保持社交距离并减少消费活动，由此会形成需求降低态势。具体而言，第一产业所受需求冲击较少，第二产业需求会随着疫情时间增长而逐步恶化，第三产业需求是受到冲击最快和最大的，尤其是线下消费为主的服务业。美国商务部称3月份消费者支出下降了7.5%，创下1959年以来的最大单月降幅纪录。

第二产业受疫情冲击减少了大量订单，4月制造业生产分项指数降至27，创下自1948年1月以来的最低水平。4月份美国制造业采购经理人指数从3月份的48.5降至36.1，创下自2009年以来的最低值，供应链初现中断态势。同时，随着与疫情相关隔离政策的影响蔓延，未来几个月的建筑需求及支出也将会出现下降。

第三产业需求受冲击分为三类：一是，因疫情冲击引致需求短期内快速增加，包括卫生保健和社会保障、信息业等行业，其中信息业需求上扬源自居家办公的需求；二是，初期受到短期冲击引致弹性需求受损，后期可以逐步得以全部弥补，包括教育、金融保险业等行业；三是，初期受到短期冲击引致弹性需求受损，后期可以部分弥补，包括贸易业、娱乐业、房地产等行业；四是，初期受到短期冲击引致刚性需求受损，后期难以弥补，包括住宿餐饮业、旅游业、运输业等，这几个行业属于接触型经济，同时需求反弹有限，所受影响相对较大。

如上所述，疫情对第一产业的需求冲击较小，冲击主要体现在第二产业和第三产业需求上。因此，关于需求衰退的估测，可以综合采用制造业和服务业的PMI指数下滑速率和降幅、3月需求下降幅度、可能的疫情拐点时间进行估测。在疫情发展的乐观、中观和悲观三种态势下，全美的需求年度跌幅可能为：2.5%、3.5%、5%。

3. 美国本年度GDP及未来发展分析

综合上述的供给侧和需求侧所受冲击，考虑二者之间存在重复测算，扣除重复部分，可粗略估测出在乐观、中性、悲观三种态势下，美国2020的年度GDP将下降3.84%、5.89%、8.79%。在乐观态势下，美国GDP在第二季度末得以稳定，并初步实现经济复苏；在中性态势下，美国GDP在第三季度中旬得以稳定，并初步实现经济复苏；在悲观态势下，美国GDP在四季度中得以稳定，并初步实现经济复苏。

如前所述，由于美国正处于历史上最长一轮扩张期的关键阶段，这一阶段如果受到外部恶性冲击，将助推美国由扩张期转为衰退期。因此，我们判断无论是哪一种发展态势，美国 GDP 均不会在 2020 年度延续前十年的增速，自 2020 年 3 月美国已经步入了新的一轮衰退期。目前，2020 年第一季度的个人消费支出、非住宅固定投资、出口和私人库存投资对 GDP 经济增长的贡献率均为负值，分别为 − 5.26%、− 1.17%、− 1.02% 和 − 0.53%。由于美国各州居家令主要集中在 4、5 月份，所以第二季度 GDP 下降将超过第一季度。第三、四季度 GDP 增速则需根据疫情发展态势进一步观察。

4. 美国经济面临的进一步冲击分析

由于疫苗研发需要一定的刚性周期，在疫苗研发成功之前，已经于 5 月初逐步解除居家令的美国，会因疫情尚未出现拐点就增加密集接触而导致疫情出现阶段性反复，甚至有可能出现加剧恶化。疫情的反复及高不确定性、高危险性会引致美国经济继续出现震荡，而疫情严重的州即便急于复工也会在后续出现"停摆"与复工反复切换的模式。

目前，美国疫情暴发初期的流动性危机，已逐步转向实体经济信用风险危机。如果美国疫情在短期内得到有力控制，辅之美国系列救市政策，流动性危机不会转变为信用危机。但是如果疫情继续恶化，美国企业债务危机被进一步暴露甚至扩大，将引发大量违约潮并陷入信用危机，经济基本面进入长期衰退阶段，而美国救市政策并不能从根本上解决经济基本面问题，又已经几乎动用了美联储全部政策工具箱，美国政府将在更大的冲击面前凸显治理能力不足。

在美国经济周期转折点的内部冲击和疫情外部冲击的交替作用下，美国经济大概率不会出现"V"型经济复苏态势。但是由于具备较好的经济基础，且在部分领域拥有世界领先的先进技术，美国经济也不会自此快速衰退并难以反弹。综合多种因素，我们认为美国经济将呈现"U"型反弹态势。如果疫情发展态势较为悲观，生产和消费信心将遭到巨大打击，"U"型反弹的曲线左侧将相对漫长且复杂。但是根据美国历史上的衰退周期规律，本轮衰退周期也不会长于本轮扩张周期时长。

基于国际视角来看，近年来世界多国经济持续低迷，也没有迎来新的一轮技术创新引领经济发展，去全球化态势有所抬头，而疫情进一步放大了美国的民粹主义和贸易保护主义，将影响全球供给端和需求端的双向撮合，加剧产业链本地化。由此会引发新的国际贸易规则再制定，也会塑造新的国际贸易秩序，并进一步引发新的利益再平衡。

参考文献

［1］丁剑平：《全球疫情蔓延与人民币汇率及国际化》，https：//baijiahao. baidu. com/s?id = 1665883159686027392&wfr = spider&for = pc，2020 年 5 月 6 日。

［2］钮文新：《美联储单方面改变交易规则，美国国债被"降级" 美元霸权极致化的未来将会如何》，载于《中国经济周刊》2020 年第 7 期。

［3］沈建光、姜皓：《美国经济拐点是否出现》，载于《中国金融》2019 年第 13 期。

［4］杨盼盼：《美国经济周期百年观察》，载于《当代美国评论》2020 年第 1 期。

［5］Burns，Arthur F. Stepping Stones towards the Future ［R］. National Bureau of Economic Research，1947：38.

［6］Department of Health and Human Services. Pandemic Planning Update Ⅲ：A Report from Secretary Michael O. Leavitt ［R］. New York：Department of Health and Human Services，2006：21 – 32.

［7］Henry A. Kissinger. The Coronavirus Pandemic Will Forever Alter the World Order ［N］. Wall Street Journal，April 3，2020 （5）.

［8］World Health Organization. Avian Influenza：Assessing the Pandemic Threat ［R］. Geneva：World Health Organization，2005：11 – 20.

第三章

新冠疫情与欧盟经济

一、新冠疫情暴发前的欧盟经济

（一）欧盟经济的基本概况

自第一次工业革命以来，欧洲国家特别是西欧国家一直是世界经济格局的重要组成部分。其中欧盟已成为世界最大的经济实体之一，欧盟经济规模约占世界总量的一半，贸易量占全球总量的1/3，其对世界经济发展的影响不容忽视。

1965年欧洲共同体（以下简称"欧共体"）正式成立。1991年12月11日，欧共体马斯特里赫特首脑会议通过了建立"欧洲经济货币联盟"和"欧洲政治联盟"的《欧洲联盟条约》（通称《马斯特里赫特条约》），逐步由区域性经济共同开发转型为区域政经整合的发展。1993年11月1日，《马斯特里赫特条约》正式生效，欧洲联盟（以下简称"欧盟"）正式成立。2002年1月1日起欧元正式流通，现有欧元区涵盖19个成员国，覆盖3.4亿人口，在国际支付中欧元所占份额约36%，占所有央行外汇储备总额的20%，成为全球第二大流通货币和第二大储备货币。

欧盟现有27个会员国。作为以经济联合为基础的国际行为体，欧盟的国际影响力很大程度上取决于其在世界金融、贸易和经济体系以及全球经济治理结构中的实力和地位。自2009年10月以来，欧洲主权债务危机从最初的希腊一国蔓延至葡萄牙、爱尔兰、西班牙和意大利等欧元区国家，演变为欧元区的债务危机，进而引发世界第一大经济体——欧盟的经济衰退。此后，欧盟在世界经济和贸易中所占份额持续下滑，欧元在国际金融体系中的地位下降，与此相应，欧盟在全球经济治理中的话语权也开始减弱（崔洪建，2014）。欧盟统计局数据显示，2019 年欧盟 27 国 GDP 增长 1.4%，欧元区 19 国 GDP 增长 1.2%。2009～2019 年这十年被认为是欧洲"失去的十年"。①

对欧盟的团结和统一带来严重影响的还有英国的"脱欧"事件。2016 年 6 月 23 日，英国以微弱多数通过"脱欧"公投。2020 年 1 月 30 日，欧盟正式批准了英国"脱欧"。英国"脱欧"后将进入过渡期，与欧盟展开贸易协议谈判，但期间波折不断。受新冠疫情的影响，目前双方的谈判陷于暂时停顿的状态。金玲（2016）认为，英国"脱欧"不仅使英国面临政治、社会分裂，削弱了欧盟的软硬实力，影响欧洲一体化进程，还将对大西洋关系、欧俄关系产生影响，改变国际政治经济格局。布朗热等（Boulanger et al.，2015）在对英国"脱欧"的经济后果进行测算后发现，考虑到英国脱离欧盟市场的贸易便利化损失，英国每年的福利损失将高达 140 亿欧元，欧盟 28 国②每年的福利损失更是将高达 404 亿欧元。

（二）新冠疫情暴发前中国与欧盟的经贸合作

中欧长期互为最重要的经济贸易伙伴。2019 年中国与欧盟的贸易额达到 7 052 亿美元。即使英国"脱欧"，欧盟统一市场仍将是中国最大的出口市场之一，中国近十多年来一直是欧盟第二大贸易伙伴。中国自 2016 年开始已经连续 4 年超过美国成为德国最大贸易伙伴。到目前为止，中欧双方的投资经贸合作利益交融，成效显著。

1. 合作平台

经过中欧双方的努力，目前中欧经贸合作已构建多个平台。尤其是中国提出"一带一路"倡议以来，欧盟及"一带一路"沿线欧洲国家开始寻求将欧盟及本国的战略规划与"一带一路"倡议对接。

2015 年 7 月，中德两国签署了《中华人民共和国工业和信息化部与德意志联邦共和国经济和能源部推动中德企业开展智能制造及生产过程网络化合作的谅解备忘录》，此备忘录主要涉及工业生产数字联网，即工业 4.0。

---

① 陈新：《欧盟经济：失去的十年》，收录于周弘、黄平等主编：《欧洲发展报告（2018～2019）》，社会科学文献出版社 2019 年版，第 45～47 页。

② 此为英国脱欧前测算数据。

2015 年 9 月，中欧双方就 "一带一路" 倡议、国际产能合作与 "欧洲投资计划"（也称 "容克计划"）对接进行了深入交流，签署了《关于建立中欧互联互通平台的谅解备忘录》。在 "欧洲投资计划" 和 "一带一路" 倡议下，中国和欧盟合作已经开始显现出积极效应，中欧班列就是一个最典型的例子。

2015 年 6 月，中法两国政府正式发表《中法关于第三方市场合作的联合声明》。至今，中国已同包括法国、意大利、西班牙、比利时、荷兰等多个欧洲国家，或共同发表联合声明，或签署谅解备忘录，对开展第三方市场合作形成共识。

2. 合作机制

中国与欧洲诸国通过多年的实践，逐渐探索出了各具特色的多边和双边合作机制与模式，形成了中欧领导人会晤机制。中方由国务院总理与会，欧盟方面一般由作为欧盟核心机构的欧洲理事会和欧盟委员会负责人与会。1998 年 4 月，首次中欧领导人会晤在伦敦举行。此后，中欧双方高层互访频繁，政治互信不断加强。到 2017 年第十九次中欧领导人会晤，中欧关系已实现全面发展，并形成了以领导人会晤机制为战略引领，高级别战略对话、经贸高层对话和高级别人文交流对话机制为三大支柱的 "1 + 3" 高层对话格局，所涉及的议题涵盖了政治、经济、文化、社会等各个领域，为双边关系的发展发挥了独特的战略引领作用，为双方的可持续发展提供了强大动力。[①]

3. 合作特点

中国与欧盟经贸合作关系非常紧密，互补性强，双边投资和贸易十分活跃。2019 年，欧盟是中国第一大贸易伙伴，而中国是欧盟的第二大贸易伙伴。2019 年 1 ~ 12 月，中国与欧盟国家的进出口总额为 70 510 978 万美元，同比增长 3.4%，其中，出口额 42 851 427 万美元，同比增长 4.9%，进口额为 27 659 551 万美元，同比增长 1.1%。[②]

从具体的贸易品类来看，中国与各国间有着不同的侧重。表 3 - 1 总结了中国与欧盟主要国家的贸易品类。综合来看，中国与欧盟重点国家间的贸易往来品类集中于运输设备、金属制品、机电产品等特定领域。

---

① 《中欧领导人会晤机制》，新华网，2017 年 6 月 2 日。

② 《2019 年 1 ~ 12 月中国与欧洲国家贸易统计表》，中华人民共和国商务部网站，2020 年 3 月 2 日。

表 3 –1   中国与欧盟主要国家的贸易品类

国家或地区	主要贸易品类
德国	机电产品、运输设备、光学、钟表、医疗设备、化工产品、塑料、橡胶
英国	贵金属及制品、运输设备、矿产品、机电产品、化工产品
法国	运输设备、机电产品、化工产品、食品/饮料、烟草、金属制品
意大利	机电产品、化工产品、纺织品及原料、运输设备、金属及制品
中东欧	机电产品、传统劳动密集型产品、汽车零配件、农产品

资料来源：前瞻产业研究院，《2019 年中国与欧洲主要国家双边贸易全景图》，前瞻经济学人网站，2019 年 8 月 26 日。

二、新冠疫情对欧盟经济的影响

（一）欧盟主要国家的疫情及应对

2020 年初，新冠疫情在武汉暴发，中国政府迅速行动，开展全方位的疫情防控，在比较短的时间内基本控制了疫情的传播和蔓延，为控制疫情的全球蔓延赢得了宝贵时间。遗憾的是，中国基本控制疫情之后，疫情反而在欧美国家暴发并迅速蔓延，并一直延续至今。在过去的几个月时间里，美国和欧洲一直是全球新冠疫情的"震中"。

德国于 2020 年 1 月 28 日出现第一例新冠肺炎确诊病例，2 月 13 日出现第一例新冠肺炎死亡病例，3 月初之前发展趋势较为平缓。随着核酸检验的推广，被确诊为新冠肺炎的人数迅速增加，从 3 月 12 日起，确诊人数呈现明显上升趋势。至 4 月 9 日止，德国的确诊人数已达 113 945 例，死亡人数达 2 349 例，治愈人数为 46 300 例，病死率 2.06%，治愈率 40.63%。[①]

截至 2020 年 4 月 21 日 6 时，法国累计确诊 156 480 例，确诊日增加 2 382 例；累计治愈 38 036 例，治愈日增加 848 例；累计死亡 20 292 例，死亡日增加 548 例。[②] 根据法国疫情曲线图显示，法国疫情基本处于顶部转向拐点区域。从确诊增加趋势来看，法国的确诊病例在 4 月 4 日达到最高点后，出现波动下降态势，

---

① "新冠肺炎疫情德国实时动态追踪"，新浪新闻，2020 年 4 月 30 日。
② "新冠肺炎疫情法国实时动态追踪"，新浪新闻，2020 年 4 月 25 日。

说明疫情基本得到控制。

据英国卫生部门 2020 年 4 月 30 日发布的数据，英国新冠肺炎单日新增 6 032 例，累计确诊 171 253 例，累计死亡 26 771 例。英国天空新闻报道称，英国的死亡病例数上升至欧洲第二高，住院的新冠肺炎患者中有 1/3 死亡。据报道，英国 17% 的入院患者需要重症监护，这一比例要高于意大利①。

意大利是欧洲最早暴发新冠疫情的国家，2020 年 2 月下旬新冠疫情在意大利经济发达的四个大区暴发。据意大利民防部数据显示，截至 2020 年 5 月 5 日，累计确诊 213 013 例，其中死亡 29 315 例，治愈出院 85 231 例，感染确诊者 98 467 例。

综合德国、法国、英国、意大利等欧盟主要国家情况来看，新冠疫情持续保持严峻态势，成为目前全球疫情除美国之外的中心，特别是英国、意大利在累积感染人数方面依然较高。在各国应对新冠疫情的具体模式方面，主要有以下几类：

群体免疫模式：力求通过集体免疫来降低彼此间的交叉感染，以实现社交距离、病毒源头上的防控。如意大利、英国等国家在疫情暴发初期都采用了该模式。

程序管理模式：即对于日常出行、防护佩戴、个人习惯等方面进行全面的控制，由原本的指导与宣导，变为国家层面的行政命令与指令，以此实现对于疫情的程序化管控。德国、法国、意大利在疫情严重时期颁布了相关的行政指令与规范。

源头管控模式：即从源头上进行管理，如停工、关闭商业场所、管制娱乐、停摆交通等方式，阻断公众的日常出行需求，从根源上控制，降低在社交、出行、生活等方面可能触发的感染。虽然在短期内对于公众正常的生活、工作秩序产生了影响，但对于疫情的控制起到了积极的作用。欧盟国家在疫情特别严重时期的防控措施中，均采用了该模式。

总的来说，欧洲国家采取的抗疫思路和举措，体现出自身特点与多样性，欧盟经历了从实践中调整策略、逐步完善政策、强化团结合作的过程。

---

① 《数读 5 月 1 日全球疫情》，海外网，2020 年 5 月 2 日。

（二）新冠疫情对欧盟经济的影响

新冠疫情暴发对欧盟经济造成了严重的冲击。2020 年第一季度，欧盟、欧元区的经济增速出现了最近十几年来的最低值。其中，欧盟第一季度的 GDP 同比实际下降 2.7%，环比下降 3.5%；欧元区的经济同比下降 3.3%，环比下降 3.8%。[①]根据欧盟统计局的消息，欧元区 2020 年 2 月的失业率为 7.3%，3 月的失业率小幅上升至 7.4%。[②]

欧元区采购经理人指数（Purchasing Managers' Index，PMI）在 3 月跌至金融危机以来最低点后，在 4 月再度下降，综合 PMI 骤降至 13.6，欧元区综合 PMI 指数如图 3 – 1 所示。

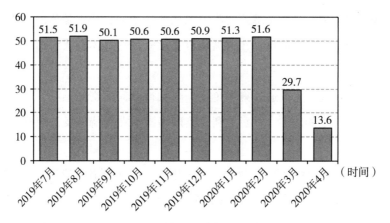

图 3 – 1　欧元区综合 PMI 指数

资料来源：市场研究机构 Markit，"欧元区 4 月综合 PMI 终值"，https：//rili. jin10. com/jiedu. html? id = 159116。

由于欧元区国家大都以服务业为主，因此服务业受到的打击尤为严重，2020 年 4 月服务业 PMI 初值从 26.4 降至 12.0 的历史新低，欧元区服务业 PMI 指数如图 3 – 2 所示。此外，新业务指数也从 24.0 跌至历史低位 11.6。

4 月中下旬，虽然欧洲各国陆续通过放松对新冠疫情的管制措施来恢复经济，然而投资者信心仍然不足。如图 3 – 3 所示，投资者对欧元区 5 月份的信心指数虽然略低于 4 月份，但是仍然超过预期。

————————

① 《一季度欧盟 GDP 下降 2.7%，美国增长 0.5%，那中国、韩国呢》，新浪财经头条，2020 年 5 月 3 日。

② Eurostat, Euro area unemployment at 7.4%，https：//ec. europa. eu/eurostat/documents/2995521/10294732/3 – 30042020 – CP – EN. pdf/05df809c – 7eb8 – 10c7 – efcf – 35325c84f56e, April 30, 2020.

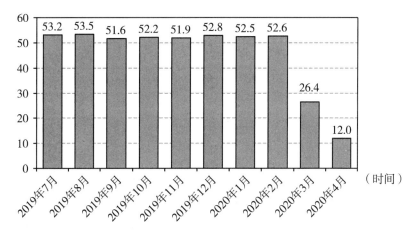

图 3 - 2　欧元区服务业 PMI 指数

资料来源：市场研究机构 Markit，"欧元区 4 月服务业 PMI 终值"，https：//rili. jin10. com/
jiedu. html?id = 159115。

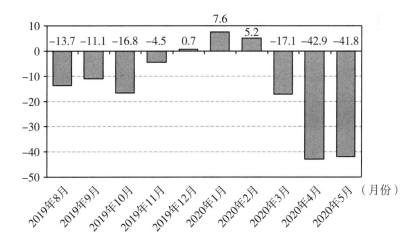

图 3 - 3　欧元区 Sentix 投资者信心指数

资料来源：经济研究机构 Sentix，"欧元区 5 月 Sentix 投资者信心指数"，https：//rili. jin10.
com/jiedu. html?id = 159083。

据欧盟委员会 5 月 6 日预测，受新冠疫情影响，2020 年欧洲经济将出现"历史性衰退"，欧盟经济将萎缩 7.5%，欧元区经济将萎缩 7.75%。疫情不但重创消费者支出、工业生产、投资、贸易往来、资本流动和供应链，也严重打击了就业市场。欧盟 2020 年失业率预估从 2019 年的 6.7% 攀升至 9.0%，2021 年将降至 8.0% 左右，欧洲正在经历大萧条以来前所未有的经济冲击。①

----

①《欧委会：欧盟经济将现"历史性衰退" 预计今年萎缩 7.5%》，中国新闻网，2020 年 5 月 7 日。

三、新冠疫情背景下欧盟的经济应对措施

欧盟为应对疫情导致的经济下滑，出台了一系列措施。下面从财政政策、货币政策和消费及税收政策三个方面进行分析与阐述。

1. 财政政策

截至 2020 年 4 月 16 日，欧盟层面通过了 2.43 万亿欧元财政刺激方案。这一系列财政刺激方案涉及多个方面的支持项目。

（1）保障就业。欧盟启动了 1 000 亿欧元用于维持就业，[1] 向成员国提供额外的财政支持，以保护受新冠疫情影响的企业和员工。欧盟委员会于 2020 年 4 月 2 日提出了范围广泛的措施，以动员欧盟预算中的每一欧元来保护生命和生计。欧盟委员会发起了一项名为"SURE——支持缓解紧急情况下的失业风险"[2] 的新计划，以帮助人们保留工作和支持家庭。它还建议将所有可用的结构资金重新定向到对新冠疫情的应对。

（2）保护中小企业。2020 年 4 月 6 日，欧盟委员会宣布在 4 月份提供约 80 亿欧元的资金为整个欧盟的中小型企业提供即时的财政救济。欧盟委员会已从欧洲战略投资基金中拨出 10 亿欧元，作为欧洲投资基金的担保，以激励当地银行和其他金融机构为至少 100 000 家欧洲中小企业提供流动资金。[3]

（3）暂时取消进口关税和增值税。欧盟委员会已决定批准暂时免征从第三国进口的医疗设备和防护设备的关税及增值税。这将使医生、护士和患者更容易获得急需的医疗设备。欧盟委员会还发布了专门指南，以简化成员国海关当局和其他利益相关方在处理海关程序时的工作。

（4）宏观金融援助计划。欧盟委员会批准了欧盟向 10 个邻国及伙伴国提供总计 30 亿欧元的宏观经济援助计划，以帮助这些国家应对新冠疫情带来的经济危机。该计划是以"欧洲团队"战略为基础，针对合作伙伴国家应对新冠疫情所做

---

① Statistics Iceland, Impartiality-Credibility-Service, https：//www. statice. is/statistics, April 03, 2020.

② SURE, A European instrument for temporary Support to mitigate Unemployment Risks in an Emergency, https：//ec. europa. eu, April 02, 2020.

③ European Commission, Jobs and economy during the coronavirus pandemic, https：//ec. europa. eu, April 10, 2020.

的有力而有针对性的回应。①

（5）支持农业食品和粮食部门。为了增加农民的现金流量，欧盟委员会采用了更高的农民预付款。对于共同农业政策预算的主要部分，要执行的检查总数从5%减少到3%。鼓励使用新技术，如扩大使用卫星图像来检查农业活动或使用带有地理标签的照片来证明已进行了投资。这项措施将有助于减轻行政负担，可以为各机构提供获取最新信息的途径，以确保在最短的时间内向农民提供支持。②

2. 货币政策

（1）欧盟国家援助规则成为成员国迅速有效行动的工具箱。欧盟采用了临时的国家援助规则，该规则允许成员国为因新冠疫情影响而陷入困境的公司和公民提供财务支持。欧盟委员会首次启动了《稳定与增长公约》的条款，以此作为其战略的一部分以便及时、有力地应对冠状病毒的暴发。由于大大放松了预算规定，因此使各国政府能够更好地支持国民经济。

（2）7 500亿欧元的紧急购买计划。为了应对新冠疫情对经济的冲击，欧洲中央银行2020年3月18日晚宣布7 500亿欧元紧急资产购买计划。③ 这项计划将持续至2020年底，包括购买私人部门和公共部门资产，涵盖现有资产购买计划下所有合格的资产类别，旨在应对疫情扩散给货币政策传导机制及欧元区带来的严重风险，给欧元区注入额外流动性。

（3）400亿欧元的资金用于过渡性贷款。欧洲投资银行集团动用400亿欧元用于过渡性贷款，包括专门支持中小企业的欧洲投资基金，将通过成员国的金融中介机构与国有银行合作开展融资援助工作。拟议的融资方案包括：基于现行部署计划中的银行专用担保计划，筹集高达200亿欧元的资金；专门向银行提供的流动性限额，以确保为中小企业和中型企业提供额外100亿欧元营运资金支持；专门的资产支持证券购买计划，使银行可以转移中小企业贷款组合的风险。④

（4）250亿欧元的资金担保。欧洲投资银行集团为了应对新冠疫情造成的经

---

① European Commission, State aid actions, https：//ec. europa. eu，March 19, 2020.

② European Commission, Securing essential food supplies, https：//ec. europa. eu，April 01, 2020.

③ 《欧洲央行宣布7 500亿欧元的紧急购买计划 并考虑修改购债比例限制》，凤凰网，2020年3月19日。

④ European Commission, Jobs and economy during the coronavirus pandemic，https：//ec. europa. eu，April 01, 2020.

济影响，于2020年3月26日批准了一项250亿欧元的欧洲担保，其目标是为欧洲经济提供高达2 000亿欧元的资金。①

（5）针对工人、企业和成员国的5 400亿欧元一揽子计划。2020年4月23日，欧盟峰会通过的一揽子拯救计划被看作欧洲抗击疫情下半场的开始，5 400亿欧元的投入不仅是财政和经济问题，也象征着欧盟强烈的生存意志在萌发，进一步抗疫和振兴欧洲经济的措施还将陆续出台。②

（6）下调长期定向再融资操作利率。欧洲央行2020年4月30日宣布，决定在2020年6月至2021年6月间将第三轮长期定向再融资操作利率下调25个基点至 -0.5%，期间符合额外条件的银行甚至能以 -1%的利率进行再融资操作，这意味着银行从欧洲央行融资并放贷给实体部门可获得央行贴息。同时，欧洲央行决定在2020年5月至12月新增7次非定向长期再融资操作，操作利率为 -0.25%。欧洲央行的新措施类似于小幅降息。

3. 消费及税收政策

建立消费贫困基金，为求职者和弱势群体提供专门支持，以保障他们的生活安全和医疗安全；允许公司缓交养老补贴、允许公司将2020年的亏损结转以抵销2019年的所得税等；对企业实行最优惠的税率政策和免税政策，授权提取私人养老金储蓄；对个人修缮、维修、新建房地产的增值税退税率由60%提高到100%；推迟企业缴纳进口关税、暂停征收清关费至2021年底。

四、后疫情时期推进中国与欧盟经贸合作的政策建议

新冠疫情不仅给各国经济带来了严重创伤，也给国际贸易及秩序造成了严重冲击。据中国海关统计，2020年前4个月，中国与欧盟贸易总额为1.23万亿元，比上年同期下降6.5%，占中国外贸总额的13.6%。中国与欧盟之间需要在既有双边和多边框架下，为中欧乃至全球经济尽快走出疫情冲击、恢复全球经济增长加强沟通、对话和协调。在这里，政策沟通是前提，战略对接是关键，经贸对话是重点。

---

① 《欧洲央行启动7 500亿欧元救市 应对新冠对经济冲击》，中华网，2020年3月19日。

② Andreas Hoenig, Basil Wegener, Wie die Wirtschaft gestuetzt werden soll, https：//www.saechsische. de，March 09，2020.

（一）中国与欧盟在疫情防控上的合作建议

事实上，自疫情暴发以来，中国与欧盟一直保持高度的合作与沟通。2020年1月，在中国疫情最严重的时候，欧盟对中国提供了包括50吨医疗防护物资在内的援助。3~4月，当欧盟处于新冠疫情"震中"时，中方向欧盟提供了200万个医用口罩、20万个N95口罩和5万个试剂盒，[①]并向欧盟一些疫情特别严重的国家派遣了医疗队。鉴于欧洲的新冠疫情尚未得到全面控制，疫情的未来发展还存在很大的不确定性，在加强双边援助的同时，中欧积极推动国际多边合作，以促进各国共同应对这场全球性危机。

对于中欧双方在疫情防控方面的合作，我们有如下建议：

（1）开展关于新冠病毒的预防、治疗、药品及疫苗方面的交流与合作。成立中国新冠病毒专家领导的专家小组，与欧盟新冠病毒专家小组进行应对新冠病毒危机方面的政策制定和政策协调，涵盖医学、交通旅行及经济发展等领域。成立由流行病学专家和病毒学家组成的专家小组，以制定基于科学防疫的协调风险管理措施。

（2）启动研究基金，加强研究和资助以解决新型冠状病毒的相关前沿研究工作。仿照欧盟的"地平线2020"（欧盟为研究提供资金的框架计划）建立中国的治疗新冠病毒肺炎研究基金框架计划，提高对疾病暴发的防范能力、应对能力、现场快速测试和诊断能力。中国与欧盟的新疗法、新疫苗研究小组将分享他们的成果，以加快公共卫生应对。

（3）发表全球应对宣言，呼应欧盟的全球应对与国际团结行动，展示中国对新冠病毒的积极应对态度，应以正式的官方宣传视频等形式发表中国对新冠疫情的积极应对态度。呼吁全球携手，共同应对疫情挑战，通过共建人类健康共同体推进人类命运共同体建设，让世界变得更美好。同时，共同加大对非洲等落后地区的援助。

（4）在新型冠状病毒快速检测技术上，中国需要和欧盟进行技术交流，共同提高快速检测技术的可靠性。中国检测技术实验室需要和欧洲著名的检测技术实

---

① 《欧盟委员会主席以三种语言发布视频，感谢中国支持欧盟抗疫》，澎湃新闻，2020年3月19日。

验室进行联合攻关，互派访问学者到各国交流学习。

（5）建立全球战略资金，为中国全球应对行动提供支持。在抗疫物资的生产方面，加快中国与欧盟标准的对接，中国不仅可以出口防疫物资和设备，也可以出口生产防疫物资的智能自动化流水线，提高中国品牌的知名度，让中国制造享誉世界、造福世界。

（二）后疫情时期中国与欧盟的政策沟通

中国与欧盟的合作对全球经济的影响和辐射广泛而深远，随之产生的全球经济治理也在发生深刻变化。中国必须在双边和多边框架的范围内，积极主导、引领和加强与欧盟之间的政策沟通，为中欧之间的互利合作搭建平台（朱瑞庭，2016），为中国与欧盟经济乃至全球经济的复苏创造良好的内外部环境。

1. 政策沟通的主要内容

值得注意的是，2019 年 3 月，欧盟在发表的对华政策文件中把中国定性为"合作伙伴、竞争者和制度性对手"。综观当前国际格局和全球化发展趋势，中欧关系既有挑战，也有机遇。为此，需要中欧双方在共同维护基于规则的多边自由贸易体系的前提下积极开展政策沟通。

在中国政府对外的政策沟通中，要利用中国改革开放 40 多年的亲身经历向欧盟各国讲好中国故事。中国市场规模和消费潜力巨大，这对欧盟各国的经济复苏将做出巨大贡献，为推进与欧盟国家的互利合作奠定坚实的基础。基础设施联通和国际产能合作可以增加发达国家的出口，为其结构性改革创造空间，同时也有利于欧盟内的中东欧国家发挥自身优势，参与国际分工和全球价值链（秦亚青和魏玲，2018）。面对不可逆转的全球供应链分散化和本地化趋势，中国应当积极调整对外投资战略，以"融入本地化"为战略主线继续深度嵌入美欧主导的全球创新网络，同时加大传统密集型制造业和高技术行业中的低技能环节对东欧等市场的投资，以适应全球供应链调整的趋势要求（贺俊，2020）。

2. 中国与欧盟在"一带一路"框架下的合作

早在 2015 年 9 月，中欧双方已就"一带一路"倡议、国际产能合作与"欧洲投资计划"对接进行了深入交流，签署了建立中欧互联互通平台的谅解备忘录，欧盟对中国的"一带一路"倡议对接"欧洲投资计划"表示欢迎，愿意进一步深化与中国的经贸关系，在"欧洲投资计划"和"一带一路"倡议下不断加强中国与欧盟之间的互联互通。中国与中东欧"16 + 1"在"一带一路"框架下的合作是中欧合作的重要内容，和"欧洲投资计划"不仅可以形成良好的互补关系，还能为推进欧洲一体化起到积极的作用。新冠疫情的暴发可能为中欧之间在"一带一路"框架下的务实合作提供契机。

中国与欧盟国家在政策沟通中必须处理好顶层设计和具体实施的关系。具体而言，既要发挥政策沟通的引领作用，也要避免政府主导事无巨细、无所不包，从观念、机制和实践三个方面做好政治风险、财政风险和道德风险的规避（朱瑞庭，2017），多层次、多领域、全方位、网络化的沟通平台和联动机制应进一步加强。长远来看，政府主导应该逐步向市场主导转变，以市场机制作为资源配置的主要手段。从基础设施项目的资金融通来看，除了亚投行、丝路基金等已有资金池，还需要吸引更多的商业资本来改善"一带一路"沿线国家的商业环境，推动贸易投资自由化和便利化，最终促进整个区域的共同发展和繁荣。在"一带一路"的顶层设计过程中，应放松"一带一路"沿线国家的市场准入限制，完善"一带一路"沿线国家的基础设施条件，最大限度地推动中国与欧盟之间的对接和联动。

（三）后疫情时期中国与欧盟的战略对接

近年来，欧盟贸易和投资自由化立场有所动摇，对中国不断收紧投资安全审查，修改贸易救济方法，从而增加了企业成本和负担。2020 年 3 月 25 日，欧盟委员会向所有成员国发布了《有关外商直接投资和资本自由流动、保护欧盟战略性资产收购指南》，针对有可能发生的外国投资者对欧盟战略性资产的收购向各成员国发布了外资审查指南。此外，欧盟正在重新审视基础设施投资的资金来源和"国有化"议题。所有这些都会对中欧合作带来新的不确定性。面对上述困难和挑战，亟须加强与创新中欧之间的合作机制，最好的切入点就是通过政策沟通，实施战略对接。

战略对接包括两个层次，即双边对接和多边对接。双边对接是中国与相关国家的双边层次的战略对接，多边对接即多边政策协调与区域及国际合作。

根据媒体的公开报道，我们把中国和欧盟及其部分成员国在"一带一路"框架下的战略对接进行整理，如表 3 - 2 所示。

表 3 – 2　　　　　　　　　　　中欧战略对接一览

国家（地区）	对接战略
欧盟	欧洲投资计划（容克计划）
中东欧	"16 + 1 合作"
匈牙利	"向东开放"
英国	英格兰北部振兴计划
希腊	国家发展战略
塞尔维亚	国家发展战略
克罗地亚	"三海倡议"
意大利	北方港口建设计划、投资意大利计划

（四）后疫情时期中国与欧盟的经贸对话

经贸对话的目的在于破除双方的市场障碍，实现中国与欧盟的共赢发展。

为了改善中国与欧盟的合作机制，最基本的政策建议是，双方都必须提供公平的权利保护，提供合约的可执行性，提高透明度，采取反腐措施，增加海关行政效率并鼓励金融深化。重点是降低交易成本，使一个国家的企业能更容易地融入全球价值链。深度的贸易协定能提高中国与欧盟全球价值链的参与度（Dollar and Kidder，2018）。

中国应将完善欧洲国家的基础设施条件、放松欧盟国家的市场准入限制列为重要的战略实施内容，积极通过政府间商贸流通对话，特别是围绕营商环境、市场开放、市场竞争、税收优惠等方面，为中国与欧盟间贸易和投资消除政策规制、经营范围限制等外部障碍，由此最大限度地推动中国与欧盟之间的投资和经贸合作。

在经贸对话中，中国应该鼓励欧盟国家消除贸易障碍，降低贸易成本，这是推动自身融入全球价值链的重要途径（Dollar and Kidder，2018）。在中美贸易摩擦的大背景下，中国和欧盟应该坚持基于规则的多边主义和自由贸易，加快推进投资协定谈判和扩大市场双向开放，致力于改善市场准入和投资环境，推进中国"一带一路"倡议同欧盟发展规划对接。

中国应更加积极地推动自身和欧盟国家在贸易便利化方面的改善与合作，从国际标准的采用和实施、咨询机构的建立、贸易便利化委员会的建立、贸易规章手续的在线查询以及风险管理体系等方面（Yann，2006）逐步推动中国和欧盟国家提升贸易便利化水平（孔庆峰和董虹蔚，2015）。

参考文献

［1］财联社：《启动 7 500 亿欧元紧急资产购债计划》，凤凰网，2020 年 3 月 19 日。

［2］崔洪建、金玲、王毅：《欧盟国际地位及其影响力变化》，载于《CIIS 研究报告》2014 年第 4 期。

［3］多拉尔等：《制度质量与全球价值链参与度》，收录于杜大伟、若泽·吉勒尔梅·莱斯主编：《全球价值链发展报告（2017）》，社会科学文献出版社 2018 年版。

［4］《法国政府采取系列措施避免经济衰退》，欧洲时报官方账号，2020 年 4 月 6 日。

［5］贺俊：《从效率到安全：疫情冲击下的全球供应链调整及应对》，载于《学习与探索》2020 年第 4 期。

［6］经济研究机构 Sentix：《欧元区 5 月 Sentix 投资者信心指数》，金十数据，2020 年 5 月 4 日。

［7］孔庆峰、董虹蔚：《"一带一路"国家的贸易便利化水平测算与贸易潜力研究》，载于《国际贸易问题》2015 年第 12 期。

［8］《欧洲经济受疫情影响严重 各国继续解禁重振发展》，中国网，2020 年 4 月 25 日。

［9］秦亚青、魏玲：《新型全球治理观与"一带一路"合作实践》，载于《外交评论》2018 年第 3 期。

［10］腾讯证券：《捷克央行将基准利率调降至 1.75%》，看点快报，2020 年 3 月 16 日。

［11］《一季度欧盟 GDP 下降 2.7%，美国增长 0.5%，那中国、韩国呢？》，新浪财经头条，2020 年 5 月 3 日。

［12］赵萍等：《欧盟营商环境报告 2019/2020》，中国贸促会研究院，2020 年。

［13］朱瑞庭：《"一带一路"背景下中国零售业"走出去"战略的联动发

展》，载于《经济体制改革》2016 年第 2 期。

[14] 朱瑞庭：《中国零售业"走出去"如何对接"一带一路"？——对"五通"的经济学分析》，载于《商业研究》2017 年第 4 期。

[15] Boulanger, P., Philippidis, G., "The End of a Romance? A Note on the Quantitative Impacts of a Brexit from the EU", *Journal of Agricultural Economics*, Vol. 66, 2015, pp. 832 – 842.

[16] Duval Yann, "Cost and Benefits of Implementing Trade Facilitation Measures under Negotiation at the WTO: an Exploratory Survey", Asia-Pacific Research and Training Network on Trade Working Paper Series, Vol. 3, 2006, P. 26.

[17] European Commission, Coordinated Economic Response to the COVID-19, Outbreak, https://ec. europa. eu/info/live-work-travel-eu/health/coronavirus-response/jobs-and-economy-during-coronavirus-pandemic _ en # flexibility-under-the-eus-fiscal-rules, March 12, 2020.

[18] European Commission, Jobs and Economy During the Coronavirus Pandemic, https://ec. europa. eu/info/live-work-travel-eu/health/coronavirus-response/jobs-and-economy-during-coronavirus-pandemic_en#state-aid-actions, March 17, 2020.

[19] European Commission, Jobs and Economy During the Coronavirus Pandemic, https://ec. europa. eu/info/live-work-travel-eu/health/coronavirus-response/jobs-and-economy-during-coronavirus-pandemic_en#state-aid-actions, April 01, 2020.

[20] European Commission, Temporarily Lifting Customs Duties and VAT on Imports, https://ec. europa. eu/info/live-work-travel-eu/health/coronavirus-response/jobs-and-economy-during-coronavirus-pandemic_en#state-aid-actions, March 20, 2020.

[21] Protezione Civile, Emergenza Coronavirus, www. protezionecivile. gov. it, April 11, 2020.

第四章

新冠疫情与日本经济

2020 年，新冠疫情快速蔓延引发了全球公共卫生危机，由于其突发性、无差别性、跨国性、不确定性等特征，迅速波及经济社会各领域，导致全球经济陷入衰退。日本经济也遭受了史无前例的冲击，投资、消费、进出口全面萎缩，服务业、制造业等产业状况恶化，东京奥运会被迫延期更是雪上加霜，日本陷入技术性衰退。为此，日本出台了一揽子紧急经济对策，以期恢复提振本国经济。

一、近年日本经济发展概况

安倍内阁自 2012 年 12 月起连续执政 8 年，期间持续实施全方位的经济改革。2013 年日本开始实施安倍经济学的"三支箭"战略，通过大胆的货币宽松政策消除通缩状态，实现 2% 的物价目标；通过灵活的财政政策加大对重点领域的投入，以期实现挣脱通缩、创造有效需求；通过实施唤起民间投资战略，以期促进民间投资、提高企业生产效率、增加雇用和收入、创造民间需求。战略实施后，日本逐渐扫除通缩阴霾，货币政策刺激显著影响了日本 M2 增长率，2014 年日本货币和准货币增长率持续高于 GDP 增长率，且对消费者价格指数起到了明显的拉动效果，由 2013 年 0.35% 显著推升至 2014 年的 2.76%。但政策效果并未直接反映到经济增长上，2014 年名义 GDP 总额较 2013 年继续减少，实际 GDP 增长率仅为 0.38%，远低于 2013 年的 2.0%。为此，2015 年下半年日本再次提出"实现孕育希望的强大经济""实施构筑未来梦想的育儿支援""构建安心的社会保障"等"新三支箭"战略，旨在通过加强包括旧"三支箭"在内的综合经济措施提振日本经济，实现 GDP 在 2020 年左右达到 600 万亿日元、特殊出生率为 1.8、护理行业离职率为0的目标，以期解决人口老龄化、劳动力短缺等结构性痼疾，激发日本内生活力。在各项政策刺激以及全球经济回暖外部需求增加的影响下，2016年第二季度以来日本经济增长有所复苏，失业率持续下降，名义GDP总量以及人均名义GDP稳步回升，其余各项指标数据均实现不同程度的好转（见表4-1）。

表4-1　　　　　　　　2012～2018年日本基础数据统计

年份	实际GDP增长率（%）	名义GDP总额（十亿美元）	人均名义GDP（美元）	工矿生产指数增长率（%）	消费者物价上升率（%）	失业率（%）	贸易收支（百万美元）	金融收支（百万美元）	外国直接投资额（百万美元）	外汇储备（百万美元）	政策利率（%）	日元兑美元汇率（日元）
2012	1.50	6 203.2	48 633	0.65	-0.05	4.35	-53 484	91 341	547	1 227 147	0.30	79.79
2013	2.00	5 155.7	40 490	-0.87	0.35	4.03	-89 648	-43 013	10 648	1 237 218	0.30	97.60
2014	0.38	4 850.4	38 156	1.89	2.76	3.59	-99 825	50 242	19 752	1 231 010	0.30	105.94
2015	1.22	4 389.5	34 569	-1.30	0.79	3.38	-7 335	175 807	5 252	1 207 019	0.30	121.04
2016	0.61	4 926.7	38 805	-0.30	-0.12	3.12	51 163	270 090	40 954	1 188 327	0.30	108.79
2017	1.93	4 860.0	38 344	4.23	0.47	2.81	43 836	142 626	20 420	1 232 244	0.30	112.17
2018	0.81	4 971.9	39 306	—	0.98	2.41	11 225	157 929	25 877	1 238 935	—	110.42

注：因汇率因素等原因与日元统计的相关数据略有差异。
资料来源：日本贸易振兴会网站。

自2012年12月开始的景气扩张局面持续到2019年，成为日本"二战"后最长的景气扩张期。消费者物价在2013年实现反转，呈稳步小幅增长趋势，2012年12月以来变化率（年化）约为0.4%，逐步挣脱通缩局面。长期利率持续保持在很低水平，日元升值情况得到有效改善，维持在110日元/美元上下小幅波动，为改善国际收支提供了有益条件，贸易赤字从2013年的13.7万亿日元大幅减少到2019年9月0.85万亿日元。资本市场也有所恢复，日经指数由2012年12月的平均9 571日元攀升到2018年12月收盘的23 656.62日元，创29年来新高。日本经济增长与居民收入分配之间形成了良性循环。在企业经营收益方面，2012年以来大中小企业经营状况大幅改善，企业收益显著增长，实现了35万亿日元的历史最大增加值。企业设备投资意愿增强，设备投资增加。"观光立国"战略效果突出，旅游观光业对日本GDP（2012～2016年）的平均贡献度达到4.6%，旅游消费总额由2012年的21.8万亿日元增加到2017年的27.1万亿日元，[①] 尤其是入境

————————————

① 国土交通省观光厅：《经济波及效果》，https：//www.mlit.go.jp/kankocho/siryou/toukei/kouka.html，2019年7月19日。

旅游消费额增长迅速，由 2012 年的 1.1 万亿日元增加至 2018 年的 4.5 万亿日元，扩大 4.2 倍，2018 年入境游客创历史最高纪录，为 3 119 万人。[①] 劳动就业条件实现很大改观，日本通过实施"子女抚育辅助措施"以及扩大女性和高龄就业者等手段，于 2015 年实现雇用"V"型恢复，完全失业率下降到 2019 年 10 月的 2.4%，为 25 年以来最低水准。通过财政健全化等经济改革措施，逐渐减少对赤字国债的依赖，财政状况得到显著改善。国债发行额由 2012 年的 47.5 万亿日元减少至 2018 年的 32.7 万亿日元，减缓了债务余额占 GDP 比例的上升速度，一般会计税收由 2012 年的 43.9 万亿日元增加至 2019 年的 62.5 万亿日元，实现了国家与地方的最高税收额。

进入 2019 年，受企业投资和民间消费旺盛，以及 TPP 和日欧 EPA[②] 自 2019 年起相继实施等多重因素影响，前三季度分别实现同比增长 2.2%、2.3% 和 0.1%，然而到了第四季度，受到 10 月实施消费税增税 10% 以及超强台风登陆、暖冬等灾害的影响，加之外部需求减弱，消费支出、企业投资和生产降温，日本实际 GDP 同比大幅下降 7.1%（环比下降 1.8%），出现 5 个季度以来的首次负增长。虽然政府公共需求对实际 GDP 增长推升了 0.1 个百分点，但民间需求主要项目均同比减少，民间全产业平均销售额、企业经常利润连续三个季度减少，企业设备投资环比下降 4.6%，为 3 个季度以来首次减少，民间住宅投资环比下降 2.5%。货物服务的出口总额环比减少 0.1%、进口环比减少 2.7%，净出口对实际 GDP 贡献率为负值。日本内阁府 2020 年 4 月 23 日月例经济报告显示，2019 年名义和实际 GDP 分别增长 1.8% 和 0.9%，名义 GDP 为 566.1 万亿日元，较 2012 年增加了 73 万亿日元（见表 4-2）。

表 4-2　　　　　　　　　　2019 年日本主要经济指标

主要经济指标	2017 年	2018 年	2019 年 1~3 月	2019 年 4~6 月	2019 年 7~9 月	2019 年 10~12 月
名义 GDP（季调环比年率）（万亿日元）	547.6	548.4	552.7	556.0	558.2	549.9
实际 GDP（2011 年价格、SA、同比年率）（%）	1.9	0.3	2.2	2.3	0.1	-7.1

---

① 国土交通省观光厅：《观光白皮书》（2019 年版），https：//www.mlit.go.jp/common/001294465.pdf。

② 日本内阁预测 TPP 和日欧 EPA 经济效果对 GDP 分别贡献 1.5% 和 1%，分别带动就业人口增长约 0.7% 和 0.5%。参见内阁府：《安倍政权 6 年间的经济财政政策成果与课题》，日本内阁府官方网站，2019 年 1 月 18 日。

续表

主要经济指标	2017 年	2018 年	2019 年 1～3 月	2019 年 4～6 月	2019 年 7～9 月	2019 年 10～12 月
矿工业生产指数（SA、2015＝100）	103.5	103.8	102.4	103.0	102.5	98.3
出口（SA）（兆日元）	79.2	80.7	19.5	19.4	19.3	18.8
进口（SA）（兆日元）	76.8	82.3	19.9	20.0	19.6	19.1
经常收支（SA）（兆日元）	22.2	19.2	4.9	4.8	4.8	5.3
企业破产数（件）	8 367	8 110	1 916	2 074	2 182	2 211
失业率（SA）（%）	2.7	2.4	2.5	2.4	2.3	2.3
薪金指数（SA）（2015＝100）	101.4	102.3	101.2	102.2	102.0	102.7
消费者物价上升率(前年比)(%)	0.7	0.7	0.3	0.8	0.3	0.5
日经平均股价（日元）	20 960	21 995	21 006	21 417	21 264	23 041
10 年国债收益率（%）	0.05	0.05	－0.02	－0.08	－0.20	－0.09
外汇（日元/美元）	110.8	110.9	110.2	109.9	107.3	108.7

资料来源：日本内阁府、财务省、经济产业省等网站。

二、新冠疫情对日本经济的影响

新冠疫情对日本供给与需求、资本市场与实体经济、国际贸易与产业供应链等方面造成全方位冲击，并造成日本景气的实质性衰退。景气衰退通常主要源于需求侧的需求意愿下降而导致总需求减少，而此次疫情危机有所不同，日本为应对疫情这一外生性危机，采取了防控隔离等系列措施，导致正常的经济活动终止或停摆，社会总供给受到强烈抑制，进而导致总需求无法得到满足而需求下降，最终形成同时对供给与需求的复合型冲击。有学者认为，此次新冠疫情对日本经济造成冲击的根本原因在于供给侧，其影响相当于经济供给能力丧失，日本需要采取供给侧的应对措施，需求唤起对策效果有限。[①] 总之，此次外生性的疫情危机对经济造成的冲击不仅仅是供给侧，更反映到需求侧，供给与需求双减少将恶化劳动就业与消费、设备投资、进出口等，对经济潜在增长构成威胁。因此，疫情对日本经济引发的危机是绝无仅有的，其影响程度比 2008 年全球金融危机时期更为严重。

[①] 柏木亮二：《新型冠状肺炎经济冲击的宏观定位》，日本野村综研网站，2020 年 4 月 7 日。

（一）新冠疫情造成经济冲击的因素

一是疫情防控措施影响人员流动和消费。日本为应对疫情渐次采取了加强边境口岸防控、防控国内传染源，以及发布紧急事态宣言①等疫情防控措施，政府要求居民外出自肃、大型商业和公共设施停止运营、体育文娱等活动终止，同时入境旅游人数骤降，②导致休闲娱乐、餐饮住宿、交通运输等行业以及耐用消费品行业等消费骤减。

二是外部经济恶化导致出口与生产减少。疫情在世界范围蔓延将导致外部需求进一步减少，会对机械制造等出口依存型企业造成严重冲击，进而波及零部件制造业、原材料制造部门。此外，全球产业分工形成的供应链体系遭受严重冲击，疫情不可测性对产业链恢复增加了难度，对外依存度较高的汽车、机械制造业等面临零配件不足导致复产难度增加或开工率不足，进一步恶化了企业生产经营与出口。

三是股价以及实物资产价格下跌等造成资本市场混乱。疫情的蔓延使原本增速下降的世界经济雪上加霜，受到疫情这一外部因素冲击，美国股市于 2020 年 3 月连续触发熔断机制引发全球股市震荡，日经指数由 2 月中旬的 24 000 日元左右下降到 3 月 19 日的 16 000 日元左右。金融市场日趋动荡造成企业等对金融市场信心降低，给企业融资与经营生产带来不利影响，进而导致产生不良债权以及投资消费抑制等问题，加大了实体经济下滑的风险。

四是东京奥运会被迫延期的负面叠加影响。日本已为奥运场馆建设投入 250 亿美元，并筹集到有史以来最高的 31 亿美元赞助。日本各界期待奥运会一系列大型建设与筹备对于经济的整体波及效果，以及对观光旅游业的助推效应，有些人甚至将奥运会称为安倍经济学的"第四支箭"。但是，奥运会推迟将导致无法实现接待 4 000 万名外国游客的目标，旅游消费等预期 2.1 万亿日元的经济刺激效果③

---

① 日本于 2020 年 4 月 7 日发布紧急事态宣言，宣布东京都 7 个地区进入紧急状态；4 月 16 日将紧急事态宣言适用对象地区扩大至全国；5 月 4 日宣布延长紧急状态至 5 月 31 日。

② 国土交通省 2020 年 4 月 10 日发布的《国土交通月例经济（2020 年 3 月）》显示，2 月份入境游客为 109 万人，同比下降 58.3%；3 月入境客 19 万人，同比下降 93%；4 月入境客 2 900 人，同比下降 99.9%，连续 7 个月下降。

③ 熊野英生：《奥运延期场景研究》，http：//group. dai-ichi-life. co. jp/dlri/pdf/macro/2019/kuma200319ET. pdf，2020 年 3 月 19 日。

将无法在本年度显现。更重要的是，奥运会延期对商业零售业恢复、房地产上涨预期、奥运相关就业岗位产生负面影响，加之奥运场馆维护、场馆违约金等额外支出，都会对在疫情中挣扎的日本经济起到负面叠加效应。因此，日本第一生命经济研究所预测奥运会延期将拉低日本 GDP 0.5 个百分点。

（二）新冠疫情对宏观经济的影响

新冠疫情对日本宏观经济增长造成严重冲击，导致日本经济陷入技术性衰退。第一生命经济研究所预测日本 2020 年第一季度实际 GDP 同比下降 4.6%，第二季度进一步下滑至 20% 以上。[①] 日本内阁府 2020 年 6 月 24 日公布的景气动向指数显示，4 月份一致指数为 80.1，环比下降 8.7 个百分点，为 2011 年 3 月东日本大地震景气动向指数下降 6.2 个百分点以来的最差表现；先行指数为 77.7，较上月下降 7.4 个百分点。

1. 对投资领域的影响

投资、消费、进出口是拉动经济增长的三驾马车。我们看到（见表 4 - 3）日本近年受全球贸易环境恶化等影响，外需净出口对经济增长贡献度逐渐降为负值，国内需求尽管表现不佳，但仍成为经济增长的主要推动力，其中公共投资、企业设备投资以及民间消费发挥的作用较大。

表 4 - 3　　　　　日本主要领域增长率及其对经济增长贡献度　　　　单位：%

项目	2017 年	2018 年	2019 年
实际 GDP 增长增长率	1.9	0.3	0.7
国内需求贡献率	(1.5)	(0.3)	(0.8)
民间需求贡献率	(1.4)	(0.1)	(0.3)
民间最终消费支出	1.1	- 0.0	0.2
民间住宅	- 1.4	- 6.7	2.0
民间企业设备	4.3	2.1	0.7
民间在库变化	(0.2)	(0.0)	(0.1)
公共需求贡献率	(0.1)	(0.2)	(0.5)

---

① 新家义贵：《景气动向指数（2020 年 3 月）预测》，http：//group. dai-ichi-life. co. jp/dlri/pdf/macro/2020/shin2004302. pdf，2020 年 4 月 30 日。

续表

项目	2017 年	2018 年	2019 年
政府最终消费支出	0.3	0.9	1.9
公共固定资本形成	0.5	0.3	2.9
货物服务净出口	(0.5)	(0.0)	(-0.2)
出口	6.4	3.4	-1.8
进口	3.9	3.4	-0.8

注：括号中数值为 GDP 贡献度。

资料来源：日本内阁府，《国民经济计算 2019 年 10～12 月期·第 2 次速报（3 月 9 日）》。

为复苏日本经济，安倍内阁在 2020 年以前已实施 5 轮经济对策，加之社会保障等领域投入不断增长，导致日本债务水平由 2013 年的 972 万亿日元飙升至 2019 年的 1 122 万亿日元，债务占 GDP 比重由 2013 年的 192% 升至 2019 年的 200%，成为全球发达国家中政府债务负担最重的国家。但日本政府始终将公共投资视为经济的稳定器，公共投资事业相关预算近年虽然有小幅下降，但基本保持在 6.9 万亿日元左右的水平，平均预算支出占 GDP 比重在 6.8% 左右。①

2020 年初通过的 2019 年度补充预算方案中公共投资相关预算增加 1.6 万亿日元，增加后公共事业相关费用较上年度实现较大增长。此外，地方财政中的地方单独事业费也较上年增长 0.1%。2020 年第一季度日本公共投资呈稳健发展状态，公共工程项目产值、订单额、承包金额的同比和环比增加值分别为 7.2% 和 -0.1%、2.3% 和 2.5%、3.3% 和 7.1%。② 总体来看，公共投资领域受疫情影响并不明显，随着紧急经济对策的实施，各项公共投资项目执行进度有望进一步加快，4 月公共工程产值、订单额和承包金额分别同比增长 7.0%、6.0% 和 3.2%。

在设备投资方面，受到国际经贸摩擦等不稳定因素影响，日本企业对出口生产以及未来经济的预期下降，2018 年中期企业设备投资开始减速，2019 年第一季度至第四季度分别环比增长 -0.5%、0.9%、0.2% 和 -4.8%，全年仅增长 0.7%，设备投资实际上已进入下降通道。③ 日本内阁府 2020 年 6 月 8 日的第一季

① 日本财务省：《我国的财政状况》，https：//www. mof. go. jp/budget/fiscal_condition/index. html。

② 日本内阁府：《月例经济报告主要经济指标》，https：//www5. cao. go. jp/keizai3/getsurei/2020/04shihyou/keizai – shihou. html，2020 年 6 月 19 日。

③ 日本内阁府：《月度经济报告相关资料》，http：//www5. cao. go. jp/keizai3/getsurei. html。

度 GDP 速报显示，企业设备投资环比增长 1.9%，相比初步统计时的环比 −0.5% 大幅上调。但是，设备投资的各主要指标表现依然低迷。根据日本内阁府 2020 年 6 月 19 日发布的月度经济报告，设备投资一致性指标——资本品出货指数（不含运输设备）1～4 月分别同比增长 0.3%（环比下降 1.5%）、−5.7%（环比增长 1%）、−9.3%（环比下降 9.1%）和 −7.8%（环比增长 1.4%）。日本内阁府经济社会研究所 2020 年 6 月 10 日发布的《机械订货统计调查报告》显示，机械设备采购总额 1 月为 2.39 万亿日元；2 月为 2.22 万亿日元；3 月为 3.29 万亿日元；4 月为 2.1 万亿日元，较第一季度下降 8.7%。特别是设备投资的重要先行指标——民间机械订货需求（不含船舶电力），1～4 月分别为 0.84 万亿日元、0.86 万亿日元、0.85 万亿日元和 0.75 万亿日元，2020 年第一季度较 2019 年第四季度环比下降 0.7%，连续三个季度下滑。疫情对企业设备投资的影响已在 4 月凸显，尽管企业仍存在着信息化水平提升、现有设备维护、生产自动化等较大潜在需求，但是疫情暴发加剧了全球经济衰退，企业对经济前景日趋悲观，因此未来较长一段时期企业设备投资将更趋于保守。

在民间住宅投资领域，国土交通省发表的 2020 年 3 月新住宅开工户数同比下降 7.6%，环比增长 3.9%，年化总户数约为 90.5 万套，其中自有住宅较 2 月增长 6.9%，租赁房屋增长 3.1%，商品房增加 1.3%，高于市场预期，民间住宅投资领域虽然尚未明显看到疫情的影响，但随着疫情在全球迅速蔓延，消费者意愿以及雇用、收入环境等进一步恶化，4 月出现大幅下滑。根据 2020 年 6 月 30 日国土交通省发布的最新数据，4 月新住宅开工总户数受到自有住宅、租赁房屋、商品房均环比大幅下降影响，同比减少 12.9%，年化总户数 79.7 万套，环比下降 12.0%。

2. 对进出口的影响

根据日本财务省 2020 年 5 月贸易统计速报（见表 4−4），日本 5 月出口总额同比大幅下降 28.3%，连续 18 个月下降，为 2009 年 9 月以来最大降幅，其中，汽车等运输机械、汽车零部件、矿物性燃料、一般机械、电气机械等减幅居前。进口总额同比减少 26.2%，贸易收支盈余为赤字 8 883 亿日元。从季调值看，5 月出口总额和进口总额较 4 月分别环比下降 5.8% 和 12.0%，贸易收支为赤字 6 010 亿日元（环比下降 42.4%）。如果说疫情在 2 月尚未对日本出口产生显著影响，那么 3 月后疫情对日本出口的抑制效果已经显露无遗。随着疫情持续发酵导致美国等国家经济承受较大下行压力，预计日本未来出口形势将更加严峻。

表 4 - 4　　　　　　　　　　2020 年 1~5 月日本贸易数据

月份	贸易收支（亿日元）			出口额（亿日元）				进口额（亿日元）			
	贸易盈余	出口额	进口额	中国	美国	欧盟	亚洲	中国	美国	欧盟	亚洲
	原数值	同比（%）	同比（%）	同比（%）	同比（%）	同比（%）	同比（%）	同比（%）	同比（%）	同比（%）	同比（%）
1	-13 151	-7.7	-2.6	-3.6	-6.4	-7.7	-1.8	-3.2	-5.7	-12.2	-2.5	-2.7
2	11 088	236.6	-1.0	-13.9	-0.4	-2.6	-7.7	1.7	-47.1	-5.9	-8.2	-24.0
3	72	-98.6	-11.7	-5.0	-8.7	-16.5	-11.1	-9.4	-4.4	1.1	-9.7	-3.9
4	-9 318	—	-21.9	-7.1	-4.0	-37.8	-28.0	-11.3	11.8	1.8	-6.8	2.2
5 (P)	-8 883	-13.7	-28.3	-26.2	-1.9	-50.6	-33.8	-12.0	-2.0	-27.5	-29.6	11.8

注：P 为速报数值。

资料来源：日本财务省 2020 年 5 月贸易统计速报。

从出口目的地看，2020 年 5 月，日本对美国出口同比大幅减少 50.6%，创 2009 年 3 月以来最大单月降幅，主要由于化学制品、一般机械、汽车运输机械以及零部件、发动机等中间品出口下降显著；对欧盟出口减少 33.8%，主要集中于汽车、汽车零部件和钢铁等产品；对亚洲出口大幅下降 12.0%，主要因为汽车等运输机械降幅显著，原料品等中间品也出现大幅下滑。此外，2019 年双双跌入负增长的中日双边贸易、直接投资，在 2~3 月受疫情影响较大，由于中日两国之间供应链的结合度相当高，双方进出口中约 30% 为中间产品，因此疫情暴发后日本汽车、电子、机械行业都受到了严重影响，可喜的是，4~5 月日本对中国进出口逐渐呈现恢复态势。

目前，疫情仍在全球范围内蔓延并呈加速扩散态势，从欧洲到美洲再到俄罗斯、巴西、印度等新兴经济体，受疫情影响的国家企业、家庭等部门经济活动均受到严重抑制，全球产业链遭遇"梗阻"，全球资本市场仍处于波动期，日本企业恢复有效生产、扩大对外贸易尚需时日，因此外需对日本全年经济增长的贡献度为负值已经成为大概率事件。

3. 对消费的影响

政府最终消费方面，日本政府为应对疫情分别于 2020 年 2 月 13 日和 3 月 10 日通过第一轮和第二轮"新冠肺炎感染症紧急对策"，并在 4 月初出台了相当于

GDP 总量 20%的史上最大规模紧急经济对策。相关公共消费支出不仅能够保障国民健康和生活水平，还能对居民消费产生"挤入效应"，最终形成国内消费总需求，对于扩大内需发挥了重要作用。2020 年 6 月 19 日日本内阁府发布的月度主要经济指标显示，政府最终消费第一季度同比增加 1.1%，高于 2019 年第三和第四季度的 0.6%和 −0.3%水平。

居民消费在此次疫情中受影响最大。综合了需求侧（家计调查等）和供给侧（工矿业出货指数等）统计数据的消费综合指数①由 2020 年 1 月的 102.8 下跌至 4 月的 93.4，环比减少 1.5 个百分点，为 2001 年 9 月以来最低。内阁府消费动向调查显示，2020 年 4 月消费者意愿指数为 21.6，较 1 月的 38.8、2 月的 38.3、3 月的 30.9 连续 4 个月下滑，消费者意愿指数四大主要构成项均环比下降，表明消费者意愿急速恶化。②

居民消费意愿下降与家庭收入有一定的正相关关系。根据日本总务省实施的家计调查（见表 4-5）显示，尽管 2020 年 1~4 月劳动者家庭（二人以上家庭）名义收入和实际收入连续保持正增长，但月同比涨幅呈现明显的收窄态势。在家庭实际消费方面，家庭实际消费支出户均 267 922 日元，实际消费支出同比大幅减少 11.1%，季调环比更是下滑 6.2%。如果从 2020 年第一季度平均角度来看，在收入方面，劳动者家庭实际收入（所有家庭）户均 433 276 日元，同比减少 0.2%，其中，二人以上的家庭户均 504 317 日元，同比增长 1.7%。在支出方面，所有家庭户均实际消费支出 237 070 日元，同比减少 4.4%，季度环比下降了 0.6%，其中，二人以上家庭户均消费支出 283 707 日元，同比减少 3.5%，季度环比下降 2.3%。③月度数据和季度平均数据都揭示了疫情导致居民收入减少与消费支出下降的趋势。在实际收入处于负增长状态以及消费税的后遗症存续的背景下，疫情更是极大压制了居民消费意愿，导致消费持续延续负增长。从消费类别来看，2020 年 3 月教养娱乐（2 月 −2.22%，3 月 −19.9%）、被服及鞋子（2 月 −2.6%，3 月 −17.2%）、家具

---

① 日本内阁府：《月例经济报告（消费综合指数）》，https：//www5. cao. go. jp/keizai3/getsurei/getsurei - index. html，2020 年 6 月 16 日。

② 日本内阁府：《消费动向调查（2020 年 4 月实施调查结果）》，https：//www. esri. cao. go. jp/jp/stat/shouhi/shouhi. html，2020 年 4 月 30 日。

③ 日本总务省：《家计调查（二人以上家庭）2020 年 1~3 月期平均》，http：//www. stat. go. jp/data/kakei/sokuhou/tsuki/index. html，2020 年 5 月 8 日。

和家庭用品（2 月 24.5%，3 月 - 11.7%）等较 2 月大幅减少。各界普遍认为日本在 2020 年第二季度将出现 6% 以上的经济萎缩，因此，随着消费意愿的降低，居民消费支出将会进一步减少。

表 4 - 5　　　　　　　　　　　　　家计调查　　　　　　　　　　　单位：%

项目	年均比（同比）			月次（同比）					
	2017 年	2018 年	2019 年	2019 年 11 月	2019 年 12 月	2020 年 1 月	2020 年 2 月	2020 年 3 月	2020 年 4 月
（二人以上家庭）消费支出（实质）	- 0.3	0.3	1.5	- 1.4【3.2】	- 3.3【- 1.2】	- 3.9【- 1.6】	- 0.3【0.8】	- 6.0【- 4.0】	- 11.1【- 6.2】
消费支出变动调整值（实质）	—	- 0.4	0.9	- 2.0【—】	- 4.8【—】	【—】	【—】	【—】	【—】
（劳动者家庭）实际收入（名义）	1.3<0.7>	4.7<3.5>	4.9<4.3>	4.4<3.8>	4.6<3.7>	2.9<2.1>	2.2<1.7>	2.0<1.5>	1.0<0.9>
实际收入变动调整值（名义）	— <—>	0.6<- 0.6>	1.1<0.5>	2.5<1.9>	- 1.0<- 1.9>	<—>	<—>	<—>	<—>

注：【 】内为季调环比数据；< >内为实质数据；—表示数据空缺。
资料来源：日本总务省，《家计调查（二人以上家庭）2020 年 4 月度》。

此外，入境旅游骤减导致住宿消费、餐饮消费、服装化妆品、食品以及交通运输领域等消费大幅减少。日本大和综合研究所就入境旅游消费对日本经济的影响作出测算，如果中国游客减少 100 万人则日本国内消费额将减少约 2 000 亿日元，加上对其他产业的波及影响，其对 GDP 拉降效果约为 2 500 亿日元。如果加上其他国家（地区）游客减少 200 万人（其中韩国游客 50 万人），对日本 GDP 将产生约 7 800 亿日元的缩减效果。

消费需求减少以及国际能源价格下跌，还引起消费价格下降，通缩阴霾再度袭来的风险大增。日本国内企业物价指数由 2020 年第一季度的 0.6% 下降至 4 月的 - 2.3%。日本消费者综合物价指数 1 ~ 5 月分别为 0.8%、0.4%、0.4%、0.1% 和 0.1%，消费者核心物价指数（不含生鲜食品）则分别为 0.8%、0.6%、0.4%、- 0.2% 和 - 0.2%，[①] 4 月核心 CPI 出现自 2016 年 12 月以来的首次同比下降，显示日本通货紧缩压力进一步加大。主要原因是受国际市场原油价格下跌

① 日本总务省：《2015 年基准消费者物价指数》，http：//www. stat. go. jp/data/cpi/sokuhou/tsuki/pdf/zenkoku. pdf，2020 年 6 月 19 日。

影响，汽油、电费、煤气费均有所下降，同时疫情扩散背景下出国旅行的价格大幅下降11.7%，日本国内的住宿价格下降7.7%。此外，庆典活动的取消导致鲜花价格下降，对低收入家庭子女实施高等教育无偿化导致私立大学的学费下降。但生鲜食品等生活必需品、火灾及地震相关保险费、口罩等价格同比上涨。

（三）新冠疫情对日本产业结构的影响

1. 对农业的影响

在日本的经济结构中农业所占比重不到5%，除了大米以外几乎所有农产品都依赖进口，粮食自给率不到40%。尽管土地资源有限、农业规模不大，但随着日本不断加大农业投入，农业经营体系和农业内部产业结构得到优化，农业基础设施机械化、现代化水平大幅度提升，农业科技等多项农业指标领先于其他发达国家。特别是日本推动农业"第六产业化"，实现农业与加工制造等第二产业和销售服务等第三产业融合，促进传统农业获得了新的生机，"精致农业"享誉世界，大米、肉类、水果出口呈现良好态势。2018年日本农林水产品和食品出口额约为9 068亿日元，比2017年增加997亿日元，涨幅约为12%，连续六年创历史新高，2019年出口进一步增长至9 121亿日元，同比上涨0.6%。[①] 但日本也面临着人口老龄化导致农业人口锐减问题，2019年农业人口首次跌破200万人，较1990年减少60%。疫情对农业经营生产造成的影响主要体现在以下几个方面。

一是对农业生产端的影响。由于农业就业人口减少，日本采取了招聘外国技能实习生的办法以解决农业生产人手不足的困境，但因疫情防控，大量技能实习生被限制入境，农林水产生产经营者外出活动受到影响，农业生产资料购置渠道遇到梗阻，很多正常的农事活动无法正常进行。为解决人力不足问题，日本计划采取措施引导因疫情而失业的服务行业人员到附近农业领域就业。

二是对农产品流通造成影响。为防止新冠疫情扩大，日本陆续加强了对疫情严重国家（地区）的海运与空运管制，许多国家采取封国、限制国际流动的措施，造成国际物流网络中断，农产品出口物流以及必要的生产物资进口都受到重

---

① 农林水产省：《农林水产品进出口概况2019》，https://www.maff.go.jp/j/tokei/kouhyou/kokusai/houkoku_gaikyou.html#r31，2020年3月27日。

大影响。在日本国内，对空运、陆运等交通运输也都实施了调整限制，不少大型农产品交易物流中心运营受到波及。

三是对消费端的影响。尽管疫情之下肉类、水果等农副产品的居家需求有所增加，但由于学校配餐停止、大型活动停止以及餐饮行业需求的减少，农畜产品需求陷入低迷，农产品价格持续下降。2020 年 4 月 17 日东京食肉市场和牛枝肉加权平均价格为每千克 1 748 日元，同比下跌 28%。根据农林水产省青果物批发市场调查（旬数据）显示，尽管商业用需求量减少，但因家庭内消费增加，蔬菜批发价格同比增长 7% 左右，而水果批发价格走势较为平稳，并未因疫情导致价格大幅波动。其中，苹果类等家庭消费需求相对旺盛，价格有所上涨，而高级水果如甜瓜和芒果的市场行情较往年价格下降 30% ~ 40%。乳制品方面，超市等面向家庭的乳制品消费有所增长，因全国性停课终止配餐供给以及餐饮行业停业等导致业务用牛奶、乳制品需求减少，不少企业计划转向生产可耐久存放的黄油、脱脂粉乳、奶酪等来应对市场需求的变化。花卉业因为行业消费和家庭消费不振，花卉平均价格处于 10 年来最低水平，全国菊类平均单株价格为 25 日元，较上年下跌 16 日元，有的品种甚至无法满足配送物流成本。此外，各类农产品直销市场、观光农园、农业体验设施等的来场人数较往年减少 50%。

由于日本农业经营者 80% 为兼业农户，因此疫情冲击可能导致部分农户出现资金周转方面的困难，为此，除了政府向每位国民提供 10 万日元补贴外，日本政策金融公库以及民间金融机构也纷纷采取各种无息免担保资金扶持措施，以期稳定农业基础，缓和对粮食稳定供给的冲击。2020 年 3 月中旬，国际市场农产品价格上涨，俄罗斯、越南、印度等国先后采取了限制大米、小麦、食用油等农产品出口的阶段性措施，但对日本市场的影响极其有限。

2. 对制造业的影响

制造业占日本 GDP 的比重约为 25%。疫情对日本制造业造成冲击的代表性案例是，2020 年 2 月因疫情导致中国汽车零部件工厂停工而造成供应链中断，日产九州工厂停止整车业务。随着疫情扩散以及经济活动停滞、订单减少等的影响，越来越多日本制造业企业陷入停摆，东芝等半导体巨头也采取了临时停工等措施。在此次危机面前，企业信心已明显不足。日本日经/Markit 制造业采购经理人指数（PMI）由 2 月的 47.8 一路下滑至 4 月的 41.9。而外需对日本制造业的压力也进一步显现，如表 4 - 6 所示，2020 年 3 月以来日本对外出口出现了两位数以上的巨大跌幅，并显示出一定的加速下跌迹象。

表 4 - 6 日本产业活动指数

品目名称	比重	2019年9月	2019年10月	2019年11月	2019年12月	2020年1月	2020年2月	2020年3月	2020年4月
全产业活动指数	100	108.2	102.8	103.4	103.5	104.1	103.4	99.9	93.5
建设业活动指数	5.77	109.9	109.6	109.6	106.8	108.1	106.2	108.2	108.2
民间·建筑·土木活动指数	3.54	108.9	108	107.4	106.7	106	105.3	106.2	107.2
民间·建筑活动指数	2.86	111.3	110.3	109.4	108.4	107.1	106.2	107.2	107.3
民间·土木活动	0.68	98.4	97.9	97.9	97.6	100.6	101.7	98.1	110.8
公共·建筑·土木活动指数	2.23	110.8	111.3	111.9	109.4	110	106.6	111.8	110.5
工矿业生产指数	20.78	101.9	97.8	97.2	97.4	99.3	99	95.3	86
第三产业活动指数	73.45	109.8	103.7	104.7	104.9	105.2	104.4	100.5	94.5
工矿业及第三产业综合指数	94.23	108.1	102.4	103	103.2	103.9	103.2	99.4	92.6
建设·民间企业设备（非住宅＋土木）	1.65	119.9	120.1	119.9	118.2	117.8	116.7	116.6	119.9

注：以 2010 = 100 为基准。
资料来源：日本经济产业省产业活动指数。

关于制造业所受到的冲击，我们可从几个指数看出端倪。作为判断日本经济活跃度的重要指标之一，日本工矿业生产指数自 2019 年 9 月以来一直徘徊于 100 以下，2020 年 1 月和 2 月受疫情影响并不明显，而进入 3 月疫情影响全面显现，4 月更是陡降近 10 个百分点（86）（见表 4 - 6），远远低于全产业指数（93.5），与第三产业共同拉低了全产业指数，预计第二季度的工矿业活动指数将环比下降 2 位数。根据日本经济产业省 2020 年 6 月 30 日发布的工矿业活动指数报告（以 2015 年为基数），工矿业活动指数 1 ~ 5 月分别为 99.8、99.5、95.8、86.4 和 79.1，汽车、生产用机械、钢铁·有色金属等所有行业均大幅下跌。制造工业生产能力指数 1 ~ 4 月分别为 98.4、98.3、98.2 和 97.7，其中通用·业务用机械、生产用机械、钢铁·有色金属、运输机械工业、电子零部件工业等行业下降较为显著。制造工业开工率指数 1 ~ 4 月分别为 97.4、95.6、92.2 和 79.9，运输机械工业、电子零部件等行业领跌。库存量指数则由 1 月的 115.2 飙升至 4 月的 148.1，钢铁·有色金属、通用机械、电气信息业、生产用机械、运输机械等行业库存显著增加。

从上述分析可以看出，疫情对日本制造业的影响主要集中于以汽车等运输机械为中心的相关产业。作为日本核心支柱产业之一的汽车产业，汽车制造业产业链长、波及面广、带动效应强，产业链企业主体众多。疫情影响将对整个汽车产业链形成传导，上游波及钢铁、机械、橡胶、石化、电子等行业，中游涉及研发、培训等部门，下游影响保险、金融、销售、维修、物流等行业，对日本整体经济产生巨大的波及效应。2020 年 2 月中旬日产公司关闭了九州工厂两条生产线；4 月 3 日，丰田公司停止国内 5 家工厂共 7 条生产线的生产，减产规模约为 3.6 万辆，此外，丰田汽车在中国以外的 20 余家海外整车或零部件制造工厂宣布停工或关闭；本田汽车位于美国、加拿大、墨西哥的 12 个工厂以及日产位于美国的 3 个工厂也采取了停工措施。此外，在日本主要汽车企业海外生产和销售均出现下滑的同时，日本国内新车销售也出现了困难，2020 年 4 月国内新车销售 172 138 台，同比大幅减少 23.5%。[①] 汽车产业所受影响已经波及链条上的相关企业。例如，日本制铁公司于 2020 年 2 月宣布部分高炉停工；JFE 钢铁公司 3 月宣布减产 13%，4 月 15 日 JFE 钢铁继续宣布其仓敷地区高炉 1 号和福山地区高炉 1 号分别停运至 4 月底和 6 月底；零部件厂商丰田纺织公司从 4 月 3 日起停止车用座椅和内部装饰品工厂的部分生产线的生产。

从制造业未来预期看，日本银行调查报告显示，2020 年 3 月业况判断 DI（全产业）为 -4，较 2019 年 12 月调查数据下降 8 个点。其中制造业（大企业）业况判断 DI 为 -8，较 2019 年 12 月调查数据下降了 8 个点，七年来首次出现负值。报告指出，由于疫情导致全球需求骤降以及企业生产供应链中断等因素，日本制造业的生产与出口情况将继续恶化，2020 年度制造业企业设备投资计划较 2019 年的 4.1% 下调了 2.7 个百分点。[②] 为扭转制造业面临的困局，日本出台了紧急经济对策，支持生产基地国内回归以及零部件供给多元化，推进自由贸易，强化海外事业发展，扩大外需。

3. 对第三产业的影响

从产业维度来看，此次疫情冲击对于日本农业的影响相对有限，第二产业受到的影响严重，第三产业（服务业）遭受的冲击最大。第三产业（服务业）占日本 GDP 比重超过 70%。自疫情暴发以来，2020 年 2 月服务业活动快速收

① 一般社团法人日本自动车销售协会联合会：《登录车新车销售台数概况（2020 年 4 月实绩）》，http://www.jada.or.jp/，2020 年 5 月 1 日。

② 日本银行：《全国企业短期经济观测调查（2020 年 3 月）》，https://www.boj.or.jp/statistics/tk/yoshi/tk2003.htm/，2020 年 4 月 1 日。

缩。根据日本经济产业省 2020 年 6 月 15 日发布的日本第三产业活动指数报告
（2015 年 = 100），服务业活动指数从 2 月的 101.2 陡降至 3 月的 97.4 和 4 月的
91.6。日本全产业活动中服务业所占比重为 73.5%，服务业活动的减弱对全产
业活动的拉低作用非常明显。日本经济产业省编制的全产业活动指数是衡量工
业和服务业等产出的重要参考依据，被认为非常接近 GDP。服务业活动急剧下
滑的走势间接表明了日本经济增长也呈显著下降态势。日本第一生命研究所预
测 2020 年 1~3 月日本实际 GDP 环比下降 1.3%（年度换算为 -5.1%），连续
两个季度大幅下降。[1]

从产业内受影响行业来看，经济产业省第三产业活动指数统计资料显示，对
个人服务业活动指数 2019 年以来持续徘徊于 104 左右，10 月由于消费税增税等
影响大幅下跌至 98.9，在 2019 年 11 月至 2020 年 1 月间修复攀升至 100 点之上。
但是，受疫情影响，产业活动指数在 2020 年 2 月再次下降至 100.6；3 月和 4 月
更是分别大幅降至 93.9 和 87.1。而对机构服务业活动指数 1 月曾短暂上升，但受
到企业的生产活动、设备投资、进出口贸易等全面不振导致其对相关服务业需求
减弱影响，该指数也快速下滑至 2 月的 99.6、3 月的 86.7 和 4 月的 69.5。[2] 在 11
大类主要服务行业中，2020 年 2 月生活娱乐服务业等 6 个行业活动指数下降，零
售业等 4 个行业活动指数有所上涨，物品租赁行业活动指数维持稳定，但到 3 月
和 4 月，活动指数出现下降的行业扩大至 8 个，其中，生活娱乐服务业、运输邮
递业、零售业、批发业等行业活动指数跌幅巨大。

服务业产值减少。根据日本总务省 2020 年 6 月 30 日发布的《服务产业动向
调查 2020 年 4 月（速报）》，2020 年 1~4 月日本服务业月度销售额分别为 30.1
万亿日元、30.2 万亿日元、35.2 万亿日元和 25.2 万亿日元。4 月销售总额月同比
增长率均出现急剧下滑（见图 4-1），所有细分行业无一例外全部呈现下跌态势。
其中，住宿餐饮服务业实现销售 0.9 万亿日元，同比减少 61.4%；生活相关服务业
·娱乐业实现销售 1.7 万亿日元，同比减少 56.1%，连续 62 个月下降；运输邮递
业实现销售额 4.4 万亿日元，同比减少 21.6%，连续 7 个月减少。

① 新家义贵：《2020 年 1~3 月 GDP 预测（最终版）》，http：//group. dai - ichi - life. co. jp/dlri/
pdf/macro/2020/shin200513. pdf，2020 年 5 月 13 日。
② 经济产业省：《第三产业活动指数》，https：//www. meti. go. jp/statistics/tyo/sanzi/result-1.
html，2020 年 6 月 15 日。

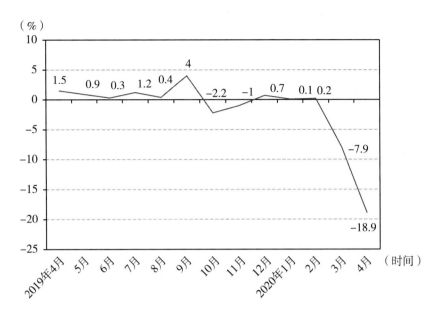

图 4 - 1　日本服务业销售额月度同比增长率变化
资料来源：日本总务省，《服务产业动向调查 2020 年 4 月（速报）》。

从微观层面来看，以商业为例，由于消费税增税持续对内需消费构成挤压、疫情对经济活动产生抑制、资本市场震荡股价下跌、企业和居民未来收入预期下降等因素，日本商业销售也遭到严重冲击，2020 年 1～4 月日本商业销售额分别实现 34.823 万亿日元、34.846 万亿日元、49.002 万亿日元和 40.701 万亿日元，较 2019 年 12 月的 41.3 万亿日元大幅下降，同比分别下滑 4.3%、3.9%、5.8% 和 16.0%。其中，4 月批发业销售总额为 29.8 万亿日元、同比减少 17.2%，零售业销售额为 10.9 万亿日元、同比下降 13.9%，二者较 3 月分别环比下降 9.9%、9.9%。从同比增长角度看，1～4 月批发行业中除了食品饮料等居家消费类食品在 2 月实现增长外，所有部类均较上年同期大幅下跌，其中跌幅居前的分别是服装服饰批发业、纤维品批发业、矿物金属批发业、机械器具批发业等。在零售业领域，除了医疗化妆品零售业、食品饮料零售业保持一定增长外，服装服饰零售业、汽车零售业等部类全面下滑。

再从百货店和超市等不同业态的销售额和同比增长率角度来看，百货店 2020 年 1～4 月销售额分别为 5 211 亿日元（同比 -3.3%）、4 060 亿日元（同比 -11.8%）、3 788 亿日元（同比 -32.6%）和 1 397 亿日元（同比 -71.5%）；而超市 1～4 月销售额分别实现 1.09 万亿日元（同比 -0.8%）、1.03 万亿日元（同比 6.0%）、

1.24 万亿日元（同比 2.6%）和 1.21 万亿日元（同比 3.7%）。从商品分类角度来看，百货店的服装服饰、餐饮等所有品类商品均同比出现二位数以上的巨大跌幅，而在超市中除食品饮料、家庭用品连续实现增长外，服装、餐饮、家具所有商品品种也都同比下跌。二者形成反差的主要原因是疫情暴发导致中国等外国游客骤减，外出自肃导致消费者外出购物需求降低，疫情防控要求迫使各大百货店相继采取暂时停业或缩短营业时间的方式，而消费者也更倾向于在附近超市、便利店等零售商店购买家庭必需品。当然，不少商业企业尝试扩大"线上模式"以挽救实体店的危机，但相较于传统销售，日本的电商市场规模相对较小，2018 年日本国内 BtoC-EC（面向消费者电商）市场销售额估计为 18.0 万亿日元，由于店铺销售与线上购物价格基本无差别、商场人性化的贴心服务以及日本人口老龄化严重、物流配送成本等因素，日本消费者对电商的需求并不大，因此疫情的暴发并未使电商规模形成刺激性的增长。

总体来看，新冠疫情对日本服务业的打击相当沉重，服务业破产企业开始增多。2020 年 2 月 14 日老字号日式旅馆富士见庄成为首个受疫情影响破产的企业，5 月中旬日本服装巨头 RENOWN 成为首家宣布因疫情破产的上市公司。截至 2020 年 7 月 6 日，日本帝国数据库显示已有 313 家企业因疫情影响导致破产，服务业企业占比 43.1%，其中，旅馆酒店企业 46 家，餐饮企业 49 家，服装·杂货企业 21 家，食品批发企业 18 家。东京商工调查公司截至 2020 年 7 月 3 日统计的 243 家因新冠疫情破产的企业中，住宿业 40 家、餐饮业 49 家、百货店和零售店 39 家，合计占比超过一半。

（四）疫情对就业的影响

日本总务省 2020 年 6 月 30 日发布的《劳动力调查》显示，日本就业总数和雇佣人数 4 月双双结束了连续 88 个月增长的局面，分别由 6 625 万人和 6 629 万人降至 5 月的 5 949 万人和 5 922 万人。而完全失业人数则由 1 月的 164 万人增加至 4 月的 178 万人和 5 月的 197 万人，完全失业率（季节调整值）由 1 月和 2 月的 2.4% 逐步攀升至 3 月的 2.5%、4 月的 2.6% 和 5 月的 2.9%，新冠疫情对日本就业的影响已经显现，但总体状态仍然处于 2018 年以来的较低水平，与世界主要国家相比，特别是与近几年经济态势良好的美国相比，日本就业情况较为亮眼（见表 4 - 7）。

表 4 - 7 　　　　　　日本与主要国家失业率比较　　　　　单位：%

时间		日本	韩国	美国	加拿大	英国	德国	意大利	法国
年度（平均）									
2015		3.4	3.6	5.3	6.9	5.4	4.6	11.9	10.4
2016		3.1	3.7	4.9	7.0	4.9	4.1	11.7	10.1
2017		2.8	3.7	4.4	6.3	4.4	3.8	11.2	9.4
2018		2.4	3.8	3.9	5.8	4.1	3.4	10.6	9.1
2019		2.4	3.8	3.7	5.7	3.8	3.2	10.0	—
季调值									
2019 年	3 月	2.5	3.8	3.8	5.7	3.8	3.2	10.1	8.4
	4 月	2.4	4.0	3.6	5.7	3.8	3.1	10.1	8.2
	5 月	2.4	4.0	3.6	5.4	3.8	3.1	10.0	—
	6 月	2.3	4.0	3.7	5.6	3.9	3.1	9.8	—
	7 月	2.3	4.0	3.7	5.7	3.8	3.1	9.9	8.2
	8 月	2.3	3.1	3.7	5.7	3.9	3.1	9.6	—
	9 月	2.4	3.4	3.5	5.5	3.8	3.1	9.9	—
	10 月	2.4	3.5	3.6	5.6	3.8	3.1	9.7	7.9
	11 月	2.2	3.6	3.5	5.9	3.8	3.2	9.7	—
	12 月	2.2	3.7	3.5	5.6	3.8	3.2	9.8	—
2020 年	1 月	2.4	4.0	3.6	5.5	3.9	3.3	9.4	7.6
	2 月	2.4	3.3	3.5	5.6	4.0	3.4	9.1	—
	3 月	2.5	3.8	4.4	7.8	3.9	3.5	8.0	—
	4 月	2.6	3.8	14.7	13.0	3.9	3.5	6.3	—
	5 月	2.9	4.5	13.3	13.7	—	—	—	—

注：法国数据为季度值。

资料来源：笔者根据日本总务省发布数据整理。

从雇佣形态角度来看，日本总务省统计数据显示，2020 年 5 月正规劳动者为 3 534 万人，同比减少 1 万人，为 8 个月来首次减少；非正规劳动者为 2 045 万人，同比减少 61 万人，连续 3 个月保持下降。分行业来看，生活相关服务业、住宿餐饮服务业、批发零售业、农林业就业者人数下降居前。特别是占日本就业人口 37% 左右的非正规劳动者，多就业于酒店餐饮业、农林业、中小制造业以及其他服务行业，包括兼职、零工、劳务派遣工、合同制工、返聘等多种形态，其中从事兼职、零工的非正规劳动者人数 3 月以来降幅最为显著。这反映了疫情对餐饮业、住宿业、中小制造业等的经营影响较大，进而波及该部门的就业，特别是对非正规劳动者就业形成较大冲击。日本 2020 年 1 ~ 5 月就业形态如表 4 - 8 所示。

表 4 - 8 　　　　　　　　2020 年 1 ~ 5 月就业形态

项目	1 月	2 月	3 月	4 月	5 月
正规劳动者（万人）	3 516	3 530	3 506	3 563	3 534
正规劳动者同比增减数量（万人）	42	44	67	63	- 1
正规劳动者占比（%）	62.1	62.0	62.0	63.8	63.3
非正规劳动者（万人）	2 149	2 159	2 150	2 019	2 045
非正规劳动者同比增减数量（万人）	- 5	2	- 26	- 97	- 61
非正规劳动者占比（%）	37.9	38.0	38.0	36.2	36.7

资料来源：日本总务省劳动力（基本统计）2020 年 5 月结果。

在进行劳动力市场状况分析时，我们可用求人倍率把握市场供需状况并从另一个侧面测度经济景气状况。日本有效求人求职倍率自 2019 年 3 月以来一直在 1.5 ~ 1.6 倍区间徘徊，进入 2020 年 1 月出现明显下滑，到 3 月有效求人倍率（季调值）已下降至 1.39 倍，5 月更是快速下滑至 1.20 倍，较 4 月下降 0.12 点。有效求人总数（季调值）也从 3 月开始显著下滑，5 月已经降至 200 万人以下。3 月作为领先指标的新增求人倍率（2.26 倍）实现较 2 月上升 0.04 点，但随着 4 月后疫情影响加剧，新增求人倍率快速下降，新增求人数也在 4 月后萎缩至 60 余万人水平（见表 4 - 9）。从新增求人数月同比增减角度来看，实际上，日本新增求人数从 2018 年以来就开始步入下降趋势，2019 年全产业、制造业、运输邮递业、批发零售业、住宿餐饮服务业等新增求人数下滑态势更加明显。2020 年 1 月以来所有产业同比均出现大幅下降，特别是 4 月后受疫情叠加影响跌幅急剧扩大，新增求人数同比大幅减少 30% 以上，其中，制造业减少 42.8%，住宿餐饮服务业下降 55.9%，其他服务业减少 37.7%，生活娱乐服务业减少 44.2%，批发零售业减少 35.9%，运输邮递业减少 37%。[①] 相对于新增求人数，有效求人数在 5 月出现微增，就业岗位充足率和就业率等指标随之出现下滑，表明日本疫情之下就业形

---

① 厚生劳动省：《日本一般职业介绍情况》，https：//www.mhlw.go.jp/stf/houdou/0000212893_00040.html，2020 年 6 月 30 日。

势越发趋于悲观。

表 4 - 9 　　　　　　　　2020 年日本一般职业介绍状况

月份	新增求人倍率（倍）	有效求人倍率（倍）	新增求人数（人）	新增求职申请（件）	有效求人数（人）	有效求职者数（人）	就职件数（件）	就业率（%）	充足率（%）
1	2.04	1.49	818 269	400 214	2 585 398	1 738 766	114 756	28.7	14.0
2	2.22	1.45	876 116	395 163	2 529 311	1 743 483	116 645	29.5	13.3
3	2.26	1.39	831 726	367 770	2 379 094	1 706 669	115 993	31.5	13.9
4	1.85	1.32	641 521	347 497	2 176 619	1 649 263	92 405	26.6	14.4
5	1.88	1.20	686 118	364 340	1 989 052	1 660 538	79 313	21.8	11.6

注：含兼职人数。就业率、充足率为相对新增求人数。

资料来源：厚生劳动省官方网站，https：//www. mhlw. go. jp/stf/houdou/0000212893 _ 00040. html。

目前，从世界范围来看，尚未看到疫情得到有效控制的迹象，随着疫情在欧美等发达国家以及第三世界国家持续蔓延，主流观点认为全球经济衰退已经成为定论。对外依存度较高的日本经济，企业经营业绩将有可能随着内外需减少进一步恶化。因此，采取部分员工暂时停工休假等方式已经难以应对日趋恶劣的经营环境，大幅度调整薪金和雇佣的企业有可能在全国范围内增加。特别是 2015 年以来，随着工会加薪斗争以及日本政府推进实施改革劳动方式、提高最低工资水平等政策，日本的劳动分配率在疫情暴发前就已经处于较高水平，企业面临人力成本等的巨大压力，考虑到企业对正规劳动者的规定工资以及非正规劳动者的时薪标准进行大幅调整的余地已经不大，因此未来日本企业将主要通过调整雇佣策略来削减企业雇佣成本。日本大和综合研究所 2020 年 4 月按照日美欧 6 月有效控制疫情的场景（未考虑紧急经济对策效果），预测日本 2020 年雇佣人数较 2019 年有可能减少 99 万人，失业率上升至 3.8%，如果新冠疫情持续到年末，雇佣人数将减少 301 万人，失业率则会飙升至 6.7% 左右。高盛集团预测，新冠疫情对日本就业市场的冲击将超过 2008 年全球金融危机，日本 2020 年第二季度失业率可能上升 1.9 个百分点，超过金融危机期间日本失业率 1.4 个百分点的增幅水平，达到 4.2%。①

---

① 高盛集团：《疫情对日本就业市场影响将超过金融危机》，https：//finance. sina. cn/usstock/ mggd/2020-04-16/detail-iircuyvh8113438. d. html？ vt = 4&cid = 76556，2020 年 4 月 16 日。

三、日本采取的紧急经济应对措施

此次疫情危机交织了公共卫生、社会经济、心理认知等多个层面危机，具有显著的不确定性、持续性、外部性、波及性等特点，对日本经济供给与需求同时形成复合型冲击。为此，日本货币、财政、税收政策等协同发力，以期实现提振经济的最优效果。2020 年 4 月 7 日日本提出了总规模 108 万亿日元的紧急经济对策方案，并于 4 月 20 日获批实施，事业总规模增至 117 万亿日元，相当于 GDP 的 20%（见表 4-10）。该对策着眼于当前疫情经济对策以及后疫情时期经济"V"型恢复两大阶段性需求，重点实施完善医疗体制防控疫情、维持就业与产业发展、恢复下阶段经济活动、构筑强韧的经济结构以及未来准备等五大支柱性对策，涵盖财政对策、金融措施、税制举措、创设新给付金制度等。

表 4-10 　　　　　　　　　新冠肺炎紧急经济对策 　　　　　　　单位：万亿日元

项目	综合经济对策（2019 年 12 月）	紧急应对对策（第一次、第二次）	新增部分	合计
财政支出	9.8	0.5	38.1	48.4
事业规模	19.8	2.1	95.2	117.1

注：日本分别于 2020 年 2 月 13 日、3 月 10 日出台了新冠肺炎感染的紧急对策。
资料来源：日本内阁府网站。

（一）完善医疗服务体制，防止疫情扩散

实施财政支出为 2.5 万亿日元、事业规模总额为 2.5 万亿日元的经济对策，集中投入各种资源防疫情，尽早实现正常的经济社会秩序。为此，日本创设了"新冠肺炎紧急综合援助交付金"等制度，并重点实施以下八大措施。

一是确保口罩和消毒液等防疫物品供应，扶持防疫物资制造企业加大生产设备投资，确保实现月产 7 亿张口罩等的供应。二是加强医疗检测确保患者尽快接受诊疗。三是强化医疗卫生供给体制。政府购买防疫物资发放给养老院、学校等，并为每个家庭发放口罩。政府援助医疗机构设备提升查验能力，并承担医疗保险的个人负担部分。优先配给医疗机构医用口罩、防护服等物资，确保 5 万张病床以及呼吸机等医疗器材到位，加强线上、电话诊疗咨询服务。四是加强日本

医疗机构国内外合作，推进治疗药品以及疫苗的研发生产，完成法匹拉韦 200 万人份储备。五是强化归国人员接纳机制，防止病例输入。六是加强信息化建设，充实疫情信息发布，加强国内外信息共享。七是开展受灾国资金、技术、物资等援助的国际合作。八是完善学校临时停课的环境构建，对监护者提供有薪休假政策支持。

（二）维持就业与产业发展

实施财政支出 30.8 万亿日元、事业总规模 88.8 万亿日元的经济对策，减轻疫情对经济的影响，维持企业雇佣，促进产业可持续发展。主要包括：（1）实施雇佣调整补助金制度等维持雇佣。扩大补贴对象范围，提高补助率水平，中小企业和大企业补助率分别提高到 80% 和 67%，如未发生裁员、解雇则补助率分别再提高至 90% 和 75%。加强对毕业生以及非正规就业和外国劳动者的咨询支援服务。（2）强化企业资金周转支持。对个体经营及中小企业等提供利率补贴等实质无息免担保融资，放宽地方公共团体的制度融资要件、支付限度、周期等，完善民间金融机构实施实质无息免担保融资的制度。利用日本政策投资银行及商工组合中央金库等的危机应对融资机制，对航空公司飞机起降费等实施延缓支付等措施。日本银行采取宽松货币政策，通过新冠疫情企业金融支援特别操作及增加 CP（商业票据）·企业债券等的购入额度（追加购买额度 2 万亿日元）等措施，向市场注入流动性。（3）强化对困境中中小企业的支持。创设新给付金制度，对中小企业和个体经营者分别在 200 万日元、100 万日元限度内对上年度营收减少额进行补贴。实施社会保险费缓期缴纳、租金缓期支付等措施。完善企业服务支持，实施"中小企业生产率革命推进项目"，通过提高补助率等措施激励中小企业提高生产率。（4）生活救助措施。国民人均给付 10 万日元补贴，有抚养对象、儿童的人均追加 1 万日元。符合条件者免除国民健康保险、国民年金等保险费，继续实施各类紧急小额资金等的特例借款等。（5）实施各类税制优惠措施。对营收减少的企业，实施免担保无滞纳金延缓 1 年缴纳国税、地方税和社会保险费的特例措施。实施法人税返还和房屋固定资产税、城市规划税减半或免除，对于文艺演出、赛事举办者实施相应的所得扣除或税额扣除等。

（三）官民并举恢复经济活动

实施财政支出 3.3 万亿日元、事业规模达 8.5 万亿日元的对策，刺激消费、提振地方经济活力，推动日本经济进入正常成长轨道。一是实施官民一体型消费唤起"Go To"活动，利用各种优惠全面刺激观光旅游、餐饮、娱乐等消费；二是提振地方经济活力，特别创设"新冠疫情地方创生临时交付金"等制度，支持地方培育和留住人才，维持农林水产生产经营稳定，激励地方举办各类活动提升地区活力。此外，日本政策投资银行加强投资，与地方金融机构形成合力进行中长期支援，地方经济活跃化支援机构等重点对地区中坚企业、中小企业加强经营基础提供支持。

（四）构建富有韧性的经济结构

实施财政支出为10.2万亿日元、事业总规模为15.7万亿日元的经济对策，构筑富有韧性的经济结构，实现中长期可持续成长。主要措施包括：（1）通过跨太平洋伙伴关系全面进展协定、日本与欧盟经济伙伴关系协定和日美贸易协定等继续推动自由贸易，促进国内产业高附加价值化。（2）实施产业链重构，对于一国依赖度高的产品·零部件产业，采取回归国内、多元化供给等措施。生产线回归国内的补助率大企业为50%、中小企业为67%，对于口罩、呼吸机等民生健康企业的补助率则分别提高至67%和75%。加强企业在东盟（ASEAN）等地区构建多元化供应链渠道（大企业补助率为50%，中小企业为67%）。（3）加强海外事业发展，推动农林水产品、食品的出口。完善海外事业发展的咨询服务体制，通过发展跨境电商等方式促进中小企业海外拓展，扶持动漫等内容产业的海外扩张。维持农林水产品等的生产供给体制，完善产地与消费者之间的稳定供给机制，支持花卉等在公共设施中的使用，促进农林水产品食品出口。（4）积极推进远程办公·教育·医疗等信息化产业发展，实现数字转型，推进Society 5.0战略，加快向脱碳社会转型，加速实现2023年中小学学生人手一台电脑的目标。同时加快实施已确定的各类公共投资项目。

（五）应对未来之需，创设预备费

为了应对疫情发展及经济发展中的不确定因素，紧急经济对策还创设了"新冠肺炎对策预备费"，由财政支出1.5万亿日元。

由于日本经济在2020年第一季度陷入"技术性衰退"，疫情对经济的冲击超过政府预期，为进一步阻止新冠疫情加剧日本的经济衰退，日本内阁于5月27日再次通过事业总规模为 117.1 万亿日元的"新型冠状病毒感染症对策相关经费"第二次补充预算案，其中，财政支出 33.1 万亿日元（含地方财政支出），政府投融资以及民间融资等为 84 万亿日元。政府财政支出主要用于为企业提供资金支持（11.6 万亿日元）、房租补贴、停业补助金、雇佣调整补助金等（约 7.2 万亿日元）、备用金（10 万亿日元）等补贴类直接支出，直接受益对象主要为中小企业、企业经营者、劳动者和学生等，因此此项刺激政策对企业经营者、家庭给予民生保障的特点较强。连同此次补充预算，日本新冠疫情经济对策的总规模已经达到 233.9 万亿日元，接近美国的 2.3 万亿美元经济救助水平。

在内需不足、全球经济不景气的背景下，依赖外向型推动的日本经济，推出了财政政策、金融政策、税收政策等在内的"一揽子"紧急经济对策包，以期确保实体经济的运作不间断、实现就业和产业链稳定、构筑民生救济方面的生活安全网，其中最核心的就是对与实体经济和就业密切相关的中小企业进行援助。为落实这一日本史上最大规模的经济对策，日本政府将通过发行赤字国债、建设国债等方式筹措资金。此外，日本央行维持基准利率 −0.1% 不变，并承诺将无限购买政府债券，将商业票据和企业债券的购买规模从之前的 5 万亿日元大幅提高到 20 万亿日元，同时扩大放贷计划，扩大疫情贷款的担保资产种类，继续维持宽松政策取向，以帮助受新冠疫情影响的中小企业。因此，日本紧急经济对策呈现了积极的财政政策和宽松的货币政策特点。

四、紧急经济对策效果与问题

日本紧急经济对策规模远超 2008 年金融危机对策的事业规模（56.8 万亿日元）和财政支出（15.4 万亿日元）水平，加上 2002 年 5 月 27 日新增的补充预算，累计达到财政支出 60 余万亿日元，约占日本 GDP 的 40%，与美国（14%）、德国（22%）、英国（19%）、法国（18%）等国采取的经济刺激对策相比，可谓支出规模庞大。紧急经济对策具有以下两大直接效果。

一是对日本 GDP 直接的支撑和提升效果。根据日本内阁府估算，紧急经济对策对实际 GDP 增长贡献率为 4.4% 左右。其中，紧急经济对策中包括的 2019 年 12 月提出的"综合经济对策"经济效果约占 1.1%，为应对疫情而新增的三轮经济刺激政策效果为 3.3% 左右；5 月 27 日的补充预算方案预计将把实质 GDP 再度拉高约 2.0%，最终实现拉动 GDP 增长 6.4% 的总效果。

二是维持日本雇佣和促进产业发展、构建经济社会安全网效果。例如，通过调整融资担保政策加大对中小企业的资金支持，日本政策金融公库实质无息免担保融资框架额度达到 12.6 万亿日元，民间金融机构确定了 24.2 亿日元融资框架额度，对销售额减少 5% 以上的企业下调 3 年期基准利率 0.9% 并实施利息减免或补贴等措施。无担保无滞纳金延缓缴纳国税、地方税、社会保险费等政策规模总额为 26 万亿日元。通过金融支援和补贴并行等一系列措施，特别是针对受损最为严重的观光旅游、酒店旅馆、餐饮、交通运输企业等，可有效减轻企业负担，促进企业资金周转、增产投资、市场开拓，确保雇佣，进而有效增强市场活力，遏制经济下滑。

但是，作为大而全的紧急经济对策，部分措施似乎缺乏针对性、紧迫性和实操性，对经济成长的刺激效果有待观察。例如，与美国提出的大型经济对策法案相比，日本五大支柱性措施欠缺紧急紧迫性，影响到经济刺激对策的具体效果，如 1.8 万亿日元的下阶段经济活动恢复对策，如果经济活动因疫情迟迟无法重新启动，则不具有现实经济刺激意义。税赋的延缓交付等并非减税而只是延缓缴纳时间而已，并没有真正起到刺激经济的作用。

再如，日本编制 2 465 亿日元预算实施生产企业和生产线回归本国与分散他国的供应链重整战略，其中 2 200 亿日元用于供应链改革—国内投资促进事业，235 亿日元用于海外供应链多元化支援事业，30 亿日元用于强化供应链技术研发。[①] 有学者认为，推翻现有产业链将会损害贸易自由化，降低生产效率，导致生产和消费的成本上升，给全球经济带来灾难。[②] 其实日本很多年前就已经开始实施这项战略，希望实现产业链的均衡分布，但是迄今效果并不显著。以中日两国产业链为例，中日两国中间品交易占比较多，产业连接紧密度较高。疫情暴发初期，由于中国工厂停工产业链条中断而导致日本企业出现停工停产现象，因此从产业链重构的角度考虑，很多意见认为日企将有可能大量撤出中国。实际上，2005 年前后中日两国关系出现摩擦、日本对中国的投资大幅减少，"中国＋1"逐

---

① 日本经济产业省：《2020 年度补充预算事业概要》，https：//www.meti.go.jp/main/yosan/yosan_fy2020/hosei/pdf/hosei_yosan_pr.pdf，2020 年 4 月。

② 赵觉珉、胡雨薇：《摩根士丹利亚洲区前主席史蒂芬·罗奇专访：搞产业链回流，所有人都将受伤》，载于《环球时报》2020 年 5 月 12 日。

渐成为话题。其后数年，随着中国经济迅猛发展，中国劳动力成本、土地成本、环境成本上涨，中国企业竞争力迅速提升，不少以中国为出口基地、追求中国低成本优势的外资劳动密集型产业等逐渐失去了市场竞争优势，特别是 2012 年中日两国关系陷入低谷，不少投资企业为了谋求稳定的发展空间开始将目光转向东盟等成本更低的地方，加快推进将生产基地分散到中国以外亚洲国家的"中国＋1"战略，日本对东盟国家地区投资快速增长。① 日本对中国的直接投资额连续四年负增长，直到 2017 年才实现逆转，2019 年达到 143.7 亿美元。在此背景下，日本在中国的服装加工等劳动密集型、低附加价值产业愿意撤出的企业基本已经完成撤出或关闭，② 而以中国市场为目标的绝大部分企业依然选择留在中国发展，日本对中国的直接投资（资产）余额连年稳定增长，2018 年末累计达到 1237.8 亿美元，并未出现企业撤出后显著下跌情况。③ 此外，由于产业链的布局分工与各个国家的人力、劳动效率、技术、市场配套、国内形势等多重因素有关，因而实现产业链转移绝不可能一蹴而就，中国对日本产业链的重要性和吸引力短期无法撼动。日本贸易振兴会调查显示，日本企业扩展海外事业的意愿依然保持较高水平。2019 年"谋求扩大海外事业"企业占比为 56.4%，自 2013 年以来持续维持在 57%～60%，"考虑缩小和撤出"的基本不到 1%，"未来三年积极扩大出口"的企业占比 80.4%，与近年 80% 左右的调查数据结果相比没有显著变化。④ 在主要对外投资对象中，越南（41.0%）、泰国（36.3%）拉近了与中国（48.1%）的差距，一定程度上反映了日本企业对于事业过度集中于中国的风险担忧，将目光转向越南、泰国等周边国家的企业有所增加，但中国依旧是日本对外直接投资的首选国家。华东地区日商俱乐部 2020 年 4 月 1～6 日针对华东地区 710 家日本企业进行了是否会调整供应链的紧急调查，调查结果显示，在当地有生产设施的日企，86% 的企业不会作出调整；在当地没有生产设施的日企，92% 的企业不会作出调整；在中国有工厂的日企，已经回迁的占 2%，计划回迁的占 7%。这一数据，与日本贸易振兴会历年调查数据"考虑缩小或转移在华业务"的日企比例稳

---

① 徐梅：《日本东亚投资战略现调整迹象》，http://www.cssn.cn/jjx/jjx_hw/201407/t20140731_1274557.shtml，2014 年 7 月 31 日。
② 乐绍延、许缘：《部分日资撤离中国为哪般？》，www.xinhuanet.com/fortune/2015-04/03/c_1114862229.html，2015 年 4 月 3 日。
③ 日本贸易振兴会：《对外直接投资统计》，https://www.jetro.go.jp/world/japan/stats/fdi.html。
④ 日本贸易振兴会：《日本企业海外事业发展问卷调查》，日本贸易振兴会网站，2020 年 4 月。

定在 10% 以内的结果基本吻合。日本贸易振兴机构川渊英雄指出，日企不会大规模撤出，但出于分散风险的考虑以及为了国民安定生活和企业稳定生产，今后日企继续对外投资可能会受影响。①

此外，日本实施的紧急经济对策或多或少掺有水分，事业规模看似庞大，但是其涵盖了 2019 年度补充预算中的未执行部分以及部分专项基金，还包括财政支出和金融机构的融资保障额度、税金和社会保险的延期支付以及民间企业支出等对策的总额。同时，2020 年 5 月 27 日的补充预算案中预留 10 万亿日元用于应对紧急状况，但支出方向以及是否能够实际支出都尚不明朗，因此最终效果也难以判断。另外，日本依旧以发行赤字国债、建设国债的方式来解决目前的困难，这种方法将给日本未来的财政带来新的困难。

五、日本经济走势分析

目前，中国疫情已经得到了有效控制，各类经济活动逐渐恢复正常。许多国家虽然疫情仍在发展，但意大利、丹麦、法国等欧洲国家相继开始"解封"或放松管控措施，实施复课及有限度的商业活动，各国为提振经济相继出台了经济刺激措施，逐渐由"疫情防控"向"管控 + 提振经济"阶段迈进，人员流动、产业需求逐渐增长。日本的管控也于 2020 年 5 月下旬结束，6 月经济活动分阶段恢复正常。但是，后疫情时代日本经济复苏发展面临着多方面的严峻挑战。

一是新冠疫情蔓延导致全球经济陷入严重衰退。国际货币基金组织（IMF）2020 年 4 月 14 日发布《世界经济展望报告》，显示 2020 年世界经济增长预计急剧收缩 3%，其中发达经济体为 -6.1%，新兴市场和发展中经济体为 -1%，是自 21 世纪经济"大萧条"以来全球第一次面临发达经济体和新兴经济体同时进入衰退，如果疫情在下半年继续恶化，2020 年全球 GDP 可能会进一步下滑至 -6%。经济合作与发展组织（OECD）2020 年 6 月 10 日发布的最新《经济展望》称，即使在疫情得到控制、各国经济复苏的情况下，今年全球经济也将收缩 6%，但如果疫情二次暴发，全球经济将下滑 7.6%。这对于内需不足、外需依赖度较高的日本无疑是巨大的挑战。

---

① 财经杂志：《日本政府鼓励日企撤离中国真相》，https://finance.ifeng.com/c/7vlpbDsS9Ts，2020 年 4 月 18 日。

二是在全球经济日趋衰退的背景下，一些影响经济恢复的风险因素开始显露。新冠疫情造成的全球性、多方位冲击，很可能改变经济全球化的既有格局，导致全球不确定性增加、地区及国际局势紧张、反全球化及"去全球化"风潮，虽然全球化大趋势不会发生根本性改变，但很有可能出现全球化进程的碎片化、多元化发展，区域经济合作将重新抬头或走向深化，供应链、产业链的区域化、本土化可能成为一个新趋势。

三是从国内因素来说，日本经济自 2010 年以来受到通缩影响，面临需求增长缓慢、供给能力过剩的压力，经济潜在增长率长期处于较低水平，虽然日本在 2017~2019 年极大缓解了通缩局面，但疫情暴发使通货紧缩改善成果前功尽弃，本就增长乏力的日本经济从疫情危机中恢复显然需要较长时间。此外，疫情虽然在日本得到有效控制，但对疫情感染风险的担忧还将在一定时期内影响民众消费行为，政府为防止疫情大规模复发，也难以大规模采取紧急经济对策中的景气对策、刺激需求对策等。

因此，关于未来日本经济的成长走势，日本国内外众多机构分别发表了预测。国际货币基金组织 2020 年 4 月 14 日发布的《世界经济展望报告》预测，日本 2020 年度经济增长为 -5.2%，美国为 -5.9%，欧元区为 -7.5%。三菱综合研究所预测 2020 年第一季度日本实际 GDP 环比下降 1.3%（年化增长率为 -5.1%），受到紧急事态宣言对经济活动抑制度加强以及海外经济进一步恶化影响，第二季度年化增长率为 -20%，日本经济将陷入深度景气衰退局面。[①] 日本第一生命经济研究所认为，日本经济面临的内外需形势日趋严峻，预计第二季度年化增长率为 -23.0%。随着经济对策等一系列措施效果开始显现，如果疫情在 6~7 月间得到有效控制，日本经济增长率将在 2020 年第三季度触底后转为正值，全年实际 GDP 增长率预计为 -6.1%，2021 年度实际 GDP 增长率预计为 3.7%。[②] 日本大和综合研究所根据疫情防控短期场景和长期场景对经济走势进行了预测。按照疫情短期内得到控制（中国 4 月，日、美、欧 6 月），日本经济增长将在第二季度陷入低谷，年化增长率下降 20% 左右，第三季度将回升至 7%，全年实际 GDP 增长

---

① 株式会社三菱综合研究所：《2020 年 1~3 月 GDP 第 1 次速报预测》，https://www.mri.co.jp/news/press/20200430.html，2020 年 4 月 30 日。

② 新家义贵：《日本经济预测（经济事态宣言延长反应）》，http://group.dai-ichi-life.co.jp/dlri/pdf/macro/2020/shin200501.pdf，2020 年 5 月 1 日。

率预计为 - 4.5%。按照疫情长期化场景（2020 年内得到控制，不含中国），预计日本第二季度年化增长率为 - 25%、第三季度约为 - 5%、第四季度约为 1%，全年 GDP 增长率为 - 7.6%。[①]

综合多方面因素，日本经济增长率有望在 2020 年第三季度实现弱势反弹，季度经济走势呈现"U"型形态，2020 年经济增长率为 - 6% 左右，2021 年初实现反转并恢复 1% 左右的正增长。但是，要实现这一预期，日本还需在内外几个方面继续努力，以振兴经济发展。一是需要在现有的政策空间内搭建科学的政策组合，将财政政策、货币政策与疫情防控、消费、投资、就业、产业、区域振兴等政策形成合力，有效释放政策措施效果。同时，强化对疫情防控、企业发展、就业与民生福祉落实细节，增加供给的有效性，进而增强居民消费，扩大居民和企业的有效需求，激发以中小企业为核心的经济活力。二是巩固多边贸易体制，积极推进 FTA、日欧 EPA、RCEP 等双边或多边合作机制的谈判进程与合作，根据比较优势形成供应链和价值链，促进人员跨境流动、商品与服务流动、技术与资本流动，形成贸易创造效应，扩大外需。三是进一步深化中日经贸合作。中日互为重要的经贸合作伙伴，中国是日本第一大贸易伙伴、最大的旅游客源国和消费来源国，日本是中国第二大贸易伙伴国和累计最大的外资来源国。经济产业的互补性推动两国在东亚生产网络和国际分工上的合作不断增强，两国经贸合作空间、领域以及广度和深度日益深化。中国已于 2020 年 4 月基本控制住疫情，企业开始全面复工复产，率先走向恢复经济发展的轨道，因此日本需要积极把握这一有利契机，以更加积极的态度继续深化经贸合作，巩固和深化产业链的结合，推进两国贸易投资便利化，更加积极地融入中国倡导的"一带一路"倡议，共同努力应对当前所面临的挑战和压力。

---

① 神田庆司、山口茜：《紧急事态宣言·紧急经济对策后的日本经济展望》，https://www.dir.co.jp/report/research/economics/japan/20200408_021454.html，2020 年 4 月 8 日。

第五章

新冠疫情与新兴经济体经济

经济冲击一般由超出正常经济活动之外的因素所引起，这些因素直接或间接地影响经济活动内部的生产、消费、投资、外贸等环节，从而波及整体经济增长。2019 年底暴发的新冠肺炎疫情至今仍在全球蔓延，各国为了应对快速蔓延的疫情，不断加强对疫情的防控。封城、居家隔离和居家办公是当前各国普遍采用且目前来看效果显著的防控措施。然而，在降低疫情传播速度的同时，这些防控措施不可避免地影响了经济活动的诸多方面：人们的消费需求受到抑制；消费下降导致企业的生产和投资减少，企业收益因此大幅降低，甚至破产；中间产品供应企业产出减少甚至停产，生产原材料供应不足，引起产业链下游相关企业生产受阻；效益不好导致企业大面积裁员，失业风险大幅度上升；全球范围生产下降导致外贸产品供应不足，阻碍了进出口贸易。突发的疫情给全球经济增长蒙上了一层阴影。

作为全球经济增长的重要引擎，疫情下的新兴经济体①经济状况自然受到普遍关注。当前，疫情在新兴经济体快速蔓延。世界卫生组织的疫情报告显示，2020 年 5 月 1 日，新兴经济体累计确诊感染人数 233 283 人，比前一日新增确诊 16 499 人；累计死亡 7 885 人，比前一日新增 618 人。②③ 面对不断蔓延的疫情，新兴经济体采取了哪些疫情控制措施，这些措施又对经济产生了哪些影响，面对

---

① 本章所研究的新兴经济体国家包括俄罗斯、南非、印度和巴西。

② 世界卫生组织：Cornavirus disease（COVID-19）Situation Report‐102，2020 年 5 月 1 日。

③ 截至 2020 年 5 月 1 日，各国累计确诊感染/增加人数分别为：俄罗斯 114 431/7 933、南非 5 647/297、印度 35 043/1 993、巴西 78 162/6 276；各国累计死亡/新增人数分别为：俄罗斯 1 169/96、南非 103/0、印度 1 147/73、巴西 5 466/449。

经济冲击,新兴经济体又采取了哪些经济救助计划,在此背景下,未来中国又将面临哪些机遇与挑战,这些问题是本章研究的重点。

新兴经济体四国与中国互为重要的经贸合作伙伴,彼此经贸合作频繁。各方在经贸往来和"一带一路"合作方面都取得了显著成效。值得注意的是,在受到疫情冲击的背景下,中国与新兴经济体的经贸合作将面临哪些机遇和挑战,中国又将如何应对当前"危"与"机"并存的局面,是本章研究的意义所在。

本章的内容安排如下:第一,对疫情前新兴经济体的经济状况进行回顾;第二,归纳疫情冲击下新兴经济体的经济表现;第三,梳理新兴经济体应对经济冲击的各项举措;第四,在新兴经济体受到疫情冲击的情况下,分析中国所面临的挑战与对策。

一、新冠疫情前的新兴经济体经济状况

(一) 宏观经济增长

(1) GDP 总量。疫情前新兴经济体 GDP 总量全球占比总体呈现波动下降的趋势(见图 5 - 1)。尽管中间有部分年份稍有上升,但是总体下降的趋势没有显著改变。具体而言,这一趋势由 2011 年最高 9.41%,一直下降到 2015 年的最低点 7.44%。虽然 2017 年略有上升,但 2018 年仍然下降。这种波动下降的趋势表明新兴经济体在全球的份额不断下降。需要说明的是,由于选取的四个国家无法代表整个新兴经济体的实际水平,因此数据分析的结果与实际不太相符,不过这不影响本章要讨论的问题。从 GDP 占比变化趋势上看,不同国家间存在差异性。印度在四个国家中是唯一一个 GDP 全球比重处于缓慢上升趋势的国家,这一趋势从 2013 年开始加快,2018 年达到 3.16%。俄罗斯和巴西 GDP 全球占比缓慢下降,南非有很微弱的下降趋势。总体来看,印度经济体量最大,且在不断上升;巴西和俄罗斯经济体量次之,处在缓慢下降的趋势中;南非经济体量最小,变化趋势不明显。

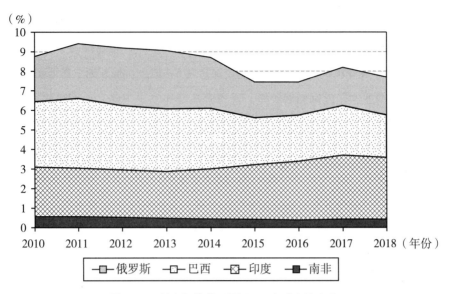

图5-1 新兴经济体四国GDP全球占比变化

资料来源：根据世界银行公开数据（World Bank Open Data）计算得出。

（2）GDP增速。从变化趋势上来看，新兴经济体四国GDP增速稳中有降（见图5-2）。综观全球，GDP平均增速稳中有升，近两年基本保持在略高于3%的水平。虽然印度GDP增速较高，但是从2016年开始GDP增速有所下降，暂时维持在6%以上的较高水平。与此同时，俄罗斯、南非、巴西三国GDP增速在剧烈波动中保持了下降趋势。虽然从2015年开始三国GDP增速触底反弹，但是仍旧低于2010年时的水平。从下降幅度看，巴西的下降幅度最明显，从2010年的

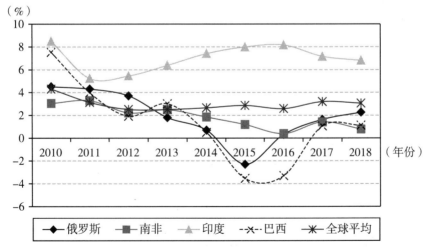

图5-2 2010～2018年新兴经济体四国GDP增速

资料来源：World Bank Open Data. https：//data. worldbank. org. cn/indicator/NY. GDP. MKTP. KDZG？ view = chart.

7.53% 快速下降到 2015 年的 - 3.55%，近两年虽然有所回升，但 2018 年也仅有 1.12%。与此形成鲜明对比的是，2010 年印度与巴西 GDP 增速都高于 7.5%，而印度 GDP 增速在 2013 ~ 2018 年基本稳定保持在 6% 以上。俄罗斯、巴西经济波动最为明显，南非和印度则相对稳定。南非经济增速稳定下降，但下降幅度较大。总体来看，新兴经济体部分国家 GDP 增速波动明显，但都处在缓慢下降的趋势中。

从比较来看，新兴经济体四国 GDP 增速分化明显。印度作为增长最快的新兴经济体之一，当前经济增速保持较高增长水平，是新兴经济体中表现较为良好的国家。相比较而言，俄罗斯、南非、巴西三国 GDP 增速明显低于全球平均水平。这种情况很大程度上受到各国所面临的国内和国际经济环境影响。对俄罗斯而言，长期受到美欧等的经济制裁，经济增长缓慢，甚至在 2015 年还出现了负增长。类似地，巴西在 2015 年、2016 年出现了两年的负增长，下降幅度是四国中最明显的。受到国内严重经济问题的影响，短期来看，巴西经济增速大幅上升的局面很难预见，大规模突发性事件可能会再次导致经济负增长。

（3）人均 GDP。从增长趋势看，新兴经济体四国人均 GDP 处于缓慢下降趋势中（见图 5 - 3）。除了印度微弱的上升趋势外，其余三国有较为明显的下降，其中巴西还有继续下降的可能。值得注意的是，在高等收入国家不断上升的趋势下，俄罗斯、南非、巴西收入水平却在不断下降。

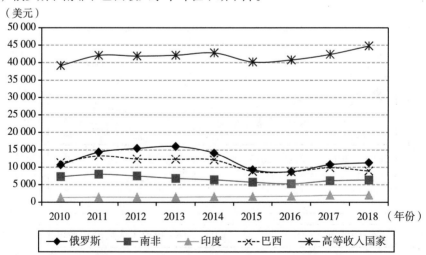

图 5 - 3　2010 ~ 2018 年新兴经济体人均 GDP

资料来源：World Bank Open Data. https：//data. worldbank. org. cn/indicator/NY. GDP. PCAP. CD? view = chart.

　　从收入比较来看，根据世界银行对收入水平的划分标准，新兴经济体四国中，除了印度是中低等收入国家外，其他三国都是中高等收入国家，国家间差距较为明显。印度虽然经济增速最快，但是人均 GDP 最小，且显著低于全球平均水平，这与其国家人口基数大有关。南非是印度的 3 倍以上，俄罗斯和巴西相当，处于最高水平。然而，四国收入水平与高等收入国家相比差距还很大。

（二）物价水平

　　从变化趋势来看，新兴经济体四国 CPI 增幅差异较大（见图 5 - 4）。印度国内物价水平持续高涨。从 2019 年 1 月份近 2% 的增幅，持续上升到 2019 年底的 7.35%，不仅增长幅度大，且呈现快速上升的态势，可以预见，印度在 2020 年物价将处于较高水平。俄罗斯、南非 CPI 增速平稳下降，CPI 增幅普遍低于 5%，物价水平处于相对平稳的状态。巴西物价水平波动较大，整体呈下降趋势。

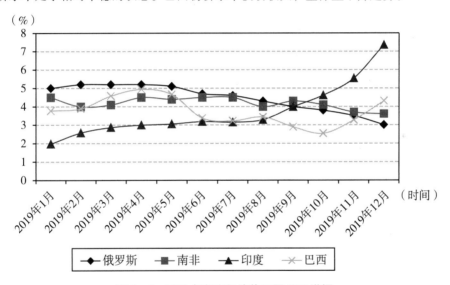

图 5 - 4　2019 年新兴经济体四国 CPI 增幅

资料来源：中国经济信息网。

（三）劳动力市场

　　俄罗斯就业市场相对稳定。周期性波动给俄罗斯失业率带来的变动较小，失业率基本稳定在 4.5% 以上的水平。就业率同样存在一定的周期性，就业率维持在 59%~60% 的区间。就业率和失业率的最高点和最低点基本出现在每年的 1 月和 8 月。整体而言，俄罗斯就业市场维持在相对合理区间（见图 5 - 5）。

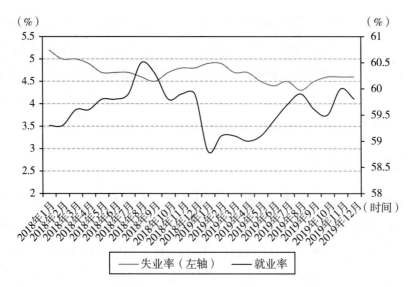

图5-5 2018~2019年俄罗斯月度就业率和失业率

资料来源：俄罗斯联邦国家统计服务（Federal State Statistics Service），https：//eng.gks.ru/。

南非就业市场存在较为严重的失业问题。2018年3~12月，南非失业率缓慢上升，从2019年3月开始失业率快速上升，到2019年6月基本稳定在29%左右，并持续到2019年底。就业率从2018年3月波动下降到2018年12月的43.3%，从2019年初开始，就业率下降到2019年6月的42%左右，并一直持续到年底。2019年底，29%较高的失业率和42%较低的就业率使得南非就业问题较为突出（见图5-6）。

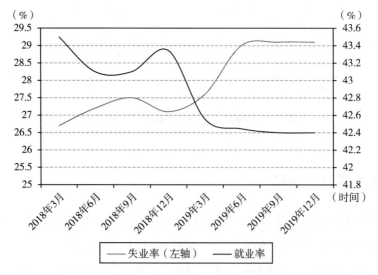

图5-6 南非季度就业率和失业率

资料来源：中国经济信息网。

印度的失业率基本保持在合理区间，处于波动上升的趋势。2019年3月失业率降到最低为6.7%，随后失业率波动上升到8月8.2%的最高值，然后开始下降，一直下降到12月的7.6%。印度失业率在6.7%~7.6%之间波动上升（见图5-7）。

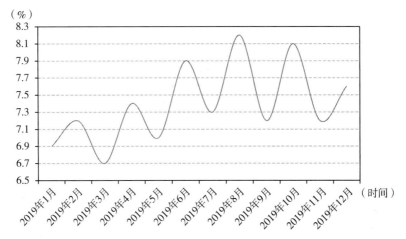

图5-7 2019年印度月度失业率

资料来源：印度经济监测中心（Centre for Monitoring Indian Economy），https://www.cmie.com/。

巴西就业问题比较严重。从数值来看，巴西失业率在12%的水平波动，失业率较高；就业率基本在54%的水平波动，就业率不算高。另外，巴西就业市场还存在较为明显的周期性波动。高就业率、低失业率基本出现在每年的12月，高失业率、低就业率出现在每年的3月。2019年底就业率上升到55.1%的较高点，失业率下降到11.16%的较低点（见图5-8）。

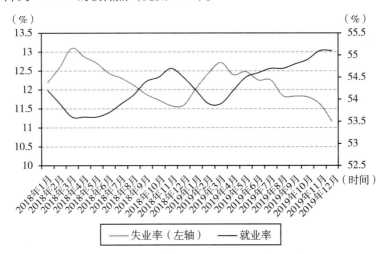

图5-8 2018~2019年巴西月度就业率和失业率

资料来源：巴西地理和统计学研究所（Instituto Brasileiro de Geografia e Estatística），https://www.ibge.gov.br/en/home-eng.html。

总体而言，俄罗斯就业市场相对稳定，失业率较低，就业率不算太高，但是波动较大；南非就业市场存在的问题最为严重，失业率和就业率波动次数较少，但是波动幅度很大，失业率不断攀升，就业率持续下降；印度就业市场波动频率较高，波动幅度较小，失业率存在潜在上升趋势；巴西就业市场周期性波动较为明显，失业率较高是主要问题（见表5-1）。

表5-1　　　　　　　　　新兴经济体四国就业市场情况汇总

国家	指标	波动幅度	区间	趋势	总体就业形势
俄罗斯 （月度）	就业率	较大	58.5%~60.5%	周期波动	比较稳定
	失业率	较小	4%~5.5%	缓慢下降	
南非 （季度）	就业率	较大	42.4%~43.5%	快速下降	比较严峻
	失业率	较大	26.5%~29.5%	快速上升	
印度 （月度）	就业率	—	—	—	失业率上升
	失业率	较大	6.7%~8.2%	缓慢上升	
巴西 （月度）	就业率	较大	53.5%~55%	缓慢上升	比较严峻
	失业率	较大	11%~13%	周期波动	

（四）国际收支

俄罗斯以出口贸易为主要的经济增长动力。出口贸易对GDP有较明显的拉动作用，但存在较大波动。2010~2018年，俄罗斯GDP虽然有轻微下降，但是基本保持和2010年相同水平，在这种情况下，俄罗斯经常账户占GDP的比重从2017年开始逐年上升（见图5-9、图5-10）。另外，由于俄罗斯受到经济制裁，吸引外资的能力也不足，如图5-11所示，俄罗斯资本账户基本保持在略微逆差的水平，国际资本对俄罗斯的投资意愿不高。

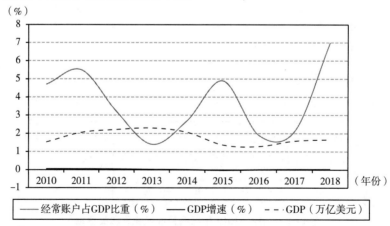

图5-9　俄罗斯经常账户占GDP比重

资料来源：俄罗斯中央银行（Central Bank of Russia），http://www.cbr.ru/eng/。

（时间）

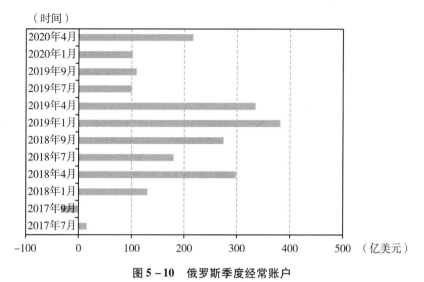

图 5 - 10　俄罗斯季度经常账户

资料来源：俄罗斯中央银行（Central Bank of Russia），http：//www.cbr.ru/eng/。

（万美元）

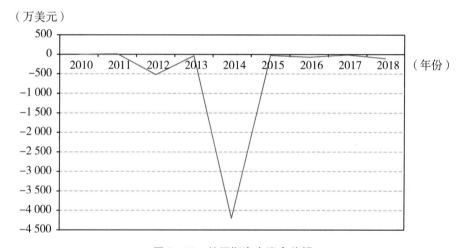

图 5 - 11　俄罗斯资本账户差额

资料来源：中国经济信息网。

由于俄罗斯面对的外部经济和外交环境不容乐观，经常账户中的对外贸易所起到的拉动作用也会存在不确定性。从贸易结构来看（见图 5 - 12），俄罗斯对外贸易依存度在 40% 左右的水平，其中，进口依存度为 15% 左右，而出口依存度则在 25% 上下浮动。从贸易依存度可以看出，俄罗斯出口对经济增长的拉动比进口大。更具体而言，从产品进出口额占比来看，俄罗斯石油和天然气进口总额占总进口额的比重在 2010 ~ 2015 年接近或者超过了 60%，2016 ~ 2018 年也分别接近和超过了 50%；汽车、电气设备和药品进口占总进口的比重为 10% 左右（见图 5 - 13）。由此可以看出，能源产品出口在俄罗斯出口贸易中占据绝大多数比重，能源贸易是俄罗斯经济增长的重要引擎。同时，俄罗斯通过出口能源产品换取国外高技术产品来弥补国内工业和制造业生产的不足，可以看出俄罗斯在生产制造领域的不足，国内诸多制造业产品需要进口来弥补国内需求。

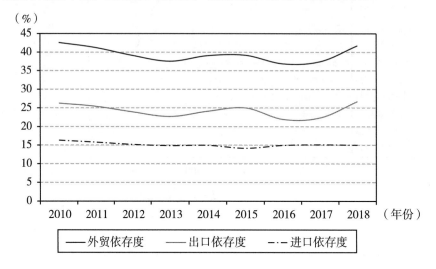

图 5 – 12 俄罗斯对外贸易依存度

资料来源：根据世界银行公开数据（World Bank Open Data）计算得出。

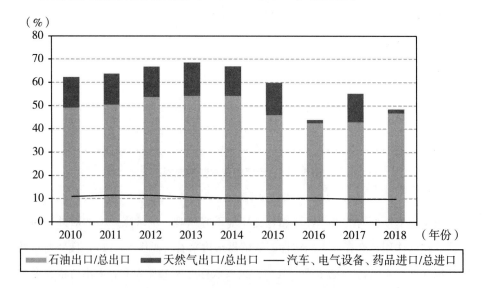

图 5 – 13 俄罗斯部分产品进出口额占比

资料来源：根据 UN Comtrade 发布的历年 *International Trade Statistics Yearbook* 计算得出。

从近两年来看（见图 5 – 14），俄罗斯对外贸易依然长期保持顺差。出口贸易额虽有波动，但基本保持在 35 亿美元上下；进口贸易额保持在 20 亿美元略高的水平。总体而言，2018 ~ 2019 年俄罗斯进出口贸易结构保持平稳态势。

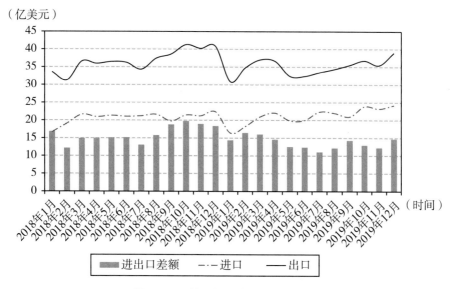

图5-14　俄罗斯月度进出口贸易额

资料来源：俄罗斯中央银行（Central Bank of Russia），http：//www.cbr.ru/eng/。

南非对外贸易存在逆差现象，但逆差在逐年缩小。经常账户逆差占GDP比重从2010年开始大幅度提升，从2013年开始该数据大幅减少，并在2019年上升到3%左右的水平（见图5-15）。同时南非贸易进出口差额从2014年的贸易逆差增长为2018年的贸易顺差（见图5-16），表明南非在商品和服务进口方面可能会有大幅度上升。从2010年开始，南非资本账户差额持续下降，虽然有所波动，但是波动幅度很小，从2010年的33.3%下降到2018年的18.0%，下降幅度显著（见图5-17）。

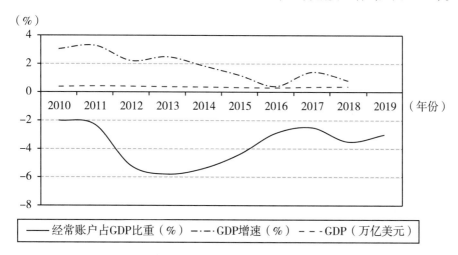

图5-15　南非经常账户占GDP比重

资料来源：南非储备银行（South African Reserve Bank），https：//www.resbank.co.za/Pages/default.aspx。

（十亿美元）

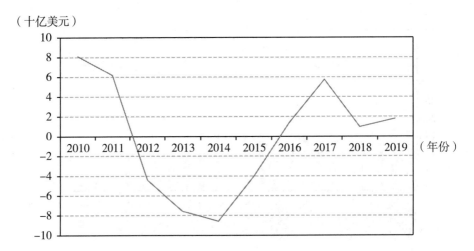

图 5 - 16　南非进出口贸易差额

资料来源：南非收入服务（South African Revenue Service），https：//www. sars. gov. za/Pages/
default. aspx。

（万美元）

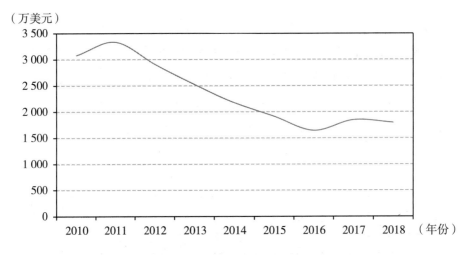

图 5 - 17　南非资本账户差额

资料来源：中国经济信息网。

从对外贸易依存度上来看，南非外贸依存度较高（见图 5 - 18）。南非在 2010 ~
2018 年总体的外贸依存度维持在 50% 的水平，其中，出口依存度基本维持在
25% 以上，进口依存度在 30% 浮动，进口依存度略微高于出口依存度。南非经济
增长对进出口贸易有较强的依赖性。具体来看，南非出口依存度常年保持 25% 左
右基本不变，而进口依存度有较为明显的波动，后者在 2017 年开始有轻微的上升
趋势。可以看出，外贸依存度与进口依存度存在较为明显的同步变化趋势。

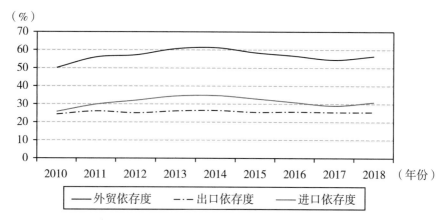

图 5 – 18　南非对外贸易依存度

资料来源：根据世界银行公开数据（World Bank Open Data）计算得出。

印度经常账户存在长期逆差。一方面，印度经常账户逆差长期存在，经常账户占 GDP 比重与 GDP 增速变化存在一定的同步性；另一方面，印度经常账户差额占 GDP 比重近五年维持在略高于 1% 的水平浮动（见图 5 – 19）。

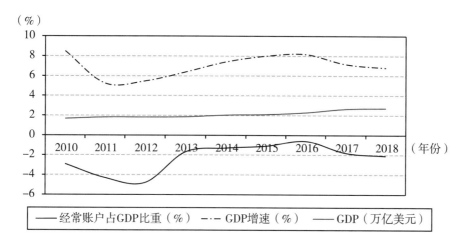

图 5 – 19　印度经常账户占 GDP 比重

资料来源：印度储备银行（Reserve Bank of India），https：//www.rbi.org.in/。

从贸易角度来看，印度在 2018～2019 年贸易保持逆差局面（见图 5 – 20）。2018～2019 年印度贸易逆差保持在 10.5 亿美元左右的水平，虽然有所波动，但波动幅度较小。从对外贸易依存度来看，印度总体对外贸易依存度呈现下降趋势，从最高 43% 下降到 2018 年的 30% 左右，进口依存度略高于出口依存度（见图 5 – 21）。总体上，印度经济增长对外贸的依赖性不算太高。

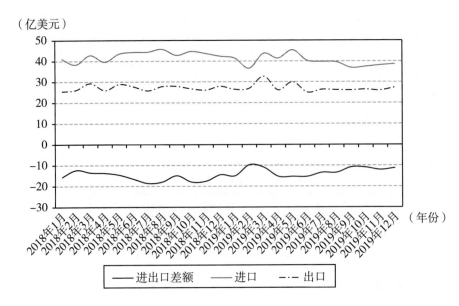

图 5 - 20　印度月度进出口贸易额

资料来源：印度商业和工业部（Ministry of Commerce and Industry india），https：//com-merce. gov. in/。

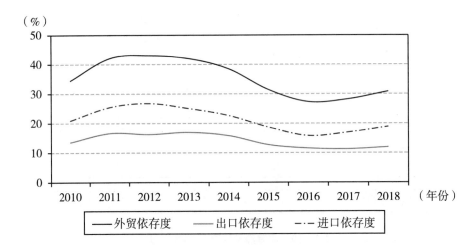

图 5 - 21　印度对外贸易依存度

资料来源：根据世界银行公开数据（World Bank Open Data）计算得出。https：//data. world-bank. org/。

巴西国际收支由赤字转变为盈余。首先，巴西长期保持经常账户逆差。经常账户占 GDP 比重长期为负，占比在 - 4% 以上水平（见图 5 - 22）。2010 ~ 2017年，巴西经常账户占 GDP 比重缓慢上升，从 2010 年的 - 2.9% 上升到 2017 年的 - 0.7%，2018 年又下降到 - 2.2%。从经常账户差额来看（见图 5 - 23），巴西经常账户的逆差趋势在不断减少。其次，巴西资本账户余额长期保持在 2 亿美元水平以上，波动较小。总体而言，巴西国际收支从 2015 年开始由赤字变为盈余。

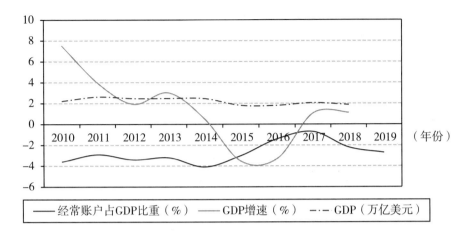

图 5 - 22　巴西经常账户占 GDP 比重

资料来源：巴西中央银行（banco central do brasil），https：//www. bcb. gov. br/。

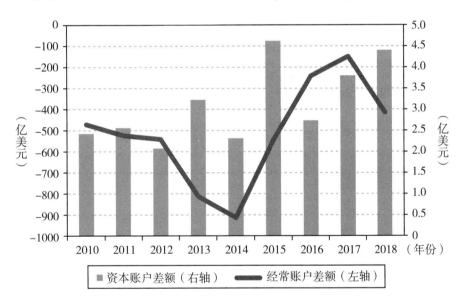

图 5 - 23　巴西国际收支情况

资料来源：中国经济信息网。

从贸易来看，巴西长期保持贸易顺差。巴西进口、出口和贸易差额均表现出一定的周期性波动特征，出口长期略高于进口（见图 5 - 24）。由于巴西自身经济发展水平较低和出口产品的类型集中在中低端产品，因此长期贸易顺差的现象表明巴西是利用自身比较优势，通过增加出口来拉动本国经济增长。

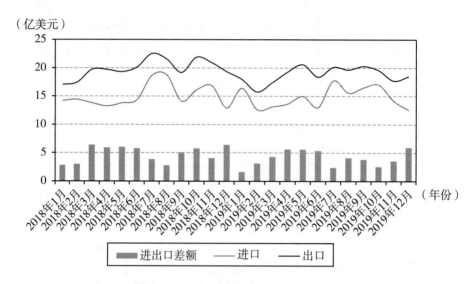

图5-24 巴西月度进出口贸易额

资料来源：发展、工业和对外贸易部（Ministério do Desenvolvimento, Indústria e Comércio Exterior），http：//www.mdic.gov.br/。

从贸易依存度来看，巴西经济增长对贸易的依存度不高。巴西贸易依存度保持在约20%的水平，其中，进口依存度和出口依存度均保持在10%的水平（见图5-25）。从2015年开始，出口依存度开始超过进口依存度，并呈现逐渐上升的态势。总体而言，巴西经济增长对贸易的依存度虽然不高，但是却呈现逐年上升的态势。

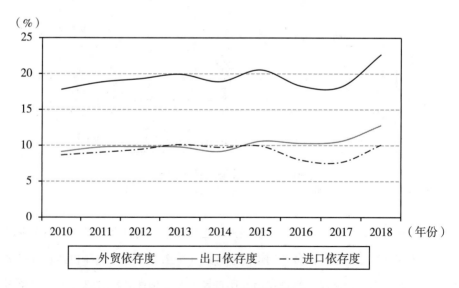

图5-25 巴西对外贸易依存度

资料来源：根据世界银行公开数据（World Bank Open Data）计算得出。

二、新冠疫情对新兴经济体经济的影响

为了应对疫情的快速蔓延，包括新兴经济体在内的多个国家都采取了严格的人员限制措施。随着疫情的加剧，各国不断升级或者延长防控时间，这些措施使得经济受到较大冲击。新兴经济体四个国家采取紧急命令的时间不尽相同，除巴西外，其他三国基本都集中在 2020 年 3 月①②③④。因此，疫情对经济的影响在 3 月开始出现，并在 4 月逐渐加重。疫情对经济的影响将视本国疫情发展情况而定，多国都准备在短期的防控之后恢复经济，但是疫情的蔓延势头迫使多国一再延长防控举措，这对经济的影响将会持续下去。从目前的情况来看，由于统计的滞后性，疫情对经济的影响分析主要集中在预测层面。

（一）疫情对经济增长的影响

疫情导致新兴经济体经济增长放缓。根据 IMF 在 2020 年 4 月发布的《世界经济展望》显示，2019～2021 年，俄罗斯、南非和巴西的 GDP 增速由原来的正增长变成 2020 年的全部负增长，2021 年 GDP 增速恢复到比 2019 年更高的水平。可能的原因有两个。首先，消费者需求增加。受到 2020 年疫情影响，大量消费和生产的需求被抑制，在疫情结束后，这些被抑制的需求不断积累并开始显现出来，从而引起消费大幅度上升和经济补偿性增长。其次，经济举措的效果开始显现。由于经济政策的滞后性，疫情期间各国采取应对经济冲击的一系列举措在 2020 年会产生部分效果并在 2021 年一直持续。在政策刺激下，经济增长出现反弹。虽然印度经济在 2020 年没有负增长，但是相对于 2019 年而言，疫情对经济增长的影响依然很大。

（二）疫情对物价水平的影响

短期来看，疫情将降低 CPI 的增速。疫情引起就业率和收入下降，导致消费需求也随之下降，从而引起物品价格下跌。长期来看，尽管政府会出台一系列经济救助计划来增加收入、就业和消费需求，但是短期内 CPI 增速将处于下降的态

---

① 《俄罗斯多地要求民众居家自我隔离》，中国新闻网，2020 年 3 月 31 日。
② 《印度在全国实施封城措施》，新华网，2020 年 3 月 25 日。
③ 《南非宣布实施全国"封城"措施　确诊病例超过 400 例》，新华网，2020 年 3 月 24 日。
④ 《新增病例居高不下　巴西地方政府首次下令"封城"》，参考消息网，2020 年 5 月 7 日。

势。根据 IMF 发布的《世界经济展望》显示，2019 年俄罗斯、南非、印度和巴西四国 CPI 增速分别为 4.5%、4.1%、4.5% 和 3.7%，预计到 2020 年该增长率分别下降到 3.1%、2.4%、3.6% 和 3.3%，2021 年有的国家 CPI 增速略高于 2020 年水平，有的略低于 2020 年水平，但总体都低于 2019 年物价水平。

从月度数据来看，由于疫情在多数国家出现的时间集中在 2 月，为了应对疫情，各国政府采取的应对措施开始对物价产生一定的影响。2020 年 1～3 月，除俄罗斯以外，其他国家通胀率都有所下降。俄罗斯物价水平有轻微上升，但是仍然处在增速持续下跌的过程中（见图 5 - 26）。南非物价水平由 2019 年 12 月的 4.03% 上升到 2020 年 2 月的 4.6%，然后开始下降到 3 月的 4.1%（见图 5 - 27）。印度物价水平下降比较明显，从 2019 年 12 月的 7.35% 下降到 2020 年 3 月的 5.91%，下降幅度较大（见图 5 - 28）。巴西物价水平也呈现下降趋势，从 2019 年 12 月的 4.31% 一直下降到 2020 年 3 月的 3.3%，同样下降幅度很大（见图 5 - 29）。

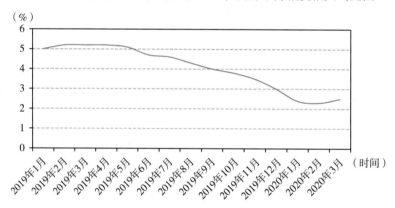

图 5 - 26　俄罗斯月度 CPI 增速

资料来源：中国经济信息网。

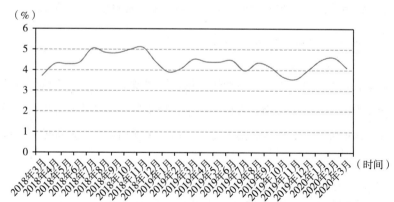

图 5 - 27　南非月度 CPI 增速

资料来源：中国经济信息网。

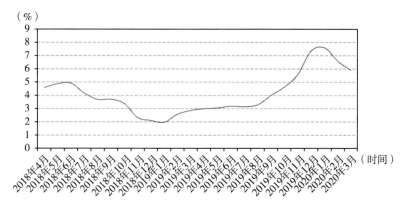

图 5 - 28 印度月度 CPI 增速

资料来源：中国经济信息网。

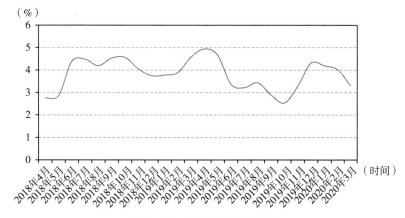

图 5 - 29 巴西月度 CPI 增速

资料来源：中国经济信息网。

（三）疫情对国际收支的影响

疫情将显著降低俄罗斯经常账户平衡增速。根据 IMF《世界经济展望》的数据显示，对俄罗斯而言，2020 年经常账户平均增速将下降至 0.7%，到了 2021 年继续下降至 0.6%。贸易出口下降尤其是能源出口受到影响是俄罗斯经常账户平均增速下降的主要原因。由于俄罗斯在能源价格上与其他原油输出国没有达成统一，包括原油和天然气在内的能源供给过剩导致价格走低（见图 5 - 30）。在此基础上，疫情对石油需求的抑制又加大了原油价格下跌的风险。当地时间 4 月 20日，纽约商品交易所 5 月交货的轻质原油期货价格下跌了 55.9 美元，收于每桶－37.63 美元，价格创下了历史新低（见图 5 - 31）。[①] IMF 预测，2020 年和 2021

---

① 《纽约原油期货价格史上首次跌入负值》，载于《经济参考报》，2020 年 4 月 22 日。

年原油价格都将维持在 35 美元/桶左右。① 由于能源产品是俄罗斯外贸的重要组成部分，能源需求下降将直接影响贸易顺差，从而降低经常账户增速。数据显示，2020 年 1 月和 2 月贸易顺差分别为 13.1 亿美元、9.7 亿美元，与 2018 年和 2019 年相比，2020 年 1 月和 2 月贸易顺差额分别下降 22.5%、19.8% 和 7.1%、41.2%（见图 5 - 32）。可以看出，俄罗斯 2020 年的贸易顺差在同比降低。疫情之下，虽然其他产品也许有出口量增加的可能，但是石油和天然气等能源类产品作为出口比重最大的产品，出口量的下降对俄罗斯贸易收支的影响会更大一些。

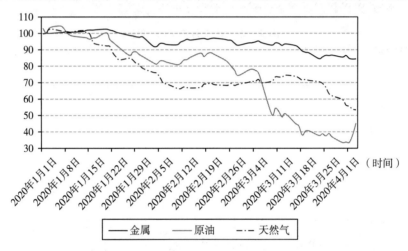

图 5 - 30　全球金属、原油、天然气价格指数

资料来源：IMF, World Economic Outlook（2020 年），https://www.imf.org/zh/Publications/WEO/Issues/2020/04/14/weo-april-2020. 2020. 04.

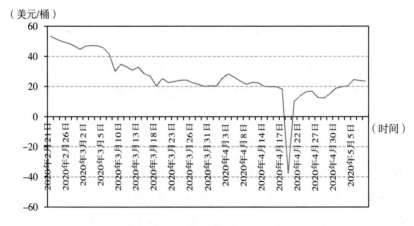

图 5 - 31　WTI 原油期货价格

资料来源：Wind。

---

① IMF：World Economic Outlook（2020），https://www.imf.org. 2020. 04.

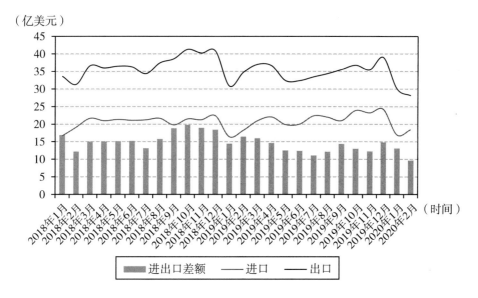

图 5 - 32　俄罗斯进出口贸易额

资料来源：俄罗斯中央银行（Central Bank of Russia），http：//www. cbr. ru/eng/。

疫情将提高南非和巴西经常账户平衡增速。IMF 预测，2020 年南非经常账户增速将大幅提升至 0.2%，由负增长变为正增长，到了 2021 年又将下降到 -1.3%（见表 5 - 2）。对印度和巴西而言，疫情虽然改变了经常账户增速，但是没有转变负增长的局面。

表 5 - 2　　IMF 对新兴经济体四国经常账户平衡增速的预测　　　　单位：%

国家	经常账户平衡增速		
	实际	预测	
	2019 年	2020 年	2021 年
俄罗斯	3.8	0.7	0.6
南非	- 3.0	0.2	- 1.3
印度	- 1.1	- 0.6	- 1.4
巴西	- 2.7	- 1.8	- 2.3

资料来源：IMF，World Economic Outlook（2020），https：//www. imf. org/zh/Publications/WEO/Issues/2020/04/14/weo-april-2020. 2020. 4.

从影响过程来看，疫情对新兴经济体贸易的影响分为两个阶段。第一个阶段，中国刚开始发生疫情时期。这个时间跨度是 2020 年 1 ~ 3 月。由于 3 月 1 日全球除中国外的地区总共确诊感染人数是 7 169 人[①]，这一数字没有引起其他国家的足够重视，只是采取一些简单的防疫措施，国内经济生产没有受到太大影响，因此这段时间疫情对这些国家贸易的影响主要是中国对进口贸易需求下降导致的。第二个阶段，各国疫情防控时期。这个时间跨度将从 2020 年 3 月各个国家开始重视并逐渐采取更为严厉的防控措施开始，截止时间是疫情结束。这一时期，国内生产和国际贸易都受到较大影响，进出口额将会出现大幅度下降。

从数据来看，2020 年 1～3 月，除了南非外，其他三个国家的进出口都出现了下跌（见图 5-33 至图 5-35）。由于这一时期是疫情的早期，仅中国的生产受到影响。作为全球重要的工厂，一方面需要进口原材料，另一方面要出口贸易产品。严格的疫情防控将中国这个世界工厂瞬间关停，导致全球的进口和出口都受到严重影响。虽然南非贸易量在上升，但 3 月后这一局面将会完全扭转，进入下跌的情形。

（亿美元）

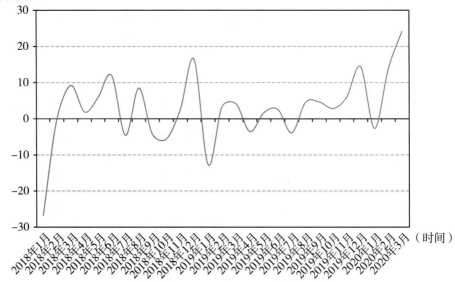

图 5-33　南非进出口差额

注：因原数据单位为南非兰特，无美元数据，且月度汇率不稳定，无法准确计算，故只有差额数据，没有具体的进口和出口数据。

资料来源：中国经济信息网。

---

① WHO，Coronavirus disease 2019（COVID-19）Stuation Report-41，http：//www. who. int.

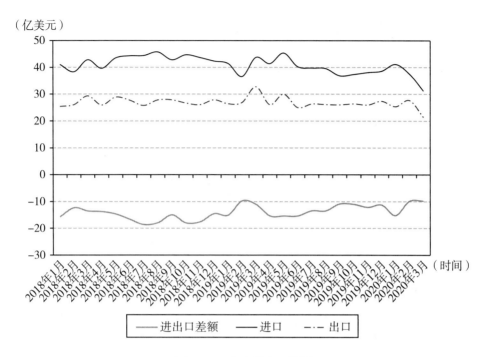

图 5 – 34 印度进出口差额

资料来源：中国经济信息网世界经济数据库。

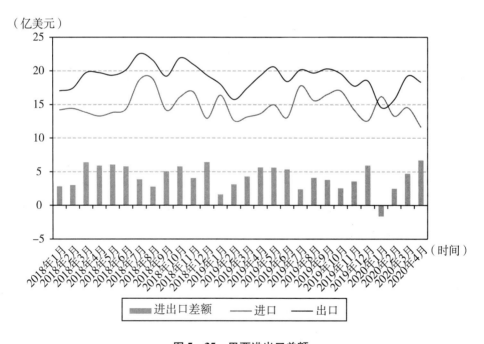

图 5 – 35 巴西进出口差额

资料来源：中国经济信息网世界经济数据库。

（四）疫情对劳动力市场的影响

从 IMF 公布的数据看，除了印度外，其他三国失业率受到疫情影响很小（见表 5-3）。俄罗斯失业率在 2019~2021 年基本保持不变。南非失业率有一定上升，由于南非失业率一直保持较高水平，所以在 2020 年和 2021 年南非失业问题更加严峻。巴西失业率相对较高，疫情过后有一定程度的上升。

表 5-3　　　　　IMF 对新兴经济体四国失业率的预测　　　　　单位：%

国家	实际	预测	
	2019 年	2020 年	2021 年
俄罗斯	4.6	4.9	4.8
南非	28.7	35.3	34.1
印度	—	—	—
巴西	11.9	14.7	13.5

资料来源：IMF, World Economic Outlook（2020），https://www.imf.org/zh/Publications/WEO/Issues/2020/04/14/weo-april-2020. 2020. 4.

对印度而言，失业问题将是未来一段时间面对的重要难题。虽然 IMF 没有公布印度失业率水平，但是根据印度经济监测中心（Centre for Monitoring Indian Economy, CMIE）的数据显示，2020 年 3 月 22 日之前，印度的失业率稳定在 8% 左右，但是 4 月份的失业率已经超过 20%，5 月 17 日前的失业率也保持在 24% 以上（见图 5-36）。可以看出，进入 4 月份以来，疫情防控措施导致印度失业率迅速上升，并持续保持在较高位置，印度就业市场面临巨大失业压力。

从就业数量变化来看，4 月份印度所有领域都出现了严重的失业问题。总体来看，印度小商贩和劳工、商务人士、工薪阶层和农民的总体就业人数净增量为 -1.215 亿人，即失业人数为 1.215 亿人（见图 5-37）。小商贩和劳工在经济不稳定时是最容易受到影响的人群，4 月份该类就业人群失业人数增加9 130 万人，占到就业总人数净变量的 75.1%，是受到疫情影响人数最多的就业群体。商务人士失业人数为 1 820 万人，是受到影响较为严重的人群，占到就业总人数净变量的 15%。商务人士是经济活动中就业较为稳定的人群，出现如此规模的失业状况，可能的原因是企业生产和效益欠佳，大量企业倒闭和裁员对商务人士构成直接影响，其中包括大型企业和初创企业。工薪阶层失业人数是 1 780 万人，占比为 14.7%，与商务人士基本持平。工薪阶层作为收入端

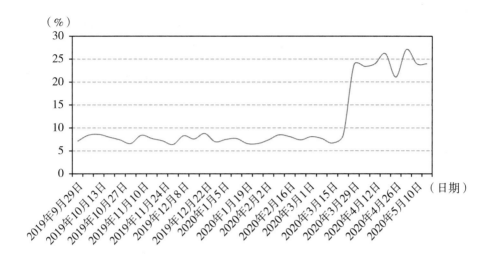

图5-36　印度失业率

资料来源：印度经济监测中心（Centre for Monitoring Indian Economy Pvt. Ltd），https://www.cmie.com/。

的主力，就业受到影响后，整个市场的消费水平将会受到一定影响。与前三类群体人数变化情况相反，农民人数增加了580万人。严格意义上来说，农民不能算作就业的一种类型，因此从实际情况来猜测，增加的人数应该主要来自于小商贩和劳工的转移。总体而言，低收入失业人数在总失业人数中占一半以上的比重，与企业相关的商务人士和工薪阶层失业人数同样较为显著，农民成为很多失业群体暂时的就业去向。

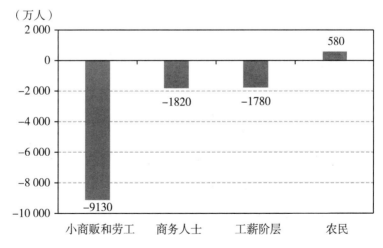

图5-37　2020年4月份印度就业人数变化情况

资料来源：印度经济监测中心（Centre for Monitoring Indian Economy Pvt. Ltd），https://www.cmie.com/。

从劳动参与率来看，印度 5 月份的就业市场开始出现一些向好的态势（见图 5-38）。受到疫情影响，3 月份印度的劳动参与率不断下降，从 4 月份开始，劳动参与率已经处于最低值，在整个 4 月和 5 月中上旬，劳动参与率开始有上升的迹象。考虑到此时失业率在 24% 的水平上下浮动，因此可以从劳动参与率缓慢上升的现象中得出，此时失业人群中有大量劳动力正在积极寻找工作。然而，由于失业率仍然处于 24% 左右的较高水平，因此就业市场仍然存在大量无工作意愿的人群，这将是未来印度就业市场面临的巨大挑战。

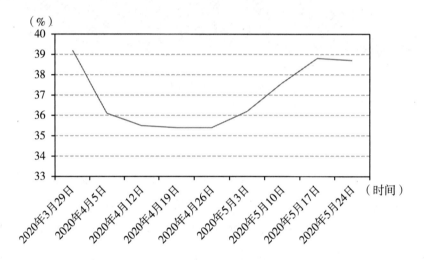

图 5 - 38　印度劳动参与率

资料来源：印度经济监测中心（Centre for Monitoring Indian Economy Pvt. Ltd），https：//www.cmie. com/。

三、新兴经济体应对疫情的经济举措

为了应对快速蔓延的疫情，各国都纷纷采取了紧急的防控举措，通过限制人员的流动和聚集来阻断及降低新冠肺炎的快速蔓延（见表 5-4）。这些举措对各个国家的经济都产生了直接且显著的影响，尤其是市场主体和失业人群。针对企业活动和家庭救助两个方面，各国分别采取了财政政策、货币和金融政策。本节将从财政政策、货币和金融政策两个方面对新兴经济体采取的经济举措进行归纳和分析。

表 5 - 4 新兴经济体四国疫情防控措施实施情况

国家	实施时间	实施内容	累计确诊/增速
俄罗斯	3月18日封城	所有出入境海关、学校关闭,聚集人数不多于50人等	379 051/2.2%
印度	3月24日封城	除货运外的国际航班、国内航班、教育机构、宗教等公共场所全部关闭,大部分经济活动停止。 5月25日以来,部分限制解除:国内航班逐渐恢复、陆运交通部分运营、限制聚集人数、允许部分经济活动	158 333/4.1%
南非	3月26日封城	禁止来自高风险国家公民入境、国际航班停止、国内公共交通限制、学校关闭、禁止聚集人数超过100人等。 5月1日将风险等级降为4级	25 937/6.5%
巴西	5月5日,下属的马拉尼昂州封城	截至5月29日没有采取全国性的封城措施,仅有部分州和城市采取了各自的封城措施	391 222/4.2%

注:确诊感染人数时间截至2020年5月28日,增速以5月27日为基期。

资料来源:新华社、央视、IMF和WHO。

(一)俄罗斯采取的应对举措

1. 财政政策

针对医疗人员、中小企业、失业人员和儿童以及贸易等领域面临的资金短缺、生活困难等问题,俄罗斯政府决定推出3 000亿卢布的抗危机基金,用于补助和支持受到疫情影响的个人和市场主体(见表5-5)。

表 5 - 5 俄罗斯采取的财政政策

政策领域	支持对象	政策类别	政策内容
卫生系统	前线医疗人员	补助	增加前线医疗人员和安全检查人员的补助
	安全检查人员		

续表

政策领域	支持对象	政策类别	政策内容
企业	中小企业	利率补贴	对中小企业和系统重要性企业给予利率补贴
		预算补助/零利率贷款	为受影响行业的中小企业提供预算补助,支持企业以每名员工最低工资的比例来支付两个月的工资,同时给予受影响行业的所有企业提供零利率贷款,支持企业支付六个月的最低工资
		免租金	年底前向各级政府免交租金,对于受影响的中小企业,向联邦政府免交 3 个月的租金
		担保贷款	对中小企业和受影响的行业提供担保贷款
		延期	将受影响的中小企业的社会捐赠延迟 6 个月,中小企业对超过最低工资标准的工资带来的社会贡献永久性从 30% 下降到 15%
	中小企业员工	补贴	旅游业和航空业的每名中小企业员工可获得 12 130 卢布的补贴
	一般企业	税收优惠	投资收入超过 100 万卢布的企业,缴纳 13% 税收
	受影响企业	延期纳税	对大多数受影响的企业给予大部分税款的延期纳税
社会救助	全国被隔离人员	带薪休假	被隔离人员将获得病假福利,病假工资至少与最低工资持平,并持续到 2020 年底
	失业人员	失业救济金	失业救济金至少等于三个月的最低工资,最高为 12 130 卢布/月,直到 6 月份结束
	儿童	津贴	从 4 月开始,在所有符合生育条件的家庭中,所有不满 3 岁的儿童将获得为期 3 个月的额外一次性津贴;如果父母失业,所有有孩子的家庭每个孩子将获得 3 个月的一次性总津贴,每个孩子每月 3 000 卢布(约 40 美元)
贸易	医疗产品进口	零关税	药品和医疗设备进口零关税

注: ① 俄罗斯资金规模:财政总支出占 GDP 比重(%)为 2.8%。

② IMF 提供的政策信息更新时间为 2020 年 5 月 7 日,OECD 提供的政策信息更新时间为 2020 年 5 月 5 日。

资料来源:IMF, POLICY RESPONSES TO COVID-19, https://www.imf.org/en/Topics/imf-and-covid19/Policy-Responses-to-COVID-19;OECD:Key country policy responses, http://www.oecd.org/coronavirus/en/#country-tracker.

2. 货币和金融政策

俄罗斯采取的货币和金融政策如表 5 - 6 所示。

表 5-6   俄罗斯采取的货币和金融政策

政策类别	政策内容
利率	2020 年 4 月 24 日，俄罗斯中央银行将存款准备金率下调 50 个基点至 5.5%
保险	到 2020 年底，存款保险基金缴存比例将从 0.15% 下降到 0.1%
信贷	俄罗斯中央银行推出了一项 5 000 亿卢布的中小企业贷款
	4 月 27 日，针对中小企业贷款的商业银行贷款利率从 4.0% 下调到 3.5%，还包括对就业的紧急支持
	针对家庭，取消 4 月 1 日前发放的抵押贷款风险加权附加项
	受影响的民众和中小企业可获得最多 6 个月的贷款延期
外汇	出售通过国家福利基金获得的外汇储备
	提高外汇掉期操作上限
	对向某些行业发放的外汇贷款给予更优惠待遇
	外汇交易可以按照 3 月 1 日的汇率进行估值，但持开放外汇头寸的人除外

注：IMF 提供的政策信息更新时间为 2020 年 5 月 7 日，OECD 提供的政策信息更新时间为 2020 年 5 月 5 日。

资料来源：IMF：POLICY RESPONSES TO COVID-19，https：//www.imf.org/en/Topics/imf-and-covid19/Policy-Responses-to-COVID-19；OECD：Key country policy responses. http：//www.oecd.org/coronavirus/en/#country-tracker.

（二）南非采取的应对措施

1. 财政政策

南非采取的财政政策如表 5-7 所示。

表 5-7   南非采取的财政政策

政策领域	政策内容
卫生系统	提供 200 亿南非兰特应对疫情
	额外的 200 亿兰特资金将提供给市政当局来加强公共基础设施的卫生
社会救助	成立 6 个月的暂时性疫情赞助，并将 500 亿兰特发放给家庭和个人
	在两周时间内，与团结基金、非政府组织等一起向民众发放 25 万份食物
	提高就业税收激励程度。为每位收入低于每月 6 500 兰特的就业者提供每人 500 兰特的工资补贴

续表

政策领域	政策内容
企业	失业保障基金用于帮助处于困难的中小企业，主要是旅游业、服务业以及农民
	降低企业贷款成本
	税收部门加快报税和税收抵免，中小企业可以推迟税收和负债
	实施 4 个月的技能发展税免税期
贸易	发布了全额退税和免除进口增值税的商品清单

注：IMF 提供的政策信息更新时间为 2020 年 5 月 7 日，OECD 提供的政策信息更新时间为 2020 年 5 月 5 日。

资料来源：IMF：POLICY RESPONSES TO COVID-19，https：//www. imf. org/en/Topics/imf-and-covid19/Policy-Responses-to-COVID-19；OECD：Key country policy responses. http：//www. oecd. org/coronavirus/en/#country-tracker.

2. 货币和金融政策

南非采取的货币和金融政策如表 5 - 8 所示。

表 5 - 8 南非采取的货币和金融政策

政策类别	政策内容
基准利率	2020 年 3 月 19 日，南非储备银行将法定利率降低 100 基准点到 5. 25%
	4 月 14 日，南非储备银行再次将法定利率降低 100 个基准点到 4. 25%
资金流动性	在法定利率基础上，将回购拍卖次数增加至两次来提供日内流动性
	降低按回购利率贷款和按低于 200 个基点的回购利率贷款的常备贷款上限及下限
	必要时提高每周主要再融资业务的规模
	3 月 23 日，政府宣布启动一项统一方案，使银行能够向借款人提供债务减免
	3 月 25 日，南非储备银行宣布了进一步缓解融资市场流动性紧张的措施。目标是在整个收益率曲线的二级市场上购买政府债券，并将主要再融资工具的期限从 3 个月延长至 12 个月
	3 月 26 日，南非储备银行发布了向银行客户提供债务减免模式的指导方针
	3 月 28 日，南非储备银行宣布暂时放松银行资本金要求，将流动性覆盖率从 100% 降至 80%，来提供额外的流动性，抵御金融风险
	4 月 26 日，南非储备银行发布了关于分红和现金红利分配的指导意见，来确保银行的资本保值

注：①南非资金规模：南非宣布用占 GDP 10% 的财政刺激/救助计划来支持家庭和商业活动。

②IMF 提供的政策信息更新时间为 2020 年 5 月 7 日，OECD 提供的政策信息更新时间为 2020 年 5 月 5 日。

资料来源：IMF，POLICY RESPONSES TO COVID-19，https：//www. imf. org/en/Topics/imf-and-covid19/Policy-Responses-to-COVID-19；OECD：Key country policy responses，http：//www. oecd. org/coronavirus/en/#country-tracker.

（三）印度采取的应对措施

1. 财政政策

印度采取的财政政策如表 5 - 9 所示。

表 5 - 9　　　　　　　　　　印度采取的财政政策

政策领域	政策内容
卫生系统	3 月 19 日，对消毒剂的价格设定了上限，并禁止呼吸机和口罩出口
	3 月 24 日，政府设立 1 500 亿卢比的紧急卫生基金，用于治疗新冠病人，并加强医疗基础设施建设等
	3 月 26 日，中央政府出台"一揽子"计划，包括向每位医务工作者提供 500 万卢比的保险
社会救助	3 月 26 日，在接下来的三个月中，8 亿人每月免费获得 5 公斤小麦或大米和 1 公斤豆类
	2 亿女性在接下来的三个月内每月可获得 500 卢比
	参加农村公共就业计划的工人工资从每天 182 卢比增加到 202 卢比，来支持 1. 362 亿个家庭
	给 3 000 万贫困老人、寡妇和残疾人等每人 1 000 卢比
	各州政府使用建筑工人福利基金为建筑工人提供救济
企业	对于 90% 雇员月收入小于 15 000 卢比且拥有 100 名以下员工的企业，政府承诺在接下来的三个月代表雇主和雇员提供公积金
	4 月 8 日，政府宣布立即发出所有未完成的、不超过 50 万卢比的所得税退税和消费税退税
	3 月 24 日，政府宣布 3、4、5 月的商品和服务退税截止日期延长至 6 月 30 日
	3 月 26 日，政府宣布将在 4 月的第一周根据总理要求向 8 700 万农民每人支付 2 000 卢比

注：① 印度资金规模：3 月 26 日，印度中央政府投入 1. 7 万亿卢比（约 230 亿美元），旨在确保中低收入家庭能够在封锁期间正常生活。

② IMF 提供的政策信息更新时间为 2020 年 5 月 7 日，OECD 提供的政策信息更新时间为 2020 年 5 月 5 日。

资料来源：IMF，POLICY RESPONSES TO COVID-19，https：//www. imf. org/en/Topics/imf-and-covid19/Policy-Responses-to-COVID-19；OECD：Key country policy responses，http：//www. oecd. org/coronavirus/en/#country-tracker.

2. 货币和金融政策

印度采取的货币和金融政策如表 5 - 10 所示。

表 5 - 10 印度采取的货币和金融政策

政策类别	政策内容
流动性措施	降低银行资金成本至多1万亿卢比的长期回购操作，降低现金储备金率，来激励特定部门的贷款
	3月16日和3月23日，印度储备银行进行了两次为期6个月的美元/卢比买卖交换拍卖，积累提供了27.1亿美元的流动性
	将反向回购利率从4%下调至3.75%，来刺激银行向企业和个人贷款
	印度储备银行宣布了一项针对共同基金的特殊流动性融资工具，最高额度为5 000亿卢比
审慎监管	将中小企业破产标准提高100倍，达到1 000万卢比
	暂停偿还所有未偿还的定期贷款3个月的债务，并将流动资金贷款的利息延迟3个月
	4月17日，宣布破产解决方案的时间表从210天延长至300天
	印度储备银行要求银行在2019～2020财年不再支付股息
	各州临时贷款限额从已经增加的30%提高到60%
	4月27日，印度储备银行建立了5 000亿卢比的融资机制，为共同基金提供流动性

注：① 印度货币政策：印度储备银行货币政策委员会于3月27日将政策回购利率下调了75个基点，并宣布了必要的宽松货币政策，同时将通胀保持在目标范围之内。

② IMF 提供的政策信息更新时间为2020年5月7日，OECD 提供的政策信息更新时间为2020年5月5日。

资料来源：IMF，POLICY RESPONSES TO COVID-19，https：//www. imf. org/en/Topics/imf-and-covid19/Policy-Responses-to-COVID-19；OECD：Key country policy responses，http：//www. oecd. org/coronavirus/en/#country-tracker.

（四）巴西应对疫情采取的经济措施

1. 财政政策

巴西采取的财政政策如表 5 - 11 所示。

表 5 – 11   巴西采取的财政政策

政策领域	政策内容
卫生系统	将 0.4% 的 GDP 分配给了公共医疗系统。医疗产品进口关税降为零，进口程序简化
	新增 2 000 张床位，开设 5 800 个空缺职位
	驻院医生将获得 20% 的奖金，价值 130 美元
社会救助	收入低于最低工资一半，且没有其他社会福利的非正式工人和失业者，将在三个月内每个月领取 120 美元的临时津贴（单身母亲 240 美元）。受益女性 600 万人左右，占 GDP 的 1.3%
	正式雇员可以在短期工作计划中获得失业保险
企业	空中航行税被推迟了 6 个月，机场特许权费被推迟
	延迟税款和社会保障款项。中小企业的一些税收负债推迟 3 个月
	国家提供的贷款担保向中小企业开设了紧急信贷额度，贷款期限超过 36 个月，宽限期为 6 个月，名义利率低于当前的通胀率
公共部门	巴西国家开发银行向新公司提供占 GDP 0.6% 的贷款额度。一家公共银行已经将航空公司的利息负债推迟了 4 个月

注：① 巴西财政政策：巴西政府通过了一项大型紧急计划，包括预期的福利支出和延期的税收负债。在社会保护和卫生领域，正采取大量额外的支出措施。

② IMF 提供的政策信息更新时间为 2020 年 5 月 7 日，OECD 提供的政策信息更新时间为 2020 年 5 月 5 日。

资料来源：IMF, POLICY RESPONSES TO COVID-19, https：//www. imf. org/en/Topics/imf-and-covid19/Policy-Responses-to-COVID-19；OECD：Key country policy responses, http：//www. oecd. org/coronavirus/en/#country-tracker.

2. 货币和金融政策

巴西采取的货币和金融政策如表 5 – 12 所示。

表 5 – 12   巴西采取的货币和金融政策

政策类型	政策内容
利率	3 月 18 日，政策利率下调 50 个基点到 3.75%
流动性	3 月 23 日，巴西中央银行注入相当于 GDP 17% 的流动性，通过降低准备金要求和银行特殊流动性额度来实施
	与美联储达成 600 亿美元的货币互换协议来帮助巴西调控货币压力

注：IMF 提供的政策信息更新时间为 2020 年 5 月 7 日，OECD 提供的政策信息更新时间为 2020 年 5 月 5 日。

资料来源：IMF：POLICY RESPONSES TO COVID-19, https：//www. imf. org/en/Topics/imf-and-covid19/Policy-Responses-to-COVID-19；OECD：Key country policy responses. http：//www. oecd. org/coronavirus/en/#country-tracker.

（五）各国应对措施的特点

1. 扩大财政支出

疫情期间，各个国家都扩大了财政支出。由于每个国家的经济状况有所差异，所采取的财政支出力度差别也较大，尽管如此，各国的政策相应都比较及时，主要以治病救人和刺激经济增长为主要目的。俄罗斯财政支出占 GDP 比重为 2.8%；而南非的支出占 GDP 比重为 10%；巴西国内经济不景气，财政状况不容乐观，粗略估计，巴西财政支出占 GDP 比重为 2.3%，在财政支出上显得捉襟见肘。[①]

各个国家财政支出的目的，一是用来增加卫生医疗系统的基础设施建设，增加医疗设备、增加医护人员的数量、提高医护人员的福利保障；二是应对疫情对经济的冲击，一方面通过资金的方式来延缓还款期限、减少税收、降低贷款成本等；另一方面改善受影响的企业尤其是中小企业员工的就业保障。同时，许多国家对进口关税，尤其是医疗产品的进口关税降低到零的水平，以增加国内防疫物资供给。这些政策都给予了受疫情影响较大的企业和个人比较及时的资金支持与社会保障。

2. 增加资金流动性

增加流动性是各国的普遍做法。受疫情影响，市场主体在投融资、贷款和债务上因缺少资金、资金成本高等因素而面临倒闭风险，个人收入水平也因失业而出现下降，增加流动性可以有效缓解这些矛盾。货币和金融政策的实施对象主要是中小企业和银行。对中小企业而言，增加流动性的方式是提供低利率贷款、延迟还款时间、代替企业为员工补偿一定的社会保障等。对银行和国家外汇储备来说，增加流动性的方式是降低利率、出售外汇储备、给予外汇贷款以优惠待遇等。对于个人贷款者，部分国家也降低了贷款利率水平。在监管方面，多国放松对企业和金融机构的监管力度，提高了破产标准和贷款限额、延迟了负债时间等。这些提高流动性的政策是当前所能使用的最直接有效的刺激和救助经济的方法，效果如何还有待时间检验。

[①] 数据来源：IMF, POLICY RESPONSES TO COVID-19, https：//www. imf. org/en/Topics/imf-and-covid19/Policy-Responses-to-COVID-19。其中，巴西没有公布财政支出占 GDP 的比重，笔者根据巴西公布的财政金融政策金额进行估计后计算得出。由于印度公布的很多政策缺少具体金额或者适用的人群数量未知，因此没有对其进行估算。

3. 应对措施以短期为主

从数量上来看，各国采取的财政和货币政策情况如下：俄罗斯 23 条、南非 20 条、印度 22 条、巴西 12 条。相比较来看，俄罗斯、南非、印度三国出台了相对多一些的经济救助计划，巴西则相对较少。尽管从数量上看各国之间有所差异，但差异不明显。由于疫情还在不断发展，政策数量可能会有所增加。

从政策时间跨度上看，各国普遍将经济救助计划的时间设定在半年左右，有的只有 1~2 个月。俄罗斯、南非和印度政策的最长时间跨度都是从 3 月底开始到 9 月结束，中间跨度 6 个月。巴西政策的时间跨度是 4 个月。从当前来看，应对经济冲击采取的措施以短期为主，原因是多数国家普遍认为疫情持续时间会在数月左右。后期各国是否会采取更多长期计划还要看疫情发展和疫情对经济的影响程度。

四、新冠疫情下中国面临的挑战与对策

当前，疫情还在新兴经济体蔓延，应对疫情采取的措施将在接下来的 1~2 年时间里对新兴经济体经济产生较大影响。在这种情况下，尽管中国与新兴经济体的合作与未来发展将面临更多挑战，但是也应该从中发现机遇，转变合作方式与发展策略，在"危难"中主动寻求"机遇"。

（一）中国面临的挑战

1. 进出口贸易将出现不同程度的下降

从当前的疫情发展来看，国内进口将会下降，但是各类产品面临的情况有所差异。从贸易结构来看，中国从各国进口的最主要产品包括俄罗斯的原油和天然气，以及南非、印度和巴西的矿产品。从国外供应能力来看，这些产品主要集中在初级产品，对于初级产品而言，封城措施对其产量影响较小。除此之外，中国从俄罗斯、巴西还需要进口一定量的粮食，虽然中国基本口粮可以保证自给自足[1]，但仍有个别种类产品如大豆目前还需要依赖进口，而大豆等产品有俄罗斯、阿根廷等多个进口来源国。新冠疫情下，粮食进口量在各国限制出口措施下可能会有所下降，其带来的主要影响是粮食价格的上升以及国内企业生产成本的上

---

[1]　《中国主要谷物自给率超过 95%》，人民网，2019 年 10 月 29 日。

升。另外，需要大量人力的产品供应量可能会受到国外经济恢复的影响。总体而言，初级产品进口量将主要受到国内需求下降影响而减少，其他领域产品进口量，如需要大量人力的中间品和制造业产品，不仅会受到国内需求下降的影响，还会受到来源国经济恢复情况的影响。

除了进口下降外，出口同样会受到各国经济恢复状况的影响而有所下降。具体而言，中国向各国出口额最大的产品包括：向俄罗斯出口电气设备和汽车配件、向南非出口机电产品和纺织品，以及向印度和巴西出口的机电产品和化工产品，这些产品是工业生产的必备产品。从国外需求来看，受新冠疫情影响，各个国家经济迟迟不能完全恢复，国外工业生产对进口的需求将会下降，直接影响中国该类产品的出口。此外，除了这些比重较大的出口产品外，经济生产所需要的其他领域的产品如制造业产品、高科技产品等的生产由于需要大量人力支撑，国外缓慢的经济恢复步伐将导致这些产品出口需求有所下降。从中国的供给来看，目前中国已经率先恢复了绝大多数经济生产活动，相应的出口产品供应能力基本能满足国外需求。总体而言，疫情下的国外经济恢复十分缓慢，导致中国产品出口需求下降。

2. 全球产业链不稳定性加剧

各国新冠疫情发展状况和其国内政治环境的不稳定给全球产业链带来诸多不利影响。从贸易和发展水平看，与新兴经济体其他国家相比，俄罗斯、南非、印度和巴西是中国的原材料来源国及制造业产品与工业产品的销售国。目前来看，除了产品销售会受到新兴经济体经济恢复状况的影响外，中国的原材料供应没有受到较大影响。然而，其他国家国内政治环境的不稳定和国家间争端将会给全球产业链带来威胁，各国有可能会为了自身国家利益而限制出口或者采取歧视性措施，这些都是影响全球产业链从而直接影响中国产业链供应的不稳定因素。而在新冠疫情下，严重的经济衰退和失业问题将会使一些国家将国内矛盾转嫁到国外，从而增加这些因素的不稳定性。

3. 国际合作模式面临调整

首先，中国与印度的合作模式将面临调整。中国和印度在经济合作模式上具有合作与竞争并存的特点。随着中国产业结构升级，印度逐渐承接中国中低端制造业，双方形成合作关系，然而短期内印度无法完全替代中国在制造业上的全球地位，中印之间在中低端制造业形成了一定的竞争格局。可以预见，新冠疫情会给印度的制造业产能带来不确定性，在这种情况下，中国就需要寻找除印度之外的合作伙伴，同时积极建立和完善国内产业链。

其次，逆全球化趋势恶化了发展中国家的发展环境。从目前来看，逆全球化趋势主要出现在发达国家，大多数发展中国家为了发展还是主张全球化。近些年西方国家民粹主义盛行，坚持奉行单边主义、霸权主义，损害了他国利益，破坏了国际准则。作为国际规则的主导者，西方发达国家的行为让国际准则的约束力减弱，这对发展中国家来说是一种挑战。第一，逆全球化趋势让各国开始纷纷效仿西方国家并施行贸易保护主义，可能会恶化国际贸易环境；第二，逆全球化让全球产业链、价值链的安全存在较大不确定性，处于价值链中低端的发展中国家将会因产业链断裂而遭受更大的打击。在这种形势下，中国与新兴经济体四国作为较大的发展中国家成员，都将会受到逆全球化趋势的影响。因此，长期来看，中国作为最大的发展中国家，应该与其他四国以更加积极的方式开展合作，建立区域合作联盟和国家间战略对接，努力推动全球化趋势向前发展。

4. 中国对外投资暂时放缓

新冠疫情下的新兴经济体将减缓中国对外投资步伐。新兴经济体四国受新冠疫情影响仍处于经济半停滞状态，短期内各国经济恢复无望。一方面，虽然中国已经率先恢复了经济，但是各国忙于抗疫，经济增长放缓，对外资需求也将下降。另一方面，各国为了应对疫情，纷纷采取了宽松的财政政策和货币政策，从而增加了债务违约风险和汇率风险。以巴西为例，巴西近些年处于较为严重的债务违约风险和经济增长放缓趋势之下，国内政治不稳定加剧了这些问题。考虑到国外较高的市场风险，投资者将会留在风险较低的中国市场。

（二）中国采取的对策

1. 加快构建全面开放新格局

中国的成功抗疫为中国经济恢复争取了宝贵时间，这就为中国赢得了扩大合作与加快开放格局的机会。受到多种因素的影响，各国抗疫效果不甚理想，经济恢复存在很多不确定性。反观国内经济，虽然一季度经济增长下滑 6.8%，但是二、三季度中国经济增速将会值得期待。中国的"快人一步"将为其他国家恢复经济提供动力，成为全球经济恢复的最大动力。新兴经济体与中国的经贸往来十分频繁，合作形式多样，在这些国家经济恢复的阶段，中国应该以多种形式扩大和加深双边与多边合作，积极开拓新兴经济体市场。同时，中国需要通过不断对内改革和对外开放，营造良好的国内市场环境，吸引更多国际合作，共同推动全面开放新格局向前发展。

2. 加快企业走出去步伐

在新冠疫情影响下，各国经济都受到了严重影响，很多企业都面临生存危机。然而，此次疫情却给一些高科技企业提供了更多机遇。众所周知，人工智能技术和移动互联网技术的开发与应用是中国快速抗疫并取得成功的重要支撑，也让中国在相关技术领域取得了更大进步。因此，在各国抗疫时期，应将新技术向全球推广，加快中国高科技企业"走出去"的步伐。

3. 积极践行人类命运共同体理念，为国际抗疫提供助力

在当前逆全球化趋势不断加剧和各国疫情持续蔓延的形势下，中国作为负责任的大国，在本国经济恢复的前提下，承担了一系列国际责任，让中国的抗疫成果和发展成果惠及更多国家，真正践行了人类命运共同体理念。在全球疫情和经济恢复的阶段，中国向他国提供帮助必然会面临很多的困难和挑战，但危难时期恰恰能更好地向世界展示中国的理念和形象。因此，中国应该加强与新兴经济体的医疗合作，力所能及地帮助有困难的国家渡过难关。中国的抗疫已经取得了显著成效，并已顺利复工复产，而新兴经济体目前还处于抗疫阶段，中国在医疗卫生领域的成功经验可以向各国介绍和推广。首先，中国可以输出医疗技术，向各国进行援助，帮助其渡过疫情难关；其次，中国应该加大出口医疗卫生产品，解决他国在抗疫物资上的短缺问题；最后，还可以与各国加强医疗卫生领域的科研交流与合作，共同研发药物，共享发展成果，促进双方医疗卫生研究和应用水平提高。总之，中国应该发挥自身优势，在力所能及的情况下帮助他国渡过难关，体现人道主义精神和患难见真情的友谊。

参考文献

［1］World Health Organization："Cornavirus disease（COVID-19）Situation Report-102"，https：//www. who. int/docs/default-source/coronaviruse/situation-reports/20200501-covid-19-sitrep. pdf?sfvrsn = 742f4a18_4.

［2］IMF："World Economic Outlook"（2020），https：//www. imf. org/zh/Publications/WEO/Issues/2020/04/14/weo-april-2020.

第六章

新冠疫情对发展中国家经济的影响及国际合作

新型冠状病毒肺炎于 2020 年初在中国武汉暴发，并随即席卷了中国诸多省市，形成规模较大的疫情。同时，随着新冠疫情在世界范围内的快速蔓延，集中于意大利、英国、德国、美国等欧美国家的疫情紧随而来。世界卫生组织总干事谭德塞强调，病毒没有国界的概念，我们应对这场疾病的能力最终将取决于世界上最薄弱的医疗体系。虽然根据发展中国家披露的统计数据来看，其新冠疫情的态势仍在可控范围内，然而发展中国家在经济水平、医疗体系、社会治理能力等方面均较为落后，并且具有人口基数大、人流量密集等特征，使其很有可能成为新一轮新冠疫情的主要战场。新冠疫情不仅对发展中国家的健康卫生安全造成极大威胁，更会对其经济产生巨大冲击。因此，在发展中国家面临愈发严峻的疫情形势下，对新冠疫情的研究有助于了解疫情对众多发展中国家的经济影响，有助于发展中国家及时采取有针对性的有效措施来缓解相关不利影响，并强化国际合作对发展中国家抗击新冠疫情的作用。

一、新冠疫情在发展中国家的发展态势

新冠疫情蔓延速度最快以及影响最为严重的国家和地区主要集中于发达国家和新兴市场国家。但是随着时间的推移，疫情开始在发展中国家和低收入国家快速扩散。虽然发展中国家的累计确诊病例数低于发达国家，但其新冠疫情形势却不容忽视，大规模扩散的可能性极高，主要迹象表现在三个方面。

（一）感染病例数量不断攀升

随着新冠疫情在世界范围内的不断扩散，亚洲、拉丁美洲、非洲等地区的发

展中国家均发现确诊病例。并且，众多发展中国家每天都有新增确诊病例出现，累计确诊病例呈快速上升趋势。

1. 亚洲地区

在所有地区中，亚洲地区的发展中国家疫情最为严重，42 个发展中国家均出现新冠疫情，其中包括印度、土耳其、伊朗、沙特阿拉伯、菲律宾、巴基斯坦在内的 10 个发展中国家累计确诊病例破万。[①]

图 6-1 所示，西亚地区，土耳其的累计确诊病例数量在世界范围内排名靠前，累计确诊病例数量呈高速增长，截至 2020 年 5 月 11 日累计确诊病例高达 139 771 例，成为所有发展中国家中累计确诊病例数量第二高的国家，仅次于巴西。同时，土耳其的新增病例处于较高水平，自 4 月开始每日新增确诊病例均破千，4 月 11 日新增确诊病例甚至突破 5 138 例，超过意大利、法国、西班牙等疫情严重的国家。伊朗地区的累计确诊病例也增长较快，截至 5 月 11 日累计确诊病例达 109 286 例，仅次于土耳其，累计死亡病例达到 6 685 例。沙特阿拉伯的疫情出现大范围扩散，自 4 月 18 日起其新增确诊病例破千并且快速增长，截至 5 月 11 日新增确诊病例达到峰值为 1 966 例，累计确诊病例 41 014 例。

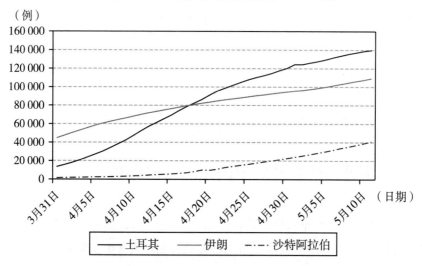

图 6-1 西亚地区主要发展中国家累计确诊病例趋势
（2020 年 3 月 31 日至 5 月 11 日）

资料来源：中华人民共和国驻沙特阿拉伯王国大使馆网站；百度疫情实时大数据报告，2020 年 5 月 12 日。

[①] 百度疫情实时大数据报告，2020 年 5 月 12 日。

如图 6-2 所示，南亚地区，印度的疫情态势逐渐加剧，新增确诊病例呈加速增长，截至 2020 年 5 月 11 日新增确诊病例高达 4 761 例，累计病例达到 67 700 例，4 月平均死亡率超过 3%。东南亚地区，巴基斯坦、菲律宾、印度尼西亚的累计确诊病例破万，截至 5 月 11 日累计确诊病例分别达到 32 081 例、11 086 例、14 265 例；印度尼西亚与菲律宾的死亡率处于较高水平，分别为 6.94%、6.54%。

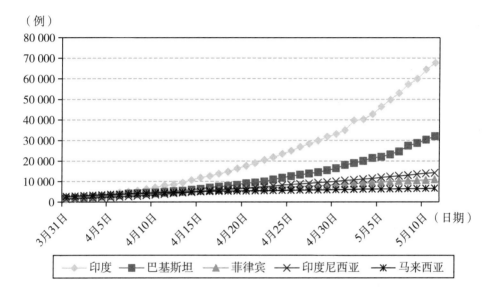

（例）

图 6-2　南亚及东南亚地区主要发展中国家累计确诊病例趋势
（2020 年 3 月 31 日至 5 月 11 日）

资料来源：百度疫情实时大数据报告，2020 年 5 月 12 日。

2. 拉丁美洲地区

拉丁美洲的发展中国家疫情形势较为严峻（见图 6-3），所有发展中国家都受到了新冠疫情的影响，包括巴西、秘鲁、智利、厄瓜多尔、墨西哥等在内的 7 个发展中国家累计确诊病例破 10 万。截至 2020 年 5 月 11 日，巴西累计确诊病例高达 168 331 例，累计死亡病例达 11 519 例，成为所有发展中国家中累计确诊病例、累计死亡病例最多的国家，甚至超过一些发达国家；秘鲁疫情态势也较为严重，累计确诊病例人数不断上升，达到 68 822 例；墨西哥与厄瓜多尔两个国家死亡率较高，累计死亡病例分别为 3 573 例、2 127 例，病死率分别高达 9.83%、7.19%。

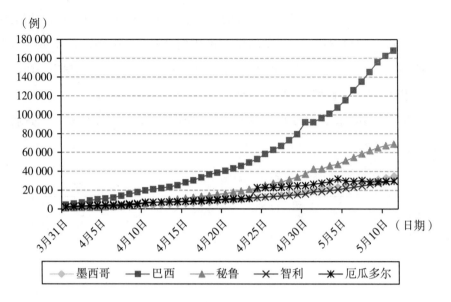

图 6－3　拉丁美洲主要发展中国家累计确诊病例趋势
（2020 年 3 月 31 日至 5 月 11 日）

资料来源：百度疫情实时大数据报告，2020 年 5 月 12 日。

3. 非洲地区

相较于其他地区，非洲累计确诊病例较少，但确诊病例总数呈现快速增长态势（见图 6－4），截至 2020 年 5 月 11 日，有确诊病例的非洲国家上升至 53个，所有非洲国家总共累计病例达到 63 325 例，死亡 2 293 例，[1] 疫情主要集中于北非地区。其中，南非是非洲累计确诊病例最多的国家，累计确诊病例破万，达到 10 652 例；埃及紧随其后，累计确诊病例 9 746 例，死亡 533 例，成为非洲累计死亡病例最多的国家；阿尔及利亚累计确诊病例 5 891 例，死亡病例累计 507 例，病死率高达 8.6%，在所有国家病死率中排名靠前。[2] 此外，疫情正在向非洲农村地区扩散，已有超过 16 个非洲国家出现集群病例和社区传播。[3]

从累计确诊病例和新增确诊病例数量来看，发展中国家的新冠疫情主要集中于东南亚、中东、拉美等地区，而非洲地区国家疫情则相对稳定。但这并不

①　非洲疾控中心，https：//africacdc. org/covid-19/，2020 年 5 月 12 日。
②　百度疫情实时大数据报告，2020 年 5 月 12 日。
③　世界卫生组织：《世卫组织总干事 2020 年 4 月 10 日在 2019 冠状病毒疫情媒体通报会上的讲话》，https：//www. who. int/zh。

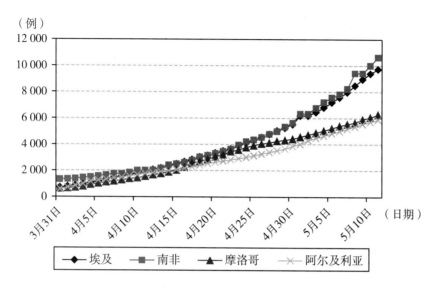

图 6 - 4　非洲主要国家累计确诊病例趋势
（2020 年 3 月 31 日至 5 月 11 日）

资料来源：百度疫情实时大数据报告，2020 年 5 月 12 日。

意味着非洲国家的疫情真的稳定可控，很有可能存在以下情况：第一，非洲国家仍处于新冠疫情的潜伏期，有较大比例的人员尚未出现相关症状表现；第二，非洲国家的检测力度不够，检测覆盖率低，存在大量没有经过检测的确诊病例；第三，信息披露不完全，非洲国家的信息技术较为落后，数据统计存在不足，官方披露的确诊人数并不能说明其真实情况，感染人数很有可能被低估。

（二）卫生体系薄弱

新冠疫情作为重大突发公共卫生事件，对一个国家是否能够提供较好的卫生医疗服务带来严峻考验。相较于发达国家，发展中国家对公共卫生的投入普遍较低，仅占其 GDP 的较小份额。印度医疗卫生支出占 GDP 比重常年维持在 4% 以下；拉美地区医疗体系最发达的巴西对公共卫生的投资也仅占其 GDP 的 3.8%，远低于英国的 7.9% 和德国的 10%，[①] 而巴西人口是这些国家的 3~4 倍，更不用提经济水平较为落后的其他发展中国家。

新冠疫情的主要传播机制是空气飞沫和密切接触传播，一般通过洗手来开展

---

① 陈岚：《疫情将重创拉丁美洲经济增长吗?》，载于《进出口经理人》2020 年第 4 期。

常规的防护措施，对于人口密集度高的印度、非洲等国家和地区的贫民窟来说洗手设备十分必要。然而，非洲国家 56% 的城市人口主要集中在拥挤和医疗服务水平差的贫民窟，缺乏必要的医疗基础设施，仅 34% 的人口能够使用基本的洗手设施，30% 的人口只能使用有限（没有水或肥皂）的洗手设备，甚至有 36% 的人口没有任何洗手设备和用品，[①] 极大增加了感染病毒的风险。

另外，发展中国家的卫生体系薄弱，缺乏完善的医疗体系、先进的医疗技术和必要的医疗设备，医院病床、重症监护病房和卫生专业人员与人口的比率都很低。非洲平均每 1 000 人拥有 1.8 张病床，而这一数字在法国为 5.98 张，[②] 部分非洲国家的医院甚至没有重症病房，津巴布韦等国家才刚刚建立自己的隔离医院。印度平均每 1 000 人只有 0.78 位内科医生，低于世界平均水平的 1.502。[③] 一旦在这些地区出现确诊病例，疫情的传播速度不可想象。发展中国家薄弱的医疗体系使得其在应对一些严重传染疾病或重大突发公共卫生事件时变得手足无措。

（三）医疗物资匮乏

受制于经济发展水平，大多数发展中国家严重缺乏包括口罩、检测试剂、防护服、呼吸机等应对疫情的必要医疗物资。根据联合国的估算，在最好的情况下，非洲需要至少 3 万台呼吸机以及 7 400 万套检测设备来应对疫情，然而 41 个非洲国家其呼吸机数量实际上仅为 2 000 台。[④] 包括非洲发展中国家在内的很多发展中国家由于自身经济能力和医疗技术水平的落后，主要通过进口来获取相关药物药品，非洲大陆的所有国家都是医药产品的净进口国，进口的药品占非洲药品总库存的 94%。[⑤] 然而，为了保证本国医疗物资和医药用品的充足供应以及缓解物资短缺的困境，截至 2020 年 4 月 23 日已经有 80 个国家[⑥]对包括口罩、呼吸机等医疗设备的出口实行限制或彻底禁止，这不利于那些高度依赖进口的发展中国

---

①② The Economic Commission for Africa："COVID-19 in Africa：Protecting Lives and Economies"，16th April 2020.

③ 世界银行数据库：https：//data. worldbank. org. cn/indicator/SH. MED. PHYS. ZS。

④⑤ The Economic Commission for Africa："COVID-19：Protecting African Lives and Economies"，16th April 2020.

⑥ WTO report finds growing number of export restrictions in response to COVID-19 crisis，https：//www.wto. org/.

家获得必要的医疗物资。

医疗物资的严重短缺对发展中国家开展新冠疫情的治疗和防护工作十分不利：新冠疫情的治疗大多需要用到呼吸机等医疗器械，医疗器械的匮乏会造成无法对确诊病例实施及时的治疗；另外，缺乏口罩、防护服等必要的医疗物资会使疫情的防控更加棘手，病毒传播途径无法被有效切断，可能会加速疫情的传播。截至 3 月底，共有 100 多个国家和 4 个国际组织向中国提出了相关医疗物资需求，① 而请求支援的国家绝大多数都是发展中国家，他们希望能够获得包括口罩、检测试剂、防护服、呼吸机、护目镜、测温仪、药品等在内的医疗物资援助，以及包括派遣医护人员、开展抗疫经验交流和提供诊疗意见等形式的医疗技术援助。发展中国家的医疗物资非常紧缺，如果出现疫情进一步扩散、确诊病例激增，其医疗卫生系统将会变得更加紧张，重症监护室、呼吸机、病床和人员防护设备等资源的缺口将更加明显，造成的后果可能比欧美国家要严重得多。②

二、新冠疫情对发展中国家经济的影响

新冠疫情的暴发不仅为发展中国家的安全卫生带来了极大的威胁，还对其经济造成了巨大冲击。联合国开发计划署（The United Nations Development Programme，UNDP）和联合国贸易和发展会议（United Nations Conference on Trade and Development，UNCTAD）预测，新冠疫情对发展中国家造成的负面影响甚至将超过 2008 年的国际金融危机，可能遭受的收入损失预计将超过 2 200 亿美元。③ 我们分别从国内经济渠道和国际经济渠道对发展中国家经济产生的影响进行分析。

（一）国内经济渠道

1. 劳动密集型产业被迫停工，企业大量裁员，失业率急剧上升

发展中国家人口数量多，拥有较为充足的劳动力资源，使制造业、零售业、服务业等劳动密集型产业成为国家经济收入的主要来源，聚集了国家大部分的劳动力。新冠疫情暴发后，为了有效切断新冠病毒在人员密集区域的快速扩散，包

---

① 《4 月 8 日国务院联防联控机制新闻发布会》，中国政府网，2020 年 4 月 8 日。
② 世界银行数据库：https：//data. worldbank. org. cn/indicator/SH. MED. PHYS. ZS。
③ 高伟东、杨海泉：《加大对发展中国家经济支持》，载于《经济日报》2020 年 4 月 1 日。

括印度、南非、巴西等发展中国家采取了封锁城市、禁止人员聚集、学校停课、企业停工等一系列限制公共活动的措施，特别是制造业、服务业、餐饮业、建筑业等劳动人员密集的产业被迫停工。根据国际劳工组织 2020 年 4 月 29 日发布的报告显示，全球范围内有 68% 的劳动人口受到新冠疫情影响，2020 年第一季度全球劳动总工时较 2019 年第四季度减少约 4.5%，并且预测相较于上一年第二季度全球劳动人口总工时将在 2020 年第二季度缩减 10.5%，相当于 3.05 亿个全职工作岗位，[1] 尤其是中等偏下收入国家的损失率最高。

另外，劳动密集型产业的被迫停工使其相关经济活动受到严重限制，众多企业无法维持正常运营，营业收入出现大幅减少。为此，不少企业不得不采取裁员的手段来减少开支，造成失业率急剧上升。同时，由于这些产业所需的劳动力属于低技能劳动力，非正规就业人数占据较大份额，产业的停工造成大量短期劳动力滞留在家中，临时工失业率也出现大幅上升。联合国开发计划署估计，受到疫情影响，可能使非洲国家劳动人员失去近一半的工作机会；[2] 根据印度经济监测中心的数据显示，全国"封城"的限制措施已经造成了至少 5 000 万人失业，城市失业率从以前的 8.66% 飙升至 30.93%；[3] 巴西经济研究所 4 月 13 日发布研究报告也表明，2020 年巴西国内的工作时长将减少 6.7%，就业岗位减少 600 万个，失业率或将达到创历史新高的 17.8%。[4] 国际货币基金组织预计 2020 年发展中国家失业率均会出现不同程度的增加（见表 6 - 1）。

表 6 - 1　　　　　　　2018～2020 年主要发展中国家失业率　　　　　　单位：%

国家	2018 年	2019 年	2020 年（预期）
南非	27.1	28.7	35.3
埃及	10.9	8.6	10.3
巴西	12.3	11.9	14.7
秘鲁	6.7	6.6	7.1

---

① International Labour Organization："ILO Monitor：COVID-19 and the world of work. 3nd edition"，29 April 2020.

② 高伟东、杨海泉：《加大对发展中国家经济支持》，载于《经济日报》2020 年 4 月 1 日。

③ 央视新闻：《因疫情全国"封城"印度城市失业率升至 30% 贫困人口飙升》，2020 年 4 月 8 日。

④ 《巴西智库：受新冠肺炎疫情影响 巴西失业率年底或将创历史新高》，央视网，2020 年 4 月 13 日。

续表

国家	2018 年	2019 年	2020 年（预期）
智利	7.4	7.3	9.7
墨西哥	3.3	3.3	5.3
土耳其	11.0	13.7	17.2
伊朗	12.0	13.6	16.3
泰国	1.1	1.1	1.1
马来西亚	3.3	3.3	4.9
菲律宾	5.3	5.1	6.2
俄罗斯	4.8	4.6	4.9

资料来源：国际货币基金组织，https：//www.imf.org/external/datamapper/LUR@WEO。

2. 部分国家财政困难、额外的医疗卫生支出进一步加大国家财政压力

受制于经济发展水平，发展中国家的经济发展较大程度依赖于国家债券和国际贷款，这使得发展中国家的债务处于较高水平（见表6－2）。非洲开发银行（African Development Bank）发布的《2020 年非洲经济展望报告》显示，2008 年至 2018 年十年间，非洲各国公共债务占非洲大陆 GDP 的比例从 38% 飙升至 56%，[①] 非洲债务财政赤字率、政府负债率处于较高水平（见表6－3）。

表 6－2 　　　　　**2017～2019 年主要发展中国家一般政府净借贷占 GDP 比重**　　　单位：%

国家/地区	2017 年	2018 年	2019 年
南非	－4.4	－4.1	－6.3
撒哈拉以南非洲	－4.5	－3.6	－4.4
埃及	－10.4	－9.4	－7.4
巴西	－7.9	－7.2	－6
智利	－2.6	－1.5	－2.6
土耳其	－2.2	－3.7	－5.3
印度	－6.4	－6.3	－7.4

资料来源：国际货币基金组织，https：//www.imf.org/external/datamapper/GGXCNL_NGDP@WEO。

---

① 商务部：《非洲国家公共债务十年间大幅飙升》，商务部网站，2020 年 2 月 4 日。

表6-3　　　　2019年非洲主要国家财政赤字及政府债务情况　　　单位:%

国家	财政赤字率（占GDP比重）	政府债务的负债率（占GDP比重）
尼日利亚	-2.6	55.8
南非	-5.9	55.9
埃及	-8.0	84.9
安哥拉	0.7	95.0
埃塞俄比亚	-2.7	59.1
肯尼亚	-7.2	61.6
科特迪瓦	-3.2	52.7
加纳	-5.0	63.8
赞比亚	-4.6	91.6
莫桑比克	-6.1	108.8

资料来源：UNECA，"COVID-19 in Africa：Protecting Lives and Economies"，16th April 2020.

新冠疫情的发生使得发展中国家大幅增加了对于公共医疗和社会的支出，用于购置口罩、防护服、检测试剂等必要医疗物资以及建设隔离医院（或中心），同时各国政府还将承担民众在检测、隔离、诊疗过程中的医疗费用支出。如果要完全切断病毒的传播，整个非洲的医疗供应缺口将达到大约4 460亿美元，[1] 并且还仍将无力支付一部分感染患者的治疗费用。对那些本身财政状况较为困难的发展中国家而言，仅依靠自身财政资金根本无法解决这笔巨大的医疗开销。较多的发展中国家很有可能会通过增发国家债券在国际资本市场寻求资金机会，但这会使原本就较高的债务水平继续升高，进一步加大国家财政压力。特别是对于非洲国家而言，其资本借贷成本高昂，许多国家10年期主权债券收益率超过10%，[2] 筹集额外的资金将会十分困难，可能进一步加重高杠杆国家的债务负担。另外，很多发展中国家的债券以美元或欧元发行，当本币兑发行货币出现贬值时会带来较大的汇率风险。当前，国际资本市场恐慌情绪持续蔓延，众多发展中国家的金融市场出现资本大量外逃，本国货币在外汇市场中的供给出现大幅增加，引发多国货币大幅度贬值。为避免更大的收入损失，债券投资者纷纷转向现金，持有现

---

①② The Economic Commission for Africa，"COVID-19 in Africa：Protecting Lives and Economies"，16th April 2020。

金的意愿加大，可能使美元和欧元进一步走强，发展中国家相关债务偿还将面临更多挑战。

3. 全球供应链中断，主要国家制造业产出持续萎缩

东南亚、非洲等地区的发展中国家人口基数大，拥有较为充足的劳动力资源，使得劳动密集型的制造业成为大多数发展中国家经济发展的原动力，制造业增加值在国家生产总值中的份额占据主导地位。随着疫情在人员密集区域的快速扩散，为了有效切断新冠疫情的传播，大多数发展中国家都停止了制造业的生产，强制规定民众不得擅自离家并保持一定的社交距离，大量劳务人员滞留在家，导致制造业劳动人手出现严重不足，制造业的产出明显萎缩。

同时，制造业还是全球产业链的重要环节，不同国家市场间形成产业链的上下游，其中发展中国家主要提供生产零部件、设备装配等工作。经济全球化的推进使得全球产业链上的国家制造业之间相互依赖、相互影响，当一个国家制造业产出减少时，将会造成下游企业的供应链中断，形成连锁反应，相关国家的制造业产出也会相应缩减。新冠疫情的暴发使得全球产业链、供应链、物流链出现断裂，处于全球产业链上的发展中国家制造业受到冲击。第一波新冠疫情主要集中于中国，中国在相关零部件等中间产品产出上的明显减少使得相关发展中国家的制造业受到影响，相关投入品的缺乏导致部分生产线停工，制造业出现减产情况。2020 年全球制造业采购经理人指数（Purchasing Managers' Index，PMI）出现大幅下降，其中 4 月份的 PMI 跌至 39.5%[①]，发展中国家 PMI 均经历了不同程度的下降：非洲国家制造业 PMI 指数从 2020 年初开始持续下滑，其中埃及制造业 PMI 指数下滑至 29.7%，下滑程度达到 14.2%，达到有史以来的最低值；印度制造业 PMI 指数环比下降幅度高达 24.4 个百分比，4 月 PMI 指数仅为 27.4%；巴西制造业 PMI 指数也减少了 12.4 个百分比达到 36%（见表 6 - 4）。值得一提的是，发展中国家制造业生产的产品仍处于全球价值链的中低端阶段，产品技术附加值较低，对人力的要求较高，所以大多数制造企业无法通过员工在家办公来实现企业正常运行。

[①] 《新冠肺炎疫情影响加剧，全球制造业加速下滑——2020 年 4 月份 CFLP-GPMI 分析》，中国物流与采购联合会官网，2020 年 5 月 6 日。

表6-4　　　主要发展中国家制造业 PMI 指数（2020 年 3~4 月）　　　单位：%

国家	2020 年 3 月	2020 年 4 月	环比
巴西	48.4	36.0	-12.4
印度	51.8	27.4	-24.4
印度尼西亚	45.3	27.5	-17.8
越南	41.9	32.7	-9.2
土耳其	48.1	33.4	-14.7
墨西哥	46.9	35.0	-11.9
俄罗斯	47.5	31.3	-16.2
埃及	44.2	29.7	-14.5
南非	48.1	46.1	-2.0

资料来源：《新冠肺炎疫情影响显现，全球经济下行压力加大——2020 年 3 月份 CFLP-GPMI 分析》，中国物流与采购联合会官网，2020 年 4 月 6 日；《新冠肺炎疫情影响加剧，全球制造业加速下滑——2020 年 4 月份 CFLP-GPMI 分析》，中国物流与采购联合会官网，2020 年 5 月 6 日。

（二）国际经济渠道

1. 国际贸易渠道：全球原材料需求锐减，能源资源出口减少，价格大幅下跌

相较于发达国家在资本和技术等方面具有比较优势，发展中国家拥有丰富的矿产资源以及石油、煤炭、天然气等能源资源。伊朗、沙特阿拉伯等中东地区发展中国家拥有丰富的石油资源，石油储量占全世界已经探明的使用储量的 61.5%。[①] 在拉美地区，委内瑞拉石油储量居世界前列；智利、巴西、秘鲁等国铁矿储量位居世界前列。发展中国家在自然资源上的比较优势使原油、金属等初级产品在所有出口产品中占据较大份额，对国家经济发展具有较大贡献。如非洲国家 2016~2018 年的原油出口占其总出口额的 40%，占 GDP 的 7.4%，金属和矿石等原材料出口占总出口额的 12%。[②] 其中欧盟以及英国、美国等发达国家是众多发展中国家的主要原材料出口地。

---

① 石油输出国组织，https：//www. opec. org/opec_web/en/。

② The Economic Commission for Africa：" COVID-19 in Africa：Protecting Lives and Economies"，16th April 2020。

新冠疫情正在欧美地区快速蔓延，多个国家累计确诊病例已经破 10 万，众多工厂已经被迫停止生产，对原油、矿产等原材料产品的需求出现大幅减少。同时，为了缓解聚集性传播，意大利、英国、法国等疫情严重地区对民众的出行和公共交通进行了强制限制，国际航班班次锐减，汽车、轮船、航空等运输工具对原油的需求量也大幅减少。石油输出国组织（Organization of the Petrdeum Exporting Countries，OPEC）已经多次下调对 2020 年全球石油需求的预测，在 4 月的月度报告中预计 2020 年全球石油需求每天将减少 690 万桶，降幅为 6.9%。① 发达国家对原油、矿产需求的疲软将会直接造成对原材料的进口出现下滑，作为其主要能源资源进口国的发展中国家在原材料产品的出口量上受到冲击。另外，各国原油消费量的减少使得原油库存持续膨胀，全球储油空间急剧缩窄，全球石油供应量远超市场需求，国际原油市场失衡，导致原油价格持续下跌，对那些高度依赖出口原材料的发展中国家的外汇收入造成巨大打击。联合国非洲经济委员会统计，非洲石油价格已经跌至 2003 年以来的最低水平，跌幅超过 50%，燃料出口收入将减少约 1 010 亿美元，金属价格较上年 12 月底也下跌 20%。②

2. 国际投资渠道：国际直接投资活动出现缩减

为了有效遏制疫情的进一步传播，众多发展中国家不得不采取严厉的限制性措施，并且随着疫情的升级对解除"封城"、停工等限制措施进行了推迟，对其国际直接投资产生较大影响。"封城"的措施使绿地投资和市场扩张等项目受到阻碍；国际交通运输的减少和大规模企业停工造成全球供应链、物流链出现中断，国际直接投资相关项目所需的设备、零部件出现短缺；对民众出行和社交距离的规定使得相关项目的劳动人手不足，导致相关国际收购兼并项目进程被延误或暂停，全球国际收购完成率在 2 月出现锐减，交易金额从常规的每月 400 亿~500 亿美元降至不到 100 亿美元。③ 另外，项目工期因各种限制性措施被迫延长，大大增加了项目的成本，跨国企业的利润出现减少，特别是发展中国家的预期利

---

① 中华人民共和国商务部：《石油输出国组织（OPEC）再下调石油需求预测》，2020 年 4 月 18 日。

② The Economic Commission for Africa："COVID-19 in Africa：Protecting Lives and Economies"，16th April 2020。

③ UNCTAD, Investment Trends Monitor：Impact of the COVID-19 Pandemic on Global FDI and GVCs Updated Analysis.

润下调幅度较大。根据联合国贸易和发展会议对占全球 FDI 重要份额的 5 000 家跨国公司的调查显示，发展中国家经济体的跨国企业预期利润下调 16%，其中亚洲发展中国家跨国企业预期利润下调 18%，拉丁美洲跨国企业预期利润下调 6%。跨国企业预期利润的下调将会导致企业再投资收益率降低，不利于发展中国家吸引国际直接投资。根据联合国贸易和发展会议的预测，受疫情影响，全球国际直接投资将出现大幅下滑，2020～2021 年下滑幅度将达到 30%～40%。①

3. 国际资本渠道：市场避险情绪持续蔓延，资本外逃，债券股票价格断崖式下跌，货币大幅贬值

国际货币基金组织于 2020 年 4 月 14 日发布的《世界经济展望》显示，2020 年全球国内生产总值增长预期将萎缩 3%，较 1 月份公布的预期下调了 6.3 个百分比，其中新兴市场和发展中经济体的经济增速为 -1%，② 只有少数发展中国家可以避免经济衰退，大多数发展中国家经济产出将面临不同程度的下滑（见表 6-5）。

表 6-5　　　　世界主要国家和地区 2020 年预期 GDP 增长率　　　单位：%

国家/地区	2018 年	2019 年	2020 年（预期）
世界产出	3.6	2.9	-3.0
发达经济体	2.2	1.7	-6.1
美国	2.9	2.3	-5.9
欧元区	1.9	1.2	-7.5
新兴市场和发展中国家/地区	4.5	3.7	-1.0
亚洲	6.3	5.5	1.0
中国	6.7	6.1	1.2
印度	6.1	4.2	1.9
东盟五国	5.3	4.8	-0.6
菲律宾	6.2	5.9	0.6
泰国	4.2	2.4	-6.7
马来西亚	4.7	4.3	-1.7

---

① UNCTAD, Investment Trends Monitor：Impact of the COVID-19 Pandemic on Global FDI and GVCs Updated Analysis.

② International Monetary Fund："World Economic Outlook"，14th April 2020.

续表

国家/地区	2018 年	2019 年	2020 年（预期）
拉丁美洲	1.1	0.1	−5.2
巴西	1.3	1.1	−5.3
智利	3.9	1.1	−4.5
秘鲁	4.0	2.2	−4.5
墨西哥	2.1	−0.1	−6.6
中东和中亚	1.8	1.2	−2.8
沙特阿拉伯	2.4	0.3	−2.3
伊朗	−5.4	−7.6	−6.0
土耳其	2.5	0.9	−5.0
非洲	3.5	3.2	−1.7
南非	0.8	0.2	−5.8
撒哈拉以南非洲	3.3	3.1	−1.6
埃及	5.3	5.6	2.0
尼日利亚	1.9	2.2	−3.4
肯尼亚	6.3	5.6	1.0
摩洛哥	3.0	2.2	−3.7
阿尔及利亚	1.4	0.7	−5.2

资料来源：IMF Data Mapper，https：//www.imf.org/external/datamapper。

　　全球经济的萎缩预期使得国际资本市场出现恐慌情绪，并且随着疫情态势的不断严峻，市场避险情绪持续蔓延，投资者预期债券、股票的收益率将会大幅下跌，从而大规模撤回资金，并大量抛售风险较高的资产。特别是发展中国家债务水平较高，投资者认为发展中国家的违约风险较大，导致众多发展中国家的金融市场出现资本大量外逃，多国债券和股票价格出现断崖式下跌。印度 2020 年 4 月初的 Sensex 30 指数较上周下跌 7.5%，Nifty 50 指数下跌 6.7%，[1] 形成连续 3 周的持续下跌趋势。南非富时/JSE 股指在 3 月 16 日内的最大跌幅超过 12%，达到史上大盘的最大下跌幅度。[2]

---

　　① 《印度股市本周延续震荡下跌走势 市场亟待政府出台有效应对疫情措施》，中国金融信息网，2020 年 4 月 4 日。

　　② 东方财富网：http：//quote.eastmoney.com/gb/zstop40.html。

金融市场的持续动荡还加剧了发展中国家货币下行的压力。发展中国家金融市场中的资本外逃使得当地货币在外汇市场中的供给出现大幅增加，货币供应远超货币需求，引发多国货币大幅度贬值，冲击着其经济发展。肯尼亚先令作为非洲最稳定的货币之一，自2020年初已经下跌3.6%，创历史新低。① 南非兰特兑美元汇率在4月跌至18.45兰特，累计跌幅高达30%。② 4月3日，巴西雷亚尔兑美元汇率上涨1.18%，首次升破5.3的关口，创下自1994年7月创建雷亚尔以来的美元最高收盘价。③ 同时，当外国投资者预期当地汇率上升时，短期内可能引发汇率发生超调，本国汇率上升，货币进一步贬值。

4. 国际人员流动：入境限制加强，国际旅游人数锐减，旅游产业受到重创

旅游业是推动国家经济发展的重要引擎，2019年旅游业为全球经济贡献了8.9万亿美元，相当于全球GDP的10.3%，带来了3.3亿个就业岗位，占全球总就业量的10%，④ 特别是东北亚、东南亚、中东等亚洲地区旅游业GDP占总GDP的比例较高，旅游业GDP增长率也较快，发展中国家整体在旅游业上的发展势头强劲（见图6-5）。新冠疫情在世界范围内的暴发与持续扩散使得各国加强入境限制，对发展中国家的旅游产业造成重创。

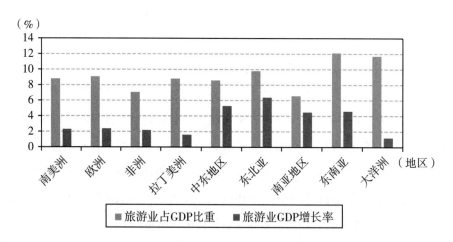

图6-5 2019年世界各地区旅游业趋势

资料来源：World Travel & Tourism Council：Economic Impact Report.

由于新冠疫情在世界范围内持续扩散，境外疫情输入性风险增加，为此世界

---

① ② 《别光盯着亚欧美！疫情冲击下非洲货币跌幅竟最猛？》，中财网，2020年3月27日。

③ 《巴西市场美元汇率升破5.30关口 收盘价创历史最高》，中国新闻网，2020年4月4日。

④ World Travel & Tourism Council：Economic Impact Report.

范围内基本上所有的国家都对出入境人员采取了相关限制措施，包括禁止疫情严重国家人员入境、暂停发放入境签证、暂停办理出入境人员手续等。并且随着新冠疫情的升级，很多国家都关闭了本国进出境口岸，禁止非本国公民的所有境外人员入境。这些对境外人员的限制性措施极大地阻碍了国际旅客前往发展中国家旅游，国际旅游人数锐减，预计 2020 年国际游客人数可能下降 60%～80%，① 使得当地国际旅游收入大幅下滑。另外，还有很多国家通过减少国际航班来控制境外疫情的输入，相关国际旅游的航班被迫取消，航空公司对航空旅游的限制不断加强，航班班次减少、客座率低都导致当地航空公司收入急剧下滑。国际航空运输管理局预计，非洲航空公司的客运公里收入将下降 32%，进而导致非洲航空公司的收入下降 40 亿美元。② 同时，为了减少病毒在人员密集场所传播，众多发展中国家关闭了大型商场、娱乐设施以及旅游景点，多家酒店也被迫中止营业，小微企业可能因此破产，严重影响了本国国际旅游业的发展。由于发展中国家的新冠疫情还在持续蔓延，为了保护本国公民的健康安全，包括中国等境外旅游大国政府已经叫停了旅游团外出等活动，要求民众除了必要的活动减少一切外出，大大减少了前往发展中国家旅游的需求。

　　这些限制措施由于疫情的升级可能将持续较长一段时间，对那些高度依赖旅游业的发展中国家无疑是一种致命打击。根据普华永道发表的数据显示，新冠肺炎疫情的暴发已经重创南非旅游业，预计中国赴南非旅游人数在 2020 年的下降幅度可能超过 15% 并将带来高达 2 亿兰特的收入损失，而这一数字还尚未将其他国家公民放弃赴南非旅游的数据统计在内。③ 非洲联盟估计，受到疫情影响，非洲旅游业至少损失 500 亿美元，并且至少 200 万个直接和间接就业机会将面临消失。④

三、新冠疫情下的国际合作

　　发展中国家由于在医疗物资、医疗技术、卫生环境、社会治理方面较为欠

---

① UNWTO Releases a COVID-19 Technical Assistance Package for Tourism Recovery, https：// www. unwto. org, 12 May 2020.

② The Economic Commission for Africa：“COVID-19 in Africa：Protecting Lives and Economies”, 16th April 2020.

③ 《新冠肺炎疫情重创南非旅游业 至少 1 000 人面临失业》，中国新闻网，2020 年 2 月 21 日。

④ African Union, “Impact of the Coronavirus（COVID 19）on the African economy”, 6th April 2020.

缺，无法仅依靠其自身来应对新冠疫情，需要来自外部的支持。对此，诸多国际组织和国家积极与发展中国家开展国际合作，为有困难、有需要的国家提供必要的帮助。

（一）国际组织与发展中国家的国际合作

1. 国际资金援助

受制于经济能力，大多数发展中国家在应对疫情过程中存在较大的资金缺口，并且随着疫情的进一步升级，发展中国家需要更多资金来购置必要的医疗物资和设备、改善医疗环境，以减少疫情对国家经济的冲击。为了帮助发展中抗击疫情，世界卫生组织、联合国、世界银行、国际货币基金组织等世界组织及机构积极与发展中国家展开经济援助合作，向其提供国际资金援助。

（1）联合国。联合国于 2020 年 3 月 1 日从中央应急基金中拨款 1 500 万美元来支持全球抗击疫情传播，[1] 款项重点用于援助医疗卫生系统较为薄弱的发展中国家，旨在帮助其能够及时发现确诊病例并采取应对行动。

在 2020 年 3 月 25 日的联合国、世界卫生组织、联合国儿童基金会等组织的联合视频会议中，联合国秘书长古特雷斯（Guterres）发起了总金额为 20 亿美元的"全球新冠疫情人道主义应急计划"，覆盖受疫情影响的 54 个国家，并已经从中央应急基金中拨款 6 000 万美元作为该计划的启动资金。该计划的核心在于帮助脆弱的发展中国家应对疫情，包括提供必要的检测、诊疗设备和医疗救助物资，在难民营和无家可归者居住点安装洗手设备，并在非洲、亚洲和拉丁美洲之间建立空中走廊，保障人道救援人员和救援物资顺畅运转等。[2] 截至 2020 年 5 月 5 日，包括计划已有的 9.23 亿美元和计划外的 6.08 亿美元，筹集总资金达到约 15 亿美元，主要用于向全球 10% 的受疫情影响的最贫困人口提供援助。5 月 7 日，联合国对该计划进行了更新，使计划覆盖国家增加至 63 个，所需资金增加至 66.9 亿美元，其中 10 亿美元将用于全球支持服务，剩余 56.9 亿美元将用于满足 63 个国家的人道需求。[3]

---

[1] 苗苏：《国际组织大力支持各国抗击疫情》，载于《经济日报》2020 年 3 月 5 日。

[2] 《联合国启动新冠疫情人道应对计划 强调全球合作是抗疫唯一手段》，联合国新闻网，2020 年 3 月 25 日。

[3] 《联合国全球新冠疫情人道主义应急计划所需资金提高至 67 亿美元》，联合国新闻网，2020 年 5 月 7 日。

（2）世界卫生组织。世界卫生组织于 2020 年 2 月 5 日启动了新型冠状病毒的"战略准备和应对方案"，预计需要 6.75 亿美元的资金支持，[1] 旨在为那些在应对新冠疫情时医疗卫生系统最脆弱的国家提供资金支持。

此外，世界卫生组织还与联合国基金会、瑞士慈善基金会等于 3 月 13 日发起了一项 COVID-19 团结应对基金，世界各地的个人、公司和机构可以直接为全球应对疫情工作进行捐款，捐助款项将用于为最为需要的国家购置防护装备、提供培训和设备以提高实验室的能力，以及其他医疗必需品。世界卫生组织和国际公益组织"全球公民运动"于 4 月 18 日举办的"一个世界，一同宅家"活动筹资超过 1.27 亿美元，以向多个组织应对 COVID-19 提供资金支持，其中 5 500 万美元用于团结应对基金。截至 2020 年 4 月 20 日，该应对基金已从 27 万多个人、公司和基金筹集到超过 1.94 亿美元的资金。[2]

（3）世界银行。世界银行于 2020 年 4 月 2 日启动了总金额为 19 亿美元的针对发展中国家的首批紧急援助项目，其中包括新设立的新冠肺炎疫情专用资金 14 亿美元，用于援助 25 个国家，重点帮助发展中国家征召和培训医务人员来提高其紧急护理能力。同时，世界银行正在世界各地通过项目重组、利用现有项目中的应急子项目等方式，对 17 亿美元现有项目资金进行重新调配。此外，世界银行还准备在 15 个月内部署 1 600 亿美元，旨在帮助各国应对疫情并促进经济复苏，特别是可能受到较大影响的发展中国家。[3]

作为世界银行的附属机构之一，国际金融公司（The international finance corporation，IFC）于 2020 年 3 月 17 日向私营企业提供总金额为 80 亿美元的快速融资支持，[4] 以帮助在疫情中受到严重打击的最贫穷和最脆弱的国家维持经济与稳定就业。融资机制包括向实体部门的公司提供必要贷款、向伙伴金融机构提供贸易融资，以及向新兴市场银行提供融资、风险分担支持与资金用于发放信贷。

（4）国际货币基金组织。国际货币基金组织于 2020 年 3 月 4 日宣布了一项援助计划，向低收入和新兴市场成员国提供包括低息和无息贷款的 500 亿美元紧急

---

[1] 《新型冠状病毒防范和应对全球计划需要 6.75 亿美元》，世界卫生组织网站，2020 年 2 月 5 日。

[2] 《世卫组织总干事 2020 年 4 月 20 日在 2019 冠状病毒疫情媒体通报会上的讲话》，世界卫生组织网站，2020 年 4 月 20 日。

[3] 王炬鹏：《世界银行启动首批疫情紧急援助项目》，载于《经济日报》2020 年 4 月 5 日。

[4] IFC, https://www.ifc.org.

资金，旨在帮助较贫穷的发展中国家应对疫情。其中，低收入国家可以通过快速拨付形式以零利率获得 100 亿美元的紧急贷款，而其他新兴市场国家则可以通过快速融资工具获得 400 亿美元的紧急融资。①

4 月 13 日，IMF 改进了 3 月 4 日提出的控灾减灾信托（Catastrophe Containment and Relief Trust，CCRT），向阿富汗、中非共和国、刚果、几内亚、尼泊尔等 25 个成员国提供 5 亿美元额度的债务减免，为这些医疗弱势的发展中国家提供更多的金融资源，使其能够将有限的金融资源用于紧急医疗和其他救助措施。②

（5）其他国际组织。二十国集团（G20）在 2020 年 4 月 15 日的视频会议中支持并同意世界上最贫困国家自 5 月 1 日起可暂时停止偿还债务，各成员国还承诺为有需要的国家在卫生和医疗等领域提供支持。

全球疫苗免疫联盟（The Global Alliance for Vaccines and Immunisation，GAVI）于 4 月 28 日向联合国儿童基金会提供 4 000 万美元的资金，以帮助 58 个低收入和中低收入国家代为购买抗击疫情所需的个人防护用品、实验室检测设备及其他关键物资，③ 为中低收入国家统一协调医疗物资保障，使得关键的抗疫物资能在各国所需时立即投入使用。

2. 医疗物资援助

医疗物资的匮乏是大多数发展中国家无法实施有效疫情防控的问题所在，对此包括世界卫生组织、联合国基金会等国际组织向发展中国家提供检测试剂、个人防护装备、口罩等在内的必要医疗物资。

世界卫生组织在协助发展中国家应对疫情中发挥了重要作用。截至 2020 年 4 月 29 日，世界卫生组织已经向 133 个和地区国家运送了超过 200 万件个人防护装备，并且计划再运送 200 万件；④ 另外还向全世界 129 个国家和地区分发了超过 110 万套病毒诊断试剂盒，并且另有 150 万套试剂正在分发中。⑤

截至 2020 年 4 月 29 日，联合国儿童基金会已向 44 个国家和地区运送了必要

---

① 国际货币基金组织 2020 年 3 月 4 日新闻发言稿，国际货币基金组织网站。
② 国际货币基金组织 2020 年 4 月 13 日新闻发言稿，国际货币基金组织网站。
③ 《全球疫苗免疫联盟协助儿基会为低收入国家提供抗疫物资保障》，联合国新闻网，2020 年 4 月 28 日。
④ 《世卫组织总干事 2020 年 4 月 8 日在 2019 冠状病毒疫情媒体通报会上的讲话》，世界卫生组织网站，2020 年 4 月 8 日。
⑤ 《新冠疫情导致全球物资严重短缺 联合国牵头帮助 135 个国家获得抗疫关键医疗设备》，联合国新闻网，2020 年 4 月 29 日。

医疗物资，包括约 120 万个手术口罩、32 万副呼吸器、640 万副手术手套和 25 万套防护服。自新冠疫情暴发以来，联合国儿童基金会已筹集了总价值超过 1.52 亿美元的物资来帮助世界各国应对疫情。① 另外，联合国儿童基金会积极帮助医疗设备较为落后的发展中国家：向刚果提供氧气浓缩器、基本手术设备、听诊器、药物和营养品等；向伊朗、委内瑞拉提供个人防护设备；向孟加拉国考克斯巴扎尔地区运送了配备 50 个床位的隔离和治疗装置。②

自 2020 年 1 月底新冠疫情暴发至 4 月底，联合国世界粮食计划署（以下简称"粮食署"）已经向全球 89 个国家发送了包括口罩、手套、呼吸机、检测试剂和体温计等 300 多吨医疗设备和人道主义物资，③ 对各国采取应对疫情行为进行支持。同时，粮食署还助力发展中国家的医疗物资运输，在多国国际航班停飞的情况下，协助将医务人员和医疗物资送往有需要的国家。截至 5 月 1 日，粮食署已经启动了东非和西非地区的区域客运航班服务，预计还将在中东、拉丁美洲和亚洲地区开展相关服务。④

3. 疫情防控信息合作

在新冠疫情暴发的早期，世界卫生组织就十分重视中国疫情形势，密切关注新冠疫情的发展态势，并及时向世界发布并共享有关疫情的重要信息。世卫组织于 2020 年 1 月底宣布新冠疫情为"国际关注的突发公共卫生事件"。随后于 3 月 11 日将其升级为"全球大流行"，对疫情的发展和扩散向发展中国家发出警示，提醒发展中国家做好相关预防工作。同时，世界卫生组织积极帮助各国提高疫情应对能力，对医护人员进行培训以提高其紧急护理能力，截至 4 月 29 日，世界卫生组织已经培训了约 230 万名卫生工作者。⑤

联合国难民署在全球各地开展有关应对疫情的宣传活动，向众多发展中国家的难民普及正确防疫知识，引导民众采取正确防疫措施：帮助孟加拉国的难民营培训了 2 000 多名医务人员，在约旦的两座难民营入口启动体温监测，为埃塞俄

---

① 《新冠疫情导致全球物资严重短缺 联合国牵头帮助 135 个国家获得抗疫关键医疗设备》，联合国新闻网，2020 年 4 月 29 日。

② 《世卫组织总干事 2020 年 4 月 8 日在 2019 冠状病毒疫情媒体通报会上的讲话》，世界卫生组织网站，2020 年 4 月 8 日。

③④ 《联合国粮食署：数百吨抗疫物资将从中国等地发往全球 130 个国家》，联合国新闻网，2020 年 5 月 1 日。

⑤ 《世卫组织总干事 2020 年 4 月 29 日在 2019 冠状病毒疫情媒体通报会上的讲话》，世界卫生组织网站，2020 年 4 月 29 日。

比亚的难民营安装了数千个洗手池，并向苏丹超过 32 万名难民发放肥皂和其他卫生用品。①

（二）中国与发展中国家的国际合作

中国作为世界上最大的发展中国家，一直践行"人类命运共同体"的理念，积极与发展中国家开展国际合作，不断深化疫情防控的国际合作，助力其他发展中国家战疫。中国与各发展中国家的国际合作主要包括：

1. 防疫物资援助

中国政府积极援助广大发展中国家，向其捐赠包括检测试剂、口罩、防护服、隔离眼罩、测温仪、药品等医疗物资以及呼吸机等诊疗设备，帮助发展中国家解决医疗物资短缺的燃眉之急，增强应对疫情的能力。截至 2020 年 5 月 12 日，中国政府向超过 40 个非洲国家提供了医疗物资的紧急援助，② 第一批集中援非医疗物资于 4 月 6 日到达加纳并分发至尼日利亚、几内亚、赤道几内亚、刚果（布）等 18 个中西非国家，第二批集中援非医疗物资于 4 月 23 日到达埃塞俄比亚并转运至安哥拉、喀麦隆、中非、乍得、吉布提等 12 个非洲国家，③ 援助物资主要包括防护服、护目镜、体温检测仪、口罩等；向包括老挝、蒙古、尼泊尔、泰国、阿富汗、斯里兰卡等在内的 28 个亚洲地区发展中国家提供医用口罩、检测试剂、防护服及护目镜等急需物资；④ 向俄罗斯运送了 26 吨人道物资；⑤ 向委内瑞拉等拉美地区国家捐赠检测试剂、防护用品和药品等物资。

还有一些发展中国家向中国提出了商业采购协助的请求，中国政府向其推荐有资质的出口商，帮助其获得充足的医疗资源，同时中国商务部还公布了监管部门认证的医疗物资生产企业名录，为合规物资的清关提供了便利。截至 4 月 8 日，已经有 58 个国家和地区以及 4 个国际组织与中国企业签署了医疗物资商业采购合同，还有 71 个国家和 10 个国际组织正在与中国企业开展商业采购洽谈。⑥

---

① 《全球大批脆弱人口获得抗疫物资 联合国援助机构功不可没》，联合国新闻网，2020 年 4 月 24 日。

② 胡张良：《患难与共的好兄弟》，载于《人民日报》2020 年 5 月 12 日。

③ 吕强：《中国始终站在驰援非洲最前线》，载于《人民日报》2020 年 4 月 26 日第 3 版。

④ 高乔：《中国持续援助发展中国家战疫》，载于《人民日报（海外版）》2020 年 4 月 4 日第 6 版。

⑤ 俄罗斯卫星通讯社：《中国向俄罗斯发运 26 吨人道抗疫物资》，2020 年 4 月 2 日。

⑥ 《2020 年 4 月 10 日外交部发言人赵立坚主持例行记者会》，外交部官网，2020 年 4 月 10 日。

另外，中国企业、民间机构以及境外中资企业等也积极支持发展中国家抗疫：马云公益基金会和阿里巴巴公益基金会已经向非洲 54 个国家发出了三批驰援医疗物资，向阿富汗、印度、孟加拉国、老挝、巴基斯坦、斯里兰卡等 10 个亚洲国家捐赠了包括口罩、防护服、检测试剂盒等大量医疗物资，① 还向世卫组织捐赠了 1 亿个口罩、100 万个 N95 口罩和 100 万个检测包；② 包括老挝、菲律宾、非洲等地区的中资企业也向当地政府捐赠了医疗物资和疫情防控款项；中国企业出资援建了位于津巴布韦的新冠肺炎定点诊疗医院升级改造项目，当地医院基础设施和诊治条件得到大幅改善，收治病患能力明显提升；截至 4 月 8 日，已经有 84 家民营企业、基金会或商协会向海外国家捐赠各类重要医疗物资并设立了全球抗疫基金。③

根据中国外交部发布的信息显示，截至 2020 年 4 月 10 日，中国政府已经或正在向 127 个国家和 4 个国际组织提供包括医用口罩、防护服、检测试剂等在内的物资援助，向世卫组织捐助 2 000 万美元来支持世卫组织开展抗击疫情的国际行动。中国地方政府、企业和民间团体也已向 100 多个国家和地区以及国际组织捐赠了医疗物资。④

2. 防疫经验分享

中国积极配合国际卫生组织，主动、及时、公开、透明地向世界卫生组织和国际社会通报相关疫情信息，提交了新冠病毒基因组序列信息，并在全球流感共享数据库发布。在有效控制疫情后，中国毫不吝啬地向国际社会分享了包括"封城"、管制公共道路、民众居家隔离、建设方舱医院等有效的防控和诊断经验，对发展中国家实施有效的疫情管理具有重要借鉴意义。委内瑞拉在发现疫情的初期就借鉴中国采取的严格隔离措施，帮助其成功切断了 90% 以上病毒在本地的传播链条；⑤ 坦桑尼亚、尼日利亚等非洲国家从中国吸取了经验，在治疗新冠病毒中采用中医治疗方法，建设多个隔离医院，为当地防控疫情发展提供了重要保障；阿联酋政府则借鉴了中国经验采取了全民居家隔离、延长宵禁时间等多项防

---

① 《为非洲 54 个国家捐赠 10 万个口罩、1 000 件防护服、1 000 个防护面罩、2 万个检测试剂盒以及提供临床治疗培训资料》，马云公益基金会网站，2020 年 3 月 17 日。

② 《世卫组织总干事 2020 年 4 月 20 日在 2019 冠状病毒疫情媒体通报会上的讲话》，世卫组织网站，2020 年 4 月 20 日。

③④ 王炬鹏：《中国民企积极参与全球抗疫》，载于《经济日报》2020 年 4 月 12 日。

⑤ 《中国专家来了！委内瑞拉总统：借鉴中国模式抗疫很有效》，新华网，2020 年 3 月 31 日。

控措施；拉美地区多个发展中国家采取紧急措施，加强在"全民隔离"的同时采取学校停课、暂停跨省交通等措施来防止疫情进一步蔓延；伊朗已逐步吸取中国经验，采取多项防控新冠肺炎疫情的重要举措，建立"临时医院"加大对轻症患者的收治力度，并在城市间设立检查站等。

此外，中国政府已经发布了多个版本的诊疗方案和防控方案等技术文件，总结了中国的防控、治疗经验，并翻译成多国文字，由中国驻外使馆传送至各个发展中国家供其进行借鉴与参考，帮助发展中国家提升疫情诊疗能力。

3. 派遣医疗专家组

大多数发展中国家缺乏先进的医疗技术，对新冠病毒的了解程度较浅，所以在防控管理、病例筛查、临床治疗、社区管理等方面存在不足。对此，中国通过向当地派遣医疗专家组和医疗团队的形式来与发展中国家开展医疗技术合作，协助当地抗击新冠肺炎疫情。

中国已经先后向塞尔维亚、柬埔寨、巴基斯坦、伊朗、伊拉克、老挝、委内瑞拉、菲律宾、缅甸、哈萨克斯坦等发展中国家派遣多批抗疫医疗专家组，2020 年 5 月 11 日，中国政府还向津巴布韦、刚果（金）以及阿尔及利亚派遣医疗专家组。① 中国派遣医疗专家组的成员均来自中国抗击新冠疫情的第一线，拥有丰富的疫情防控和诊疗经验。中国医疗专家组在当地分享了中国抗疫的成功经验，与当地医护人员围绕病例筛查、传染病防控、病例管理、临床治疗、社区健康管理和实验室等方面展开深入交流与研讨，详细介绍疫情的传播途径、临床诊断以及预防措施等。同时，开展了关于新冠疫情防控专题培训，现场为当地医护人员提供操作演示和具体的医疗技术指导，并前往当地医院了解治疗环境、流程和患者情况，根据当地疫情情况提出针对性的有效建议。中国援助埃塞俄比亚的医疗团队还协助当地卫生部完成对新冠病毒 PCR 检测试剂的设备调试，大大提升了其对疫情的检测能力，从而有助于进行早发现、早隔离、早诊断。

另外，中国还利用互联网、云技术等信息技术，通过网络平台举办视频会议，打破时间和空间的限制，让更多的发展中国家与医疗专家人员进行直接交流，获得抗疫信息和经验。2020 年 3 月中旬，中国外交部与国家卫健委同埃塞俄

---

① 《2020 年 5 月 11 日外交部发言人赵立坚主持例行记者会》，外交部网站，2020 年 5 月 11 日。

比亚、肯尼亚、利比里亚等 24 个非洲国家的政府官员、卫生专家，以及非洲疾控中心举办了视频会议，[①] 详细介绍了疫情发展趋势和特点，分享中国在疫情防控和临床治疗等方面的经验做法。截至 5 月 11 日，中国医疗专家已与非方举办视频交流会近 30 场，中国援非医疗队在非洲当地开展培训活动近 400 场，培训人员 2 万余人次。[②] 截至 3 月 25 日，中国已经先后同东北亚、南亚、中东欧、非洲、拉美和加勒比及南太等地区的 150 多个国家以及东盟、非盟、加共体等国际组织举行了 70 多场专家视频会，[③] 覆盖面广、信息量大、专业性强，及时回应了发展中国家的需求，实现了精准对接。

四、发展中国家抗击新冠疫情的建议

发展中国家的疫情态势对全球抗击疫情有着重要影响，为了缓解新冠疫情对发展中国家的冲击，本部分从发展中国家和国际社会两个角度提出以下建议。

（一）发展中国家的应对建议

1. 继续加强疫情防控，采取全面应对措施

发展中国家为了防止疫情的快速扩散，实施了包括封锁城市、限制人员聚集、企业停工等一系列措施，疫情防控取得一定成效。但是，新冠疫情具有"大流行"的特征，大规模的解除限制性措施极有可能会破坏先前的战疫成果并引起病毒的二次传播，从而造成更严重的不良后果。如何阻止新冠病毒的大规模传播仍是发展中国家面临的重要问题，因此发展中国家仍要继续加强对新冠疫情的防控，并采取全面的应对措施，不断提高应对疫情的能力。具体措施包括：增强对新冠病毒的检测力度，尤其是针对具有高度传染风险的人口密集区域；落实"早发现、早报告、早隔离、早治疗"的措施，从而有效切断感染源头；增加对公共卫生的投入，通过对相关医疗人员的培训加强当地紧急护理和治疗能力；加大疫情防控的宣传，增强民众自我防护的意识和能力；借鉴、参考他国疫情防控的成功经验以及诊疗经验，并根据当地实际情况因地制宜快速反应，不断提高自身的疫情防控能力。

---

①②　吕强：《非洲国家积极评价中国加强对非抗疫合作》，载于《人民日报》2020 年 4 月 9 日。
③　《2020 年 3 月 25 日外交部发言人耿爽主持例行记者会》，外交部网站，2020 年 3 月 25 日。

2. 制定并实施有力有效的宏观经济政策

新冠疫情对发展中国家的经济造成了严重打击，为此发展中国家可以通过宏观调控制定一系列有效的经济措施来缓解疫情对国民经济的影响，主要包括积极的财政政策和宽松的货币政策。财政政策方面，包括实施税收调整减轻税负，有针对性的减税降费、延期缴纳税款和费用；为受疫情冲击严重的企业或个人提供直接补贴、货币补助；设立专项信贷，延长还款期限，并给予利率优惠支持等。货币政策方面包括适当降低央行存款基准利率，提供更多的货币流动性；鼓励商业银行对企业提供更低利率的贷款，减少企业融资成本等。

（二）国际社会的应对措施

1. 增强国际研发合作，为发展中国家提供科研支持

受限于经济状况和技术条件，发展中国家在疫苗和药物研制方面的能力较为薄弱，急需国际社会给予相关支持。中国、美国、德国、英国等医疗技术较为先进的国家已经联合开展新冠病毒的研发、研制项目，为全球抗疫提供有力支持。世界各国应该继续增强在药物、疫苗、检测试剂等方面的国际科研合作与交流，通过合作充分发挥各国在不同医学领域的优势，加快相关疫苗、药物的研制进度，同时与发展中国家共享科研成果，为发展中国家抗击疫情提供科研支撑。

2. 加大对发展中国家的援助力度

第三波新冠疫情来势汹汹，使众多发展中国家本就不堪重负的医疗卫生系统和财政负担面临更严峻的挑战，对于医疗物资和金融资源的缺口将持续扩大，因此国际社会应该加大对发展中国家在医疗物资、医疗技术、资金等方面的援助力度。医疗物资方面，国际社会应对有需要的发展中国家提供免费的口罩、防护服、检测试剂等必要医疗物资，以缓解其医疗物资短缺的燃眉之急。医疗技术方面，世界卫生组织等国际组织和有良好医疗技术的国家应及时与发展中国家共享有效的诊治经验和救治方案，并向当地派遣专家医疗团队进行指导，提升其护理医治水平。援助资金方面，世界银行、国际货币基金组织、联合国等国际组织和机构向发展中国家提出了资金援助计划，但大多数的资金援助计划仍处于筹资阶段。为此，国际社会应该履行承诺尽快落实相关援助资金，有能力的国家和国际组织要尽可能提供更多的金融资源，帮助发展中国家加大对医疗卫生的支出，并及时开展相关应对措施。

3. 增强国际合作的共识

在全球抗击新冠疫情期间，有部分学者和政客指责中国"散播有关疫情的虚假信息"，还对世界卫生组织协调国际抗疫行动提出质疑和指责，认为世界卫生组织在疫情应对中缺乏有效性与公正性。新冠疫情是人类面临的共同挑战，没有哪一个国家可以独善其身，对个人、国家、国际组织的无端指责和企图利用疫情操作政治的行为只会破坏全球抗击疫情的信心，造成更严重的影响。国际社会要严厉抵制将公共卫生问题政治化，充分认识到只有相互合作、团结一致才能战胜疫情。为此，世界各国以及国际组织可以通过联合国、二十国集团等多边合作机制进行密切沟通和深入交流，开展联防联控，增强国际合作的政治共识，帮助发展中国家加强能力建设并积极支持世界卫生组织等国际组织发挥作用。

参考文献

［1］丁蕾：《疫情考验非洲经济》，载于《经济参考报》2020 年 4 月 10 日（003）。

［2］高乔：《中国持续援助发展中国家战疫》，载于《人民日报海外版》2020年 4 月 4 日（006）。

［3］娄飞鹏：《新冠疫情的经济金融影响与应对建议——基于传染病视角的分析》，载于《西南金融》2020 年第 4 期。

［4］庞超然：《疫情对全球经济影响几何?》，载于《国际商报》2020 年 2 月13 日（003）。

［5］权衡：《理性看待疫情对中国和世界经济的影响》，载于《经济日报》2020 年 3 月 18 日（012）。

［6］张贵洪：《疫情防控，国际合作正当时》，载于《环球时报》2020 年 2月 25 日（014）。

［7］周武英：《加强抗疫合作 稳定全球经济》，载于《经济参考报》2020 年3 月 26 日（001）。

［8］Richard Baldwin, Beatrice Weder di Mauro, Economics in the Time of COVID-19, CEPR Press, March 2020.

第七章

新冠疫情与中国经济

一、疫情前的中国宏观经济

2019 年 12 月 10 日，中央经济工作会议在京召开。会议指出，"中国正处在转变发展方式、优化经济结构、转换增长动力的攻关期，结构性、体制性、周期性问题相互交织，'三期叠加'影响持续深化，经济下行压力加大"，"中国经济稳中向好、长期向好的基本趋势没有改变"。2020 年伊始，新型冠状病毒疫情肆虐全国，31 个省（自治区、直辖市）相继启动一级响应。疫情的暴发将经济运行推出了正常轨道，短期内对中国社会生产生活秩序和宏观经济形势均产生了极大影响，但中国经济稳中向好、长期向好的基本趋势不会因疫情而改变。从长期看，中国政府也可以此为契机大力深化改革、完善国家治理，从而育新机、开新局。

（一）新冠疫情前中国宏观经济形势整体分析

2020 年 1 月 17 日，国家统计局公布的数据显示[①]，2019 年中国 GDP 总量和人均 GDP 两项宏观经济重要指标均取得了关键性突破：据初步核算，2019 年全年中国 GDP 总值达 990 865 亿元（同比增长 6.1%），这也是中国 GDP 总值首次逼近 100 万亿元人民币的高位，经济总量继续稳居世界第二；中国人均 GDP 也首次突破 10 000 美元。

众所周知，决定经济发展基本面的主要因素也是驱动经济增长的根本动力，分为需求拉动和供给推动两个方面。[②] 中国宏观经济发展的"下行压力"和"经

---

① 如无特别说明，本章数据主要源自国家统计局官网、Wind 资讯。
② 需求拉动指消费、投资、出口"三驾马车"对经济增长的拉动力；供给推动指要素投入、结构优化、制度变革对经济增长的推动力。

济韧性"也体现在中国经济发展的"需求侧"和"供给侧"。

1. 需求侧分析

（1）固定资产投资需求回落，高技术制造业投资亮点凸显。2019 年一季度，固定资产投资额上升至 2019 年最高点（6.3%），二季度先明显回落、后有所回升，但下半年基本呈平稳下降态势，12 月略有回升。2019 年中国固定资产投资额（不含农户）达 551 478 亿元，较上年增长 5.4%，但增幅比 2018 年下降 0.54 个百分点。作为国内下游需求的指标，民间固定资产投资全年累计投资额达 303 786 亿元，累计增长 5.36%，增幅较 2018 年下降 3.22 个百分点。

从基础设施投资领域看，2019 年基础设施投资增长 3.8%，各行业基础设施建设投资呈现下降或平缓发展态势，增速同比下降，平均增速为 2004 年以来的最低水平，低于同期固定资产投资增速与经济增速，基建对投资的拉动作用减弱。

从房地产行业投资情况看，在"房住不炒"的政策基调下，2019 年房地产调控效果显现。房地产开发投资增长 9.9%，增速同比下滑；房屋新开工面积同比增长 8.5%，增速较上年的 17.2% 大幅下降；全国商品房销售面积 171 558 万平方米，下降 0.1%。中央坚定决心和保持定力是解决房地产问题的关键。

从制造业投资情况看，2019 年全年制造业投资增长率大幅下滑，维持在 2.5% 左右，同比下降约 4 个百分点。究其原因，一方面，由于企业效益不佳[①]，投资热情受到抑制，2019 年工业生产者出厂价格指数（PPI）涨幅由正转负，自 7 月以来连续 5 个月负增长；另一方面，随着外部环境不确定性的增加，也影响了外向型企业扩大投资的意愿。

从高新技术产业和社会领域情况看，在固定资产投资整体低迷的情况下，高新技术产业成为新的亮点。2019 年高技术产业投资增长 17.3%，高于固定资产投资额平均增速 11.9 个百分点，其中高技术制造业和高技术服务业投资分别增长 17.7% 和 16.5%。虽然目前尚处于生命周期的快速增长时期，高新技术产业投资对 GDP 的拉动作用并不明显，但随着新型工业化进程的不断加深，高新技术产业未来很可能成为拉动中国固定资产投资的重要着力点。此外，社会领域投资增长 13.2%，高于固定资产投资额平均增速 7.8 个百分点，其中教育、文化体育和娱

---

① 2019 年全国规模以上工业企业实现利润总额 61 995.5 亿元，较上年下降 3.3%。

乐业投资分别增长 17.7% 和 13.9%。

（2）消费仍为经济增长的拉动力，需求潜力有待激发。2019 年社会消费品零售总额 411 649 亿元，较上年名义增长 8%，首次突破 400 万亿元大关。消费仍然是中国经济增长的第一拉动力，对经济增长的贡献率始终保持在 60% 左右。但从 2015～2019 年的数据看，社会消费品零售总额的增速却持续下降，居民生活消费略显疲软。升级类消费和网上消费增速高于社会消费品总额增速，成为拉动社会消费品需求的发力点。

（3）对外贸易增速放缓，呈现稳中提质发展态势。2019 年，中国货物贸易进出口总值 31.54 万亿元人民币，比 2018 年增长 3.4%，其中：出口 17.23 万亿元，增长 5%；进口 14.31 万亿元，增长 1.6%；贸易顺差 2.92 万亿元，扩大 25.4%。内需持续低迷、制造业发展动力不足，对原材料和半成品的进口相应减少，是造成中国进口增幅下滑的主要原因。但总体而言，外贸发展呈现总体平稳、稳中提质的态势：一是进出口规模逐季攀升；① 二是主要贸易伙伴位次发生变化，东盟成为中国第二大贸易伙伴，② 中国对"一带一路"沿线国家进出口总值达 9.27 万亿元，增长 10.8%，高出整体增速 7.4 个百分点；三是民营企业首次超过外商投资企业，成为中国第一大外贸主体；③ 四是贸易方式结构进一步优化，一般贸易占进出口总值比重提升；④ 五是出口商品以机电产品和劳动密集型产品为主，机电产品所占比重接近六成；⑤ 六是铁矿砂、原油、天然气、大豆等大宗商品进口

---

① 海关总署数据显示，2019 年四个季度的进出口值分别为 7.03 万亿元、7.68 万亿元、8.26 万亿元和 8.59 万亿元；12 月当月达 3.01 万亿元，同比增速达到两位数（12.7%），外贸进出口、出口、进口规模都创下月度历史峰值。

② 海关总署数据显示，欧盟、东盟、美国分别位列中国前三大贸易伙伴。2019 年，中国对欧盟进出口 4.86 万亿元，增长 8%；对东盟进出口 4.43 万亿元，增长 14.1%；对美国进出口 3.73 万亿元，下降 10.7%。

③ 海关总署数据显示，2019 年，民营企业进出口 13.48 万亿元，增长 11.4%，占中国外贸总值的 42.7%，比 2018 年提升 3.1 个百分点。其中：出口 8.9 万亿元，增长 13%；进口 4.58 万亿元，增长 8.4%。外商投资企业进出口 12.57 万亿元，占中国外贸总值的 39.9%；国有企业进出口 5.32 万亿元，占中国外贸总值的 16.9%。

④ 海关总署数据显示，2019 年，中国一般贸易进出口 18.61 万亿元，增长 5.6%，占中国外贸总值的 59%，较 2018 年提升 1.2 个百分点。其中：出口 9.95 万亿元，增长 7.8%；进口 8.66 万亿元，增长 3.1%。加工贸易进出口 7.95 万亿元，下降 5.1%，占中国外贸总值的 25.2%。

⑤ 海关总署数据显示，2019 年，中国机电产品出口 10.06 万亿元，增长 4.4%，占出口总值的 58.4%。其中：电器及电子产品出口 4.63 万亿元，增长 5.4%；机械设备 2.87 万亿元，增长 1.4%。同期，纺织服装等 7 大类劳动密集型产品出口 3.31 万亿元，增长 6.1%。

量增加。①

2. 供给侧分析

（1）工业稳步发展，高新技术制造业加速前进。2019 年，中国工业增加值增长 5.65%，第二、第三季度下行压力较大，第四季度有所回升，整体增幅下滑 0.48 个百分点；规模以上工业增加值累计增长 5.81%，增幅降低 0.82 个百分点。除建筑行业外，传统行业增加值的增幅基本呈下降趋势，战略新兴产业、高新技术制造业继续保持较快增长，支撑作用进一步凸显。

（2）服务业持续发展，服务业供给不断升级。2019 年服务业增加值 534 233 亿元，较上年增长 6.9%，分别高出 GDP 和第二产业增加值增速 0.8 个和 1.2 个百分点；服务业增加值占 GDP 比重为 53.9%，较上年提高 0.6 个百分点，比第二产业高 14.9 个百分点；服务业对国民经济增长的贡献率为 59.4%，比第二产业高 22.6 个百分点。服务业在中国国民经济中的"稳定器"作用进一步增强。② 而随着人民群众对美好生活的需求日益品质化、个性化和高端化，旅游、文化、体育、健康、养老及教育培训等"幸福产业"蓬勃发展，③ 尤其是利用互联网、云计算、大数据、可穿戴设备等信息技术手段不断发展的智慧健康养老产业持续快速增长。④

（3）供给侧结构性改革效果明显，但仍存在一定不足。通过供给侧结构性改革，构建以内需为导向的国内供给体系和出口生产体系，已成为解决中国当前诸多经济问题的重要举措。2019 年中国供给侧结构性改革取得一定成绩，但仍存在一定不足。具体而言：一是产能利用率继续稳步回升。国家统计局数据

---

① 海关总署数据显示，2019 年，中国进口铁矿砂 10.69 亿吨，增加 0.5%；进口原油 5.06 亿吨，增加 9.5%；进口天然气 9 656 万吨，增加 6.9%；进口大豆 8 851 万吨，增加 0.5%。此外，肉类产品进口增长较快，全年进口猪肉 210.8 万吨，增加 75%；进口牛肉 165.9 万吨，增加 59.7%。

② 在服务业中，批发和零售业、住宿和餐饮业分别增长 5.68%、6.33%，增幅分别减少 0.60 个、0.18 个百分点；信息传输、软件和信息技术服务业高速增长，较上年增长 20.4%，是服务业稳定增长的重要动力；租赁和商务服务业增速较快，增长 9.2%；金融业增速较上年上升 2.7 个百分点，是服务业的主要托底行业；交通运输、仓储和邮政业增长 7.10%，增幅下降 1.03 个百分点；房地产业增速低于服务业整体增速。

③ 文化和旅游部官网数据显示，2019 年 1～11 月，规模以上休闲观光活动营业收入同比增长 16.0%，"文化旅游""冰雪旅游"成为旅游新亮点；规模以上娱乐业和文化艺术业营业收入同比分别增长 8.7% 和 8.0%；规模以上居民服务、修理和其他服务业以及卫生和社会工作营业收入较快增长，同比分别增长 9.8% 和 9.7%。

④ 据工业和信息化部测算，智慧健康养老产业 2017～2019 年复合增长率超过 18%，2019 年产业总规模超过 3 万亿元，预计 2020 年将突破 4 万亿元。

显示，2019 年全国工业产能利用率为 76.6%，较上年提高 0.1 个百分点。二是企业处于主动去库存周期，补库存意愿不强。工业企业产成品存货累计增长 2.77%，同比下降 5.74 个百分点。三是去杠杆进程放缓。据《2019 年中国杠杆率报告》显示，2019 年全年中国实体经济杠杆率为 245.4%，较 2018 年上升了 6.1 个百分点。①

（4）出生人口持续减少，老龄化程度不断加深。2019 年末，中国大陆总人口达到 140 005 万人，较上年末增加 467 万人，中国总人口首次突破 14 亿人"大关"，继续坐稳全球人口第一大国之位；65 周岁及以上人口 17 603 万人，占总人口的 12.6%，老龄化率再创新高说明人口结构问题已成为全社会难以承受之重。与总人口再创新高相比，出生人口却再创新低。2019 年人口自然增长率为 3.34‰，人口出生率为 10.48‰，全年出生人口 1 465 万人，较 2018 年减少 58 万人；与 2016 年全面"二孩"放开之后的 1 786 万人相比，整整减少 321 万人，说明全面"二孩"的政策红利已经基本释放完毕，仅靠现有政策已难以逆转既定的人口形势，提高生育意愿、优化人口结构都是当务之急。

（5）就业率增速下滑，劳动力供给乏力。根据《中华人民共和国 2019 年国民经济和社会发展统计公报》显示，截至 2019 年末，中国就业人员 77 471 万人，其中，城镇就业人员 44 247 万人；全年城镇新增就业 1 352 万人，城镇新增就业人数累计增速连续 12 个月为负，平均增速为 -1.47%。2019 年各月全国城镇调查失业率保持在 5.0%~5.3%；城镇登记失业率为 3.62%，较上年末降低 0.18 个百分点。农民工总量 29 077 万人，较上年增加 241 万人，增长 0.8%，农民工月均收入水平 3 962 元，比上年增长 6.5%。

（二）中国经济的基本面分析

不畏浮云遮望眼。观察大国经济要看全局，准确看待短期数据升降之"形"、把握经济长期向好之"势"，方能察形辨势、拨云见日。中国经济具有资源潜力

---

① 《2019 年中国杠杆率报告》公布的数据显示，2019 年中国居民部门杠杆率为 55.8%，增幅上涨 3.7 个百分点，仍然是总体杠杆率攀升的主要驱动力。房地产贷款是杠杆率上升的主要影响因素；非金融企业部门杠杆率从 2018 年的 151.0% 升至 151.3%，全年仅上升 0.3 个百分点；在政府部门杠杆层面，政府部门杠杆率从 2018 年的 36.2% 升至 2019 年末的 38.3%，全年上升了 2.1 个百分点，其中，地方政府杠杆率较 2018 年同期上升 1.94%，中央政府杠杆率微升 0.4 个百分点；金融部门杠杆率为 54.8%，下降 4.6 个百分点，已达到较为合理的水平。

巨大、内生动力充足、发展活力强劲的特征，具有稳中向好、长期向好的大势，而这也正是我们稳定预期、保持信心的底气所在。

从经济总量看，2019 年中国国内生产总值达 990 865 亿元，稳居世界第二位；经济增速（6.1%）实现了年初提出的预期目标，且明显高于全球平均增速，在世界主要经济体中名列前茅，在 1 万亿美元以上的经济体中位居第一。国家统计局局长宁吉喆在 2020 年 1 月 17 日国务院新闻办公室的发布会上表示，2019 年中国 GDP 占世界的比重预计超过 16%，对世界经济增长的贡献率达 30% 左右，是世界经济发展动力最足的火车头。

从市场需求看，中国 14 亿人口的消费市场体量依然庞大。2019 年中国人均国内生产总值突破 1 万美元，与高收入国家的差距进一步缩小。目前，多层次消费市场正在加速形成，居民服务性消费增长较快，恩格尔系数继续下降，中高端需求持续增长。

从产业发展看，中国拥有 41 个工业大类、207 个工业中类、666 个工业小类，是全世界唯一拥有联合国产业分类所列全部工业门类的国家。与此同时，中国服务业的支撑能力不断增强，特别是近年来先进制造业与现代服务业的深度融合，有望让中国制造业增加值连续 10 年稳居世界首位。在以数字技术、人工智能、量子计算为标志的新一轮技术革命中，中国抢抓历史机遇，依靠自主创新步伐加快催生出了巨大的技术红利，新产业、新业态、新模式构成的新经济保持高速增长，也为中国经济长期持续稳定增长不断增添强劲动力。

从人力资本看，中国拥有近 9 亿劳动力人口，虽然人口老龄化程度的加速减弱了"人口增长红利"，但人口素质提升带来的"人才红利"和快速城镇化发展产生的"人口流动红利"都将成为中国经济高质量发展的有力支撑。

从基础设施看，改革开放以来，中国在基础设施领域的投资力度不断加大，经济社会发展的硬件环境持续改善，也为经济持续健康发展的基本面提供了有力支撑。[①]

---

① 国务院发展研究中心信息网数据显示，截至 2019 年末，中国高速铁路营业总里程达 3.5 万公里，占全球高铁里程超过 2/3；高速公路里程超过 14 万公里，居世界第一；电力装机容量接近 20 亿千瓦，居世界第一。2019 年，中国已建成全球最大规模的光纤和移动通信网络，行政村通光纤和 4G 的比例均超过 98%，固定互联网宽带用户接入超过 4.5 亿户。2020 年 4 月 28 日召开的国务院常务会议专门部署了加快推进信息网络等新型基础设施建设。

从科技水平看，科技创新已成为中国经济发展的主要驱动力。党的十八大明确提出：科技创新是提高社会生产力和综合国力的战略支撑，必须摆在国家发展全局的核心位置。在创新驱动发展战略推动下，近年来中国技术进步的步伐明显加快，在某些领域已不输发达国家。创新驱动正在成为支持中国经济稳中向好、长期向好的新动力。

从经济制度看，中国经过艰苦探索形成的社会主义基本经济制度具有解放和发展社会生产力方面的显著优势。党的十八大以来，以习近平同志为核心的党中央大力推进市场化改革，在实践中形成了以新发展理念为主要内容的习近平新时代中国特色社会主义经济思想。上述思想为建设中国特色社会主义现代化强国奠定了理论依据、政策框架和工作抓手，已成为统领中国经济建设发展和经济体制改革、推动高质量发展的根本指南。

此外，在城乡融合发展战略推动下，乡村振兴、农业现代化和农民增收，为中国经济长期持续稳定增长奠定了坚实的基础；在区域经济协调发展战略与国家重大区域战略深度融合和推动下，以京津冀协同发展、长江经济带发展、粤港澳大湾区建设、长三角一体化发展、黄河流域生态保护和高质量发展等重大战略为引领，以西部、东北、中部、东部四大板块为基础，中国已建设形成了以沿海沿江沿线经济带为主的纵向横向经济轴带，夯实了区域协调发展的基础；在绿色发展理念指引下，中国生产方式、生活方式、思维方式、领导方式不断绿色化，形成了经济发展与环境治理同向同行的包容性发展格局——这都为经济长期稳定增长提供了有力保障。

综上所述，当前中国经济发展处于"三期叠加"的特殊时期，经济发展结构性矛盾凸显，下行压力逐渐加大。疫情的暴发对经济发展产生了一定冲击，也增添了诸多变数。但从长期来看，中国经济发展有着巨大韧性、潜力和回旋余地。

二、新冠疫情对中国经济发展的影响

清华大学经管学院院长白重恩教授（2020）给出了疫情经济基准模型，并指出真实情况与基准模型之间是存在明显差异的，即新冠疫情期间经济并未完全停滞，且疫情期间发生的事件对疫情之后的经济发展必然产生影响。此次新冠疫情同时冲击了总供给和总需求，世界经济衰退已经是不争的事实，是不是会走向大萧条，还要取决于疫情的进一步发展情况。

（一）新冠疫情对中国宏观经济的影响

2020 年 4 月 17 日，国家统计局公布 2020 年第一季度主要经济数据。受新冠疫情影响，2020 年一季度中国 GDP 增速断崖式下跌，同比下降 6.8%，这是改革开放以来中国最低的季度增长，也是唯一的负增长。在疫情防控过程中，相比人民群众的生命安全和身体健康，经济短期承压的代价是必须要承受的，也是值得付出的。但这个"负增长"的起因是一只暂时来源不明的"黑天鹅"，并非中国经济基本面的正常反映。中国各地在做好常态化疫情防控的前提下，已经在有序推进复工复产、复商复市。从 2020 年 3 月以来的情况看，各项经济指标正在逐步好转。①

从宏观层面看，新冠疫情导致供给和需求两端双双回落，对需求侧的影响集中表现为对消费、投资和进出口的短期冲击，其中由于中国处于消费拉动阶段，消费受到的影响更为显著，投资和进出口次之。而对供给侧的影响则表现在对生产端和产业链传导的阻碍上。此外，中国国内物价和就业亦受其影响，短期内情况不容乐观。

1. 新冠疫情冲击下，消费领域受创较为严重

2020 年第一季度社会消费品零售总额 78 580 亿元，同比下降 19.0%。为了尽快稳住消费这块经济的"压舱石"，中央及各省份均已出台相关政策，自 2020 年 3 月中旬以来，这套"政策组合拳"就开始施展，从减负、稳岗等方面着重发力，扩大消费、促活经济。受疫情影响，一些新的消费业态应运而生，加之消费者对诸如健康食品、医疗保健等方面产生的增量需求，都为消费市场的复苏和提振创造了新的动能。但必须要认识到，疫情过后的经济衰退不是人们在边际上减少消费，而是全民一致性的减少消费，必须用更大的冲击才能重启。

---

① 国家发展改革委 2020 年 4 月 20 日对外公布的数据显示：（1）生产方面，用电量、货运量等实物量指标明显恢复，2020 年 3 月的工业降幅较前 2 个月大幅收窄 12.4 个百分点，服务业生产指数降幅收窄 3.9 个百分点，4 月上旬用电量已同比增长 1.5%；（2）需求方面，内需正在不断恢复，2020 年一季度投资、消费降幅分别较前 2 个月收窄 8.4% 和 1.5%；（3）预期方面，2020 年 3 月的制造业采购经理指数（PMI）、非制造业商务活动指数分别回升 16.3%、22.7%，双双重回荣枯线以上。

2. 受疫情影响，整体投资活动放缓

新冠疫情使短期投资受到抑制，但对长期投资的影响仍取决于预期。一是房地产、基础设施建设等基本陷入停滞，企业设备购买与更新、存货投资等投资活动均受到影响；二是部分企业特别是中小微企业已深陷现金流枯竭、资金回笼困难等问题，投资意愿大幅降低；三是疫情引发对未来增长的负面预期，投资期望收益率降低，企业会调整投资计划，主动降低投资。国家统计局数据显示，2020年第一季度，中国固定资产投资（不含农户）84 145亿元，同比下降16.1%，制造业投资同比下降25.2%；电子商务、医疗卫生等相关行业投资增长。① 整体来看，固定资产投资受疫情影响相对较小。各地已在以较快速度发行财政部提前批复的2020年新增1万亿元专项债，这为基建投资的反弹储备了较为充足的资金来源。

3. 对外贸易整体下降，医疗器械等产品出口有所增长

国家统计局数据显示，2020年第一季度，中国货物贸易进出口总额6.57万亿元，下降6.4%。其中：出口3.33万亿元，下降11.4%；进口3.24万亿元，下降0.7%；贸易顺差983.3亿元，减少80.6%。从主要出口产品看，集成电路、医疗器械出口增速分别高于整体23.3个、10.2个百分点；服装、鞋靴、家具等产品出口受到较大冲击。服务贸易规模下降，但贸易逆差延续了2019年以来的缩小势头，结构有所改善。知识密集型服务贸易占比超过40%，同比增长7.8%，显示出较强的抗疫情冲击能力。

4. 疫情暴发使供给受阻，且对产业链冲击较大

新冠疫情暴发后，春节假期显著延长，工人返工一再推迟，对劳动力供给一度产生较大影响；不少地方对道路进行了封闭、阻断，加之物流企业未复工，原本顺畅的物流体系受到影响；推迟复工、外地员工被隔离期间，企业仍然存在固定费用支出，如租金、工资、贷款利息等，现金流压力增大，部分中小微企业陷入倒闭危机，② 上述因素均导致工业生产在短期内明显下滑。国家统计局数据显示，2020年第一季度，全国规模以上工业增加值同比下降8.4%。此外，疫情对

---

① 2020年第一季度，电子商务服务投资增长39.6%，生物药品制品等与抗疫相关行业投资也保持增长，重点防疫工程建设快速推进。

② 事实上，早在疫情之前，有些企业的困窘就已显现，疫情导致的消费低迷成为压垮它们的最后一根稻草。据人民法院公告网显示，自疫情暴发至2020年3月末，就已有逾1 000家企业发布破产公告。

产业链的冲击也不容忽视。当前，工业企业处于库存低位，难以维持较长时间的供应，而疫情后恢复生产也会从产业链上游企业开始，下游企业则会在一段时期内遭遇上游产品供给不足的窘境。

5. 受多重因素影响，市场供求形势复杂多变，CPI 和 PPI 均出现阶段性攀升

从 CPI 来看，由于疫情导致居民消费品生产不足，且部分地区道路物流中断、供给不足，同时叠加恐慌性抢购需求，导致部分医疗用品价格明显上涨，物价短期上涨，CPI 再创新高；[①] 从 PPI 来看，疫情对工业品出厂价格有推升作用，但 2020 年一季度房地产、消费较为疲软，叠加进出口双双下滑，PPI 也受到一定拖累。[②] 疫情影响消退、基建发力、补库存力度提升之后，PPI 才有望持续回升。如果上述现象持续时间较长，高企的价格会增加经济的运行成本，减缓复苏的步伐，甚至抑制国内消费和投资需求，进一步加大经济下行压力。

6. 就业市场遭受严重冲击，短期失业增加

2020 年 4 月 17 日，国务院新闻办公室举行的新闻发布会上，国家统计局提供的数据显示，2020 年 3 月，中国城镇调查失业率为 5.9%，其中：25～59 岁群体人口调查失业率为 5.4%；31 个大城市城镇调查失业率为 5.7%，与上月持平；全国企业就业人员周平均工作时间为 44.8 小时，较上月增加 4.6 小时。但疫情会让人的行为模式发生改变，数字技术的发展也会带来就业市场的结构性改变，数字经济相关人才已经出现供不应求之势。作为人口大国，解决好就业问题是中国政府的关键任务。就业问题一旦解决不到位，对于国民心理稳定、收入稳定，以及社会稳定与安宁都极为不利。

（二）新冠疫情对中国中观行业的影响

因疫情发展的时间、影响程度的不同，不同性质的行业遭受的冲击程度也不同。总体而言，疫情对第一产业的影响相对较小，而对第二、第三产业的影响相

---

① 2020 年 1 月，CPI 为 5.4%，创近 10 年之最，其后 CPI 稍有回落，3 月为 4.3%，涨幅较 2 月份回落 0.9 个百分点，环比下降 1.2%。整体而言，2020 年一季度中国 CPI 仍处高位，同比上涨 4.9%。

② 2020 年 1 月，PPI 同比上涨 0.1%，在经历 6 个月的通缩后首次恢复增长。

对显著。① 第三产业中，餐饮、旅游、交通运输物流、影视业等生活性服务业受到的负面影响显著，房地产和金融业波动发展，而医疗产业、数字产业等新业态和新产业迎来发展机遇。

1. 生活性服务业普遍受疫情短期负面影响显著，部分行业逆势上涨

（1）餐饮业。受防控措施影响，2020 年春节期间各类聚餐和婚宴等几乎全部取消，全国的饭店餐厅、大排档、美食街等纷纷歇业，年前餐饮企业备菜存货损失大多数是净损失，无法在疫情后进行回填。2020 年第一季度，餐饮业收入6 026 亿元，同比下降 44.3%。②

（2）交通运输物流。疫情暴发正值春运旺季，旅客出行受限，交通物流不畅，旅客出行需求和消费明显减少，远低于历史同期水平。③ 物流业受限行路网不畅抬高运输成本、运转停滞抬高仓储成本、城市难进抬高配送成本等因素影响，面临成本上升、收入减少的双重挤压。

（3）旅游业。受疫情冲击，春节"黄金周"不复存在，各主要景点关闭，各国对华的航空限制和出入境限制也影响到跨境旅游消费。从旅游供给端来看，大部分在线旅游平台、旅行社、航空公司和酒店等都处于停业状态，并在提供免费退改签的过程中短期内需要垫付巨额退票资金，现金流压力较大；从需求端来看，游客因惧怕疫情而出游意愿锐减，旅游业面临"空档期"，继而导致整个产业链承受巨大亏损压力。

（4）影视娱乐业。新冠疫情对影视娱乐业的影响是不可逆且巨大的。产业链上游的横店影视城、象山影视城等多家影视基地相继闭园，全部剧组停止拍摄活动；产业链下游，7 部贺岁片集体宣布撤档，择期再映，线下院线自 2020 年 1 月24 日起全部暂停营业，民众观影消费需求急剧下滑。④

---

① 国家统计局数据显示，2020 年一季度第一产业增加值 10 186 亿元，下降 3.20%；第二产业增加值 73 638 亿元，下降 9.60%；第三产业增加值 122 680 亿元，下降 5.2%。

② Wind 资讯数据显示，2019 年全国餐饮业收入突破 4.6 万亿元，其中春节假期期间的餐饮销售收入占比为 15% 以上。由此推算，受疫情冲击，2020 年春节假期期间餐饮行业损失在 5 000 亿元以上。

③ 春运素有短时间"全世界最大规模的人类迁徙"之称。以 2019 年为例，春运期间全国有近 30 亿人次出行。而受疫情管控的需要和影响，部分道路封闭，民航、铁路的出行人次减少，据交通运输部数据显示，2020 年春运 40 天中国铁路、公路、水路、民航等共发送旅客 14.8 亿人次，较 2019 年春运期间发送旅客人次下降了 50.3%，其中铁路、公路、水路、民航发送旅客数同比分别下降 47.3%、50.8%、58.6%、47.5%。

④ 据猫眼专业版数据显示，2020 年大年初一全国票房收入只有 181 万元，初一至初六票房收入仅 284.5 万元，2020 年全国春节档电影票房收入预计损失 70 亿元。

（5）医疗卫生及在线教育、在线办公、在线游戏等行业。为做好物资保供工作，医疗卫生相关行业提前复工、扩大投资，迎来发展机遇。[①] 此外，由于春节假期与疫情防控期叠加，疫情也在一定程度上改变了人们的生活方式，催生出以养生、电商、游戏、外卖为主的"宅经济"。面对疫情大考，数字经济相关消费行业按下了"快进键"。[②]

2. 房地产业基本面不变，中小房企压力增大

受疫情影响，中国大部分地区的土地交易暂时中止，全国多个城市针对房地产市场下发了"暂停经营"的通知，明令禁止售楼处、中介门店继续营业，令房屋销售活动受到限制，房屋成交受到较大影响，[③] 原本资金链已经十分紧张、高杠杆的中小房企可能受到更大冲击。此外，此次疫情也反映出三、四线城市在物流、居住环境和公共治理能力上的劣势，在当前大中城市开放落户的情况下，未来人口流出三、四线城市的情况可能更为严重，三、四线城市房地产风险有进一步上升的趋势。

3. 金融业短期利好债市、利空股市，中长期取决于经济基本面

此次疫情作为超预期的负面事件，通过对市场情绪的冲击，在一定程度上影响到金融业的发展。短期利好债市、利空股市，但中长期仍取决于经济基本面和趋势。从债券市场看，疫情推升了市场短期避险情绪，叠加对经济的悲观预期，债市在短期内受益。在股市方面，中国股市向来都不是"国民经济的晴雨表"，且重大疫情对于股市影响有限而短暂，股市运行自有其规律。2020年春节假期延迟开市，股市开盘后短暂暴跌，之后便短期持续上升。

4. 文化行业受到较大影响，"互联网＋文化"产业逆势上行

受疫情影响，2020年一季度，中国文化企业生产经营受到较大冲击，文化市

---

① Wind资讯数据显示，2020年3月，限额以上单位中西药品类商品销售增长2.9%。截至2020年2月5日，丁香医生线上问诊用户数达8 300万，问诊量超60万，在线医生数为1.5万，问诊环比增幅134.91%，用户环比增幅215.32%。

② Wind资讯数据显示，2020年第一季度，电子元件、集成电路产量同比增长16%和13.1%，信息传输、软件和信息技术服务业增加值同比增长13.2%，电子商务服务投资同比增长39.6%。2020年3月，实物商品网上零售额18 536亿元，增长5.9%，较1～2月加快2.9个百分点，占社会消费品零售总额的比重为23.6%，比1～2月提高2.1个百分点。

③ Wind资讯数据显示，2019年一季度，中国房地产企业销售额为27 038.77亿元。若按2019年全年6.5%的销售增速估计，2020年一季度的房企销售额将达到28 796.29亿元；若按损失50%的销售额计算，2020年一季度的损失将高达14 398.14亿元。

场短期下滑明显。① 与此同时，居家隔离带来线上文化消费的异军突起，"互联网＋文化"逆势发力，文化产业新业态加快发展。②

（三）新冠疫情对中国微观经济主体的影响

首先，企业各方面承压较大，民企、中小微企业受冲击明显。疫情对企业2020 年一季度生产经营的不利影响显著，企业营业收入明显减少、运营成本增加、盈利全面下滑。疫情对不同规模、类型的企业冲击程度不一。根据受冲击程度的大小排序，民企大于国企，中小微企业大于大企业。中小微企业普遍面临市场销售减少的问题，叠加经营中断可能导致的订单合同违约、资金周转困难等问题，部分体量较小、抗风险能力较弱的中小微企业将面临破产倒闭的困境。风险还可能沿着供应链和担保链上下及横向传导，引发局部性危机。

其次，基层员工压力加大，弹性薪酬制员工受到更大冲击。对于基层员工而言，其收入与企业经营效益息息相关，尽管人社部已下发通知要求保障员工的合法权益，但当企业普遍效益下滑时，员工的薪资、奖金乃至岗位存续都会受到严重影响，尤其是在受冲击较大的餐饮、娱乐、交通运输等行业及中小微企业。弹性薪酬制员工等弱势群体需要重点关注和扶持。此外，疫情也给低收入群体和刚刚脱贫的农村居民带来了较大不确定性，面临贫困和返贫的风险。

最后，农民工在外部冲击下，所受影响最为直接、明显。国家统计局公布的《2018 年农民工检测报告》显示，截至 2018 年 8 月底，中国共有 28 836 万农民工，其中半数以上为"80 后"新生代农民工。新冠疫情暴发后，农民工成了除病患外最大的困难群体。受疫情重创的农民至少还有几亩良田、一栋祖屋可供安身立命，而背井离乡的农民工在疫情面前毫无还手之力。此外，随着疫情时间的推移，农民工家庭需求也从原来的防护意识弱、物资不足转入生计困顿，留守儿童的学习教育问题也愈发凸显。

---

① Wind 资讯数据显示，2020 年一季度，全国规模以上文化及相关产业企业实现营业收入 16 889 亿元，较上年同期下降 13.9％。文化娱乐休闲服务营业收入降幅最大，同比下降 59.1％。其中，娱乐服务、景区游览服务分别下降 62.2％、61.9％；文化传播渠道下降 31.6％，其中广播影视发行放映、艺术表演分别下降 78.5％、46.2％。

② 从文化及相关产业细分行业看，文化新业态特征较为明显的 16 个行业小类实现营业收入 5 236 亿元，较上年同期增长 15.5％；占规模以上文化及相关产业企业营业收入的比重为 31.0％，比上年同期提高 8.1 个百分点，其中，互联网广告服务、互联网其他信息服务、多媒体游戏动漫和数字出版软件开发、广播电视集成播控、可穿戴智能文化设备制造等行业的营业收入均实现两位数增长。

三、新冠疫情暴发后中国的应对

（一）新冠疫情暴发后中共中央高层部分重要会议精神及解读（2020 年 1 ~ 4 月）

2020 年 1 月 25 日，中共中央政治局常务委员会召开会议，专门听取了新型冠状病毒肺炎疫情防控工作的汇报，对疫情防控特别是患者治疗工作进行再研究、再部署、再动员。在这次不同寻常的会议上，习近平总书记特别强调：生命重于泰山。疫情就是命令，防控就是责任。各级党委和政府必须按照党中央决策部署，全面动员、全面部署、全面加强工作，把人民群众生命安全和身体健康放在第一位，把疫情防控工作作为当前最重要的工作来抓。

2020 年 2 月 3 日，中共中央政治局常务委员会召开会议，就疫情防控和维护正常社会秩序提出要求。会议强调，要坚决打赢疫情防控阻击战；在加强疫情防控的同时，要努力保持生产生活平稳有序，继续为实现当年经济社会发展目标任务而努力，抓好涉及决胜全面建成小康社会、决战脱贫攻坚的重点任务。

2020 年 2 月 12 日，中共中央政治局召开会议并指出，经过艰苦努力，我国疫情形势出现积极变化，防控工作取得积极成效，但目前疫情防控工作到了最吃劲的关键阶段，需要毫不放松做好疫情防控重点工作。会议强调，2020 年是全面建成小康社会和"十三五"规划收官之年，各级党委和政府要努力把新冠肺炎疫情影响降到最低，保持经济平稳运行和社会和谐稳定，努力实现党中央确定的各项目标任务。

2020 年 2 月 19 日，习近平总书记主持召开中央政治局常务委员会会议，听取疫情防控工作汇报，研究统筹做好疫情防控和经济社会发展工作，决定将有关意见提请中央政治局会议审议。习近平总书记提出了坚定信心、同舟共济、科学防治、精准施策的总要求。会议强调，疫情虽然给经济运行带来明显影响，但我国经济有巨大的韧性和潜力，长期向好的趋势不会改变。

2020 年 2 月 21 日，中共中央政治局召开会议。针对疫情发展态势，会议认为全国疫情发展拐点尚未到来。会议指出，我国经济运行受到了明显影响，要把疫情影响降到最低。在疫情得到初步遏制的前提下，意味着稳增长的诉求上升。

会议要求统筹做好疫情防控和经济社会发展工作，并在 2 月 3 日之后会议的基础上再次强调了总体的目标任务，即决胜全面建成小康社会、决战脱贫攻坚目标任务和完成"十三五"规划。此外，在宏观政策方面，会议将针对财政政策的表述从 2019 年中央经济工作会议的"大力提质增效"变为"更加积极有为"，将针对货币政策原有的"灵活适度"前多加了"更加"两字；在返岗复工方面，政策思路延续了 2 月 12 日会议"分区分级"的精准防控思路，并强调交通运输是"先行官"；在三大攻坚战方面，强调"确保""如期全面完成"脱贫攻坚战；针对最新疫情的影响，增加了"加快补齐医疗废物、危险废物收集处理设施方面短板"；在防风险方面，将"守住不发生系统性金融风险底线"的前缀从"牢牢"改成了"坚决"，进一步强调了底线思维；会议通稿还将消费摆在"三驾马车"的首位；投资方面，会议继续强调了此前两次会议（2 月 3 日、12 日）中提到的"新投资项目"和"在建项目"，并将"在建项目"前的表述从"积极推进"改为"加快推进"，表明将进一步加强基建托底的力度；贸易方面，会议对稳定外需的部署更加细化，在"尽快复工复产"的基础上，明确要求"维护全球供应链稳定"。

2020 年 2 月 26 日，中共中央政治局常务委员会召开会议。会议指出，当前全国疫情防控形势积极向好的态势正在拓展，经济社会发展加快恢复，同时湖北省和武汉市疫情形势依然复杂严峻，其他有关地区疫情反弹风险不可忽视。因此，各级党委和政府要统筹推进新冠肺炎疫情防控和经济社会发展工作，确保打赢疫情防控人民战争、总体战、阻击战，努力实现决胜全面建成小康社会、决战脱贫攻坚目标任务。

2020 年 3 月 4 日，中共中央政治局常务委员会召开会议。会议的基本判断为"我国已初步呈现疫情防控形势持续向好、生产生活秩序加快恢复的态势"，为此，必须深入贯彻落实统筹推进疫情防控和经济社会发展工作，部署会议精神，加快建立同疫情防控相适应的经济社会运行秩序，完善相关举措，巩固和拓展这一来之不易的良好势头，力争全国经济社会发展早日全面步入正常轨道，为实现决胜全面建成小康社会、决战脱贫攻坚目标任务创造条件，并强调要深化疫情防控国际合作，发挥我国负责任大国作用。

2020 年 3 月 18 日，中共中央政治局常务委员会召开会议。会议强调，要清醒看到国内外疫情形势的复杂性和严峻性。会议指出，受国内外多种因素影响，我国当前经济下行压力持续加大，要加快建立同疫情防控相适应的经济社会运行秩序，积极有序推进企事业单位复工复产，努力把疫情造成的损失降到最低。

2020 年 3 月 27 日，中共中央政治局召开会议。在 3 月 18 日中共中央政治局常务委员会会议提出"落实外防输入重点任务"的基础上，本次会议进一步强调要将疫情防控重点放在外防输入、内防反弹上来，并指出境外疫情呈加速扩散蔓延态势，世界经济贸易增长受到严重冲击，我国疫情输入压力持续加大，经济发展特别是产业链恢复面临新的挑战。会议明确提出要抓紧研究提出积极应对的一揽子宏观政策措施。此外，此次会议还明确了扩大内需，启动新一轮基建的政策信号。

2020 年 4 月 8 日，中共中央政治局常务委员会召开会议。习近平总书记在会议上指出，面对严峻复杂的国际疫情和世界经济形势，我们要坚持底线思维，做好较长时间应对外部环境变化的思想准备和工作准备，要坚持在常态化疫情防控中加快推进生产生活秩序全面恢复，抓紧解决复工复产面临的困难和问题，力争把疫情造成的损失降到最低，确保实现决胜全面建成小康社会、决战脱贫攻坚目标任务。此次会议首次释放了五大信号，指出要做好较长时间应对外部环境变化的思想准备和工作准备。与此同时，两大表述发生关键性的变化：一是当前我国经济发展面临的困难加大，要有"底线思维"；二是确保实现决胜全面建成小康社会、决战脱贫攻坚目标任务。

2020 年 4 月 17 日，中共中央政治局召开会议。此次会议召开日期恰逢 2020 年一季度经济数据公布当天，亦被视为对 2020 年一季度经济工作的总结。此次会议依旧延续了"疫情防控需要常态化"的精神，并提出将加大核酸检测作为疫情防控的一个重要目标。在国内外疫情双重压力下，会议通稿中两次用到了"前所未有"一词[①]。2020 年一季度 GDP 增速为负，创下 1992 年自有数据统计以来的最低水平，就说明疫情对经济的冲击的确"前所未有"；既然挑战前所未有，未来的逆周期调节政策的力度也将会"前所未有"。从会议释放的政策信号看，此次会议有四个方面的亮点：一是总体上淡化了 2020 年当年 GDP 目标的实现，但新增了"六保"目标，并部署相关措施，将减税降费调整为"六保"中的帮扶中小企业措施；二是强调了政策工具实施过程中的效率问题，在货币政策设定中新增了"降息"表述，体现出了更为宽松的政策取向；三是重提"积极扩大有效投资"，并具体提出了旧改、传统基建、新基建、民间投资、支持出口转内销 5 个

[①] 两句话分别为："新冠肺炎疫情对我国经济社会发展带来前所未有的冲击"；"当前经济发展面临的挑战前所未有"。

方面促进投资的措施；四是重提"污染防治""房住不炒"两项约束。与此同时，会议还提及了进一步加强改革开放，近期重点包括已出台的要素市场化配置改革、保障国际物流、严控防疫物资出口质量和推动共建"一带一路"高质量发展等。

2020 年 4 月 29 日，中共中央政治局召开会议。此次会议对疫情防控形势进行了判断并布局疫情防控举措，重点外防输入、内防反弹，保护好防控战果，为复工复产、复市复业及社会经济做好保障；抓好重点地区和重点群体的疫情防控工作。会议确定了支持湖北省经济社会发展的一揽子政策，助力湖北经济恢复平稳运行，并强调了做好"六稳"工作，落实"六保"任务。

由于疫情对经济产生了较大影响，从 2020 年 2 月开始，每次政治局会议、政治局常务委员会几乎都是对统筹疫情防控和经济工作进行研究部署。兵无常势，水无常形。每次会议对疫情防控形势、防疫措施、经济形势的判断、经济工作的部署都体现出中央高层决策的实事求是与高瞻远瞩。会议的表述更加积极，体现出"要在稳的基础上积极进取"的发展思路，措施也更加具体，可操作性更强，对全国统一思想、加快经济发展具有很强的指导性。

（二）新冠疫情暴发后各级各部门采取的主要措施

为坚决打赢"疫情防控阻击战"和"经济保卫战"，中共中央、国务院针对疫情控制的领导、监察、重点物资生产企业复工复产和调度安排、企业延时上班等方面的文件相继下发，加强应对疫情的政策保障；国家各部委针对企业、学校、交通运输、物资供应等分别出台了有力支持措施。

各级地方政府因地制宜，根据疫情实际发展情况，制定对应政策措施。其中，经济相对发达的中东部地区主要是针对疫情防控稳定后如何有序引导企业复工复产复市，减小疫情对经济发展的冲击精准施策；针对疫情防控常态化的不利情势，部分省份积极响应国家政策，推出一系列有利于 5G 等新技术研发与落地的政策措施；各边境省份在稳定国内疫情的情况下，积极出台了应对输入型疫情冲击的措施。

（三）前期政策评价与后期政策制定应关注的问题

1. 前期政策措施评价

面对疫情，首要目标是保证人民生命安全，很难做到多目标平衡。为此，经济政策只能聚焦于防止经济的过度衰退上，在"六稳"与"六保"上做足文章。

（1）更积极的财政政策与货币政策。从2020年"221""327""417"三次中央政治局会议精神来看，中国采取了积极的财政政策，通过适当提高财政赤字率、发行特别国债、增加地方政府专项债券发行规模，将资金更多地投向疫情防控、重点项目建设等方面。在当前严峻的财政形势下，疫情防控、统筹经济社会发展，极度考验中央理财能力。疫情下，财政赤字率的提高是在经济下行严重的背景下必然的选择。事实上，中国政府的债务总体水平还比较低，特别是债务形成的资产中还有一些资产具有较好的盈利能力，从这个角度看，适当提高赤字率是有空间的。但需要注意的是，从2020年一季度公布的财政数据来看，财政收入逐月下降，地方财政收入仅有西藏正增长。因此，在赤字率不断提高以及财政收入有下滑趋势的情况下，增加赤字率、增发特别国债都是必要的，但如何推动财政可持续是必须要关注的问题。此外，如何纾困高负债的地方政府也是需要提前思考的问题。从货币政策看，中央始终保持"更加灵活适度"的方针，预计未来货币政策将继续保持适度宽松，但不大水漫灌，主要是配合财政政策"稳增长"。恒大集团首席经济学家任泽平认为，相对美国无上限QE（quantitativ easing）和2万亿美元大规模财政刺激，中国财政为主、货币配合的政策组合长期效果更好、短期代价更小，而且在力度和节奏的把握上也更精准。

（2）新基建成为基建投资的新亮点。投资的关键就是要投资未来。疫情大考之下，数字经济新动能加速崛起。基于数字经济的抗疫实践也成为一些企业化危为机、踏上新经济风口的助推器。从中央部委到地方，频频出台支持举措打造数字经济新引擎。工欲善其事，必先利其器，"新基建"就是数字经济发展的重要支撑。2018年中央经济工作会议上首次提出"新基建"，至今已多次出现在中央层面的会议中或者文件中。2020年4月20日的国家发展改革委新闻发布会上，首次明确了"新基建"范围。① "新基建"对高质量发展、培育新动能意义重大。

（3）一系列前所未有的救助性政策。疫情的第二阶段，由于缺少海外订单（除医疗行业外），企业复工却难以复产，继服务业之后，主要市场在外的制造业

---

① "新基建"范围包括：一是与通信网络、新技术、算力有关的信息基础设施，如5G、区块链、智能计算中心等；二是智慧能源基础设施等融合基础设施；三是重大科技基础设施等创新基础设施。发展改革委下一步将加快推动5G网络部署，稳步推进传统基础设施的"数字＋""智能＋"升级，并将超前部署创新基础设施。

也面临较大危机，并且是需求源头上的断流，减税降息也于事无补。为保障企业元气，政府给足了政策，拿出"真金白银"帮助企业和国民渡过难关。审时度势提出"六保"，意味着宏观管理思路更强调底线思维。

2. 后期政策制定应该关注的问题

新冠疫情发生以来，中国政府密集出台一系列宏观调控政策，为对冲疫情影响、稳定经济运行提供了有力保障，财政政策直接提振了有效需求，货币政策在提升有效需求的同时为企业注入了流动性。然而，国际疫情仍在持续蔓延，世界经济下行风险不断加剧，不稳定、不确定因素显著增多，中国经济社会发展将面临更多的困难和挑战，必须做好应对各种复杂困难局面的准备，把外部压力转化为全面深化改革、扩大开放的强大动力。前期政策的效力已然显现，未来应进一步提高宏观政策的前瞻性、针对性和有效性，及时形成宏观政策合力，从而把中国发展的巨大潜力和强大动能充分释放出来，争取两场战役的同步胜利。很显然，特殊时期需要特别的刺激性措施，以最小代价从困境中走出，但过度投资有可能会造成未来产能过剩、大规模政府支出会挤占生产和居民消费、补偿性消费会引致通货膨胀和企业销售的异常波动。为此，后期政策发力应注意以下几点：

（1）要充分估计当前经济形势的严峻性。[①] 新冠疫情对于经济的影响是阶段性、暂时性的，但却是全局性、系统性的冲击，对经济增长的实际影响要比市场预期的更为严峻。虽然不能过于悲观，但更不能盲目乐观，要实事求是、相机决策。影响中国经济持续下行的因素既有外部和周期性因素，也有内部结构性和体制性因素。为此，政策宜着眼化危为机、危中寻机，要将短期加大逆周期调节和长期深化改革开放相结合，加速新技术、新业态、新模式的应用和布局。

（2）积极的财政政策更需大力提质增效。2019 年底的全国财政工作会议通篇透出"过紧日子""以收定支""勤俭节约办事业"的思想。面对新冠疫情对经济社会"前所未有"和"极不寻常"的冲击，财政整体上面临更大的减"收"增"支"压力和"两难境地"，需要把有限的财政资源用到刀刃上，可以适度放宽地方政府举债额度，但必须强化绩效管理，还应从发展财政转向民生财政。

---

① 国务院发展研究中心信息网数据显示，2019 年四季度，中国 GDP 增速只有 6%，创 10 年新低；"三驾马车"全面放缓，2019 年出口增速（0.5%）基本零增长；全社会固定资产投资同比增长仅 5.4%，实体经济制造业投资同比增长只有 3.1%；广义货币供应 M2 增速已降至 8% 左右；2019 年7～12 月工业品价格 PPI 连续 6 个月负增长，持续处在通缩区间；2019 年规模以上工业企业利润同比下降 3.3%，落入负增长区间。

（3）减税、降负并非加速经济复苏的最优政策选择。针对企业的减税、减负等救济性措施是必要的，但不能作为推动经济复苏的主要手段。通常情况下，经济下行也是经济自我调节的过程，是淘汰低效企业的好时机，而减税、减负会让低效企业得以继续生存。

（4）尽管有一定难度，但从"稳就业"和"保就业"的角度看，可以将提振消费作为经济复苏的关键发力点。2019年消费对中国GDP总量贡献已达到57.8%，且近年来消费增长对GDP增长的贡献始终在70%~80%之间。消费不振的直接影响是服务业难以全面复市，进而影响就业，因为吸纳就业是中国大力发展服务业的主要原因之一。

（5）政策的制定必须要考虑到政府投资扩张可能引发的"后遗症"。自2008年以来，中国已经有过两轮政府投资的高潮[①]，当下即将形成第三轮政府投资高潮。在特殊时期，政府大规模的基建投资有其合理性，但此类投资扩张或将后患无穷。众所周知，在每一次投资高潮中，地方政府的商业性债务就不可避免地出现膨胀，疏于监控的债务最终只得由中央政府埋单。此外，在鼓励"新基建"的同时，亦不可忽视传统基建，尤其是要利用传统基建来"扩就业""补短板"。

（6）媒体的宣传和政府的措施都应将"常态化防疫"作为判断基础。消费者、企业和政府不可避免地经历了或正在经历着恐慌、适应和预期调整三个过程。即使经济活动完全正常化，在疫情风险彻底解除之前，也难以完全恢复到疫情前的活跃程度，且疫情中心地区、疫情防控和经济发展统筹力度较弱地区、中小微企业集中地区、生活性服务业占比较大地区、信息基础设施薄弱地区、经济发展处于转折越坎阶段地区，在常态化疫情防控环境下更容易出现经济波动和下滑。

（7）政策制定要关注不同行业、不同类型企业的差异性。小企业的复工复产落后于大企业，外商及港澳台商投资企业和私营企业的复工复产率低于国有控股企业，不同行业的复工复产情况也存在明显差异。复工复产率的差异会造成产品供需不平衡和生产的低效率。由于在资金、技术、人才等各个方面的竞争优势都要明显弱于大企业，中小微企业就是在经济危机到来时最需要纾困的一个群体。在困境中，政府部门在精准施策上应当以尽可能的高效率帮扶中小微企业。

---

① 前两轮投资高潮分别是全球金融危机之后的"四万亿"和2016~2017年应对经济下滑的财政扩张。

（8）目前，中国经济所遭受的冲击更多体现为供给侧层面遭受的冲击，所以应着重从供给端发力，继续深入推进供给侧结构性改革。坚持以推进供给侧结构性改革为主线，是党中央在全面分析国内经济阶段性特征基础上提出的调整经济结构、转变经济发展方式的治本良方。应把发展经济的着力点放在实体经济上，把提高供给体系质量作为主攻方向，显著增强中国经济质量优势。

为应对新冠疫情的冲击，一系列深层变化正在汇聚成推动中国经济发展的新动力。从政策托举来看，中国将加大宏观政策调节和实施力度，在前期一系列政策基础上，还将相机推出一些更大力度的政策，为经济发展保驾护航。既有基本面作为压舱石，又有各种积极因素叠加助力，中国经济完全有条件、有能力化危为机，赢得发展的主动权。

四、全球疫情下的中国经济发展

联合国秘书长古特雷斯称新冠疫情为"自联合国成立以来我们共同面对的最大考验"。新冠疫情发生前，世界经济整体形势已不容乐观，疫情肆虐更加剧了全球经济的衰退。但危与机总是同生并存的，新冠疫情也加速了社会的变革，通过"倒逼"方式改变了人们的生活方式和消费习惯，推动了传统行业调整和适应新的发展模式，孕育和催生了新的经济业态。换言之，克服了危即是机。

从短期来看，严格的疫情控制和居民居家隔离带动了部分行业的火爆，使这些行业迎来了短期的发展机遇；从长期来看，疫情可能加速世界经济政治新格局的到来，蕴含着长期发展机遇。于中国经济发展而言，只要能够有效应对疫情冲击，抓住变革和发展的机遇，就一定能转危为机，交出一份高质量发展的满意答卷。

（一）短期行业机遇

1. "新基建"风口已至，释放高质量发展新动能

2018年12月19日的中央经济工作会议首次将5G、人工智能、工业互联网、物联网重新定义为新型基础设施建设（以下简称"新基建"）。其后，"加强新一代信息基础设施建设"被列入2019年政府工作报告。新基建是以新发展理念为引领，以技术创新为驱动，以信息网络为基础，面向高质量发展需要，提供数字转型、智能升级、融合创新等服务的基础设施体系。

在统筹疫情防控和经济社会发展的大背景下，推动新基建的紧迫性和重要性日渐凸显。疫情防控期间，云计算、人工智能、大数据等数字技术在医疗服务、科研攻关、在线教育等各个领域发挥了积极作用，中国已经获得了率先开展新基建的红利。后疫情阶段，在巨大的市场需求及政府的大力扶持下，新基建将具有新领域、新地区、新主体、新方式和新内涵，用改革创新的方式推动新一轮基础设施建设，为中国经济发展提供长期释放生产效率的基础和动力源泉，为中国在全球科技竞争中掌握主导权和话语权做准备。

2. 跨境电商引领外贸发展新格局，新贸易取代旧贸易

海内外疫情的日益加重使传统外贸行业受到巨大冲击。跨境电商通过建设海外仓、包机等方式解决物流供应问题，减少了中间环节、降低了交易成本、避免了"线下接触"，得以逆势生长。根据国务院 2020 年 4 月 13 日对外公布的信息，2020 年 1~2 月，中国跨境电商零售进出口额达 174 亿元，同比增长 36.7%。疫情加速外贸企业线上化进程的同时，也促使整个行业进行了资源整合与协作，为新外贸的发展奠定了良好的基础。

新冠疫情之下，国家层面也充分重视推动跨境电商引领的新贸易业态的形成与发展。2020 年 4 月 7 日召开的国务院常务会议决定，在已设立的 59 个跨境电商综合试验区的基础上，再新设 46 个跨境电商综合试验区。加之已经获批的 59 个，全国将拥有 105 个跨境电商综合试验区，覆盖了 30 个省、区、市。国家开展跨境电商综合试验区的扩围，既支持了跨境电商新贸易业态的发展，也为各地区、各企业发展跨境电商提供了机遇。在特殊背景下，中国大力发展跨境电商，不仅有助于对冲疫情影响、助推外贸稳定发展，更体现了中国坚定不移扩大开放的信心与决心。

3. 生物医药产业备受关注，迎来发展新机遇

在疫情防控过程中，全社会对医疗及健康服务业给予了更多关注和资本支持。后疫情时代，生物医药某些细分领域将迎来重大发展机遇，其中包括中药研发及产业链、新药研发生态体系及产业集群、医疗器械和诊断技术、基于人工智能和 5G 技术的医疗信息化技术等。

在此次国内疫情防控过程中，中医药发挥了重要作用，[①] 中国也向十几个国

---

① 根据中国中医药管理局官网信息，截至 2020 年 3 月 3 日零时，在全国确诊病例中，中医药参与治疗的病例达到 92.58%。

家和地区捐赠了中医药产品，并选派中医药专家赴外支援。作为中国软实力的一大重要代表，中医药让国际社会看到了中国文化的价值和意义。中药以其产量多、分布广、毒副作用小等优势占据中国医药产业的半壁江山，但国际社会对中药的整体接受度还远远不足。可以说，全球范围内的疫情抗击为中药走向世界以及中国文化的传播提供了机遇。此外，2020 年 4 月以来，中国出口防疫物资呈明显增长态势，为国际社会共同抗击新冠疫情提供了支持和保障，也体现了中国负责任大国的担当。

4. 消费市场迎来短暂"窗口期"，新的消费需求推动消费反弹

"三驾马车"，消费为王。消费对中国经济增长贡献巨大。受新冠疫情直接影响，人群流动和集聚受到限制，中国国内消费短期内受到重挫。随着新冠疫情在国内被逐渐有效遏制，生产生活秩序进一步恢复。2020 年 3 月，商务部重点监测的 1 000 家零售企业的日均销售额较 2 月中旬增长 5.6%，这是自 1 月下旬环比连续负增长后首次回归正向增长轨道，全国各大城市也陆续进入消费"窗口期"，消费升温明显。在消费回温的趋势下，国家也打响了经济恢复战，各部委接连出台政策、释放信号，将扩大消费作为对冲疫情影响的重要着力点之一。2020 年 3 月 13 日，国家发展改革委等二十三个部门联合印发《关于促进消费扩容提质加快形成强大国内市场的实施意见》，旨在进一步培育消费热点、释放消费潜能，以提振经济。在国家层面引领下，各地政府陆续响应，通过发放消费券、采取弹性周末休假等措施助力消费回暖。虽然新冠疫情对消费的冲击是短期的，但是疫情暴发促使消费者以前所未有的速度和规模重新配置了他们的生活、习惯和消费方式，也使得企业与消费者的关系被重新构建。企业应抓住"窗口期"、找准着力点，加快适应新的市场需求。一方面，应加快线上线下融合；另一方面，应根据疫情后消费者习惯、需求的变化调整供给。

（二）长期发展机遇

1. 新冠疫情或重塑世界格局，"一带一路"将大有作为

国际形势瞬息万变，不确定性上升，非传统安全问题和突发性挑战增多、破坏力更强、应对难度更大，而新冠疫情的全球蔓延再次强化了这一趋势。疫情冲击下，各国失业率攀升，居民收入下降。占全球 GDP 总量 30% 的美国、欧盟、日本已现衰退迹象。事实证明，即便是最富裕的国家也没有做好应对病毒侵袭的准

备，因为病毒不分国籍、疫情没有种族，疫情的影响面远超预期。法国经济和财政部长勒梅尔认为，新冠疫情将是全球化游戏规则的改变者。站在人类命运的十字路口，中国已做出了自己的选择，即做积极的行动派，举全国之力抗击疫情，审时度势推动复工复产，立己达人。中国的作为赢得了国际社会的广泛赞誉，中国以自身行动诠释了构建人类命运共同体的重要性，并与一些西方国家形成了鲜明对比。"一带一路"朋友圈传递着充满信任、信心和希望的正能量。2020 年 4 月 17 日，中共中央政治局会议指出，要推动共建"一带一路"高质量发展。

"一带一路"倡议的统筹协调作用将最大限度减少新冠疫情对全球经济带来的不利影响。一方面，"一带一路"倡议的 1.0 阶段多为传统能源项目，到 2.0 阶段开始出现很多大型基建项目，这也是发展中国家的刚需。目前，"一带一路"已经逐渐进入 3.0 阶段，即服务业和金融业，尤其是跨境支付、电商和相应的配套建设阶段。疫情影响导致相关国家和地区的经济运行与企业经营出现的困难，可以通过发挥"一带一路"银行间常态化合作机制在国际经贸金融往来中的桥梁作用，联合多个国家和地区的金融力量，为受疫情影响的各国企业提供流动资金方面的支持。另一方面，疫情影响使全球制造业受到重挫，全球供应链断裂问题凸显，"一带一路"可以充分发挥自贸试验区的引领带动作用和中欧班列的国际物流骨干作用，保持贸易畅通，与沿线国家共同维护好全球供应链稳定发展的环境。

尽管新冠疫情对中国宏观经济产生了较大影响，但据中国政府评估，这种影响是阶段性的。中国经济在一段时间的放缓之后已重新提速，再次成为世界经济增长的最强引擎。这样的发展预期让我们有理由相信，中国能如期落实"一带一路"的所有投资项目。未来应继续推进高质量共建"一带一路"，促使其行稳致远。

2. 新冠疫情倒逼数字经济发展，助力创造经济发展新赛道

新基建为中国数字经济的发展和产业数字化转型提供了底层支撑，而数字经济的发展和产业的升级将为经济发展培育新的增长点与新动能，可显著增强中国经济发展的创新力和竞争力。从提高国际竞争力的角度看，随着产业变革的加速演进，以网络、智能、绿色和服务为特征的群体性技术革命引发了国际产业分工的重大调整，使数字经济成为世界经济的重要发展方向。全球数字经济高速增长、快速创新，产业智能化、产品数字化已成为时代发展的必然趋势，并深刻改变着世界经济的发展动力和发展方式。因此，大力发展数字经济就是为了应对新一轮科技革命和产业结构调整，是振兴实体经济、增强国家竞争力的重要发展战略，数字经济对消费升级也具有引领作用，数字化技术可以穿透国民经济的各个环节，在供给端拓展生产边界，在需求端提升消费能力和意愿，实现供给和需求的有效匹配。

在疫情防控期间，数字技术经济大显身手，在保障消费和就业、推动复工复产等方面发挥了重要作用。一方面，疫情推动了新一代信息技术在医疗、教育、生产零售以及企业管理等相关行业的应用，进一步拓展了相关行业的发展空间。以在线教育为例，根据中国互联网络信息中心于 2020 年 4 月 28 日发布的第 45 次《中国互联网络发展状况统计报告》显示，截至 2020 年 3 月，中国在线教育用户规模达 4.23 亿，较 2018 年底增长 110.2%，占网民整体的 46.8%，2.65 亿在校生普遍转向线上课程，实现"停课不停学"，在线教育出现爆发式增长。另一方面，疫情的阻隔也迫使传统行业短期内实现"线上化"，在线办公、云签约、"零接触服务"（如"零接触"金融、外卖等）、智慧餐厅、无人点餐码、5G 网络远程会诊、"短视频 +"电商、共享员工等新业态如雨后春笋般诞生。此外，危机也暴露出医疗防控、商品安全、社会治理和经济运行中的诸多短板，倒逼了数字经济的跨越式发展。疫情是加速数字经济的"催化剂"，随着产业的发展，全球数字化的浪潮将进一步加速推进。中国是数字经济时代全球重要技术供应方和主要应用市场之一。无论从规模体量还是融合深度层面，中国都在逐渐成为更为重要的全球数字经济大国，并试图在更新兴、更前沿、更融合的领域引领全球数字经济的发展。

3. 全面深化要素市场改革，向体制机制改革要动力

新冠疫情大面积暴发也暴露了中国经济发展中存在的一些问题，倒逼了一些领域久拖不决的改革进程进一步加快。2020 年 4 月 9 日，中共中央、国务院发布《中共中央 国务院关于构建更加完善的要素市场化配置体制机制的意见》（以下简称《意见》）。这是中央第一份关于要素市场化配置的文件，旨在深化要素市场化配置改革，促进要素自主有序流动，提高要素配置效率，进一步激发全社会创造力和市场活力，推动经济发展质量变革、效率变革、动力变革。《意见》的出台所传递的政策信号就是要依靠改革释放红利，放水养鱼，增强经济发展的中长期动能。

中国自 1978 年开始经济体制改革，核心是在发挥好国家作用的前提下，逐步构建产品市场和要素市场，提高资源配置效率。经过多年努力，产品市场构建取得了巨大成绩，98% 以上的产品价格已经由市场决定，但要素市场仍然存在较多阻碍要素自由流动的体制机制障碍。在抗疫的关键时刻，这份文件的发布体现了以习近平同志为核心的党中央在如此复杂的国际国内形势面前，坚定不移深化改革开放的战略定力。《意见》的出台，不仅再次明确了要素市场化改革的方向，还针对不同的要素提出了具体的市场化改革举措，具有很强的可操作性，有利于加快高标准市场体系的建立。要素供给侧结构性改革就是基础性的制度改革，是供给侧结构性改革进一步深化的重要标志，必然会产生每年万亿级生产力发展的红利。例如，深入推进建设用地整理、鼓励和引导上市公司现金分红、主动有序扩大金融业对外开放、深化产业用地市场化配置改革、完善科技创新资源配置方式等举措都具有生财型、聚财型和优化资源配置型改革的特征。此外，《意见》将数据作为一种新型生产要素写入政策文件，提出要发展技术市场和数据市场，充分体现了时代特征，也说明未来要充分发挥数据这一新型要素对其他要素效率的倍增作用，培育发展数据要素市场，使大数据成为推动经济高质量发展的新动能。

4. 全球供应链布局"疫后"新趋势，中国企业加速国际化

在巩固抗疫成果的同时，中国应高度重视全球供应链的巩固与拓展，进一步扩大全球市场份额，增强全球竞争力。近年来，特朗普政府推行的"美国第一""美国优先"的逆全球化政策，以及针对欧盟、日本、韩国、加拿大、墨西哥、中国等国的贸易战、科技战严重干扰了全球经济贸易正常稳定运行，导致全球供应链紊乱，中国也承受了供应链外移的压力。新冠疫情发生后，美国商务部长罗斯认为中国发生的疫情将"有助于"加速制造业回流美国。但事与愿违，当疫情进入全球下半场，中国的复工复产反而维护了全球供应链的稳定，也使各国与中国供应链更加紧密，正朝着有利于中国的方向发展。

全球供应链布局的调整主要有本地化、近邻区域化和全球化配置三种策略，且各有优势、互相补充。中国从投资稳定性、区域产业整合及供应链创新方面都具备一定的基础条件和优势。中国拥有全球最为完整的产业配套体系和企业生态体系、充沛的融资能力、大量高素质的劳动力、日益提升的科技创新能力、全球最大的消费市场、政府的服务水平以及不断释放的改革红利。中国正在充分利用"一带一路"倡议的作用，在沿线国家进行产业和供应链整合，尽快将基础设施

建设项目延伸至产业和城市化建设，并加强与东北亚和东南亚合作，完成区域产业整合。此外，这次全球性的封城封国等隔离措施，催生了一些新的业态，必将激发全球产业链和供应链的内涵创新。而中国以5G、大数据、人工智能为核心的新兴基础设施建设，会为新型的产业链和供应链提供重要支撑。总而言之，无论疫情怎么变化，"引进来"与"走出去"同步才能牢牢抓住长期机遇，嵌入全球产业链，参与新的全球经济循环。

五、新冠疫情背景下中国经济与世界经济的关系

IMF于2020年4月14日发布了新一期《世界经济展望报告》，预计2020年全球GDP增速为-3%，为20世纪30年代大萧条以来最大的经济衰退，严重程度显著高于2008年的全球金融危机。由于新冠疫情本身的不确定性，IMF对全球经济的"把脉"是否准确尚不得而知，但全球经济步入衰退已成共识。尽快恢复全球产业链与供应链，推动全球经济尽快走出疫情危机，是全球治理所面临的严峻挑战。2020年3月26日，二十国集团（G20）举行了应对新冠肺炎疫情的领导人特别峰会，以明确疫情危机管控的责任主体、实现目标与应对机制。

在疫情肆虐、全球经济下行风险凸显的特殊时刻，中国的态度成为世界关注的焦点。过去的40多年里，中国以人类历史上前所未有的速度和规模使全球近1/4的人口实现了现代化，经济保持高增速发展，展现出了持续向前的强大韧性和定力。虽然疫情的蔓延对中国经济发展带来了一定冲击，但在中国政府和人民的共同努力下，疫情防控形势趋于稳定、生产生活秩序加快恢复的态势在不断巩固和拓展。中国也积极与世界各国加强协调与合作，及时同国际社会分享疫情信息、防治经验，对有需要的国家提供医疗物资和技术支持。与此同时，中国作为全球供应链上的重要一环，适时做出了有序复工复产的部署，充分展现了大国的责任与担当。正如国际货币基金组织总裁格奥尔基耶娃所言，"中国复工复产对中国来说是好消息，对世界也是好消息。经济全球化时代，中国经济离不开世界，世界经济也离不开中国，'你中有我，我中有你'的国际产业协作基本格局早已产生"[1]。展望未来，虽然疫情带来了外部冲击和内部挑战，但中国经济长期

---

[1]《国际社会积极评价中国抗疫努力 称复工对世界有益》，网易新闻，2020年3月6日。

向好的发展势头不会改变，中国将进一步引领世界经济，与世界经济深度融合。

（一）中国目前是全球安全性最高的国家之一，基础安全性毋庸置疑

在新冠疫情大暴发后，发展相对于安全已退居第二位。在疫情防控方面，中国采取了最全面、最彻底、最严格的防控举措，始终坚守在疫情防控的最前线，不仅全力维护了本国人民的生命安全和身体健康，也为维护世界公共卫生安全作出了积极贡献。

除生命安全外，从粮食安全、资产安全等角度看，中国目前也是全球最安全的国家之一。民以食为天，衡量一国安全性的首要标准是粮食安全。新冠疫情对各国粮食安全的冲击恰恰验证了中国能够将饭碗牢牢端在自己手中，为应对各种风险和挑战赢得了主动。从农资供应情况看，根据 2020 年 4 月 4 日召开的国务院联防联控机制发布会所提供的数据，目前中国国内农资企业复工率达 98%，复产率达 90%，均高于 2019 年同期水平。从粮食供应情况看，中国粮食生产已实现"十六连丰"，粮食产量连续 5 年稳定在 1.3 万亿公斤以上，人均粮食占有量自 2010 年起便持续高于世界平均水平，2019 年人均粮食占有量超 470 公斤，[①] 高于国际粮食安全标准线。上述数据充分说明，中国粮食供给能力充足，生产动能强劲。因此，即使疫情当前，全球粮食安全受到冲击，中国依然临危不惧。

保证了"手中有粮，心中不慌"的前提条件，中国作为投资市场也具有相当的安全性。有分析认为，疫情背景下，中国市场反而相对于其他市场有了一定的优势和空间，有望通过进一步改革开放成为新的全球安全资产中心。进入 21 世纪后，中国人民银行一直没有真正动用自身资产负债表工具实施量化宽松，在使用利率工具及货币数量工具等方面还有较大空间。这就意味着，中国安全资产的收益率因为央行利率定价基准的空间而仍然存在较高的安全边际，相对于已经跌入或即将跌入负利率区间的美欧日国债等"安全资产"有着更大的吸引力。

基础牢固方能行稳致远。在生命安全、粮食安全、资产安全都得以保障的前提下，在全球共同抗疫基础上，中国有底气且有能力在未来相当长的一段时间引领全球经济发展。

---

① 《实施国家粮食安全战略 守住管好"天下粮仓"》，人民网，2020 年 4 月 27 日。

（二）中国受新冠疫情影响的外部冲击可控，是稳定世界经济的新"药方"

开放合作、互联互通是符合世界经济运行规律的客观需要，也是驱散疫情阴霾的重要武器。关键时刻，中国未曾放缓对外开放的脚步，再一次成为世界经济的"稳定器"。

从全球供应链的视角看，首先，作为全球产业链、供应链的重要一环，中国的复工复产既是发展本国经济的需要，也维护了全球产业链的稳定。其次，实体经济是产业链中具有抗风险能力强、产业集群相对稳定的重要板块，中国实体经济产业链高度发达，自成体系，疫情难以改变中国产业链的比较优势。在疫情全球肆虐的情况下，一些论调认为疫情会促使外企撤离中国，供应链从中国转移出去。事实上，中国经济率先复苏，不仅使全球供应链得到尽快恢复，也将使中国在全球供应链中的地位越来越高。最后，疫情使全球供应链遭遇无法退转的困境，但对中国而言，疫情也使世界看到了中国的价值，是中国进一步对接全球供应链、融入世界经济的最佳时间。在互联网、大数据的迅速发展下，企业间"长板"协作的趋势愈发明显，而中国在企业协作方面还有较大的发展空间。新冠疫情的出现倒逼中国企业的数字化转型，加速了"长板"协作的进程。

从"一带一路"倡议的视角看，疫情前期确实导致共建"一带一路"正常的交流合作以及相关项目建设受到了一定程度的影响，但根据目前中国国内采取的疫情防控措施以及实施效果，多数专家普遍认为，疫情对"一带一路"合作的影响较为有限。根据经济学家陈宗胜团队的调研结果，随着中国疫情的好转，许多合作项目都在稳步推进中，个别甚至好于预期。[①] 尽管2020年一季度中国外贸进出口整体呈下降态势，但中国对"一带一路"沿线国家的外贸进出口却保持增长。[②] 当今世界正处于百年未有之大变局，很多国家纷纷向"东"看。据英国经济与商业研究中心（Center for Economics and Business Research，CEBR）的预测，

[①] 陈宗胜：《"一带一路"沿线经受疫情考验，但合作项目平稳复工可期》，新浪网，2020年3月23日。

[②] 据海关统计，2020年一季度中国与"一带一路"沿线国家进出口达到2.07万亿元，同比增长3.2%，其中对东盟、俄罗斯进出口分别增长6.1%和5.7%。国家发展改革委数据显示，截至2020年3月底，中欧班列已开行1941列，发运货物17.4万标箱，同比分别增长15%和18%。中国商务部数据显示，2020年一季度中国企业对"一带一路"相关52个国家非金融类直接投资42亿美元，同比增长11.7%，占同期投资总额的17.3%，较上年提升2.4个百分点。

"一带一路"倡议所涉及的交通、基建项目以及减少贸易摩擦产生的影响，会使全球 GDP 在 2040 年前每年增加超过 7 万亿美元。"一带一路"倡议强调的是"互联互通"以及建设区域性的合作中心，最后组成一个全球性的网络，它不是靠中国一家来实现的，其背后的"人类命运共同体"概念是全球治理的中国智慧。面对新冠疫情在全球的多点暴发，中国以自身行动进一步诠释了构建人类命运共同体的重要性，并已被更多国家所接受。尽管美国和一些西方国家借疫情攻击中国和世卫组织，破坏全球抗疫，但共同抗疫是对人类命运共同体意识的一次集体唤醒，中国支援全球抗疫、世卫组织号召全球团结携手抗疫依然是主流。因此，无论从中国融入全球经济的视角，还是从全球整体福利的视角，中国引领下的"一带一路"朋友圈都有必要守望相助、携手共进，将"一带一路"倡议作为一个长期愿景坚持下去，推动共建"一带一路"高质量发展。

从国际金融市场的视角看，随着疫情对全球经济金融的冲击逐步凸显，国际金融市场出现了动荡，但就中国而言，由于疫情防控及时、有力，中国处于应对疫情对全球金融市场挑战相对有利的地位，人民币汇率有能力保持稳定，国内宏观政策有充足的回旋余地。环球同业银行金融电讯协会的报告显示，2020 年 2 月人民币国际支付份额由 1 月的 1.65% 大幅升至 2.11%，创半年新高，人民币国际支付排名亦上升一位至全球第五。[①] 从 2018 年开始，全球对美元的不信任度已经大幅加深，欧洲开始把人民币纳入外汇储备，人民币国际化的脚步进一步加快。此次疫情防控工作在中国国内已取得阶段性胜利，生产经营活动正在加快恢复。这与海外疫情加速蔓延形成鲜明对比，为人民币汇率稳定提供了基本面的支持。经过 40 多年的高速发展，中国已经是一个世界性的金融大国，拥有世界最大规模的信贷市场和外汇储备规模，拥有世界第二大的股票市场、债券市场和保险市场，所以保持好中国金融市场的稳定就是对全球金融稳定的重大贡献。

（三）中国经济存在进一步与世界经济融合的空间，二者共存共荣

在全球经济一体化的时代，中国离不开世界，世界也离不开中国，中国经济

---

① 《环球同业银行金融电讯协会：2 月人民币国际支付份额升至 2.11%》，新浪网，2020 年 3 月 20 日。

存在进一步与世界融合的空间。根据麦肯锡全球研究院编制的"中国—世界经济依存度指数",2000～2017 年,世界对中国经济的综合依存度指数从 0.4 逐步增长至 1.2,而中国对世界的综合依存度指数在 2007 年达到顶峰的 0.9,2017 年则降至 0.6。中国对世界的依存度下降,很大一部分原因是中国经济的重点转回国内消费市场;而世界对中国依存度的上升,则表明中国作为消费市场、供应方和资本提供方的重要性在日益凸显。世界经济对中国经济的依赖,是从劳动力到技术、资本的立体叠加,早已不是单一要素的作用,而是一种综合的力量。从引资情况看,据商务部统计数据,截至 2019 年底,中国累计设立外资企业数突破 100 万家,达到 1 001 377 家,且引资结构愈加优化,这在中国利用外资乃至对外开放的进程中都具有标志性意义。从消费市场看,携程和银联国际联合发布的《2019 年中国人出境旅游消费报告》显示,中国人出境旅游消费依然稳居世界第一,中国人的出行指数已成为局部地区经济的晴雨表。麦肯锡全球研究院的相关研究成果显示,到 2040 年,中国和世界之间的经济联系或将对全球经济价值产生 22 万亿至 37 万亿美元的影响,相当于 15%～26% 的全球 GDP。[1] 世界经济对中国经济的依赖,是前一段的成果,也是后一段的根基。

但中国所面临的国际形势也不容乐观。2008 年金融危机后,经济全球化遭受冲击,世界经济已经开始出现较为明显的"逆全球化"趋势,保护主义势力抬头,贸易和金融一体化的势头减弱,不同群体利益分化更趋明显,加上移民冲击、技术变迁、贸易摩擦持续升级,全球化正处在发展的十字路口,全球经济治理面临巨大挑战,部分国家面临着在经济全球化带来的财富和国家主权之间进行选择的两难困境。在此次新冠疫情中,美国发现其药品生产制造的原料、医疗设备、防护物资等都和中国的关联度过大。虽国内疫情暴发,但美国政府依然提出了一系列的脱钩政策,剑指中国。[2] 其他一些国家也在跟进,并提出了所谓的"经济主权回归"之说。而这场由美国政府主导的"经济脱钩",目的就是阻止中

---

① 麦肯锡:《到 2040 年,中国与世界经济联系所影响的经济价值或将相当于全球 26% GDP》,央广网,2019 年 7 月 4 日。

② 美国总统特朗普 2020 年 4 月 28 日发表讲话指出,"三年来,我们着手进行了一项国家计划,以确保我们的移民系统安全,并把制造业带回美国,我们带回了许多工作机会,数量可观","我们未来的目标,必须是为美国自己,为美国患者提供足够的美国药品,要为美国医院提供美国用品,以及为我们伟大的美国英雄提供美国设备,美国永远不会成为一个乞求他人的国家。我们将会成为一个自豪繁荣独立和自力更生的国家,我们将与所有人一起拥抱贸易,但是我们将不依赖任何国家"。

国和平崛起，并肢解经济全球化，所以中国面临的形势还是非常严峻的。因而，要紧密关注国际大格局的演化，并立足于国内，把国内的事情做好。但制造业从中国大量回流到欧美等发达国家的可能性也并不大，尽管一些国家的政府如美国承诺给企业所谓的"搬家费"，但这与企业利润最大化的核心诉求明显相悖。

总体来看，融入经济全球化和坚定的对外开放促使中国经济社会实现了跨越式发展。面对经济全球化遇阻，中国更应积极参与国际宏观经济协调、着力推动国际合作，携手应对不断累积的全球经济下行风险，以不断增强互利共赢的经贸合作促进全球化的深入发展。疫情之下，中国稳定的宏观经济环境为深处危机之中的世界经济带来了曙光，而积极参与全球价值链整合，也有助于中国获取更多的全球知识和技术，便于资本、知识、人才的流入，这一过程也会惠及全球其他经济体，为全球合作打开新的天地。此外，中国的数字化转型有望在继工业化、信息化之后，继续逐浪世界产业发展的潮流，给世界带来新的需求和供给。

冬天夺走的，春天必将归还。在新冠疫情全球化蔓延，经济不确定性风险增大的这一"至暗时刻"，信心比黄金更重要。中国人民在"战疫"中所表现出的勇气与智慧，让我们有理由相信，中国不仅会在全球抗击新冠疫情行动中发挥引领者的作用，也将为世界经济的稳定增长提供源源不断的动力，并借助数字经济的大规模推进，实现从稳定锚到创新源的角色转变。

六、不确定性下化危为机的相关政策建议

丘吉尔曾说，不要浪费一次危机。人类的发展总是面对着无数困难，但也能够从一次次危机中走出来。由于新冠病毒潜伏期长、传染力强，所以不确定性是疫情发生以来最尖锐的问题。2020年5月6日，中共中央政治局常务委员会召开会议，习近平总书记强调，当前，境外疫情扩散蔓延势头并没有得到有效遏制，国内个别地区出现聚集性疫情，新冠肺炎疫情还有很大不确定性。为此，实事求是、相机决策应作为解决当前问题的基本原则。

针对疫情防控常态化背景下如何转危为机，"稳"是基础，"保"是底线。从"六稳"到"六保"，意味着宏观管理思路发生了重要变化，并不是把目标调低了，而是基于底线思维，充分体现了中共中央对形势严峻性和宏观策略层面的务实判断。疫情对经济的冲击和以往还是不一样的，它既冲击到供给端，也冲击到

需求端，非常时期肯定要采取非常的办法。一方面，要重新认识"稳"的预期目标。面对当前已经出现的全球经济深度衰退的严峻形势，能够保持在全球市场所占份额的稳定甚至上升，就是相对竞争优势和地位提升的体现；另一方面，要坚决守住"六保"底线。只有守住"保"的底线，才能拓展"稳"的局面。2020年4月17日召开的中央政治局会议未再提及"努力完成全年经济社会发展目标任务"，而是着眼于"稳住经济基本盘"，并首提"六保"，说明中央高层认为，疫情之下实现"六保"要比达到某一 GDP 增长目标更为重要。习近平总书记于2020年4月20~23日在陕西考察时也强调，要全面落实党中央决策部署，坚持稳中求进的工作总基调，坚持新发展理念，扎实做好稳就业、稳金融、稳外贸、稳外资、稳投资、稳预期工作，全面落实保居民就业、保基本民生、保市场主体、保粮食能源安全、保产业链供应链稳定、保基层运转任务，努力克服新冠肺炎疫情带来的不利影响，确保完成决战决胜脱贫攻坚目标任务，全面建成小康社会，奋力谱写陕西新时代追赶超越新篇章。[①]

（一）"六稳"相关政策建议

1. "稳就业"的关键是针对重点人群精准施策

2018 年 7 月，中共中央政治局召开会议首次提出要做好"六稳"，并把"稳就业"放在首位；2020 年 4 月 17 日，中共中央政治局会议将"保居民就业"摆在"六保"任务的突出位置。由此可见中央对就业问题的重视，以及就业形势的严峻。身兼"六稳"与"六保"之首的就业问题，无疑是面对疫情大考必须要做好的一道问答题。就业是民生之本，稳就业就是稳民心。千方百计地稳住人民的"饭碗"，才能尽可能降低疫情对经济社会发展的影响，尽快推动经济发展重回正轨。

疫情之下，关键是要针对重点人群精准施策。"稳就业"的两大重点人群是农民工和高校毕业生，疫情对上述两大人群的就业产生了直接冲击。针对农民工，一方面要不断提升城市的包容性，以更加开放的心态推动农民工市民化，出台政策让农民工享有流入地城市户籍人口的社会保障和公共服务，特别是要通过制度设计，帮助农民工解决在流入地城市"居者有其屋"和子女就近入学等问

---

① 《习近平在陕西考察时强调：扎实做好"六稳"工作落实"六保"任务 奋力谱写陕西新时代追赶超越新篇章》，中国政府网，2020 年 4 月 23 日。

题。另一方面，要逐步提升农民工在劳动力市场竞争的人力资本，通过稳步提高农民工收入水平、扩大农民工社会参保率、加大农民工职业技能培训力度等措施，让农民工的人力资本能够伴随其职业生涯而同步提升，也为实施制造强国战略培养大批高素质产业工人。针对高校毕业生，一方面，要提供特殊时期的就业应急支持。政府应尽快创造更多就业岗位、专门增加年度就业岗位需求，实施高等教育和专项培训适度扩增计划，减少高校毕业生的供给数量，缓解就业岗位紧张度。另一方面，要有长期战略举措。例如，实施高等教育质量战略和终身学习战略，从而保障高校毕业生的就业能力适应社会经济发展和工作实践的需求，创造更多的"工程师红利"。

很显然，新冠疫情造成了短期的摩擦性失业，也推动了中国产业结构的变化，但如果失业人群长期难以就业，且不注重个人能力及工作技能的提升，则有可能无法满足社会发展的需要，进而转变为结构性失业。事实上，疫情前中国就业问题的关键就已越来越表现为与劳动力市场匹配相关的结构性矛盾。长期看，政府应将提高劳动力素质作为一项国家战略，通过教育和培训加快人力资本积累速度来化解劳动力市场上的结构性矛盾。此外，财政政策、货币政策与就业政策要协同发力，尤其是要建立政府公共投资和大型建设项目的就业评估机制，当失业率出现较大幅度上升并触发警戒线时，应配合使用更加积极的财政政策、货币政策工具，从而创造出更多公共就业岗位。

2. "稳金融"重在形成政策合力

"稳金融"在"六稳"中起着重要的支撑和促进作用。一方面，超预期流动性投放有助于降低资金成本，缓解企业特别是小微企业的财务压力，扩大融资规模，支持实体经济；另一方面，维护金融体系的稳健和安全是持之以恒的目标，其节奏不会被疫情打乱。

"稳金融"的相关政策应主要把握以下五个方面：一是要分阶段把握货币政策的力度、节奏和重点，始终保持流动性的合理充裕，特别是要实现 M2 和社会融资规模增速与名义 GDP 增速的基本匹配；二是要充分发挥好结构性货币政策的独特作用，引导金融机构对产业链核心企业及上下游中小微企业、民营企业加大信贷支持力度；三是要充分发挥政策性金融作用，用好政策性银行专项信贷额度，给予特定类型企业和领域大力度的信贷支持；四是要加大对中小银行补充资本、发行金融债券的支持，进一步提升商业银行整体信贷投放意愿和能力；五是要继续推进贷款市场报价利率（loan prime rate，LPR）改革，以此引导贷款实际利率不断下调，引导银行体系适当让利给实体经济，让"稳经济"和"稳金融"实现共赢。

3. "稳外贸"需多策并举、内外兼修

订单锐减、原料短缺、成本攀升、壁垒抬高，叠加美国对我国产品加征关税的影响集中显现等因素，受新冠疫情影响，中国外贸发展所面临的形势可谓异常严峻，国内经济活动的恢复也不足以推动外贸的同步恢复。"稳外贸"就成为当前经济发展工作的难点和重点。

为帮助外贸企业克服全球疫情形势的不利影响，尽早化危为机，政府需要综合施策，重点做好以下几方面工作。一是要做好全球产业链、供应链相关信息发布和争端应对预案，实现精准预警和风险预防。一方面，建议由商务部门牵头，海关、中国国际贸易促进委员会（以下简称"贸促会"）等多部门协同，利用大数据分析手段，建立供应链和产业链信息预警平台，动态整合并发布国际物流、主要口岸、国际市场供给等方面的数据和信息，向企业和其他政府部门提供预警服务；另一方面，建议商务部门会同贸促会、行业协会，针对新冠疫情可能带来的企业违约问题所引起的外贸争端或纠纷制订应对预案，发挥涉外商事法律咨询服务机制作用，建立公共法律服务响应机制，运用法律武器帮助外贸企业做好风险预防。二是既要做好提振内需工作，又要继续扩大"一带一路"朋友圈。一方面，要利用好国内大市场。2020年4月17日，中共中央政治局会议首次提出"支持企业出口转内销"。对因疫情暂时失去海外订单的外贸企业，要支持和鼓励其参与经济内循环，保持一定的生产制造能力，实现向统筹国际国内两个市场转型。另一方面，中国已成为"一带一路"沿线25个国家的最大贸易伙伴，疫情之下"一带一路"伙伴间的贸易也是逆势上扬，因而要帮助企业大力发展与"一带一路"沿线国家的贸易关系，发掘新的比较优势，不断丰富优化外贸结构。三是要以新业态、新模式助力外贸攻坚克难。疫情给基于互联网的数字贸易、跨境电商等外贸新业态的发展带来了新机遇，也迫使传统外贸企业加快智能化、数字化转型的步伐。为此，应支持跨境电商售后服务体系建设，完善跨境电商退货监管，解决跨境电商B2B出口的海外仓货物退货难问题，也可考虑在浙江创建"数字贸易创新示范区"，形成数字贸易发展的示范效应。四是要做好因地、因企施策，实现精准帮扶。外贸企业类型众多，受疫情影响所面临的困难及其产生原因

差异较大。为此，政府各部门应汇总、梳理、分类不同地区、行业、贸易类型企业的诉求，施以"靶向式"的监管与服务，如外经贸发展专项资金要对受疫情影响较大的外经贸领域予以倾斜，鼓励与货物贸易相关的生产性服务贸易加速发展，加大对中小外贸企业的扶持力度等。五是要通过政府间的协调机制来解决疫情冲击下跨国交通物流的中断问题，在更大范围内发挥双（多）边经贸合作机制的作用，加快推进现有自贸区建设，推动与更多国家商签高标准自贸协定、商建贸易畅通工作组，从而营造良好的国际贸易发展环境。

4. "稳外资"是应急，更是长期战略

全球 FDI 的蛋糕在缩小，引资竞争在加剧，叠加疫情影响，中国外商投资企业的生产经营和地方政府招商引资工作形势更加复杂严峻，实现"稳外资"目标任务非常艰巨。外商直接投资弥补了国内资金短缺，带来了先进技术和境外市场需求，所以"稳外资"是促进中国经济高质量发展的必要之举。

从短期来看，应鼓励外资企业发展新业态，支持外资企业出口转内销。一方面，要鼓励外资企业增加或转产防疫物资，发展新业态或研发新产品；另一方面，要支持外资企业出口转内销。伴随全球经济衰退，外需减少或外需不振已不可避免。在这种情况下，应允许和扶持外资企业面对外需下降扩内需，弥补外销出口的下降。从长远来看，在逆全球化的趋势背景下，中国要保持改革开放的定力。一是继续加大外商投资管理体制改革的力度，抓紧缩减外商投资准入负面清单，扩大鼓励外商投资产业目录，加快推进高端制造服务领域和基础设施建设、公共服务领域的开放，为外商投资提供更大的空间；二是简化投资流程，提高投资便利化水平，并认真解决外国投资者的合理关切，进一步营造公开透明的法律政策环境、高效廉洁的行政环境和平等竞争的市场环境；三是进一步提升投资环境的综合竞争力。

5. "稳投资"的关键在于促进高质量的投资

投资是拉动经济的"三驾马车"之一，扩大合理有效投资是稳增长的定海神针。突如其来的新冠疫情，给经济发展带来冲击，加之消费和外贸对经济的拉动作用或不明显或受到抑制，保持经济平稳向好需要发挥投资的关键性作用。在"六稳"中，"稳投资"是疫情下以稳应变的关键一招。

为此，首先要强化要素保障，让人流、物流、资金流通畅起来。一方面，要有力有序推动重大项目复工开工。另一方面，要坚持"资金跟着项目走"，加强重大工程项目与财政性建设资金、银行贷款、社会资本等的有效匹配，加快中央预算内投资下达进度，增加地方政府专项债券发行规模；要坚持"要素跟着项目走"，健全重大项目实施制度，在用地、用海、用能等方面向重大项目倾斜。其次，要进一步深化改革，优化营商环境。一方面，应继续破除民间资本进入重点领域的隐性障碍，鼓励民间资本重点投入国家重大战略及补短板领域项目；另一方面，应着力优化营商环境，在注重硬环境的同时，着力在软环境方面实现新的突破，放松行政管制，增强企业家的信心、稳定企业家的预期。最后，要加强统筹规划和顶层设计，让新基建成为投资发力点。

6. "稳预期"的核心是坚定不移深化改革

新冠疫情严重打乱了正常的生产生活秩序，导致经济出现了一段时间的停摆，冲击面和影响程度都是超预期的。信心比黄金还要宝贵，市场预期走弱就会出现非理性操作。对中国经济增长的预期稳住了，则来自国内外市场主体的投资就能稳住，就业、金融、外贸等领域的稳定就有了前提和保障。因此，"稳预期"就是稳增长的重要前提。

疫情当下，应准确把握政策节奏和力度，避免不同部门政策效应的叠加放大，通过加快复工复产复市复学的速度、打通产业链堵点、落实企业财税金融扶持政策和稳岗就业支持政策，尽快恢复正常生产生活秩序，努力降低疫情对经济增长基本面的影响，在经济恢复发展中逐步化解风险，从而矫正市场预期。长期来看，只有坚定不移深化改革，才能提振市场主体信心，即要加快对"稳预期"有重要影响的重点领域和关键环节的改革，并让改革举措真正落地，才能从根本上提振各市场主体的信心，进而不断增强经济的内生发展动力、缓解经济下行压力，从而稳定人们对中国经济长期增长潜力和可持续发展前景的预期，最终实现"六稳"的总体目标。此外，改善信息传递，减少预期的"噪音干扰"也很重要。各级政府应尽快加强信息联动机制、强化对内信息处理和对外信息发布能力。当经济形势和经济政策发生调整和变化的时候，政府要及时发声，回应公众和舆论关切；在发布政策时要进行必要的解读；还要充分发挥新媒体的作用，提高信息覆盖面。

（二）"六保"相关政策建议

1. "保就业"就是要增强兜底力度，扩大岗位供给

就业是"六稳"与"六保"的唯一交集，且都位居首位，凸显了稳定居民就

业、全力保住工作岗位是经济工作的底线思维，是当前中国宏观政策的重要目标。针对就业存量，要采取措施防止更多就业质量不高的人下沉为失业群体；针对就业增量，要重点关注近千万应届毕业生就业面临的压力和挑战。

因此，首先，要以就业为导向，在基建投资优先级上更多考虑劳动密集型基建建设。例如，政府在评估投资项目时应引入就业评估机制，对于带动就业多的项目可优先上马。其次，在常态化疫情防控中，应采取多种措施支持企业复工复产和满工满产，支持企业（尤其是中小微企业）稳岗扩岗。换言之，就是要针对吸纳就业人口80%的中小微企业存在的资金、社保费用、税收、场租等困难，出台力度更大的纾困举措，帮助企业渡过难关，减少企业破产数量，通过保住更多市场主体来保就业岗位。再其次，要推动吸纳就业效果明显的新型业态发展，出台政策措施支持电子商务、快递物流等在城乡布局，培育壮大新的经济增长点，进一步拓宽就业渠道。最后，要针对不同就业群体的实际情况，采取不同的就业帮扶手段，如鼓励未返岗农民工就近就业，利用当地产业和农业吸纳一部分劳动力。

2. "保基本民生"的关键在于立足底线、扶危救困

新冠疫情直接影响居民收入，再叠加物价上涨因素，对低收入群体特别是困难群体加大保障力度十分紧要。换言之，越是特殊时期，越要加大对民生领域的投入力度，强化对困难群体的救助措施，做好困难群众的兜底保障。

具体而言，一是加大脱贫攻坚力度，复工复产中优先使用贫困地区劳动力，确保如期全面完成脱贫攻坚任务。二是完善社会保障，强化对困难群体的救助，特别是对其基本生活的保障。一方面，要及时发放各类补贴，适时提高普惠补助标准，启动相关价格补贴联动机制，确保群众基本生活；另一方面，要阶段性扩大保障范围，对符合低保条件的城乡困难家庭做到应保尽保，及时将未参加失业保险且收入低于低保标准的人员纳入低保、救助等范围，对受疫情影响遭遇暂时困难的人员做好临时性救助。三是千方百计稳住就业盘。在现实经济运转中，就业意味着个人能够拥有稳定的收入来源，家庭也就有了维系正常运转的基本经济来源。保住了就业，就意味着保住了民生，也就保住了未来经济恢复增长的希望。四是重视缩小数字鸿沟，建设包容性的数字经济体系，让全体居民都能享受到数字经济的发展红利。

3. "保市场主体"重在让中小微企业"先活下来"

目前，中国市场主体超过1亿户，各类市场主体既是国民经济发展的主要力

量，也是承载居民就业的主要领域。只有充分保障市场主体平稳运转，才能为保居民就业、保基本民生、保粮食能源安全、保产业链供应链稳定、保基层运转提供有力支撑和可靠抓手。

在各类型市场主体中，中小微企业是最容易被疫情"冲垮"的经济单位，所以"保市场主体"需重点关注中小微企业。一方面，要落实各项政策，切实降低企业经营负担。在宏观政策定调后，应细化出对于中小微企业"真金白银"的扶持政策措施，梳理出"简单明了"的操作流程，并把政策资源和产品送进企业。另一方面，要不断提高企业抗压能力。通过建立健全突发事件应急预案、定期组织演练、完善应急平台和突发事件监控平台建设等方式，推动企业尤其是制造业、小微企业、民营企业落实应急管理主体责任，从而提高企业应对风险的能力。

4. "保粮食能源安全"既要托底，又要未雨绸缪

粮食安全和能源安全是国家的生命线，在"六保"目标中居于基础性、前提性地位。在疫情冲击之下，把老百姓的饭碗端稳端牢，把能源安全牢牢抓在自己手中，比以往任何时候都必要和紧迫。就目前来看，中国粮食供应是充足的、能源保障是有力的，但这并不意味着可以高枕无忧。粮食能源安全是一项系统工程，既要看当前库存是否充足，又要看长期产能是否安全；既要考虑供需之间的结构性矛盾，又要有效解决生产、运输、加工、存储等产业链各个环节的堵点。把粮食能源安全放到"保"的位置上，实则凸显了一种忧患意识和底线思维。在疫情防控常态化背景下，必须充分估计困难、风险和不确定性，切实增强紧迫感，要采取措施来确保粮食能源长久安全，为经济社会发展筑牢"安全线"。

从保粮食安全角度看，"洪范八政，食为政首"。短期内，要推进统防统治、代耕代种、土地托管等生产性服务业，进一步提高粮食生产的便利度、降低粮食生产的成本；调整和完善主要农作物的最低收购价政策；促进种植结构调整，大力发展市场需求旺盛的优质粮食生产，并通过产销对接、品牌推广等途径实现优质优价；完善农村土地经营流转，加大对农业合作社和种粮大户的政策扶持。长期内，要在农业土地制度、支持保护制度、农民培训与技能提升等方面深化改革，要大力发展数字农业，拓展多元化的粮食进口通道，加快改善本国的粮食产品结构、提升粮食自给率。从保能源安全角度看，要加强新能源的开发与利用，抓好煤层气、页岩气及海域可燃冰等科研攻关；要借势推动能源生产和消费革命，推动中国能源的转型；要加强在基础能源方面的战略性储备，构建多元、多

点、多渠道供应的保障供应体系；要进一步推动国内油气行业市场化改革，不断提高能源安全治理能力。

5. "保产业链供应链稳定"要在固链补链强链上下工夫

"保产业链供应链稳定"意味着保企业生产、稳中国制造，不仅是应对风险挑战的关键之举，更是着眼长远、赢得发展主动权的重要手段。疫情之下，中国经济得以快速复苏，对产业链、供应链的稳定起到了重要作用。但一些国内生产企业仍感到焦虑，因为部分核心元器件供应多来自欧美国家，产业链仍然存在"卡脖子"的环节。换言之，新冠疫情也是一次对制造业的全面"体检"，通过全面梳理产业链条，发现薄弱环节，进一步补齐"短板"。

从短期看，要聚焦重点领域、重点行业和龙头企业，强化对中小微企业的帮扶支持，积极推动全产业链协同复工复产，发挥数字技术在保产业链、供应链稳定方面的重要作用；推广应用车货匹配、在线采购、云仓储等新业态、新模式、新场景，提高供应链整体应变能力和协同能力。从长期看，全球供应链断裂问题业已凸显，全球化分工可能面临新的格局调整，全球产业链、供应链的本地化、区域化、链条缩短趋势将进一步加快。为此，一方面，应加速推进产业链高效整合，加快核心技术、原材料和零部件等突破，提升中国在全球产业链和价值链中的地位；另一方面，应稳妥有序推进共建"一带一路"，优化国别产业布局，加强重大项目建设，对冲高度专业化分工带来的单一国家供应链的生产风险。

6. "保基层运转"要为基层减压赋权、补足财力

九层之台，起于累土。基层正常运转是推动政府履职和政策实施的基本条件，是保民生、惠民生的基本要求，也是关乎百姓利益和发展全局的大事。新冠疫情造成的减"收"增"支"导致的阶段性冲击，对部分地方维持运转的财力保障形成了较大压力，财政"过紧日子"显然是今后一段时期的大趋势。

提高财政赤字率、发行特别国债，可直接有效补充财政资金"弹药"。但除此之外还要支持和鼓励符合条件的地区采取多种办法自我解困。基层政府更了解本地实际，应赋予其更大的改革开放自主权，要允许其在不同领域的大胆试、自主试。但无论怎样开源节流，根本上还是要增强基层可持续运转的体制机制保障。一方面，应进一步深化改革，推进中央与地方财政事权和支出责任的划分，厘清不同层级之间、部门之间的职责边界，在管控风险的前提下赋予地方政府更大的政策调整自主权，切实减轻基层负担，为基层创造一个更加宽松的工作环

境。另一方面，要完善预算绩效管理体系，将绩效管理延伸到基层单位、覆盖到所有资金，确保有限的资金"用到刀刃上"，把经济责任审计重点放在预算绩效欠佳的领域，并积极开展预算绩效的第三方评估和建立有效的债务管理体制机制，从而推动基层运转更为优化、更有活力、更具可持续性。

第八章

新冠疫情与全球价值链的重构与挑战

近三十年，跨国公司把产成品和半成品的加工制造外包给国外加工质量好、效率高、成本低的企业，形成全球化的产业链分工。跨国公司抓住价值链上游的研发设计和下游的销售结款清算与售后服务，并通过控制生产性服务过程获取高额利润。受新冠疫情影响，许多国家和地区采取了对人员流动、货物流动等方面的限制措施，许多工厂停工停产，增加了供应链断裂的风险，损害到相关产业的安全，对全球价值链带来冲击。疫情后，中国应按照准入前国民待遇和负面清单管理，进一步扩大开放尤其是服务业对外开放，增强供应链安全水平，提升供应链核心技术能力，积极参与全球供应链国际规则制定。

一、全球价值链的发展现状

全球价值链是指在全球范围内为实现某种商品或服务的价值而连接起来的网络组织，它包括所有参与者和销售活动的组织及其价值、利润的分配（魏明亮和冯涛，2010）。全球价值链中，中间产品加工贸易是主体，生产性服务贸易（如信息与通信技术、知识产权、金融等）与数字化产品加工贸易的重要性越来越高。

（一）全球价值链增长速度放缓

全球价值链参与度在金融危机前达到顶点。2007年以前，全球供应链的参与度持续上升；2008年以后，全球价值链的参与度总体呈现下降趋势。2008年全球价值链参与度为61%，较1990年的48%上升了13个百分点。金融危机后，全球价值链参与度下降，2018 年降为 57%。[①]

2007 年以前，全球直接投资快速增长。2000～2007 年，全球外国直接投资年均增长率为 8%，2000 年以前超过 20%。2008 年金融危机以后，全球直接投资增速明显放缓。2008 年以后的 10 年间全球外国直接投资年均增长率仅为 1%。2018 年全球外国直接投资流量减少 13%，降至 1.3 万亿美元。[②]

全球价值链增长速度放缓的原因有三点。第一，发达国家居民实际购买能力下降减少了对进口商品和劳务的需求。第二，新技术革命为发达国家制造业回归提供了科技支持，减弱了全球产业链延伸的动力。美国、日本、欧洲等多个国家和地区制造业企业已经回归本国，拉动本国制造业就业岗位持续增长。第三，发展中国家产业升级减少了中间品贸易需求。生产加工国将一部分全球价值链分工进行内化，实现了进口替代，从而放缓了全球产业链的空间延伸速度。

（二）全球价值链向区域化转变

从输出最终产品的角度划分，全球供应链有三大中心，分别是以德国为中心的"欧洲工厂"、以美国为中心的"北美工厂"和以中国为中心的"亚洲工厂"。由世界银行、WTO 和经济合作与发展组织等国际组织联合发布的《全球价值链报告》分析指出，从中间品供给角度（前向关联）看，中国和美国是简单全球价值链的中心国家，而美国和德国是复杂全球价值链的中心国家。从中间品需求角度（后向关联）看，美国和德国分别是简单全球价值链和复杂全球价值链的中心国家。对于东亚来说，中国既是中间品的主要提供者，也是中间品的主要需求者，因此，中国疫情得到有效控制和逐步复工生产对稳定亚洲的供应链体系具有极其重要的意义。

未来将形成以中国为核心的，覆盖南亚和东南亚区域的全球制造业生产体系，居于全球价值链的中低端位置。近年来，一批亚洲国家对中国产业转移的承接能力快速提升。其中，最具转移潜力的国家包括印度、越南、泰国、马来西亚等。

---

① 光大证券：《疫情宏观分析系列之十：疫情对供应链影响多大？》，新浪财经，2020 年 2 月 23 日。
② 贺俊：《从效率到安全：疫情冲击下的全球供应链调整及应对》，载于《学习与探索》2020 年第 4 期。

（三）全球价值链对中国依赖度提升

加入 WTO 以来，中国在全球价值链体系中的主导地位逐步形成并不断强化。中国涵盖 41 个大类、207 个中类、666 个小类的完整的制造业体系，成为全世界唯一拥有联合国产业分类中所列全部工业门类的国家。产业链完整度高、链条长且较为独立，企业在全球供应链中的地位不断得到提升。2010 年，中国制造业产值首次超越美国跃居世界第一位。中国出口占全球出口贸易量的比重从 2000 年的 3.9% 提升至 2018 年的 12.8%。[①] 根据世界银行的世界发展指数（World Bank World Development Indicators，WDI）显示，2003 年中国工业增加值在全球占比仅为 6.8%，2017 年上升至 23.9%。截至 2018 年，中国已成为 120 多个国家的最大贸易伙伴。根据麦肯锡全球研究院的统计，在 186 个国家（地区）中，33 个国家（地区）的第一大出口目的地是中国，65 个国家（地区）的第一大进口来源地是中国。2003～2018 年，主要贸易伙伴国自中国进口金额占本国总进口比例均出现明显上升。

中国已经成为世界第一大供应链中枢，逐渐取代日本成为亚洲供应链的中心。中国中间品和资本品进出口规模在全球占比明显上升。2003～2018 年，中国三类商品进出口规模占全球同类商品进出口规模的比重出现不同程度的上升。WTO 统计数据显示，中国出口中间品占全球的比重为 12.3%，而进口中间品占全球的比重为 14.5%，均居全球第一位。许多国家高度依赖从中国进口工业中间品，尤其体现在电子通信、汽车、机械和纺织等行业。

（四）技术变革驱动全球价值链转型

随着新一轮科技革命和产业变革深入推进，发展中国家在大力研发智能科技和下一代互联网技术。近年来，以中国、韩国、印度、俄罗斯等为代表的新兴经济体成为科技进步的重要力量，研发投入的大幅增加以及催生新组织、新业态的制度改革为后发国家赶超发达国家提供了良好条件。新技术革命的酝酿为新兴经济体提升自主创新能力提供了良好机遇。一方面，新材料、智能制造、3D 打印和网络协作等全新的生产方式和生产工序将成为价值的主要因素。另一方面，个性

---

① 华创证券牛播坤：《资产配置专题报告：全球产业链重构下的危与机》，2020 年 4 月 13 日。

化、定制化需求成为主流。技术和市场将成为价值链布局的决定性因素，拥有技术优势和市场优势的经济体将在吸引价值链布局方面掌握更多主动。全球价值链中间产品加工贸易仍是主体，生产性服务贸易（如 ICT、知识产权、金融等）与数字化产品加工贸易的重要性越来越高。数据流动和数字公司的国际扩张在全球价值链中都发挥了重要作用。数字化、智能化技术与供应链日益深度融合，订单、生产、运输、仓储、分拣、装卸、配送、客服等无人化正在实现，智能的供应链网络布局与优化、智能生产、智能物流、智能风险防控等水平不断提高，供应链全场景可视、可控、可溯程度不断增强。

（五）贸易保护主义阻碍全球价值链发展

近年来，部分国家兴起的贸易保护主义和单边主义将削弱全球供应链，给全球经济带来不利影响，造成供应链断链的风险。贸易保护主义破坏了多边贸易体系，推高了贸易成本并增加了收益的不确定性。美国贸易保护主义政策不但降低了中国在全球价值链中的参与度，还通过压制技术进步来打压中国在全球价值链中的地位，降低中国在全球价值链中的预期收益（张鸿韬，2019）。

2018 年，美国因中兴向伊朗出售产品，违反"美国限制向伊朗出售美国技术的制裁条款"。美国政府宣布未来 7 年将禁止美国公司向中兴通讯销售零部件、商品、软件和技术。美国宣扬华为 5G 技术不安全，联合一些西方国家抵制华为。美国推出"实体清单"制裁华为，号召一些美国零部件商对华为等企业进行断供，中国高技术制造企业在全球供应链体系安全上面临重大风险。在美国的《出口管理条例》第 744 章第 4 号补编部分列出的实体清单中，中国已被列入的实体共包括 278 家机构及 61 家相关附属机构和个人。长期以来，中国产业通过融入跨国公司主导的全球价值链，逐步实现工艺升级、产品升级、功能升级和跨部门升级。美国重点针对知识产权，发起"301 调查"，并且通过签证、人才政策、移民政策等防止技术外流，甚至可能采取某种程度的技术封锁。这将改变中国价值升级路径，即无法再过度依赖于沿着跨国公司主导的全球价值链升级，而是更多依赖于国内技术创新和国内消费市场，重点打造基于内需的自主可控的价值链。

（六）发展中国家价值链陷入低端锁定

随着技术的发展，各行业生产过程日益标准化和模块化，引发了整个生产体系在全球范围内的垂直分离和重构，促使国际分工由传统的产业间、产业内分工向全球价值链分工转变（卢仁祥，2017）。全球价值链分工为广大发展中国家的技术积累和管理水平提升提供了难得的机遇。中国作为最大的发展中国家也不例外，多年来积极融入全球价值链分工与贸易，其生产工艺和生产水平得到了大幅提升，实现了初步的工业化，部分企业甚至在国际上具备了一定的影响力和竞争优势。但是，发达国家的跨国公司作为全球价值链分工的主导者和驱动者，凭借其拥有的先进技术、市场控制力和管理创新能力，一直维持和改善着其在全球价值链中的优势地位，将包括中国在内的广大发展中国家锁定在全球价值链分工的低端。广大发展中国家参与全球价值链的主要方式仍然是劳动力丰富与低要素价格等成本优势，难以进行价值链的功能或链条升级，阻碍了其分工层次的提升。

发展中国家以劳动力、自然资源禀赋优势，承接了大量从发达国家转移的劳动密集型产业，并形成了以国际代工为主要形式的外向型经济发展模式（任登魁，2016）。代工企业的发展对促进经济增长、增加劳动就业、学习国外先进管理技术具有积极作用。但是，发展中国家代工企业被跨国公司锁定在全球价值链低端的加工、组装等低附加值环节。近年来，发展中国家参与全球价值链分工的程度在逐步深入，但在全球价值链分工中的低端锁定状况并没有因此改善。

二、新冠疫情下主要国家应对全球价值链变化的举措

2020 年 3 月，G20 领导人峰会宣布联合抗疫，并发表了特别峰会声明，强调"前所未有的新冠肺炎大流行深刻表明全球的相互联系及脆弱性"。G20 呼吁对贸易和全球供应链的干预最小化，以应对疫情给全球经济和金融带来的负面影响。促进全球的贸易自由化和投资便利化，有利于维护全球产业链、价值链稳定，保障在全球供应链中有重要影响的龙头企业和关键环节恢复生产供应。采取共同措施减免关税、取消壁垒，加强国际贸易合作和海关合作，打通跨境物流通道堵点，确保供应链通畅。发挥国际组织的作用，增强全球产业链、供应链的应急能力和协同能力。

（一）实行出口禁令或限制

世界贸易组织 2020 年 4 月 23 日发布的《贸易统计及展望报告》（以下简称

《报告》）称，自新冠疫情暴发以来，迄今已有80个国家和关税地区实行了出口禁令或限制。《报告》发现，新的出口禁令和限制主要涉及医疗用品，如口罩、药品、呼吸机和其他医疗设备。其中一些措施已将控制范围扩大到食品和卫生纸等其他产品。WTO表示，这些禁令是由72个WTO成员和8个非WTO成员实施的。WTO一般禁止出口禁令和限制，但也有例外，如允许采取临时措施"防止或缓解对出口缔约方至关重要的食品或其他产品的严重短缺"。《报告》称，尽管采取出口限制措施是可以理解的，但在这些领域如果缺乏国际合作，可能会切断依赖进口的国家对所需医疗产品的供应，并引发供应冲击（周玲，2020）。

（二）推动多元化的全球采购

美欧通过调整全球供应链结构来提升其供应链安全性，改变目前"以中国为中心的全球供应链体系"，通过增加中国以外采购来源地或者通过多国投资，推动多元化的全球采购，来提高其供应链的多元性，降低从中国集中采购的风险，如在越南、印度尼西亚、泰国、印度等其他亚洲经济体增加采购和生产。美欧通过扩大周边国家的生产和供应，在增加供应链多元性的同时缩短供应链，从而在提高供应链安全性的同时提升供应链效率。

（三）鼓励企业回归国内生产

美国和日本等国在新冠疫情期间发现了本国制造业的"短板"，并鼓励生产依存度高的高附加值产品回归国内。特朗普多次勒令分布在海外的美国企业立即搬回美国国内，美国政府计划给回迁的企业全额补贴。日本也开始启动本国企业海外工厂的回迁计划。

随着美国各地新型冠状病毒感染病例激增，对药物和防护装备的需求飙升，特朗普政府的官员和美国各政治派别的议员越来越担心从中国采购医疗用品对国家安全的影响。美国试图推动医疗供应链从中国迁回本土。2020年4月，美国白宫国家经济会议主席库德洛呼吁，所有在中国的美国企业都要返回美国，由此产生的全部搬家费用由美国政府承担。2020年3月，日本首相安倍晋三呼吁，对一国生产依存度高的高附加值产品生产基地要回归国内，而附加值不高的则应向东盟等进行多元化转移。2020年4月，为应对新冠疫情对于经济带来的负面影响，日本经济产业省推出了总额高达108万亿日元（约合7万亿元人民币）的抗疫经济救助计划，其中有一个"改革供应链"项目，专门列出 2 435 亿日元（约合人民币 158 亿元）资金，用于资助日本制造商将生产线撤出中国，以实现生产基地的多元化。[①]

（四）阻止企业被外资收购

新冠疫情危机正在削弱世界经济，一批欧洲公司正被外国公司意向收购。欧盟委员会主席冯德莱恩和欧洲竞争事务专员维斯塔格最近向成员国发出警告，荷兰第二议院对此也存在担忧。2020 年 4 月 8 日，德国媒体报道，德国决定修改《对外贸易和支付法》，旨在阻止遭受目前局势打击的德国企业等被外资趁机收购。该法规将经由德国联邦议会进行表决。按照相关计划，如果是欧盟以外的投资进入，德国联邦政府将不再需要提供对公共安全构成实际威胁的证据，只需提出预期损害就可阻止外资收购。

三、新冠疫情对全球价值链的影响

2020 年 1 月 31 日，世界卫生组织宣布新冠肺炎疫情为国际关注的突发公共卫生事件。为防止疫情进一步蔓延，中国内地各省份纷纷启动重大突发公共卫生事件一级响应，实行交通管制，延迟企业复工时间。一些国家和地区对中国采取了入境管制措施，并取消了往来中国的航线。受疫情冲击影响，航运市场需求受到明显压制。关键生产投入产品的进出口因社会隔离而中断，这导致部分工厂被迫暂时关闭。随着疫情的蔓延，许多国家关境关闭、停航停运或禁止进口贸易。全球价值链不但要面临断裂的威胁，而且还将推动全球重要原材料和工业中间品的价格上涨，进一步严重损害全球价值链体系。疫情对投资（含外资）、人员流动（含跨国流动）、居民需求等的影响，最终反映到企业的生产和经营中，影响进出口贸易。疫情严重的中国、美国、日本以及欧盟等国家和地区是全球价值链的枢纽。日韩位于价值链上游，疫情在日韩的扩散或影响中国中间产品的进口，进而影响到最终品生产。疫情在美欧的扩散也影响国外对中国出口品的需求。疫情的蔓延将打乱全球供应链，从生产资料供应和最终消费市场两个方面对全球供

---

① 《美国、日本企业将撤离中国：一切损失由政府承担！释放重要信号！》，和讯财经，2020 年 4 月 13 日。

应链产生冲击。

（一）新冠疫情对全球价值链的影响

新型冠状病毒的传播性极强，蔓延至全球 200 多个国家和地区，这些国家和地区之间存在复杂的价值链关联，许多行业的全球价值链都遭到破坏。新冠疫情的暴发和扩散进一步加大了全球价值链复杂分工的下降趋势。欧洲、北美供应链本地化、区域化趋势将进一步发展，中间品制造环节将大大缩短，对于深化全球价值链合作具有负面影响。当前，中国国内的新冠疫情逐步得到控制，各行业复工复产稳步推进，但疫情在全球范围内仍在持续快速蔓延，多国宣布进入紧急状态，疫情防控措施不断升级。在全球经济深度融合的背景下，随着疫情在海外的持续扩散，依托专业化、精细化国际分工形成的全球产业链将遭受来自生产资料供应和最终消费两方面的巨大冲击。全球价值链具有路径依赖性，各国都努力加强自身所处分工地位的比较优势，但疫情的短期冲击难以彻底改变各国在全球价值链的位置。

1. 疫情造成供应链中断

随着新冠疫情在全球的扩散和影响的累积，疫情不仅导致货物交付延迟和订单萎缩，而且可能使得全球供应链出现大范围中断。2020 年 1～2 月，受疫情影响，中国工业生产活动大范围停滞，企业复工时间推迟、外地返工人员面临隔离期、复产工人缺乏口罩等防护条件，物流运力也受到了显著影响。这些对制造业的用工、库存、生产、运输、订单等都产生了冲击。作为上游供应商的企业大多遭遇了原材料断供、延迟交付等问题。国际生产贸易中断，外国合作伙伴经营受损，短期内将面临合约无法履行、产品不能交付的困境，轻则失去订单收入，重则赔付违约罚款，甚至将长期被排除在全球产业链之外。疫情造成一些供应链的断链、破损、停滞、分流，可能导致全球供应链的重构。在疫情暴发初期，全球供应链所面临的主要冲击是"中国市场的供需下滑"，主要表现在企业因隔离政策无法正常进行生产。疫情蔓延到全球范围后，各国工业生产所需的关键性中间品、零部件及生产设备在全球范围内都将面临供应链中断的风险。国外企业的生产过程中断，产成品库存逐渐消化完毕，中国的中间品、最终品进口也将面临暂停风险。供应链中断将向其他没有中国企业直接参与的全球供应链扩展。如果国外企业供应链出现断档，全球供应链的中断也会蔓延到与中国无直接关系的生产网络。

根据 2020 年 3 月中旬美国供应链管理协会对美国企业的问卷调查结果，36%的受访企业表示遇到了供应链破坏问题，28% 的受访企业表示正在国际上寻找替代性的供应商（疫情初期该数值为 8%）。在联合国贸易和发展会议公布的前 100家规模最大的跨国企业中，截至 3 月初，已有 69 家发布了公司业务受疫情影响的声明，其中有 41 家发布了低利润预警或风险上升提示（10 家预期销售量下降，12 家预期生产受到负面影响或供应链中断，19 家预期同时出现上述两种不利情形）。位于前 100 位的跨国企业中的所有 12 家汽车厂商均受到本次疫情的巨大影响，其中 8 家出现生产或供应链中断；前 100 位跨国企业中的所有 13 家电子元器件和设备生产企业中，有 9 家也遭受类似影响。国内停工停产对全球供应网络形成冲击，运力短缺（特别是海运和空运）进一步恶化了中国供应链阻滞对全球供应链的冲击。根据 2020 年 2 月中旬美国供应链管理协会对美国企业的问卷调查结果，62% 的受访企业遇到来自中国的订单交付延误，53% 的受访企业难以从中国获取供应链信息，48% 的受访企业在中国境内的货物运输出现延误，46% 的受访企业在中国港口装货出现延误。美欧手机、电脑等消费电子企业来自中国的平均订单交付时间较正常时期延误 4~6 周。总体来看，该阶段疫情对全球供应链的影响表现为中国国内供应链的阻断和中国对全球供应链的影响，这种负面影响主要体现为延迟交付和订单萎缩（贺俊，2020）。

2. 疫情引起需求的降低

受新冠疫情影响，各国紧急采取保持社交距离等举措，大幅度减少了消费需求。人们都在家隔离，减少了消费和非必要的商业活动，实际和可感知到的失业增长也对消费造成了影响，危机从产业链、供应链的供应端向需求端扩散。疫情会影响生产要素自由流动，产业链供应链断裂，工厂停工、倒闭，导致供应端崩溃，大量人员失业，人口流动受到限制，失去工作缺少收入的人员将大大削减生活需求，需求端更加萎靡。市场受疫情影响消费情绪低迷，导致一些产品制造商产品堆积、停工停产。限制入境政策也导致一些消费产品市场受到冲击。欧盟和美国是重要的消费品市场。疫情在欧盟、美国等主要经济体蔓延，将通过最终消费市场对全球供应链产生极大的冲击。全球范围内的外贸需求订单减少，生产能力下降，人员出入境、跨境物流、检验检疫等管控升级，全球产业链尤其是制造业产业链受到严峻挑战，旅游、运输等主要服务贸易行业遭受冲击。"面向消费者"类型的企业因需求锐减对盈利的直接影响，预计将超过生产或供应链中断产生的影响。下游需求萎缩导致生产规模和生产效率下降。海外需求回落反过来影响中国供应链安全和效率。由于国外订单萎缩，国际疫情大规模暴发对供应链的负面影响开始影响中国。

3. 疫情影响测算

根据对外经济贸易大学全球价值链研究院发布的数据计算，2017 年全球 GDP 中全球价值链增加值比例为 13%。根据 IMF 等国际经济组织的预测，在新冠肺炎疫情 2020 年上半年得到控制的假设下（情景 1），全球经济预期增长率将下调 0.5%；而在 2020 年全年流行的假设下（情景 2），全球经济预期增长率将下调 15%。由此，新冠疫情将导致全球价值链出口附加值下降 0.065%（情景 1）至 0.195%（情景 2）。类似地，经测算，2017 年中国 GDP 中全球价值链增加值比例为 8%。结合 IMF 等国际经济组织和麦肯锡的预测，在情景 1 和情景 2 下，中国经济预期增长率将分别下调 1.32% 和 2.18%，由此，新冠疫情将导致中国全球价值链出口附加值下降 0.106%（情景 1）至 0.174%（情景 2）。如果进一步结合中间品出口增加值占总出口的比例（2017 年全球和中国分别为 58% 和 44%），基于上述情景假设，全球和中国的出口总额将分别下降 0.11%～0.34% 和 0.24%～0.39%，这些下降来自中间品形式的全球价值链贸易。[①]

（二）新冠疫情对主要行业的影响

美国、德国、日本、韩国等重要工业国家成为重灾区，因中间品供应中断，产品供应延迟交付，全球产业链遭受较大冲击。新冠疫情对不同行业的影响不同，金融和保险、房地产、新兴服务业等受影响不大，而交通运输、住宿和餐饮、批发和零售、旅游、娱乐（如电影业）等受影响较大。以价值链联系复杂为特征的行业，尤其是半导体和汽车行业等，上游供应不足，下游需求下滑，贸易下降幅度更大。疫情的全球蔓延凸显了全球供应链的风险。

1. 疫情对半导体行业的影响

（1）半导体行业现状。半导体具有产业链长、全球合作紧密的特点，从产业链来看，半导体涉及原材料和设备采购、电路设计、芯片制造与封测检验这四个

---

① 盛斌：《全方位应对疫情对全球价值链的冲击》，载于《社会科学报》2020 年 4 月 9 日第 2 版。

环节。日韩企业主导原材料和设备供应，欧美企业主导芯片设计，中国企业主导芯片制造和封测。《2020 年美国半导体产业概况》报告指出，美国拥有全球近一半的半导体市场份额，其他技术先进的国家半导体产业的全球市场占有率处于 5%~19% 之间。亚太地区最大的半导体市场是中国，占亚太市场的 56%，占全球市场的 35%。据世界半导体贸易组织（Word Semiconductor Trade Statistics，WSTS）统计数据显示，2019 年全球半导体市场销售额达 4 089.9 亿美元，包括中国、日本、韩国等在内的亚太地区为最重要的市场，销售额达 2 579.7 亿美元，全球市场占比 63.1%。

美国半导体的本土产能比其他任何区域都高。美国半导体产业协会《2020 年美国半导体产业概况》指出，2019 年总部位于美国的半导体企业拥有全球约 44% 的晶圆产能，本土晶圆产能占比领先新加坡、中国台湾、欧洲和日本等国家和地区。

中国是全球半导体材料和设备的重要采购国。中美贸易摩擦令中国内地的芯片设计、制造等企业加大了研发投入。尽管中国在半导体领域发展迅速，但由于技术差距，短期内关键材料、设备、零部件无法替代，日韩疫情加重将导致中国在内的生产和应用装备企业生产成本增加、产期拉长、交付延迟，也对下游如消费电子、汽车等行业造成间接影响。

（2）冲击半导体供应端。新冠疫情对半导体行业的负面影响主要表现在短期内的原材料交付延迟、终端产品加工滞后、市场需求疲软、出口通道不畅等方面。随着国内疫情逐渐得到控制，原材料自给能力将逐渐恢复，被疫情抑制的消费类电子产品市场需求也将逐渐释放。长期来看，若新冠疫情在全球蔓延的情况无法得到有效控制，全球产业链条断裂的风险将加剧，或将进一步影响电子信息行业在全球范围内的产业转移和重新布局。大型跨国电子信息企业将进一步拓展产业链，以降低风险、扩大市场份额。更多的电子信息企业或将考虑将产能转移至中国等产业链条完整、市场需求丰富的国家。

从中上游情况来看，日本、韩国、美国等国家受疫情影响较为严重，电子材料、元器件设备、电容电阻等生产加工企业大面积停工，相关产能严重收缩，原材料价格呈上行态势，行业成本压力逐渐加大。如果疫情持续发展，中国或将受到设备、材料及核心零部件供应不足的影响。日本、韩国与中国半导体产业链关系紧密，是中国主要半导体设备、材料以及核心零部件供应基地，国内正在运营以及扩产、新建的生产线都依赖其材料、设备的供应，若相关设备、材料及核心零部件受疫情影响出现供应不足，将对国内生产线的生产和建设产生不利影响。

（3）冲击半导体需求端。由于新冠疫情全球蔓延，按惯例于年初举行的全球各类电子展销会和科技会议被迫取消或延期，影响行业招投标工作开展，年内相关投资生产计划或将推迟。居民对于电子产品、信息设备消费延迟，市场需求乏力。由于疫情全球蔓延冲击了零售业，其中智能手机、大家电、汽车等半导体主要下游产业受到影响，全球半导体产业链也将受到较大冲击，生产、消费下滑，运输受阻，进出口贸易将受到严重影响。

受半导体行业影响，作为重要的下游产业，消费电子行业也将间接受到影响。据 Counterpoint 统计，2019 年全球智能手机出货量约为 13.7 亿台，中国市场销量份额约占 30%，为全球第一。从市场占比来看，2019 年第四季度全球市场份额前六位的厂商分别为苹果（18%）、三星（17.6%）、华为（包括荣耀，14%）、小米（8.2%）、OPPO（7.8%）、VIVO（7.8%）。从构成来看，智能手机由芯片、显示屏、摄像头、功能件、结构件、被动元件和其他部分组成。其中芯片（35%～50%）、显示屏（10%～20%）、摄像头（10%～13%）三类零部件成本占比最大，对手机整体性能影响也最深。日韩新冠疫情加重除了对半导体原件、核心零部件等造成影响外，在显示屏领域也将对全球价值链造成影响。从地区出货量来看，2019 年智能手机面板市场出货 17.8 亿片，同比下滑 4.9%，其中中国保持第一，市场份额约 45%，韩国第二，市场份额约 23%。[①]

国内疫情对半导体企业已有影响相对较小。国内加快信息基础建设将带动下游需求，为对抗 2020 年的经济下滑，国家明确指出要加快 5G 独立组网建设，将进一步提升半导体产品的需求。

2. 新冠疫情对汽车行业的影响

（1）汽车行业现状。世界汽车市场总体走势平稳，前瞻产业研究院发布的《2020 年全球汽车行业发展现状和市场前景分析》显示，世界汽车销售在 2019 年出现下行压力。2019 年世界汽车销量为 9 032 万辆，同比下降 0.3%。中国拥有全球最大的汽车消费市场，2018 年中国汽车销售量占世界的 30%，2019 年下降到 29%，但仍具有绝对优势。中国汽车产业链较为完整，2018 年发布的《中国汽车

---

① 任泽平：《泽平宏观：疫情全球大流行的影响分析与政策建议》，2020 年 3 月 3 日。

零部件产业发展研究》显示，中国零部件企业超过 10 万家，纳入统计的为 5.5 万家，基本实现了 1 500 种零部件品种的覆盖，难以短时间找到替代国家。

据中国汽车工业协会（以下简称"中汽协"）公布的数据，2019 年中国整车出口 102.4 万辆，占中国汽车产量的比重为 4.0%，由于中国整车产出以满足内需为主，受出口影响相对较小。出口数量较多的企业多为自主品牌，出口前十大企业分别是上汽集团、奇瑞汽车、北汽集团、江淮汽车、东风汽车、长安汽车、大庆沃尔沃、长城汽车、一汽汽车、华晨汽车。据海关总署公布的数据，2018 年中国汽车零部件出口额 3 627.7 亿元，占汽车零部件主营业务收入的 10.7% 左右，汽车零部件企业受出口影响相对较大。2019 年 5 月，中国汽车工程学会名誉理事长付于武指出，全国拥有 10 万余家汽车零部件企业，其中销售收入在 2 000 万元以上的企业仅有 1.3 万家，大量中小汽车零部件企业为大型零部件企业的二级、三级供应商，抗风险能力较差。

中国的电动车技术与供应链处于全球领先地位。新能源汽车中，成本占比最高的电池（约 42%），中国拥有全球排名第一位和第三位的宁德时代与比亚迪；新能源汽车最核心的技术 IGBT（insulated gate bipolar transistor），中国也实现了供应链自主，有比亚迪微电子、中车时代、斯达半导；除此之外，比亚迪还有自主研发领先于行业的"三电一体"平台，这个技术把电动车几大重要相关部件合为一体，让部件占用空间最小、成本最低、车辆性能最高。

中国拥有全球最大的汽车消费市场，出于运输成本等因素考虑，外资企业未来仍会将中国作为重要生产基地。以特斯拉为例，特斯拉上海工厂火速建成并获批投产。川财证券发布研报显示，与美国供应链相比，国产 Model 3 的原材料和零部件投入可节省 10%～20% 的成本，再加上运输费用、制造费用和人工费用的降低，Model 3 在华实现零部件全面国产化后的总生产成本将下降 20%～28%。2020 年特斯拉提出把国产化比例由 30% 升至 100%。

（2）冲击汽车供应端。汽车行业由于技术含量高、产业链长，是典型的资金和技术密集型行业，其全球化特征明显、经济影响大、受疫情冲击严重。受新冠疫情影响，上下游供需秩序被打乱，供需存在时间错配，产业链难以正常运转。

湖北省是新冠疫情的重灾区，也是全国四大汽车生产基地之一。集合着东风汽车、东风本田、神龙汽车、东风雷诺、上汽通用等多家汽车公司总部或生产工厂，更聚集了包括一批顶级供应商在内的零部件企业。受疫情影响，在湖北甚至全国范围内建厂的多家车企一再延迟复工，叠加人员流动限制、物流受阻等因素，其带来的直接影响是汽车零部件供应不足。丰田、本田、日野、特斯拉、福特、东风汽车等均确认延迟复工计划。受影响的不仅是设在中国的工厂，因为中国的供应商无法继续提供相应零部件，现代汽车在韩国的大部分工厂于 2 月 7 日暂停生产，起亚汽车也从 2 月 10 日起停工。疫情造成上游零部件人员短缺、产能不足，间接影响车企复工。中汽协 2020 年 2 月 13 日发布数据显示，中国部分零部件企业复工推迟 11～20 天的占比 36.9%；中国车企 2 月 17～23 日复工的占比 39.3%。对海外而言，中国是日韩重要的零部件进口国，中国疫情直接影响其车企零配件供给。以日本为例，2 月 11 日日产宣布由于无法从中国进口足够的零部件，其九州工厂暂停生产，并于 2 月 28 日再次宣布，由于来自中国的零件配送有滞缓，暂停栃木县的工厂生产。现代汽车受中国零部件制造供应中断影响，重要材料线束库存耗尽，不得不暂停所有在韩的生产线；本田和大金工业武汉工厂全面停工，影响广州本田的汽车生产；德国储能系统生产商 E3/DC 表示，已采取措施从中国以外的市场采购材料，以保证正常生产。

疫情在海外扩散，海外供应商影响国内外下游客户。据海关总署统计，2018 年中国汽车及汽车零部件分别进口 506.8 亿美元、339.6 亿美元，随着疫情在海外发酵，必定也会对中国造成冲击。对海外而言，自身疫情也会影响企业复工。以韩国为例，2 月 28 日现代汽车韩国蔚山工厂由于一名工人被检测出新型冠状病毒呈阳性而关闭。上游产业链供应风险会造成车企人力、材料、物流等成本增加，盈利大幅削弱，存在资金链断裂、经销商延迟复工等一系列风险。

从供给端看，中国、韩国、意大利等国家整车和零部件企业受疫情直接影响大幅停工减产。多国整车企业受采购环节间接影响被迫停产。中国是零部件出口大国，现代、日产、大众等多家大型车企均出现因中国零部件供应不足而部分生产线停产的情况。意大利也是全球较为重要的汽车生产基地。2020 年 4 月，菲亚特克莱斯勒暂停了意大利工厂的部分生产，意大利轮胎制造商倍耐力宣布减产，制动器生产商布雷博暂停意大利北部工厂的生产。布雷博产能可以供应全球一半的整车制造商，其停产将进一步打乱全球汽车产业生产节奏。

（3）冲击汽车需求端。新冠疫情使消费者出行困难、收入减少，出现购车意愿下降、汽车消费严重下滑等一系列风险。以中国为例，据中国汽车流通协会统计，截至 2020 年 2 月 28 日，中国汽车经销商复工率仅 30.2%。从需求端看，疫情海外扩散，海外供应商影响国内外下游客户。一方面，汽车市场具备周期性特征，全球经济下滑不利于汽车需求释放；另一方面，汽车市场交易具有较强的线下属性，疫情不仅影响消费者看车环节，更影响到汽车交易的纳税、上牌等环节，交易难度大幅增长。疫情期间中国汽车销量呈现大幅下滑态势，据中汽协数据，2020年1~2月，中国汽车销量同比下滑41%。

从全球情况看，参照中国1~2月汽车市场断崖式下跌情况，若全球疫情上半年得以全面控制，预计2020年全球汽车产销同比至少下降3%，若全球疫情在上半年未得到全面控制，全球汽车产销或将面临更大幅度下滑。从国内情况看，目前，湖北省汽车企业正分阶段推进复工复产，湖北省汽车零部件企业优先复工，湖北省以外的汽车企业已从2月下旬逐步复工复产。根据中汽协调查数据，截至3月11日，中汽协调研统计的23家企业集团复工率超90%，员工返岗率为77%。同时，从中央到地方政府陆续出台促进汽车消费的利好政策，3月汽车产销较2月有明显增长。穆迪预计2020年中国汽车销量下降2.9%，中汽协预计产销下降2%左右。

（三）新冠疫情对区域价值链的影响

随着疫情在全球扩散，美国、欧洲和亚洲三大价值链的区域属性逐步放大，将在区域内构建闭合完整的价值链体系。疫情对全球化、国际分工、人际交流等产生冲击，加上政治和民粹主义的因素，区域化将在未来成为国际经济发展的主要方向。

1. 疫情对三大价值链区域造成冲击

新冠疫情对三大区域供应链均造成了不同程度的冲击。疫情初期，发达国家难以短期内寻找替代来源应对中国的供应短缺，相关行业的生产遭到冲击，甚至短期内停摆。疫情在美国和德国蔓延，工厂停工停产，影响到欧洲供应链和美洲供应链。受到疫情影响，中国产业参与全球价值链的深度可能会降低，但国内价值链与区域价值链将深入发展。

2. 疫情强化了区域价值链命运共同体

一方面，中日韩三国价值链基础牢固，互补性较强，加之地理区位接近，容易形成闭环链。另一方面，中日韩都具有一定规模的国内市场，在供应链需求侧可以产生一定的引力。因此，中国政府和企业要积极支持和巩固已成事实的亚洲价值链命运共同体，并与中国政府的"一带一路"倡议一起，形成中国连接亚洲、欧洲、非洲和拉美的全球价值链基本框架。

3. 疫情驱动全球价值链靠近消费地区

跨国公司将劳动密集型产品的生产与装配放在离母国市场较近的地点，以图缩短供应链，强化对成本的控制力度，减少疫情等外部冲击的影响力。将生产与服务更贴近消费者，跨国企业能够通过更敏捷的供应速度与更强的定制能力响应消费者需求，强化供应链的弹性。随着人均收入水平不断增长，中国消费持续快速增长，已经成长为全球重要的消费市场。国家统计局数据显示，2019 年中国社会消费品零售总额达到 41.2 万亿元，同比名义增长 8.0%，增速较上年放缓 1 个百分点。在全球价值链分工体系下，消费端是最后一环，在世界产能过剩的大环境下，这一优势更加突出。同时，巨大的消费市场为中国打造基于扩大内需的全球价值链新优势提供了得天独厚的条件。自动化和 3D 打印技术的发展、商品交付时间变短、商品个性化等因素，会促使企业到更接近市场的地方生产。

四、新冠疫情下全球价值链发展的趋势

新冠疫情并未改变各国的成本结构和技术能力，但暴露出全球供应链特别是医疗、汽车等行业对中国的高度依赖。美欧等国家认为"以中国为中心的全球供应链体系"格局影响供应链安全，应着手构建更独立、完整、安全的产业链，减少对中国的依赖，使全球产业链"去中国化"。其中，一部分回流美欧本土，如富士康正在美欧建立加工装配基地，供应美欧本土市场；一部分可能向中国周边地区分流，如东南亚、印度等低成本国家。未来全球价值链将更接近消费者需求所在地，供应来源更加多元化，低成本不再是唯一的考虑因素。未来企业在布局供应链时会更加注重多元化、智能化和本地化，并且会更注重技术等无形资本的投入，提高核心竞争力。推动全球供应链更加具有韧性和灵活性，具有更强的抵御风险能力。

（一）全球价值链向本地化方向发展

新冠疫情影响全球供应链调整，进一步加剧贸易保护主义，引发全球供应链的加速调整，使现有全球价值链"脱钩"。外部冲击促使各国重新思考安全因素和成本因素在全球生产制造布局中的作用，主要发达国家为了减少对中国的依赖，加快本国制造业回流，严重依赖全球价值链贸易的经济和产业将遭受负面影响。由于供应链的脆弱性，国家将选择性的自给自足，在供应链更具韧性的目标驱动下，全球性需求锐减导致投资延期，加速全球供应链本地化进程。特朗普上台以后，为了遏制中国的技术进步和产业赶超，不断以信息安全和产业安全为由，采取关税、非关税甚至政治手段破坏以 WTO 为中心的多边贸易和投资体制，进一步推动了逆全球化和保护主义的兴起，导致全球供应链朝着萎缩和封闭的方向发展。而新冠疫情的暴发及其导致的全球供应链破坏，会进一步加剧美欧对供应链安全的担忧，从而促使其在保障产业链安全和公共卫生安全的政策口号下，进一步推动供应链的本地化，从而加速推动全球供应链的封闭和萎缩。2008 年金融危机之后，中国国内价值链迅速发展，原因主要包括国内市场规模的扩大，国内产业升级、技术创新，全球贸易保护主义以及外部冲击所导致的价值链重组（由国际转移至国内）。此次新冠疫情可能会重现或加剧价值链"国内化"的这一中长期趋势，对中国深化发展完整、高效和安全的国内价值链体系是一次重要的机遇。

（二）全球价值链向多元化方向发展

贸易摩擦将推动全球供应链向多元化的方向发展，而新冠疫情将进一步加速这个过程。新冠疫情促使美欧真正开始在战略层面对供应链安全因素给予高度关注，从而强化了美欧改变"以中国为中心的全球供应链体系"的紧迫感，并与中美贸易摩擦等因素交互作用，推动全球供应链体系朝着多元化和分散化的方向发展。全球价值链安全因素进一步促使一些国家考虑价值链离岸生产与外包的回流，致力于加强国内产业链与价值链体系，特别是在那些具有重要战略性但又严重依赖少数外国供应商的行业。跨国企业对供应链结构和关系进行调整，包括增加或替换供应商和采购商，以及调整全球投资布局。由于美欧国家的高制造成本，制造业特别是劳动密集型和资本密集型制造业大规模回流的可能性不大，但分散化生产或供应链多元化将成为未来全球供应链调整的重要方向。美国推动制造业向墨西哥、巴西等拉美国家转移，德法英等欧洲国家推动制造业向东欧和土耳其等国家转移的"周边化生产"，将成为未来美欧推动全球供应链调整的战略重点。一方面，这些国家地理上毗邻，可以提高供应链的经济效率；另一方面，政治上美欧工业强国对这些国家具有很强的影响力，可以确保其供应链安全。

（三）全球价值链向数字化方向发展

新冠疫情显示传统供应链管理降低了整个运营的效率和灵活性。未来，以数字化、网络化、智能化为基础的产业互联网系统会使供应链系统更加快捷灵活。在疫情冲击下，交易方式会从传统的纸质单据和见面交流转向线上完成，这一流程中对于数据共享、传输平台、保密技术有很高的要求。未来，全球供应链将加快数字化的进程。

（四）全球价值链发生区域结构转移

新冠疫情导致供应链中断和市场需求疲软，国际石油与大宗商品价格下跌，生产制造活动减弱，中间品贸易大幅下降，全球价值链各个环节出现收缩，尤其是来自发展中经济体的供应商数量骤减。以美国为首的跨国公司主导全球价值链重构，供应链转移导致外贸企业失去订单，生产动能不足。由于中国经济发展迅速，国内劳动力、土地等生产要素的低成本优势已经消失，加上中国面临人口老龄化，劳动力成本已进入上升通道。因此，全球跨国公司开始将其产品的生产端从中国东南沿海省份转向东盟的一些发展中国家，如越南、缅甸、老挝、马来西亚等。随着生产环节的转出，中间品贸易开始大幅下跌，这种结构性调整并不会随着经济形势的好转而逆转。

五、新冠疫情下中国应对全球价值链变化的对策

中国要采取积极措施应对新冠疫情全球蔓延对产业链的影响，加快供应链恢复的节奏和效率，巩固和提高中国在全球产业链中的地位。进一步按照"放管服"的要求改善整体营商环境，推动东部地区向中西部和东北地区的产业梯度转移，延缓制造业外迁的速度，提高供应链的应急能力，进一步提高供应链的协同水平、数字化和反应效率，继续深度融入全球供应链。积极调整对外战略和技术创新战略，主动适应全球供应链调整的趋势要求，力争在全球供应链调整过程中占据更加积极有利的位置，将全球供应链调整对中国的负面影响降到最低。完善电子商务、跨境交易平台等现代商贸流通服务体系建设，加快推动制造业与现代

商贸流通融合发展，增强供需对接能力。围绕全球市场开拓，加快推进同其他经济体的双边或多边自贸协定，带动优势制造企业融入全球供应链体系。

（一）加快产业链有序复工复产，完善供应链协调合作机制

针对新冠疫情对全球供应链和中国供应链的冲击，短期内应以尽快恢复中国供应链的运营效率为目标。当前，中国疫情防控形势持续向好，在疫情防控常态化条件下加快恢复生产生活秩序，推动复工复产的系列政策逐步落地见效，全产业链复工复产有序展开，一些重点工程不仅要复工复产，更要高质高产，社会各界汇聚力量对中小企业精准帮扶，产业链供应链运转逐渐畅通，使中国成为全球产业链、供应链的稳定之锚。尽管受疫情影响，中国存在着产业链、供应链外移的风险，但并没有出现向国外大规模转移的现象。由于中国经济对全球经济增长的贡献率约为30%，保持经济稳定就能给全球经济带来巨大的正能量，发挥着世界经济稳定的压舱石和稳定器作用。

全面加快有序复工复产，加强面向国外厂商的信息公开，充分展示中国供应链体系的韧性和活力，维持和强化中国在全球供应链体系中的有利地位。随着疫情恶化，越来越多的欧美国家开始采用更加严厉的封闭和隔离措施，欧美的本地供应链体系遭到更加严重的打击。如果中国疫情控制得当，欧美市场对中国工业品的需求将大幅上涨。特别地，在电子、汽车等供应链体系比较复杂的行业以及石化、制药等连续流程行业，下游美欧企业为了保证生产的连续性，甚至会采取战略性储备和采购政策，从而进一步加大对中国工业品的需求。如果中国企业能够及时有序复工复产，则欧美市场需求增长有利于带动中国国内供应链的尽快恢复甚至升级。中国各级政府应通过加强政策协调和保障，在尽快修复供应链的同时，提高中国产业链现代化水平和向价值链高端攀升，在全球供应链中占据更加有利的位置。

加强针对小微企业的政策扶持，抓住薄弱环节提高中国供应链的免疫力。与大企业相比，小微企业的资金实力、供应链管理能力和订单谈判能力都更加弱小，是供应链中的薄弱环节。受新冠疫情影响，将出现大量小微企业倒闭和破产的情形。为了保持中国产业链的健康运行，应当针对小微企业开展有针对性的服务和政策扶持，包括对确实存在还款困难的中小微企业给予贷款展期和续贷，引导保险机构针对小微企业提供复工复产保险、营业场所封锁救助保险和员工感染

法定传染病保险，在企业服务云上搭建劳动力供需对接平台等。

（二）培育数字经济中国优势，加强全球价值链高效管理

发挥数字经济在全球经济中的重要作用，加强全球价值链的高效管理。在新冠疫情期间，数字贸易与电子商务为维持基本生产、消费与贸易发挥了极其重要而独特的作用。疫情冲击无疑将进一步刺激和提升未来数字经济产业的发展，特别是通过跨境交付方式增强服务贸易在全球价值链中的作用与地位。数字化产品、数字化传输、数字化平台可以更加有效与便捷地解决贸易在时间与空间的分离问题，为中间品（如设计、研发、咨询、管理、专业服务等）贸易提供更灵活的选择。这同时也可以部分抵消实体制造业价值链"去全球化"带来的影响。

通过充分利用电子商务平台、举办网上中国进出口商品交易会等形式，加强中国工业恢复生产的积极信息向美欧市场的传递，向全球充分展示中国工业体系在面对重大疫情和灾害时的韧性与恢复能力，以对冲美欧企业多元化供应链的负面影响。鼓励与支持各类制造企业信息系统建设和数据对接协同，实现供应链全链条数据共享和流程可视。完善行业供应链数据开放规则，促进供应链各主体之间的信息交流和共享，着力构建强大的信息流服务体系。推动一批能够参与全球竞争的跨行业、跨领域的工业互联网平台创新发展，建设一批面向特定行业的企业级工业互联网平台，建设以工业互联网平台为核心的数字化供应链服务体系。积极运用智能生产、智能工厂、智能物流等引领制造业供应链管理变革。制订智慧供应链发展中长期计划，利用物联网、区块链、5G、人工智能等推进供应链的自动化、数字化、透明化、智能化步伐，打造中国智慧供应链的全球领先优势。支持企业建设供应链数字化平台，发挥供应链上下游的协同合作、信息共享作用，建立快速响应、敏捷柔性的供应链。促进优势企业对供应链的主导力和管控力，将中国产业体系的基础优势长期稳定地嵌入全球供应链体系中。

（三）推动全方位对外开放，降低行业市场准入壁垒

中国应大力提升开放力度，促进中西部地区对东南部制造业的承接，加强自主供应链配套，加强优势产业的聚集和推广。加快中国制造业战略性的对外投资布局。构建更加开放、公平的竞争和投资环境来巩固中国作为全球制造业中心的

区位吸引力。维护中国全球工厂地位，进一步提升中国投资吸引力的政策导向。

大力引进优质外资，放宽产业市场准入，不断深化"放管服"改革，改善中国营商环境。世界银行数据显示，中国营商环境总得分由 2016 年的 63.1 分持续上升至 2020 年的 77.9 分，排名跃居全球第 31 位，较上年提升 15 位。根据 OECD 的数据，2018 年中国 FDI 限制指数为 0.251，较 2003 年下降了 55.7%。美国传统基金会的经济自由度指数显示，2019 年中国经济自由度较 2003 年有所提升，这主要得益于知识产权、政府诚信和贸易自由三个分项指标改善明显。中国应进一步削减贸易壁垒、实施贸易便利化和降低贸易成本，抵消新冠疫情对全球价值链的负面影响，避免过度限制与反应，警惕对传染病的隔离与封锁加剧逆全球化倾向。新冠疫情已经造成许多国家之间关境关闭、停航或货运延迟，致使贸易中断或禁止，同时物流运费提高导致贸易成本上升，部分国家还借此机会实施贸易保护主义，这将严重损害全球价值链体系。

（四）加速构建全球贸易网络，掌握全球价值链重构主导权

中国应积极与国际社会建立更加全面系统的抗疫合作治理机制，在加强联合抗疫的同时，进一步推动全球供应链国际合作体系和治理机制的形成，提升中国在全球供应链体系中的话语权和主动性。推动供应链安全领域的国际合作，包括与主要贸易伙伴形成供应链安全联合声明，建立多渠道、多层次的供应链安全体系，探索供应链自然灾害应对计划等。[①] 与国际海关组织、国际海事组织、万国邮政联盟等国际组织在海事、航运、邮政等领域建立长效合作机制，共建跨区域的富有弹性的供应链。新冠疫情使美欧供应链安全意识的进一步强化、以智能化和自动化生产为核心特征的新一轮科技革命与产业变革的深入推进，以及中国不可逆转的要素成本上升势头，未来中国全球供应链战略的核心和重点应当是鼓励中国企业的主动"走出去"，顺应全球供应链本地化的诉求，通过有序推进共建"一带一路"重大项目，在共建共享基础设施的情况下，促进"一带一路"国家间的相互投资和贸易便利化。在"一带一路"国家间加速形成新的全球价值链和产业利益共同体，加快双边自贸区战略实施，通过主动开展与周边国家的经济合作，稳步提升中国在全球价值链中的位置。

---

① 洪群联：《全球供应链的变化趋势和对策建议》，载于《中国经贸导刊》2019 年第 15 期。

中国在许多制造业领域缺乏全球供应链主导权。与高新技术相关的行业大多处于产业链的中下游位置，对制造业的高端环节缺乏控制力，许多关键设备仪器与核心技术受制于人。例如，中国医疗器械领域，80%～90%的CT、80%的超声波仪器、80%～90%的磁共振设备、85%的内窥镜、90%的起搏器、85%的化学发光仪、70%的麻醉机等均被美欧日外资企业垄断并获取了高额利润。[①] C919客机的核心三大件——航空发动机、航空电子设备、飞控系统，都是美国公司提供的。2020年2月，美国拟阻止GE公司继续向中国国产喷气客机C919供应CFM LEAP-1C发动机，显示出中国大飞机技术正面临严重的"卡脖子"险境。中国应发力自主研发创新，打造自主可控的价值链。新冠疫情改变了中国在全球价值链的升级路径，依赖外部引进突破核心技术将变得越来越困难，只有发力自主研发创新，坚持走中国特色自主创新道路，占领技术制高点，才能打造出自主可控的价值链。在自主创新方面，首先要明确定位政府和企业的角色地位：政府主要做好顶层设计和整体规划；企业是市场主体和产业主体，更是技术创新的主体。鼓励企业以市场竞争为目标，加速提升本土企业的自主创新能力。

（五）建设区域性产业链集群，加强区域价值链互联互通

重视全球价值链构建与区域经济合作，开拓世界市场及贸易，吸引全球人才、物力与资金。积极推动区域经济战略合作，采取风险应对措施保障价值链安全，促进价值链可持续发展，完善物流体系，支持全球价值链高效安全运行。发展产业链集群，扶持引入全球龙头企业成为产业链集群的核心，在国外需求依旧疲软的时候努力营造以当地需求、国内需求为拉动的产业小循环，保证产业链集群的健康发展。当国外市场复苏的时候，进一步加强国际合作，扩大产业集群规模和发展质量，带动全球产业链的大循环。在粤港澳大湾区、京津冀、长三角、成渝地区双城经济圈等地区重点打造一批空间上高度集聚、上下游紧密协同、供应链集约高效、规模在几千亿到上万亿元的战略新兴产业链集群。推进"一带一路"价值链共同体构建、相关国家互惠价值链能力建设、价值链安全方案的互认等机制。利用原产地规则带动区域内创新价值链和价值链发展。在海关贸易法律及流程上进行合作，提高国际贸易在海关方面的安全与便利化。

---

① 魏际刚、刘伟华：《保障中国制造业供应链安全，要怎么做》，澎湃新闻，2020年4月14日。

参考文献

［1］贺俊：《从效率到安全：疫情冲击下的全球供应链调整及应对》，载于《学习与探索》2020 年第 4 期。

［2］卢仁祥：《中国参与全球价值链分工的低端锁定问题研究——基于增加值贸易数据的分析》，载于《华东经济管理》2017 年第 6 期。

［3］任登魁：《全球价值链视角贫困地区产业集聚发展模式研究》，天津大学博士学位论文，2016 年。

［4］魏明亮、冯涛：《从全球价值链到全球价值网络——谈产业经济的全球化发展趋势》，载于《华南理工大学学报》（社会科学版）2010 年第 5 期。

［5］张鸿韬：《美国贸易保护主义政策对全球价值链的挑战与中国应对》，载于《现代经济探讨》2019 年第 9 期。

［6］周玲：《WTO：疫情已导致 80 个国家和关税地区实施了出口限制》，财联社，2020 年 4 月 24 日。

第九章

新冠疫情与世界经济政策导向

2020 年，世界各国遭受新型冠状病毒肺炎疫情的强烈冲击，疫情同时对生产、流通、消费等多个经济环节产生严重影响，进而引发国际金融市场动荡，世界经济面临严重衰退风险。世界各主要经济体相继出台强有力的经济调控政策，试图通过政策导向的转变降低疫情的冲击。以提高财政支持力度和实施更加积极的货币政策为导向，同时配合相关贸易、产业政策，作为主要政策手段，力求尽快恢复经济增长，避免陷入深度衰退。

从长期观点看，世界经济政策导向应与全球经济格局变化趋势相符合，主要发达经济体通过财政、金融、贸易、产业等政策力图继续保持经济领先地位。而从短期观点看，此次疫情冲击在一定程度上加快了世界经济长期趋势中的局部变化速度，即由于疫情的出现，使得世界经济格局中的内在矛盾提前暴露，相应政策导向的变化更加迅速和突然。因此，在长期发展的宏观视角下，并结合短期冲击的微观分析，深入研究世界经济政策导向的转变及其对中国和世界经济的影响，具有重要的理论价值和实践意义。本章对世界主要经济体财政政策和金融政策进行梳理与分析[①]，研究世界政策导向变化对中国经济的影响，提出相应的政策建议。

一、新冠疫情冲击下的财政政策导向及分析

为应对新冠疫情的冲击，世界主要经济体通常以财政政策作为重要的调控手段，主要的政策思路是，大幅度增加财政支出，提高赤字水平，以扩大政府支出

---

① 本章对相关政策的梳理与分析，所采用的内容和观点来自互联网等公开资料。

的方式抵消疫情带来的有效需求衰减，并在一定程度上降低企业税费成本，保障生产侧继续平稳运行。对各主要经济体的财政政策进行梳理，并对政策效果及其影响进行分析。

（一）世界主要经济体财政政策梳理

1. 美国

2020 年 3 月 13 日，美国宣布全国进入"国家紧急状态"，整个国家成为疫情灾区。

3 月 25 日，美国通过 2 万亿财政刺激方案，其中 2 500 亿美元用于直接补贴家庭，用以帮助居民提高消费能力，避免陷入完全彻底的经济困境[1]。

3 月 27 日，美国通过了《新型冠状病毒援助、救济和经济安全法案》（以下简称"CARES 法案"），根据该法案，美国联邦税务机构推迟接收原本应在 2020 年 4 月 15 日提交的所得税申报表，联邦所得税款缴纳期延迟至 7 月 15 日。另外，CARES 法案还允许 2018 年、2019 年和 2020 年产生的净营业亏损向以前五个纳税年度结转。CARES 法案还允许纳税人在 2020 年 12 月 31 日前提出申请返还其2018 纳税年度的所有最低税收抵免额。[2]

4 月 6 日，众议院议长佩洛西（Pelosi）表示，将推出总额至少 1 万亿美元的第四轮经济救助计划，内容包括继续向民众派发现金、扩大失业保险、小企业贷款以及食品救济等。此前美国已经先后推出三轮经济救助法案，涉及金额 2.3 万亿美元。4 月 7 日，美国财政部部长姆努钦（Mnuchin）表示，正在讨论新的财政方案，为小企业增加 2 500 亿美元的额外资金。此前，美国出台的 2 万亿经济救助法案已向小企业拨款 3 500 亿美元，美国银行在 4 月 5 日表示，已收到价值近 330 亿美元的 17.8 万份申请，约占该计划总可用额的 9.4%。考虑到之后申请人数可能会激增，财政部长姆努钦与国会领导人商讨一项提案，希望额外拨款帮助小企业渡过难关。参议院共和党的麦康奈尔（Mcconnell）表示，"国会需要提供更多的资金，否则这个至关重要的贷款计划可能会枯竭""仅仅在过去两周，就有近 1 000 万美国人申请失业"[3]。

---

① 《美参院通过 2 万亿财政刺激计划》，大洋网 – 广州日报，2020 年 3 月 27 日。

② 参见银通知略：《疫情期间各国政策梳理》，2020 年 4 月 19 日。

③ 《美国财政部：或进一步拨款助力小企业渡过难关》，搜狐网，2020 年 4 月 8 日。

2. 日本

2020 年 3 月 26 日，日本拟向符合条件的家庭发放 20 万至 30 万日元（约合人民币 1.29 万至 1.93 万元），还将通过发放折扣券和商品券来扶持营业额锐减的餐饮业和旅游业。预计日本此轮经济刺激的实施规模将超过 56 万亿日元，相当于日本名义国内生产总值的 10%。另外，日本首相安倍晋三要求，最早要在 2020 年度预算案成立的 3 月 27 日就编制完成相关政策，作为辅助手段的补正预算案最早于 4 月上旬在内阁会议上做出决定，在 4 月下旬成立，5 月开始发放现金。此轮日本经济刺激计划的焦点是要决定以收入下降多少的家庭为对象，以及是否设定收入限制，和如何应对自由职业者等收入不明确人群等问题。据调查，日本当前家庭数量约为 5 300 万个，本轮发放拟把对象缩小到约 1 000 万个家庭，发放方式或将直接把现金存入个人账户。在扶持餐饮业和旅游业方面，日本将建立国家补贴制度，为消费者在外就餐或旅游等资助部分费用。①

3 月 27 日，日本国会参议院批准总额为 102.7 万亿日元的 2020 财年（截至 2021 年 3 月）财政预算案。这是日本财政预算连续第二年超过 100 万亿日元，连续第八年创新高。日本政府表示，该预算案充分利用消费税增税带来的财政收入扩充社会保障、落实经济刺激政策。预算案中社会保障支出总额达 35.9 万亿日元，创历史最高纪录。

3 月 28 日，日本首相安倍晋三表示，为应对新冠疫情对经济的冲击，将向民众派发现金，而且政府将采取行动保障地方就业。2008 年金融危机时，日本政府拨款 15 万亿日元，加上民间支出，总规模达到 56 万亿日元，而此次经济刺激计划的财政投放规模将超过这一数字，成为日本历史上最大规模的经济刺激政策。②虽然，有关经济刺激计划的具体细节还不清楚，但日本政府将拟订一份追加预算的计划，并将尽快提交给国会，争取在 4 月底前获得批准。

4 月 7 日，日本政府确定了为应对新冠肺炎疫情实施的第三轮紧急经济对策与 2020 年度补充预算案。财政支出约为 39.5 万亿日元（约合人民币 2.55 万亿元），总规模将达到史上最大规模 108.2 万亿日元（约合人民币 7 万亿元），占日本国内生产总值的 20% 左右。第三轮经济对策分两个阶段实施，第一阶段是紧急支援阶段，第二阶段是"V"字反弹阶段。

---

① 《撒钱抗疫 日本低收入家庭发 30 万日元》，亚汇网，2020 年 3 月 26 日。
② 《日本将出台规模空前的经济刺激计划》，搜狐网，2020 年 3 月 30 日。

2020 年 5 月，日本政府将以收入减少的低收入家庭为对象，向每个家庭分发 30 万日元。对领取儿童补贴的家庭，向每个儿童分发 1 万日元。此外，日本政府将提供大约 1.7 万亿日元，支持旅游业、运输业、餐饮业、文娱活动等，希望这些行业在疫情得到控制之后起底回升。①

3. 德国

2020 年 3 月 23 日，德国联邦议会通过了 1 225 亿欧元的"新冠护盾"危机预算，加上税收减少的 335 亿欧元，2020 年的补充预算将达到 1 560 亿欧元，超过原 2020 年联邦预算的 40%。除了 35 亿欧元的防护装备购置费和疫苗研发费用外，危机预算还包括用于卫生领域的 550 亿欧元的战疫特别基金。企业若由于新冠疫情无法按时缴纳税款，可以申请在一定期限内延期缴费，一般情况下将获得免息。该项规定涉及个人所得税、企业所得税以及增值税。对于逾期未缴的税款，2020 年底之前将不会通过法律方式解决，在此期间产生的滞纳金将予以免除。缴税免息延期方案将大大降低企业的负担。德国针对工作时间缩短的情况进行部分补贴，该补贴根据收入的净损失计算，和失业保险金的比例保持一致，通常为税后工资的 60%，如果雇员拥有子女，短期雇员补贴比例则为 67%，该笔费用由联邦就业局支付。②

4 月 1 日，德国政府宣布将为德国初创企业提供 20 亿欧元，以帮助其应对新冠疫情冲击。该项目的具体措施包括：组合型基金和基金级别的公共风险资本投资者，将在短期内获得额外的公共资金，作为共同投资的一部分，与私人投资者一起为创业公司提供融资。4 月 6 日，德国总理默克尔表示德国支持欧盟委员会向成员国提供贷款，并且德国将为这一项目提供 70 亿欧元。③

4. 法国

2020 年 3 月 21 日，为应对新冠疫情对经济的影响，欧盟批准法国推出 3 000 亿欧元政府担保计划。④

法国政府已拟订了一份可能需要国家救助的企业名单，法国政府将投入大约 450 亿欧元帮助企业抵抗疫情冲击。4 月 24 日，法国经济与财政部长勒梅尔表示，

---

① 《108 万亿日元！日本政府敲定史上最大规模紧急经济对策》，新浪网，2020 年 4 月 7 日。
② 《疫情重创中小企业，德国出台大规模刺激计划》，搜狐网，2020 年 3 月 29 日。
③ 《德国拨款 20 亿欧元支持初创企业抗疫》，搜狐网，2020 年 4 月 2 日。
④ 《欧盟批准法国 3 000 亿欧元政府担保计划》，新浪财经，2020 年 3 月 25 日。

法国政府准备以合计 70 亿欧元的贷款和贷款担保支持法国最大的航空公司法国航空—荷兰皇家航空集团（以下简称"法荷航"）渡过难关。法国政府为法荷航提供的援助分为两部分：一是由六家银行组成的银行团提供 40 亿欧元国家支持贷款，法国政府为贷款的 90% 提供担保，期限为 12 个月；二是来自国家的 30 亿欧元直接股东贷款，期限为 4 年。

5. 英国

2020 年 3 月 17 日，英国财政大臣苏纳克宣布，为应对新冠疫情，英国政府将为企业提供 3 300 亿英镑（1 英镑约合 1.2 美元）的政府贷款。英国政府认为，新冠疫情不仅是突发的公共卫生事件，也是突发的经济事件，英国政府将为英国企业和个人提供帮助以渡过难关。英国政府还将视疫情发展情况提供进一步的财政支持。根据此次财政支持方案，英国央行将为大型企业提供低成本、更易获得的商业票据，确保其资金流动；为中小型企业提供总额 500 万英镑贷款，前 6 个月免息。对于零售、餐饮、娱乐等受疫情影响严重的行业，英国政府将免除企业 12 个月的营业税，并为每家企业提供 25 000 英镑的现金支持。对于英国 70 万家规模最小的企业，英国政府将为每家企业提供 10 000 英镑的现金支持。此外，对于受到疫情影响而陷入困境的个人，抵押贷款机构将提供至少 3 个月的"抵押贷款假期"，贷款人可推迟偿还贷款。[①]

（二）世界主要经济体财政政策分析与趋势判断

通过扩大财政赤字刺激经济增长、避免陷入衰退，是凯恩斯主义的重要政策观点，该理论认为经济系统中存在一定程度的市场失灵，主张发挥政府在经济总量调控中的作用，尤其是通过财政政策干预经济十分必要。凯恩斯主义认为财政政策和宏观经济政策的目标是促进经济增长、实现充分就业、保持物价稳定，通过对财政收支规模与总产出之间关系的分析，预测财政政策工具效能，形成了相机抉择理论（娄洪，2006）。此次新冠疫情，使全球经济面临严峻的下行压力，各主要经济体基于凯恩斯主义的理论观点和实践经验，试图以积极的财政政策克服下行压力。梳理各国的财政政策，可以发现五个显著特点：（1）政策力度强；（2）执行效率高；（3）产生效果快；（4）全球共识广泛；（5）长期效果具有不

---

① 《英国政府承诺为企业提供 3 300 亿英镑贷款应对疫情影响》，人民网，2020 年 3 月 18 日。

确定性。由于高强度、大范围的全球性积极财政政策，使得短期内经济下行趋势得到缓解，但是从理论上看，由于此次疫情还影响到经济的产出侧，因此长期的经济走势存在较多不确定性。

第一，全球各主要经济体的财政政策力度较强。通过整理世界主要经济体的财政规模，与2008年金融危机时进行比较（见表9-1和表9-2），可以看出，此次经济政策规模远超上次金融危机，尤其值得注意的是，世界排名前几位的经济体（除法国外），在利用财政刺激工具时都将财政投入规模超过上一年GDP的10%以上，德国甚至高达25%，这显示出世界主要经济体的超水平财政投入力度。

表9-1　　　　新冠疫情期间世界主要经济体的财政刺激规模

国家	财政刺激规模（本币）	2019年财政刺激规模占GDP比例（%）
美国	25 003 亿美元	11.7
日本	1 080 000 亿日元	19.4
德国	9 096 亿欧元	25.5
英国	3 800 亿英镑	17.3
法国	1 100 亿欧元	4.4

注：数据截至2020年4月20日。

资料来源：《沉舟侧畔千帆过：疫情冲击下的全球财政政策——全球新冠疫情研究系列之四》，西部证券，2020年4月21日。

表9-2　　　　2008年金融危机时世界主要经济体的经济刺激规模

国家（地区）	财政刺激规模（本币）	财政刺激规模占GDP比例（%）
美国	16 390 美元	11.1
日本	250 000 日元	4.8
欧盟	2 000 亿欧元	2.1
德国	500 亿欧元	2.0
英国	200 亿英镑	1.3

资料来源：《沉舟侧畔千帆过：疫情冲击下的全球财政政策——全球新冠疫情研究系列之四》，西部证券，2020年4月21日。

第二，财政投入政策的执行效率高。2020年3月，新冠疫情在世界范围蔓延，各经济体相继推出紧急经济救助计划。例如，美国在一个月内推出了三次经济救助法案，总规模达到2.5万亿美元，其他国家也在3~4月间推出经济刺激计划，而 2008 年金融危机期间，美国在 2008 年 2 月、2008 年 10 月、2009 年 2 月出台了三项经济法案，日本、欧盟等经济体大多在 2008 年 10 月到 2009 年陆续出台财政刺激政策。其政策执行效率相比于本次疫情明显落后。因此，面对新冠疫情，世界主要经济体在财政政策上给予了高度重视，也体现出这些国家对于经济具有较强的干预能力。

第三，经济刺激政策迅速产生效果。一方面，随着财政政策的迅速推出，相应政策很快落实到经济运行过程中。例如，美国 2020 年 3 月 23 日宣布的薪酬保障计划，原定的 3 490 亿美元资金在一个月内已经拨付完成，单笔规模在 15 万美元及以下的贷款数量占到所有贷款的 74%，体现了财政刺激对中小企业起到了巨大的支持作用。另一方面，积极的财政政策发挥了显著作用，3 月全球流动性危机已经暂时得到缓解，市场风险偏好提高，带动全球股市反弹，各项政策对生产、消费、国际贸易的促进作用逐渐显现。

第四，通过财政政策进行逆周期调控，在全球主要经济体中形成广泛共识。2020 年 3 月 26 日 G20 领导人峰会上，各国领导人发表联合声明，在资金方面，向全球经济注入 5 万亿美元，以减轻疫情对社会、经济和金融的影响；在贸易方面，致力于降低全球供应链中断的风险，促进国际贸易正常进行，避免不必要的冲突，确保关键物资顺利跨境流通；在国际援助方面，帮助有需要的国家克服疫情影响，并在财政和公共卫生治理方面协调一致。可以看出，在应对新冠疫情的财政政策方面，世界主要经济体达成共识，这为大规模实施经济刺激计划创造了良好的国际环境。

第五，财政政策的长期效果难以确定。从理论上说，通过扩大赤字，增加政府支出，实际上是增加了经济系统的总需求，但同时也降低了储蓄，有可能增加总债务，削弱未来的增长潜力。更进一步，由于此次疫情并非简单降低需求，而是同时作用于生产侧和需求侧，仅通过财政政策提高总需求，未必能解决全部问题。如果疫情无法得到根本缓解，生产能力无法提高，仅扩大总需求则会不可避免地带来通胀，甚至引发"滞胀"。而且，即使暂时避免了经济衰退，由于政府大规模提高赤字，也可能带来各类债务风险，为后续经济增长带来隐患。但是，从实践角度看，新冠疫情带来的冲击十分强烈，各经济体只能暂时采取刺激政策，避免经济深度衰退，为未来的经济调整争取时间，因此，虽然如此大规模的财政政策刺激带有较强的经济风险，但也不失为当前应对危机的一种手段。

基于以上分析，在面临严峻经济形势时，各主要经济体都选择采取积极的财政政策，通过扩大总需求刺激经济，进行逆周期调控。从政策效果看，在短期内确实取得了一定的成效，但是疫情发展迅速，除中国之外，世界其他国家或地区均未能做到迅速控制疫情的蔓延，如果疫情在短时间内无法得到有效控制，那么通过扩大总需求提振经济的目标则难以实现。考虑到各主要经济体已经将经济刺激的规模提高到 GDP 的 10% 以上，达到历史最高水平，可以使用的政策空间收窄，因此，继续采用财政政策刺激经济的手段是否有效，存在很大疑问，并且高强度的财政政策必然引发债务问题，为长期经济增长带来隐患。

二、新冠疫情冲击下的金融政策导向及分析

疫情对实体经济产生冲击，很快波及资本市场，资本市场出现大幅波动，美国股市连续出现熔断。为稳定金融市场，维持经济平稳运行，世界主要经济体采取适当的金融政策，稳定资本市场，克服疫情带来的冲击，力求尽快将经济增长水平恢复到合理区间。各经济体根据各自的经济发展水平制定了相应的金融政策，本部分对相关政策进行梳理，并依据经济整体形势分析此次疫情中各项金融政策带来的影响，并对发展趋势做出研判。

（一）世界主要经济体金融政策梳理

1. 美国

新冠疫情大规模蔓延后，美联储的货币政策分为三个阶段，试图从不同层次缓解美国经济中的流动性问题，恢复经济增长。同时，由于美元的特殊地位，相应货币政策对全球经济产生重要影响。

第一阶段，利用多种货币工具缓解国内流动性压力，采用快速而猛烈的政策，避免出现金融危机。除了使用传统的货币政策工具外，美联储紧急建立多个信贷支持便利工具以增加金融体系中的流动性，包括货币市场共同基金、商业票据市场和公司债券市场等。一是采取传统的货币政策工具，包括回购、降息、调整贴现窗口工具、启动无限量化宽松政策等方式；二是重启非常规流动性工具，用以保障一级交易商的流动性；三是进一步扩大流动性支持范围。

第二阶段，缓解离岸美元流动性压力，避免全球流动性的枯竭，进行全球范

围内的外汇互换，同时设立临时性的回购便利工具，美联储正式成为全球美元流动性的"最后贷款人"。一方面，进行全球范围内的外汇互换，包括扩大央行流动性互换额度、和更多央行建立临时美元流动性安排等。另一方面，设立临时性的回购便利工具，交易对手为海外/国际货币机构（包括外国央行以及国际机构），交易利率为0.35%。该工具允许海外央行以美国国债换取美元现金，同时缓解美债收益率的上升压力，尤其是降低了一些新兴市场经济体的美元流动紧缺性。

第三阶段，恢复经济增长。疏通商业银行的信贷传导，暂时放松对于大型银行资本金的要求。美联储提供2.3万亿美元额外贷款支持，主要针对受疫情影响的中小企业。4月1日美联储宣布对补充杠杆率（supplemental leverage ration，SLR）规定进行为期一年的临时调整，降低了大型银行资本金要求，本次政策变动将使银行业整体的资本需求减少约2%。此外，美联储提供的2.3万亿美元额外贷款支持，主要针对受疫情影响的中小企业，其主要工具包括设立薪资保障计划流动性便利、市政流动性便利等。

2. 日本

2020年3月16日，日本央行维持基准利率在-0.1%不变，并宣布将采取额外宽松措施，加强在资产购买上的力度。此外，日本央行提高交易型开放式指数基金（exchange traded fund，ETF）的年度购买目标，将年度ETF购买目标增加6万亿日元，使总规模达到12万亿日元。[1]

日本央行还将以灵活方式购买日债，将会继续购买更多的商业票据和企业债，这一过程将持续到9月底，此外，日本央行将日本房地产投资信托基金（Japan's real estate investment trust，J-REITS）购买目标提升至1 800亿日元。[2]

3. 德国

2020年4月1日，德国将允许银行动用资本缓冲应对新冠疫情的影响，从4月1日起降低资本缓冲要求，这一过程至少持续到2020年底，并将当前的逆周期资本缓冲比例从0.25%降低至0%。[3]

---

① 《日本央行紧急会议结果出炉：ETF年度购买目标增加一倍！》，新浪网，2020年3月16日。

② 《日本央行维持利率不变！但将增加企业贷、商业票据购买规模》，英为财情，2020年3月16日。

③ 《德国：将当前的逆周期资本缓冲比例从0.25%降低至0%》，金投网，2020年3月18日。

在政府的授权下，德国复兴信贷银行的信贷总额度增加了约 3 570 亿欧元，升至 8 220 亿欧元。德国复兴信贷银行对 1 000 万欧元以下的贷款将简化风险评估程序，对 300 万欧元以下贷款将委托企业的开户行进行评估。此外，大型企业将获得 80% 的差额担保，中小企业的差额担保额将达到 90%，这将大大方便商业银行为企业发放贷款。贷款利率也做了优化调整：大公司执行的年利率为 2% ~ 2.12%，中小企业则为 1% ~ 1.46%。贷款期限最高为 5 年，首年免还款。此外，联邦政府还将为企业提供"保护基金"，其中包括 4 000 亿欧元的债务担保，用于应对公司的流动性"瓶颈"并帮助它们在资本市场上进行再融资；1 000 亿欧元的资金授权用于企业资产重组，如收购股份，以确保公司的偿付能力；1 000 亿欧元的信贷授权，用于复兴信贷银行特别项目的再融资。[①]

4. 英国

2020 年 3 月 11 日，英国央行下调基准利率 50 个基点至 0.25%，维持国债购买目标为 4 350 亿英镑。英国央行表示，逆周期资本缓冲从 1% 降至 0%。[②]

4 月 3 日，英国央行计划将企业债券的持有量增加至少 1 倍，作为其 2 000 亿英镑（约合 2 480 亿美元）资产购买计划的一部分，以应对新冠疫情对经济的影响。英国央行于 4 月 2 日已经声明，从 4 月 7 日开始将购买至少 100 亿英镑的企业债，这与 2016 年时相同，但购买将以更快的速度进行。购买速度的加快与构成计划其余部分的英国政府债券的购买情况相仿。自购买计划启动以来的两周之内，英国央行已经买入超过 200 亿英镑的英国国债。[③]

4 月 9 日，英国政府表示，其已提高了从英国央行透支的额度，即所谓的垫款工具（ways and means facility），以确保英国政府能在新冠疫情下顺利获得资金。主要资金来源是从金融市场借款，英国央行的工具将只是在市场面临压力时向财政部提供现金。并且，英国央行承诺将向国债市场注资 2 000 亿英镑。[④]

（二）世界主要经济体货币政策分析与趋势判断

由于新冠疫情的影响，世界经济面临流动性压力，进而引发资本市场剧烈波

---

① 《德国大规模刺激计划 小微企业和个体经营者直接受惠》，搜狐网，2020 年 3 月 30 日。
② 《英国央行下调基准利率至 0.25%》，第一财经，2020 年 3 月 11 日。
③ 《英国央行新量化宽松计划将纳入价值 120 亿美元的企业债》，新浪财经，2020 年 4 月 3 日。
④ 《英国疫情升级，英镑不降反升，什么原因？》，新浪财经，2020 年 4 月 11 日。

动，为提高流动性，维持金融稳定，刺激经济增长，世界主要经济体采取了宽松的货币政策，其中，以美联储的政策手段最为激进，为避免美股下跌，采取了无限量化宽松政策，[①] 由于美元的特殊地位，美国激进的金融政策在全世界范围内产生了显著影响。对世界主要经济体，尤其是美国的金融政策进行分析，并对未来政策走向进行研判，是分析当前政策导向的重要方面。

从货币政策的理论角度看，中央银行是国民经济的货币管理机构，可以通过改变货币政策影响资本或经济资源的供给与配置，并通过调整货币供应量、实际利率和通货膨胀率来实现宏观调控目标。例如，经济处于非充分就业状态时，通过一定程度的通货膨胀，产品价格上涨快于工资和其他原材料价格上涨，刺激企业增加投资，扩大生产，从而促进就业，最终达到经济增长的目标（张海龙和唐小易，2016）。

从经济发展的现实看，美国的无限量化宽松政策对当前经济形势的刺激效果显著；根据传统的货币理论，该政策对未来全球经济格局将产生深远影响。第一，通过宽松的货币政策，源源不断地向市场输送美元，稳住了美国股市，2020年3月25日出现强势反弹，其他国家的股市也纷纷大涨。第二，美联储的无限量宽松政策这种极端的宽松政策对缓解当前流动性危机有一定作用，但能否解决危机，以及对世界经济产生什么影响，并不确定。由于全球贸易、投资中主要使用美元，这相当于将国内危机转嫁给全世界。美联储的货币政策虽以美国利益为主要考量，但外溢性很强，要特别关注其给新兴市场经济体带来的负面效应。第三，世界金融格局有可能发生转变，当前美元在全球金融格局中占有霸主地位，但是，如果无限量印发美元，势必加大美元贬值，引发全球金融市场震荡，造成多种资产价格大幅度调整，将削弱美元的强势地位。因此，量化宽松政策影响美元的国际货币地位。[②] 但事实上，由于经济持续低迷，量化宽松释放的流动性并未完全进入实体经济，而是通过全球金融体系向新兴市场国家流动，给新兴市场国家带来了严重的输入性通胀，引发资产价格泡沫，不利于经济稳定。由于各经济体的发展水平、经济结构、政策偏好等存在明显差异，西方各经济体推出了各自版本的量化宽松政策，政策细节并不完全相同。与量化宽松政策不同，传统的货币政策对经济产生作用的主要通道是利率，但由于零利率下限和流动性陷阱等

---

① 《美国无限 QE 的中国传导链》，21 世纪经济报道，2020 年 3 月 28 日。
② 《肖刚：美国无限量宽松政策无异于向世界转嫁危机》，新浪财经，2020 年 3 月 26 日。

因素，传统货币政策传导机制有时会失效。当达到零利率下限时，央行将无法通过降低利率的方式来扩张信贷规模，因此传统货币政策在利率接近于零的时将失去经济调控能力（金雪军和曹赢，2016）。对全球量化宽松政策的历史回顾可以发现，当央行实行零利率或近似零利率政策时，依然无法经由利率等传统工具实现政策目标，需要一种更为直接的货币干预手段为经济体提供流动性，量化宽松货币政策作为一种特殊的货币政策能够弥补传统工具的不足，产生更强有力的作用。

通过上述分析可以看出，由于美国率先以量化宽松政策超量注入流动性，引起全球金融政策的一系列变化，对今后的世界金融体系将产生显著影响。一是随着美国宽松货币政策的实施，按照 2008 年金融危机的经验，日本和欧洲等发达经济体也将跟进，实施低利率甚至负利率的金融政策，全球范围出现流动性陷阱的风险显著提高；二是发达经济体的超量流动性无法完全进入实体经济，有可能对发展中国家，尤其是新兴经济体带来输入性通胀，破坏这些经济体的金融稳定性，造成资产价格过快上涨，导致高金融风险；三是美元的国际货币地位使得量化宽松政策能够确保其从全世界范围内获取经济复苏所需的各种经济资源，从而为经济形势好转创造物质条件，但这必然导致其他经济体运行成本和风险提高，这并不利于全球整体经济的发展；四是量化宽松政策可以持续进行，一直持续到美国经济出现好转，这也说明，如果疫情无法在短时间内得到有效控制，则美联储可能持续增加量化宽松的货币投放量，那样将为世界经济复苏带来巨大阻力；五是由于世界经济政治格局正在发生变化，而美国依然试图通过美元的地位持续绑架世界经济，这就引发了金融体系的潜在矛盾，是促使世界金融格局发生深刻变化的内在因素。因此，无限量化宽松政策将在疫情期间引发世界主要经济体采取宽松的货币政策，美国能够利用美元地位低成本获取经济资源，实现快速复苏，这是以世界其他经济体承受高经济成本为代价的。而美国持续、无节制的量化宽松政策将削弱美元的地位，从长期看，可能促进世界金融格局的变化。

三、世界经济政策导向对中国经济的影响及政策建议

新冠疫情对世界经济造成严重冲击，全球各主要经济体在短期内出现显著的经济下滑，虽然各国都积极采取应对政策，但经济复苏迹象不明。这种全球经济

的不确定性和各国经济政策的重大调整，对中国经济将产生重要影响，并在很大程度上影响着中国未来的经济政策。

（一）世界政策导向对中国经济的影响

为应对新冠疫情，世界主要经济体采取了积极的财政政策和宽松的货币政策，力争通过经济刺激计划避免过度衰退。由于疫情继续在世界范围内蔓延，其他主要经济体未能完全消除疫情带来的冲击，其经济政策在一段时期内将具有一定的连续性，这对中国经济发展将产生五个方面的影响。

1. 世界金融政策的大幅度调整对中国金融体系的稳定将带来一定挑战

经过 70 多年的发展，中国已经成为世界金融大国，拥有世界最大的信贷市场和外汇储备，成为世界第二大的债券市场、股票市场和保险市场，世界 1 000 强银行当中，中国占了近 20%。面对新冠疫情的冲击，中国金融市场整体保持平稳，金融机构和金融基础设施有序运转，股票市场未出现大幅度波动。由于中国国际收支和人民币的外汇供求总体保持平衡，金融开放和人民币国际化取得积极成效，使得国际资本对人民币资产配置的需求增强，因此人民币汇率不会发生剧烈变化。从多个方面看，中国金融体系在应对风险方面已具备极强的韧性。[1] 但是，也应注意到，由于美国的无限量化宽松政策，大量美元流动性进入经济体，我国有可能面临输入性通胀的风险。同时，由于中国经济也面临一定的下行压力，在全球流动性显著增强的环境下，还可能带来某些资产价格大幅上涨的情况。这些都构成了中国金融体系的不稳定因素。

2. 中国产业结构调整更加紧迫

传统产业在疫情中受到严重冲击。例如，根据国家统计局公布的数据，2020年 1~2 月，中国餐饮业收入同比下降43.1%，同时，疫情促进了某些新型产业和新型业态的发展。2 月，爱奇艺、芒果 TV 和腾讯视频会员数量环比涨幅分别超过 1 000%、700% 和 300%，[2] 疫情加速了相关行业从线下到线上的转移进程。并且，由于经济下行等因素相互叠加，疫情对产业结构调整的冲击更加剧烈，经济中的结构性矛盾有可能更加突出。但是，还应看到，以内需作为基本面的产业结

---

① 《疫情如何影响中国经济？央行副行长陈雨露这样答》，中国青年网，2020 年 2 月 22 日。

② 《剧集生产遇阻 腾讯与爱奇艺等视频平台内容或断档》，中国企业新闻观察网，2020 年 3 月 21 日。

构逐渐显示出特有优势。由于疫情的影响，各主要经济体优先保护本国企业，在这个背景下，内需对中国经济增长更加重要，这应成为推动产业结构调整升级的主要着力点。同时，中国在市场规模和内需潜力上拥有明显优势，这为增强经济增长潜力、保持发展势头提供稳固基础。例如，2019 年内需对经济增长贡献率为89%，其中，最终消费支出贡献率为57.8%。2019 年中国 GDP 规模接近100 万亿元，消费率预计为54% 至55%，消费规模约为54 万亿～55 万亿元。根据测算，如果到2025 年消费率提升到60% 的水平，那么中国将有25 万亿～30 万亿元的消费增长空间。①

3. 高科技产业发展的国际环境发生变化，中国将面临更大的技术约束和发展压力

虽然中国高科技产业已经具备了一定的自主研发能力，但外源性的技术供给仍然是中国高科技产业技术转移的主要来源之一。2018 年中国知识产权进口2 360 亿元（约358 亿美元），同比增长24.74%，中国知识产权进口费主要支付给美国，2013～2015 年中国从美国进口知识产权占总进口额比值分别为25.61%、27.74%、24.55%，以此估算，2018 年中国从美国进口专利费约为90 亿美元。同时，也有很多技术通过仿制和改进等方式实现产业转移，这是各工业国发展过程中的通行做法。但是，随着疫情的蔓延，发达国家更加重视对自身高科技企业的保护，中国获取技术转移的难度增大。如果美国全面实施针对中国的技术封锁，将使得中国的外源性技术供给受到抑制，在一定程度上减少中国的高科技产业产出，并延缓高科技产业的升级速度，这对于移动通信、大飞机、生物医药、新材料等产业来说，影响将会更加显著。②

4. 世界经济政策导向的转变对中国经济的高增长潜力影响较弱

虽然新冠疫情在短期内降低了经济增速，但疫情属于短期冲击，一般对经济增长潜力并不直接产生显著影响。通常，一国发生重大突发事件在短期内会对经济形势产生一定影响，从理论上说，这种冲击一般不会改变经济整体发展趋势，当冲击的短期效应消解后，经济活动还会回到正常状态。从行业分析看，2020 年2～3 月，中国服务业受疫情影响较大，其中旅游业、餐饮业、酒店业和航空业受

---

① 《迟福林：应对疫情冲击重在加快产业结构调整》，思客网，2020 年3 月26 日。

② 《中国高科技企业的发展遇到了前所未有的挑战 如何突破美国封锁》，搜狐网，2020 年5 月25 日。

影响最大，快递畅通性下降，包括网购在内的商业零售业受到较大影响。据预测，对于工业和建筑业来说，到 3 月份即可逐渐恢复正常。[①] 另外，当前中国经济增长的最大动力在于加快产业升级、推动原始创新。通过高质量发展，实现产业转型升级，尤其要在以互联网技术与可再生能源为代表的新一轮工业革命中，科技发展为中国产业转型升级带来机会，这些行业都需要大量投资（张晓涛，2020），因此，即使国外经济环境短期内无法得到改善，也并不会严重削弱中国经济增长的内在潜力。

（二）疫情中促进中国经济稳步发展的政策建议

疫情蔓延和随之而来的世界经济政策导向的调整，对中国经济增长带来一定的冲击，在短期视角下，应从直接克服冲击、尽快复工复产、稳定经济秩序的思路，逐渐推动经济全面恢复，形成良好的发展态势。

第一，尽最大可能降低疫情对当前经济的冲击，在疫情完全结束前，既要继续做好疫情防控工作，又要在风险可控的前提下有序做好经济恢复工作（白永秀，2020）。一是分区域、分行业、分时段复工复产，尽力降低疫情对当期经济的影响，推动经济快速复苏，在复工过程中，恢复区域经济活力和竞争力。二是着力保障重大项目建设。重大项目是支撑区域经济发展的关键，加大项目支持力度，才能确保疫情防控与经济社会发展两不误，保持经济平稳运行。三是充分发挥新型消费模式的作用，削弱疫情带来的负面影响。本次疫情对服务业影响较为严重，而基于互联网的新型消费模式迅速发展，可以利用新技术和新模式，找准新的经济增长点，避免疫情的不利影响。

第二，实施积极的财政政策，并兼顾结构性调整，采用各种政策组合，为经济恢复提供必要的财政支持。一是财政应更加积极，确保重大项目顺利推进，对中小企业增大扶持力度，降低税负，避免大规模企业倒闭带来就业压力增加。实际上，世界主要经济体都采取了积极的财政政策，帮助企业渡过难关。二是中国在应对疫情和世界经济形势变化过程中所实施的财政政策要兼顾长远发展，要将长期发展与短期经济恢复结合起来，使政策适应经济高质量发展、技术变革和优化结构调整的需要，把短期稳定需求、刺激经济的目标与长期发展结合起来。三

---

① 《疫情对中国经济的影响究竟有多大？》，新浪财经，2020 年 2 月 6 日。

是通过各种组合政策应对当前的复杂局面，将政策措施和改革措施有效结合、精准施策，无论是抗击疫情、稳定经济、稳定社会，都需要一些应急的政策工具（李成威，2020），解决眼前问题，并且以财政政策配合货币政策、产业政策和其他社会政策，形成政策合力，通过多种综合手段争取达到良好效果。

第三，采取适当宽松的货币政策，为经济恢复和保持一定增长速度提供必要的流动性支持。世界各主要经济体都面临经济下行预期，投资风险偏好降低，资产价格出现明显波动。而中国金融体系的货币传导机制效率较低，要将宽松的货币政策效果转化为对企业的资金支持将损失一定效能，因此更应保持较宽松的货币政策，防止在经济整体形势不利时，再由于流动性减弱降低投资意愿，造成企业经营困难。在市场经济环境中，对于单个企业来说，绝大多数中小型企业面临的主要困难不仅是资金或经营成本等方面的问题，更重要的是难以把工人组织起来进行生产，上下游配套企业也有类似的问题，即在经济体系的生产侧出现了问题。因此需要货币政策提供流动性，确保企业能够顺利运转，待整体形势好转后，才可能迅速恢复正常经营。另外，还要重视世界主要经济体正在实施的宽松货币政策，如果这些国家疫情短期内无法好转，甚至更加严重，那么宽松的货币政策将持续较长时间，中国也应采取相应的货币政策，提前安排好应对措施（李稻葵，2020）。中国人民银行近期发布报告称，"稳健的货币政策要更加灵活适度，强化逆周期调节，保持流动性合理充裕。增强调控前瞻性、精准性、主动性和有效性，进一步把握好流动性投放的力度和节奏，维护货币市场利率在合理区间平稳运行"[1]，这正体现了中国采取适当宽松货币政策的主要内涵。

第四，制定以优化结构、提高效率为主要目标的产业政策，尤其重视"新基建"的发展。新基建短期有助于扩大需求、稳定增长、增加就业、改善民生，是中国经济的重要增长点。而且，新基建中的数字经济产业，既有助于提高经济效率，又能够在一定程度降低疫情的影响。例如，疫情蔓延过程中，云计算、大数据等技术的应用为各部门排查疫情、精准施策、复工复产提供了可靠的技术支撑，为政府及企业有效实施安全防控提供了帮助。而中国国内疫情较快得到缓解，居民消费逐渐增加，在这种情况下，数字化跨境电商、线上新消费业态等业务将快速增长。这在实践上显示出 5G 技术、人工智能、工业互联网等产业的发

---

[1] 《央行：以更大政策力度对冲疫情影响》，中国产业经济信息网，2020 年 5 月 11 日。

展前景。并且，以数字基建为主的新基建，本质上是基于先进技术的新产业，对于中国提升优化产业结构、提升经济效率、提高发展质量都具有重要意义。在世界经济政策导向对中国既有发展路线带来冲击的情况下，以新基建为契机，开辟新的经济增长点，是克服经济下行压力、恢复经济秩序的重要政策思路。

世界主要经济体面对疫情的政策导向转变，除了在短期内对中国经济发展产生影响外，更重要的是，相应经济政策的制定和实施反映出世界经济格局的变化，疫情加速了政策导向的转变。因此，需要在对世界经济政策导向的研究中，更加清晰地把握世界经济格局，并以此为依据，构建有利于中国经济长期稳定发展的政策体系，确保在较长的时间范围内，不断提高中国经济实力和综合国力。

第一，尽力避免短期冲击的干扰，继续将政策重点放在经济中长期发展。2020 年中国需要完成全面建成小康社会、落实"十三五"规划、完成扶贫攻坚等一系列重要任务，并保持全年经济实现较高速度增长。尽管受到新冠疫情的剧烈冲击，但中国经济长期发展的良好势头并未发生改变，并且中国经济中存在的结构性问题还将继续存在。因此，我们不仅需要应对世界经济政策的变化，更重要的是继续延续既定发展方向，解决中国经济内部的结构性问题。一是引导经济快速恢复，做好第二至第四季度的经济规划和落实，争取 2020 年下半年实现经济形势好转，降低疫情对全年经济的负面影响。二是加快医疗产业发展。中国可抓住此次疫情带来的机遇，实施一批新型疫苗的重大科研攻关并完成项目产业化，加快非接触型产业发展，如电子商务公司、游戏和视频直播等非接触商业模式，同时加快发展健康产业，此次疫情让人们更加重视健康，成为发展健康产业的一次重要机遇。三是完善应急治理体系建设。中国应急治理体系相对落后，一旦遭遇突发公共卫生事件，应急预案、应急物资储备与运输、应急专业人员组织等方面不能很好地适应疫情的需要。因此，以此次疫情防控为契机，以完善国家级应急产业为依托，加快应急产业体系建设，在重大疫病、自然灾害等危机应急领域，建设成体系的应对方案，增强中国的风险防控能力（白永秀，2020）。

第二，以国内市场化改革为主要途径，通过提高要素配置效率，增强中国经济应对外部风险的能力。疫情引起的世界主要经济体政策导向转变，在一定程度上改变了中国经济发展的外部环境，对继续保持中高速经济增长带来挑战。因此，只有继续对国内经济体制机制进行调整，改善要素配置效率，才能以可控的方式稳步扎实地提高，保持良好的发展势头。中共中央、国务院出台的《关于构建更加完善的要素市场化配置体制机制的意见》（以下简称《意见》），正是在这种背景下为中国进一步推进经济体制改革、保持中长期发展潜力提供了基础性政策方向。通过启动要素市场化改革，是改革开放进一步深化的具体措施，利于释放土地等传统生产要素的活力，为新型城镇化战略和经济转型升级打好基础，又能够为以技术、数据等高知识密度的经济要素充分发挥经济增长效应提供制度保障。只有深入贯彻落实《意见》的基本指导思想，以提高全要素生产率为目标，才能够从提升中国经济发展质量的角度，以自身经济系统的不断完善，应对世界经济政策导向的转变和外部环境的不确定性。

第三，更加重视中国经济发展的深层次问题，继续深化结构性改革，大力培育增长潜力。新冠疫情对中国宏观经济和微观企业个体造成短期冲击，同时，世界经济政策的快速转变为中国经济发展带来了更多的不确定性，只有通过不断完善中国经济自身的制度性、结构性发展，增强自身发展潜力，才能更好应对世界经济格局变化的长期影响。一方面推动消费升级，促进健康消费，鼓励选择有益于健康的消费产品和方式；另一方面创新消费领域和方式，如利用网络游戏、智能零售、无人投送、远程医疗等新技术改变消费的内容和方式，这既有利于移动互联网等新兴技术的发展，又能够通过新的消费模式培育经济增强潜力（白永秀，2020）。另外，还要以结构性改革为经济持续发展提供新活力，一是以竞争政策为基础推动产业结构调整，如以竞争政策形成优化营商环境的基础制度，统领和调整其他相关政策；二是以深化供给侧结构性改革形成产业结构调整的新动力，鼓励创新创业，推动中小企业发展，并不断优化经济要素配置；三是通过市场机制不断增强产业结构调整的内在动力，如加快推动服务业市场开放进程，放开竞争性领域服务市场价格，促进形成统一开放、公平竞争的经营环境。

参考文献

[1] 白永秀：《新冠肺炎疫情对中国经济影响的应对措施》，载于《区域经济评论》2020 年第 2 期。

[2]《沉舟侧畔千帆过：疫情冲击下的全球财政政策——全球新冠疫情研究系列之四》，载于《西部证券》2020 年 4 月 21 日。

[3]《迟福林：疫情冲击下，要加快推进产业结构调整》，为民网，2020 年 3 月 30 日。

[4]《后疫情时代，新基建成为推动经济发展的新动能》，电子产品世界网站，2020 年 3 月 13 日。

[5] 金雪军、曹赢：《量化宽松货币政策研究综述》，载于《浙江社会科学》2016 年第 11 期。

[6] 李成威：《以政策组合构建的确定性对冲疫情冲击——疫情对财政经济冲击影响以及财政政策如何积极作为视频会观点综述》，载于《财政研究》2020 年第 4 期。

[7] 李稻葵：《疫情影响下，适当宽松货币政策退出时点或后移》，载于《企业观察家》2020 年第 3 期。

[8] 娄洪：《现代经济增长理论与财政政策》，载于《财政研究》2006 年第 5 期。

[9]《新闻背景：美股熔断》，新华社，2020 年 3 月 19 日。

[10] 银通智略：《疫情期间各国政策梳理》，搜狐网，2020 年 4 月 19 日。

[11] 张海龙、唐小易：《货币政策与经济增长关系的实证研究》，载于《关东学刊》2016 年第 12 期。

[12] 张晓涛：《疫情下中国经济的韧性与发展动力探析》，载于《人民论坛》2020 年第 9 期。

第十章

新冠疫情与全球投资

近年来，由于西方贸易保护主义与反全球化势力的兴起，东西方贸易紧张局势持续加剧，全球经济放缓已成常态。这种全球性的经济乏力在全球投资领域表现得较为明显，实际上当前全球的国际直接投资流量已经连续四年出现滑落，这在过去的十几年中显得十分的不同寻常。在 2020 年的第一季度，突如其来的新冠疫情再次给全球投资蒙上一层阴影。这次新冠疫情究竟会对全球经济特别是全球投资产生怎样的影响？参与投资的相关企业和投资者如何应对新冠肺炎疫情对全球投资带来的巨大冲击？本章对疫情发生前 2019 年的全球投资情况进行回顾，研究新冠疫情对全球投资造成的影响，通过分析疫情冲击下的全球投资趋势，为全球投资提出具有针对性的对策和建议。

一、新冠疫情发生前全球投资情况综述

（一）2019 年海外直接投资总体情况[①]

新冠疫情发生前的 2019 年，由于贸易摩擦等不确定因素的影响，全球经济继续呈现低迷状态，全球整体经济增长动能持续疲弱。投资领域同样如此，根据联合国贸易和发展会议（United Nations Conference on Trade and Development, UNCTAD）统计数据，2019 年全球国际直接投资（foreign direct investment，FDI）流量总额 1.39 万亿美元，较 2018 年下降约 1%，这是 FDI 流量连续四年出现下滑。2019 年 FDI 规模再度收缩，主要是源于流入发达经济体的 FDI 总体减少 6%

[①] 本部分数据均来自联合国贸易和发展会议统计数据。

左右，同时亚洲发展中经济体的 FDI 流入也下降了近 6%。在全球各国普遍面临经济下行压力、发达经济体增长难见起色的大背景下，投资者同时需要面对地缘政治冲突、贸易保护主义和民族主义等诸多不确定性，导致商业投资信心低迷依旧，全球 FDI 流动的增长前景继续受到制约。

2019 年全球跨国并购大幅萎缩，并购规模几乎减半。UNCTAD 统计数据显示，2019 年全球跨国并购额比上年减少约 40%，其中服务业与制造业的跨国并购规模下降严重，金融和保险业、化工行业的并购活动颓势明显。大型并购项目的减少是并购总额大幅萎缩的重要原因。2019 年，50 亿美元以上的超大型并购项目由 2018 年的 39 个减至 30 个。以美国公司作为并购目标的交易仍是全球并购活动的主要构成部分，但特朗普政府的保护主义政策阻碍了外国公司对美国标的企业的收购。同期，全球各经济体国内并购交易总额降幅 14%，远低于跨境交易降幅，延续了过去几年跨境扩张相对不受企业实体青睐的趋势。作为主要目的地的经济体增长动能疲弱降低了其市场吸引力。以美国、欧盟为首的经济体加紧对并购投资的审查与限制，同时，美国与多个国家的贸易摩擦、英国"脱欧"等风险，均打击了企业进行国际扩张的积极性。

发达经济体的 FDI 流入仍处于历史低位，跨国企业在发达国家市场的资本支出疲软。2019 年发达经济体的 FDI 流入由 2018 年的 6 830 亿美元降至 6 430 亿美元，仅为 2007 年峰值的一半，处在历史低位。以发达经济体国内资产为标的的跨国并购规模急剧下降近 40% 至 4 110 亿美元，2019 年宣布的绿地项目金额减少 12% 至 3 290 亿美元。具体来看，欧盟的 FDI 流入依旧惨淡，全年同比下降 15% 至 3 050 亿美元，其中，荷兰、英国和西班牙的 FDI 流入均不同程度下降。受"脱欧"不确定性影响，全球对英国的跨国并购交易金额萎缩近一半。法国、德国的 FDI 流入有所增加，但基本为跨国公司为应对经济放缓而采取的内部借贷活动。北美地区 FDI 规模相对稳定，总流量达到 2 980 亿美元，基本与 2018 年持平。美国 2019 年 FDI 流入额下降了 1% 至 2 510 亿美元。其他发达经济体方面，整体 FDI 流入额下降 30% 至 700 亿美元，其中澳大利亚降幅较大，高达 42%，主要原因是跨国并购交易额的大幅减少。

发展中经济体的 FDI 流入金额稳中有降，中国保持全球各国引资规模第二的地位。2019 年流入发展中经济体的 FDI 规模基本无变化，依然占全球 FDI 流量的一半以上。在亚洲地区，流入发展中国家的整体资金额下降 6% 至 4 730 亿美元，主要源于东亚地区 FDI 流入规模下降 21%。其中，受制于与日本的贸易紧张局势以及投资政策的变化，韩国吸引的资金大幅萎缩 46%。中国的引资规模稳定在 1 400 亿美元，中美贸易摩擦并未引发中国 FDI 流入的大幅下滑，依然占据全球 1/10 以上，规模仅次于美国。新加坡以 1 100 亿美元成为 2019 年排名第三位的 FDI 流入国。

从美洲地区来看，拉美地区整体 FDI 流入规模增长 16% 至 1 700 亿美元。深陷经济问题的阿根廷和厄瓜多尔的 FDI 流入大幅减少，阿根廷更是因货币危机和对国际交易的限制性措施致使资金流入萎缩一半以上（约 63 亿美元）。然而，阿根廷和厄瓜多尔的颓势被巴西、智利、秘鲁和哥伦比亚的流入增长所抵消。巴西政府于 2019 年中启动的私有化计划促成多笔国有资产私有化并购交易，推动其 FDI 流入大幅增长 26% 至 750 亿美元。另外三国的增长则受到高于区域平均水平的经济增速以及采矿领域新的公共投资计划的支持，但 2019 年末暴发的政治和社会动荡将降低其未来 FDI 流入预期。墨西哥新政府上台后针对外资的一系列改革举措打击了投资者信心，但《美国—墨西哥—加拿大协定》的签署提振了市场对美墨间加紧经济联系的预期，使 FDI 流入小幅增长 3% 至 350 亿美元。

在非洲地区，持续的全球经济不确定性和解决经济产出增长"瓶颈"的结构性改革进程缓慢，制约着非洲大陆的 FDI 流入增加，2019 年仅增长 3% 至 490 亿美元。埃及仍是非洲地区最大的外资流入国，非石油经济领域的重大投资推动该国引资规模提高 5%（约 85 亿美元）。尽管埃及保持增长，但北非整体 FDI 流入却下降了 11%（约 140 亿美元）。撒哈拉以南非洲地区的引资额增长 37% 至 55 亿美元，得益于发达国家投资者撤资的减缓以及原油、矿产等资源开采及配套产业资金流入上涨的推动。作为该地区一直以来外资流入增速最快的国家，埃塞俄比亚 2019 年 FDI 流入有所下滑（约 25%），中国是该国的最大投资国，占比高达 60%。

俄罗斯近年来一直通过审慎的宏观经济政策来提高抵御制裁负面冲击的能力，宏观经济稳定性自危机以来持续提高，加上欧美国家并未加大制裁力度，俄罗斯面临的内外部金融环境得以改善。由于欧亚地区国家在经济和金融层面对俄罗斯有较强的依赖性，俄罗斯整体状况的改善也促进了欧亚其他国家的宏观经济和金融稳定。在国际大宗商品价格趋稳的基础上，作为该地区主要引资领域的资源型行业 FDI 流入态势向好。加上俄罗斯周边地区主要经济体积极改善营商环境、加大引资力度等改革措施，共同推动欧亚地区 FDI 流入规模激增 82% 至 490 亿美元。另外，欧盟国家由于经济增长放缓阻碍了其对东南欧经济体投资的扩张，但东南欧国家良好的经济状况及其加强了"一带一路"倡议下的投资合作，特别是来自中国等国家的投资增长部分抵消了来自欧盟资金的低迷。2019 年流入该地区国家 FDI 稳定在 74 亿美元，其中流入塞尔维亚的 FDI 增长 6% 至 44 亿美元。[①]

（二）2019 年中国直接投资基本情况[②]

在吸引外资方面，相比于全球外商直接投资流量已经连续四年下降的背景，中国的外商投资依然保持了稳定增长。据 UNCTAD 数据显示，2019 年全球 FDI 为 13 940 亿美元，相比 2018 年继续下降 1.3%；同期中国 FDI 为 1 400 亿美元，同比增长 0.7%，占全球 FDI 的份额进一步上升至 10%。

在对外投资方面，中国对外直接投资结构持续优化，全球排名稳步上升。根据商务部消息，中国全行业对外直接投资 1 171.2 亿美元，在国际直接投资增长乏力背景下，中国对外直接投资保持了相对平稳的发展态势。同时，对外直接投资结构得到进一步优化，2019 年中国对外投资主要流向租赁和商务服务业、制造业、批发和零售业。中国对外直接投资稳步发展得益于投资目的地更加广泛和全球化，中国资本在全球范围的影响力不断扩大。

同时，"一带一路"沿线国家正逐渐成为中国对外直接投资的重要目的地。2019 年，实现对"一带一路"沿线国家对外直接投资约 150 亿美元，同比下降 16.2%，降幅较上一年提高 4.9 个百分点，但占总投资的比重提高 0.6 个百分点至 13.6%。中国企业在"一带一路"沿线国家直接投资已累计超过 1 000 亿美元，新加坡、越南、老挝、阿联酋、巴基斯坦、马来西亚、印度尼西亚、泰国和柬埔寨等已成为主要投资目的国。从行业分布来看，2018 年对"一带一路"沿线国家的 179 亿美元投资流向的前三大行业分别为制造业（32.9%）、批发和零售业（20.7%）以及电力生产和供应业（9.4%），且均以高速增长。未来，"一带一路"倡议内各类投资合作前景广阔。

在中国跨国并购方面，针对国际直接投资的限制类监管措施增多，中国企业

---

① 《2019 全球海外直接投资回顾：投资步伐放缓，跨国并购大幅缩减》，搜狐网，2020 年 5 月 21 日。

② 本部分数据均来自中华人民共和国商务部网站。

跨国并购额持续加速下滑。自 2018 年起，针对国际直接投资的保护主义有所升温，海外投资监管环境趋严，以美国、欧盟为首的发达经济体纷纷实施限制类监管措施。在此背景下，中国企业采取了审慎的跨国并购战略。2019 年，中国企业实施完成跨国并购共 404 起，较上年减少 29 起；总交易额 307 亿美元，较 2018 年大幅下降 58.6%，降幅进一步扩大 20.7 个百分点。2019 年跨国并购投资额占对外直接投资总额的比重为 27.8%，较上一年增长 6.1 个百分点。

中国跨国并购重点行业正从传统制造业和资源型行业向高技术水平和高附加值的新兴产业转变。从中企跨国并购行业分布来看，2018 年制造业作为第一大行业共完成交易额 329.1 亿美元，但同比降幅高达 45.8%。第二位和第三位的采矿业、电力和公用事业的同比降幅也均接近 20%。当前，中国的产业结构调整正不断深化，企业在进行跨国并购时愈发青睐能够促进自身产业结构转型升级的行业。在海外投资政策环境趋紧背景下，中国企业更积极地将有限的机会投资于此类行业。2019 年上半年，中国企业跨国并购行业主要集中在高新技术产业。其中，数字新媒体产业（Technology，Media，Telecom，TMT）无论从并购金额还是项目数量来看均居首位，在 2019 年上半年 257 起并购交易中，TMT 行业交易 67 起，总金额 200 亿美元，占比双双接近三成。除 TMT 行业外，消费品行业和高端制造行业同为并购交易较为集中的领域。

亚太地区跃升为中企跨国并购活动的首选目的地。2018 年中国跨国并购前十大目的地中，欧美国家占据四席，亚太地区仅有第 8 位的新加坡和第 10 位的澳大利亚。欧美国家仍是中企并购投资的热点区域。2019 年上半年，中国企业在亚洲地区的并购额达 78.5 亿美元，占总并购额的四成左右，为各大洲中最高，同比增速超过 20%，对印度、新加坡和日本的并购规模大幅增长。同时，澳大利亚以 38 亿美元成为上半年中国企业并购投资的第一大目的国，中国企业在大洋洲跨国并购总额共计 42 亿美元，同比增长近 40%。与之相对的，在中美贸易摩擦和英国"脱欧"不确定性持续对投资者信心构成冲击的背景下，美国和欧盟又相继出台了直接或间接的限制类审查和监管措施，中国企业对欧洲和北美的跨国并购金额同比降幅分别高达 86.6% 和 71.5%。此外，"一带一路"倡议下中企对沿线国家的跨国并购活动正稳步发展。2018 年中企对沿线国家共完成 79 起、金额总计 100.3 亿美元的并购交易，占总额的 13.5%。除新加坡和印度等亚太国家外，中企对阿联酋等中东海湾地区国家的并购活动也正逐渐增多。

二、新冠疫情对全球投资造成的影响

（一）新冠疫情发生后的全球投资变化概况[①]

新冠疫情的暴发，已经对全球社会和经济造成严重冲击。随着疫情在世界范围的蔓延，引发全球股市大跳水，同时原油市场暴跌，价格不断探底，疫情与油价共振进一步引发市场对全球经济衰退的预期，经济衰退和金融危机爆发的可能性将会给全球投资蒙上一层阴影。UNCTAD 预测，因新冠疫情将导致 2020～2021年全球国际直接投资流量下降 30%～40%。2020 年 3 月 4 日，国际货币基金组织总裁格奥尔基耶娃表示，新冠病毒的迅速蔓延，将拉低 2020 年全球经济增速至金融危机以来的最低水平。[②] IMF 预计 2020 年世界经济增速将低于 2019 年的 2.9%。从 2019 年四季度以来的全球经济复苏将因疫情中断，全球经济衰退可能难以避免。新冠疫情产生的社交疏离使许多消费和投资活动停滞，造成整个需求层面出现严重下滑。总需求的降低严重影响企业投资的信心和预期。交通运输、餐饮旅游等行业短期内遭受较大打击。而资本密集型与劳动密集型行业也因疫情增加生产成本，投资收益进一步减少。

随着新冠疫情在全球的迅速蔓延，全球的经济发展面临很大的不确定性，对FDI 也造成冲击。为了控制疫情的蔓延，各国纷纷出台限制人员、物品流动的管控措施，使跨境投资活动受到明显的抑制，投资效率大大降低。疫情使得经济增速大幅放慢，企业收入受到影响，利润的降低将减少跨国公司的资本支出和收益再投资，从而影响全球跨境投资规模。以中国为例，2020 年 3 月 13 日商务部和国家外汇管理局发布了中国对外投资统计数据，数据显示，2020 年 1 月，中国对外全行业直接投资 87.9 亿美元，同比下降 7.1%。疫情对各个行业的影响有所不同，一些受冲击较大的行业也可能在近期跨境投资上更加谨慎。

UNCTAD 2020 年 1 月发布的《全球投资趋势监测报告》显示，新冠疫情暴发将使 2020～2021 年的全球外商直接投资出现大幅下降，降幅可达 30%～40%。同

---

① 本部分数据均来自于国际货币基金组织网站。

② 《国际货币基金组织因疫情影响下调 2020 年全球经济增长预期》，新浪财经，2020 年 3 月 5日。

时，全球 5000 大跨国公司在直接投资中占据重要地位，对 FDI 具有风向标的作用。受新冠疫情影响，自 2020 年 2 月 1 日以来，这些公司中有将近 80% 下调了盈利预期，平均下调幅度达到 30%。随着疫情的发展，这一下调趋势可能仍将继续。UNCTAD 在 2 月发布的数据显示，全球跨境收购的完成率大幅下降，从正常的每月 400 亿 ~ 500 亿美元降至不足 100 亿美元。疫情期间采取的远程办公方式，也给跨境投资的审计评估工作带来了困难。

在全球投资收益方面，UNCTAD 在 2020 年 3 月发布的《全球投资趋势监测报告》显示，由于疫情在欧美等发达经济体的蔓延，在全球 FDI 中占据重要份额的 5 000 家最大的跨国公司将 2020 年的收益预期下调了 9%。发达经济体跨国公司的收益下调高达 35%，高于发展中国家跨国公司 20% 的下调幅度。其中，中国跨国公司的收益下调为 21%，在亚洲各主要发展中经济体中下调幅度相对较小。从产业层面看，能源行业所受打击最为严重，收益预期下降 208%，主要原因是新冠疫情叠加近期原油价格的大跌。其次为航空业、汽车制造业和餐饮旅游业，分别下降 116%、47% 和 41%。

此外，受疫情影响严重的美国、英国、法国、德国、荷兰等国家都是中国重要的外商投资来源国，疫情的快速蔓延使这些国家的企业营收受到冲击，利润预期下降，企业选择减少资本支出并推迟新投资，进而对这些国家的对华直接投资造成了不利影响。

（二）新冠疫情对中国国内投资的影响相对有限[①]

2020 年 1 ~ 3 月，中国外商直接投资 2 161.9 亿元，同比下降 10.8%，但是 3 月出现企稳迹象。3 月中国 FDI 为 817.8 亿元，同比下降 14.1%，降幅较 2 月收窄 11.5 个百分点 2。1 ~ 2 月受新冠疫情的影响，叠加春节假期因素，人流物流不畅，企业大面积停工停产，导致投资活动受限，投资者观望情绪加重，是中国实际使用外商投资金额的增速由升转降的主要原因。进入 3 月，疫情在中国以外加速传播，但在中国逐渐得到控制，每日新增病例数大幅降低，复工复产也在有序推进，因此 3 月份中国 FDI 增速虽然仍为负，但降幅收窄。

一些针对外商的调查也显示，近期外商对中国投资的情绪较 2 月份疫情高峰

---

① 本部分数据均来自于中华人民共和国商务部网站。

时有所恢复。例如，根据中国美国商会分别在2020年2月和3月发布的调查结果显示，保持原来在华投资计划的企业占比由2月的23%上升至3月的40%；计划减少在华投资力度的企业占比下降了2个百分点，而计划增加在华投资力度的企业占比增加了3个百分点。①

中国对外商投资依然具有很大的吸引力。新冠疫情在海外的快速扩散，虽然使中国的外商投资受到一定影响，但在抗击新冠疫情期间，中国强大的资源调动能力、各级政府高度的执行力，以及社会各界的信任和配合，无不在向全世界展现中国经济发展的前景和韧性。配戴口罩、封城、社区管理等联防联控机制，公路、铁路、机场等交通枢纽全面检查，火神山、雷神山医院的迅速建成，医护人员和医疗设备从全国驰援湖北，这一系列措施大大提高了疫情防控的效率，迅速控制住疫情的蔓延。疫情得到控制之后，中国政府重视稳外资、稳外贸，提出了多项政策优先支持外资外贸企业复工复产，进一步增强中国对外资的吸引力。

不断扩大的对外开放和持续改善的营商环境对外资产生着多重吸引力。2020年《中华人民共和国外商投资法》正式实施以来，中国对各类所有制企业在企业支持政策、政府采购、标准制定和行政审批等方面一视同仁，中国外商投资准入负面清单长度由2015年的93条缩减至2019年的40条，中国外商投资法制化水平正不断提高。2020年4月7日的国务院常务会议上也明确表示要继续扩大鼓励外商投资产业范围，随着中国不断推进的改革开放，外商直接投资在中长期仍将保持稳定增长。

同时，中国完善的上下游产业链和各类优质的要素资源，依然对外资有着巨大吸引力。首先，中国具有完整的工业体系与产业链条，确保企业从研发设计、生产到销售上下游整体流程更加便利、高效。根据世界银行数据，2018年，中国制造业增加值已达到4万亿美元，占全球总量的28%。中国的制造业增加值将近美国、日本、德国三个国家的总和。其次，中国具备成熟的基础设施和强大的运输配套能力。铁路运力不足、电力供应紧缺等问题在中国均已得到解决。最后，中国还拥有大量的高技术劳动力供给。2010~2019年，中国培养了6 700万以上的大学毕业生，近530万的研究生，其中从事科研的人员数量大幅上升，高素质、高技能、高创造力的劳动力供给将有助于先进制造业、现代化服务业等高新产业

---

① 《新冠疫情对中国外商投资的影响》，观察者网，2020年6月8日。

链条的长期发展。可以说，高效的产业比较优势使中国在吸引外资上具有较强的竞争力。

（三）新冠疫情增加中国对外投资不确定性

较之国内吸引外商的投资，中国企业远赴海外投资并购将面临更多重、更深层次的风险，涉及政治、法律、财务、整合等诸多方面。新冠疫情席卷全球后，各个国家和地区陆续出台了不同程度的封锁措施。在有效控制疫情蔓延的同时，这些措施也使得一些需要现场参与的项目执行环节难以推进，导致项目停摆或时间表严重滞后。由于疫情对社会和经济活动方方面面造成的冲击，可以预见多数企业在短期内，尤其是 2020 财年，将会收入下降、成本上升，现金流将受到巨大挑战。因此，买方有必要考虑是否重新评估目标公司的价值，尤其在买卖双方尚未签署具有法律约束力协议的情况下。在这个语境下，需要结合多项因素综合评估，包括短期内疫情的冲击、催化和可能到来的经济危机，以及从长远角度考虑，目标公司能否维持稳定经营等。

随着疫情在全球的蔓延，多个国家和地区已修改或即将修改外商投资相关的规定和政策，对外商投资并购提出更为严格的审查机制，地方保护主义呈现愈演愈烈之势。例如，欧洲议会和欧盟理事会于 2019 年 3 月 19 日正式通过并发布了《欧盟外商直接投资审查条例》，于欧盟层面确立了对于外商投资欧盟成员国的审查框架。根据该条例的规定，外资收购如果涉及关键基础设施（如能源、交通、水资源、卫生、通信、媒体、数据处理或存储、航空、国防、选举或金融设施、敏感设施以及对使用这些基础设施至关重要的土地和房地产）、关键技术和双重用途物品（如人工智能、机器人技术、半导体、网络安全、能源存储、量子与核能技术以及纳米技术和生物技术）、关键投入品的供应（如能源或原材料、食物安全）、对敏感信息（如个人数据）的访问或控制能力、媒体等领域（以下简称"关键领域"），将会被认定为影响安全或公共秩序，从而令成员国有权阻止或限制相关交易。以西班牙为例，西班牙政府发布规定，如果非欧盟公司意图投资取得一家西班牙公司 10% 或以上的股份（无论是以直接还是间接的方式），或者意图通过一些业务或法律交易实际参与到一家西班牙公司的管理或控制中，且该交易涉及关键领域，则该交易的实施须取得西班牙相关监管机构的事先批准。如果投资者为欧盟成员国以外的其他国家国有企业，则在判断是否受限于前述事先批准要求时，将适用更严格的标准。事先批准通常需要 6 个月，在少数情况下可适用 30 日的快速审批通道。

由此可以看出，一些热门的投资东道国正在逐步收紧各自的外商投资监管政策。这对于中国企业（特别是国有企业）的"走出去"，尤其在关键领域方面的投资并购，会产生巨大影响。值得注意的是，此类收紧的外商投资监管政策不仅会阻碍未来中国企业进行海外投资并购的步伐，对于一些已经签署协议但尚未交割的项目，也存在交易不确定性增加、项目时间表延迟等不同程度的风险。

但乌云背后总有一线光明，在疫情造成全球经济低迷的同时，也有一些新的海外投资并购机会出现。一方面，疫情造成的经济困境让许多国家和企业面临现金流方面的巨大压力，催生更多的投资并购机会。市场上待出售的优质标的增加，且价格处于合理水平。对于一些有实力、资金充裕的中国企业而言，无疑是进行海外并购的最佳窗口时期，尤其是未受到严格监管的非敏感性行业目标企业或资产。另一方面，疫情也大力推动了医疗行业的发展。可以预见，在未来一段时期内，全球医疗行业的并购机会将会增多。

三、新冠疫情冲击下的全球投资趋势分析

（一）2020 年全球投资面临较大风险

新冠疫情突如其来并急速蔓延让实体经济供需两端遭受巨大冲击，各国经济面临更加严峻的内外部环境。新冠疫情给全球经济弱势复苏势头增添了不确定性，疫情较严重国家的 FDI 流入将大幅减少。在全球广泛的货币宽松环境下，本有望在 2020 年推动全球经济从近十年来的疲弱表现中逐步复苏。然而，新冠疫情的暴发及在全球的快速蔓延，导致全球经济进一步放缓的风险加剧。尽管目前中国的疫情已得到控制，但全球的疫情状况已经威胁到全球供应链体系以及正常的贸易和投资活动。2020 年一季度以来，国内疫情得到较好控制，全球部分投资活动正在呈现缓慢反弹，但由于受欧美地区疫情暴发的影响，全球各个国家的全年投资流入与投资规模依然呈现总体下降趋势，全球投资现状不容乐观。

投资政策环境恶化，不合理的限制性监管政策为全球投资蒙上阴影。目前，以美国和欧盟为首的发达经济体加强了对外国直接投资的审查和监管，以所谓窃取技术、盗取数据、威胁国内市场公平竞争等理由，对外国投资者实行准入限制

和不合理调查。在此背景下，进行海外投资活动尤其是并购交易的投资者已趋于谨慎，此态势的延续将造成海外并购等直接投资活动进一步下滑。

宏观经济下行风险加大将打击企业实体进行生产性投资的积极性，使本就下滑的绿地投资难有起色。尽管全球重启宽松货币政策对企业扩张生产性投资活动具有提振作用，但疫情影响下被急剧放大的经济下行风险使得企业利润前景黯淡。在全球经济持续疲弱的 2019 年，UNCTAD 的统计显示，全球已宣布的绿地投资项目金额已较 2018 年大幅下滑 22%，2019 年全球投资规模更多依赖几笔大的并购交易提振。当前宏观经济形势的巨大不确定性可能导致绿地投资的再度下滑，持续制约全球投资的复苏。

全球主要经济体作为全球对外投资的重要支撑，受疫情影响，服务业与制造业都将遭受一定打击。疫情将进一步削弱中国、日本和美国等全球主要经济体的经济增长动力，导致 2020 年经济增速继续下降，国际直接投资流量进一步锐减。停产和供应链中断造成的影响主要集中在欧洲、美国、日本等在全球价值链中处于核心地位的国家和地区。受疫情影响较为严重的地区，其相关企业生产经营活动受到干扰，导致部分依赖其原材料和设备供应的海外项目出现脱节、价格上涨等情况，短期内调整供应商将给海外投资项目进一步增加额外成本，进而对已有项目建设和运营造成不利影响。

受到疫情影响，全球投资在政治层面存在的风险将进一步放大。随着世界各国隔离与出入境措施的强化，逆全球化浪潮将越来越多的出现在人们眼前，一些投资东道国可能面临国内国际矛盾的进一步被激化，造成东道国政策不稳定，国际政治局势趋于复杂，在全球范围对外投资活动也将因此受到冲击。受疫情影响，政府及相关实体违约风险也将加大。部分国家政府在疫情期间采取的投资限制措施超过必要、合理的范围，致使海外投资成本与风险增加。边境封闭、限制出入境、清关延迟等政策将导致海外投资项目出现短期停滞、调整投资策略，甚至出现投资计划中止、资本撤退等现象，对投资项目的实施进度造成不利影响。大型跨国企业也可能因政治因素而重塑全球价值链，进而调整区域投资策略，引发部分地区投资存量缩减，进而长期影响全球投资布局。

此外，出于避险需求和风险管理的需要，避险资产的投资需求增加，与之相反，新兴产业投资市场占比将会减少，全球投资的不确定性加大。美联储为了应对新冠疫情和经济压力，发布 7 000 亿美元的量化宽松政策，并从 2020 年 3 月以来进行了两次降息，企图继续扮演传统避险资产的角色。但由于疫情期间许多企业信贷评级下调，以及美欧股市与石油价格的连续暴跌，仍在不断打击投资者信心，投资项目违约率进一步攀升。疫情期间世界各国汇率走势的频繁波动使得海外投资项目面临较大的汇率风险。汇率的波动将造成投资额与利润的改变，项目谈判的摩擦成本进一步加大，对投资项目落地造成一定的负面影响。

2020 年全球投资在新冠疫情的影响下面临着各种风险。由于疫情在全球范围内的蔓延，还可能导致全球供应链的正常运转出现停滞，产业转移趋势加剧。一些海外投资东道国可能面临外资项目转移，资金外逃风险加大。全球投资前景的不确定性，或将改变全球投资流量方向和结构，进而改变全球供应链与价值链的格局。作为全球投资趋势的晴雨表，全球 100 大跨国企业已有超过 2/3 的业务受到冲击，并有超过 40% 发布了利润预警，较低利润预期必将减少各东道国 FDI 流入。短期来看全球投资风险巨大，但从长期来看也必将出现转机。跨国企业在权衡调整供应链战略时，更多还是会考虑地区的产品生产供应能力和物流可靠性，重组的供应链不一定比原先的更好，收益不见得更高。同时，跨国投资的项目实施周期较长，有的长达数十年。虽然疫情导致了生产关闭或产量降低，企业投资出现暂停或推迟并购，但随着疫情得到控制，生产消费需求的回升将使全球价值链和投资格局回归正轨，效率导向型和资源导向型的投资依然具有较大收益。长期来看，在全球各个国家和地区应对疫情措施取得成效、地区恢复生产的进度加快之后，全球投资的回暖将会来临。

（二）中国未来投资结构将进一步优化

全球经济和投资复苏前景不甚明朗之际，新冠疫情对中国对外直接投资也构成进一步冲击。在当前全球增长放缓、主要经济体长期低迷、大宗商品价格复苏前景黯淡等现状下，全球经济前景仍不容乐观，大部分经济体的景气状况、消费和投资信心等指标的弱势表现难有明显起色，导致全球投资活动连年收缩，中国企业的对外投资信心也受到打击。新冠疫情对中国 2020 年第一季度经济增长及对外投资活动产生负面冲击，全年对外投资活动恢复预期水平面临压力。国内方面，尽管疫情在二季度得到基本控制，但经济活动的反弹可能在一段时间后才能全面实现，企业对外投资活动在二季度后半段广泛复苏。全球整体低迷的环境以及不确定风险因素依然存在的背景下，企业"走出去"愈发谨慎的态势将会延续，疫情结束后企业投资活动大规模扩张的动力有限，预计 2020 年全年对外直接投资稳步下降的趋势或将延续。此外，疫情在海外国家扩散，使部分国家的生产和消费活动受到不同程度的冲击。若疫情在全球更大范围扩散，企业投资活动的复苏可能在更久之后才会到来。疫情影响下，一些东道国的财政和债务问题将会显现，基础设施建设类对外投资活动短期内面临的风险或将因此上升，2020 年的中国对外直接投资受到制约。

在国内产业发展需要和国外投资监管趋紧的内外双重因素驱动下，中国企业对外直接投资结构正在进一步优化。中国已进入产业结构调整的深化阶段，众多中国企业寻求向产业链高端转型，对外直接投资产业亦呈现由第二产业向第三产业转型的趋势。未来中国企业将继续加大对高新技术产业和高端服务业领域的并购投资。同时，欧盟、美国等发达经济体已愈发针对中国投资，这一趋势预计在较长时间内难以改变。因此，当前中国企业投资地域结构已呈现向亚太地区和发展中经济体转移的趋势。这些经济体较发达国家具有经济增长动力的优势，同时已具备一定的产业基础、强劲的优势产业以及较大的市场潜力，可以在一定程度满足中国企业海外开拓的需求。

美国大选衍生的贸易摩擦和地缘政治冲突不确定性对全球投资信心造成影响。为赢得连任，特朗普政府在 2020 年初进行了与中国达成中美"第一阶段"贸易协定并承诺加速贸易谈判进程的一系列活动，从其在贸易协定中的要求看，争取国内更多选票的目的性要大于实际解决问题的意向。大选前其他国家基本不会与特朗普政府达成更多协定，若当前贸易成果下其竞选形势仍不及预期，那么美国还存在重新挑起贸易摩擦，通过保护主义政策谋求短期竞选利益的可能。同时，美伊紧张局势仍有随时升级的可能，加上伊朗国内疫情和政局出现潜在动荡的影响，中东地缘政治形势或将进一步恶化。贸易保护主义回温及地缘政治风险都将严重影响对外商业投资的信心。

贸易形式暂缓还将引发部分中国对外投资的回流，以期降低外部风险和成本。中美贸易摩擦导致很多中国企业将生产线迁至东南亚等国家，以规避高昂的关税成本和贸易审查。"第一阶段"贸易协定虽未全部取消对中国产品关税，但已做出的关税降低和取消加征，加上新豁免清单覆盖更广泛的加税产品，已可以为众多中国企业节省大量关税成本。促使企业将生产线回迁，规避海外经营风险和额外的成本增加。

外资对中国未来发展、消费升级、产业升级依然具有非常重要的意义，在吸引外资方面，中国依然具有较强的吸引力。尽管中国经济因疫情受到一定的负面冲击，但在中国政府的坚强领导下，中国的抗疫措施已经取得了阶段性成效。IMF2020 年 4 月发布的《世界经济展望》中显示，在 2020 年世界经济增速预计将下滑至 -3%，全球超过 170 个经济体人均收入预计将出现萎缩的情况下，中国经济预计仍将维持正增长，而 2021 年的经济增速预计将高达 9.2%，中国国内正在逐步消解疫情的负面冲击。[①]

中国经济发展的广阔前景和较高的韧性，保障了吸引外资向好发展。与欧美相比，中国实现政策的空间充足，经济韧性较强，经济增速虽然放缓，但预计依然领先全球。美联储在疫情暴发后通过两次大幅降息迅速将政策利率目标区间下调至 0%~0.25%，而中国货币政策则继续保持相对稳健。当前，中美十年期国债到期收益率利差已扩大至 200 个基点（2%），达到近年新高，更高的回报也加大了中国对外资流入的吸引力。同时，中国在财政政策上也有较大的空间。相较其他主要经济体，中国国民储蓄率水平较高，政府债务占 GDP 比重则相对较低，在遇到危机时，政府能够利用充分的财政空间、丰富的货币政策工具来抵抗外部冲击。中国宏观经济中长期的向好趋势，以及充足的危机应对政策空间，可以增强中国吸引外资的能力。

近年来，中国不断改善的营商环境也将提升对外资的吸引力。世界银行《全球营商环境报告2020》显示，过去两年间中国在营商环境方面取得了显著的进步，中国当前营商环境指数位列全球第 31 位，较上一年提升 15 位。随着国内新冠疫情得到有效的控制，中国将进一步加快打造国际化、法治化、便利化的一流营商环境，为稳定市场预期、促进企业出口、吸引外来投资奠定坚实基础。国际投资者更加看重一个国家长期的发展前景。只要中国保持稳定发展的势头，就一定能对外商直接投资保持强劲的吸引力。

四、新冠疫情下的投资思考和对策建议

整体来看，这次新冠疫情的冲击不会对中国经济整体宏观增长和企业盈利方

---

① 《IMF〈世界经济展望〉报告预测今年全球经济萎缩3%》，新浪财经，2020 年 4 月 15 日。

向造成根本性影响，中国在"抗疫"中展现出的中国力量、中国精神、中国效率，稳定了外商投资者预期，提振了市场信心，国内市场发展和复工复产正在稳健推进，疫情所造成的负面影响有望在几个月内恢复正常。

"一带一路"沿线国家绿地投资前景广阔，大部分国家的私有化计划蕴藏大量投资机遇，在中美贸易摩擦仍然存在不确定性、欧美国家投资审查趋严的现状下，对"一带一路"沿线国家的绿地投资可成为中企对外投资新的选择。一是参与"一带一路"倡议的众多国家政府将经济发展规划与"一带一路"倡议对接，吸引中国资本以促进经济增长和产业升级，各领域的战略合作协议为中国企业赴东道国进行绿地投资带来政策优势。同时，东道国国内相关领域和市场往往处于待开发阶段，先入优势可让中国企业获得更多竞争力，加上沿线国家腹地广阔，有利于提升中国企业在区域性市场的影响力。二是沿线国家普遍为正在改革中的新兴市场国家，几乎都在推动部分领域的私有化改革，对沿线国家资产的并购和重组交易有望成为中国企业更多的投资选择。三是沿线国家已成为中国对外承包工程的主要区域，其巨大的基础设施新增与改善需求，将带动相关产品贸易和投资活动的发展。而受制于自身经济和财政实力的相对薄弱，东道国政府往往较难承担基础设施建设项目的一次性大额支出。众多国家已在基建项目招标中广泛使用公私合作等工程项目投融资模式，有利于提高项目建设的利润并降低风险，进而有助于推动中国对外承包工程活动的进一步发展。

（一）新冠疫情期间对外投资的对策与建议

当前，在扩大市场开放的前提下，中国政府应积极引导外资企业进入与国内企业互补性较强的产业。中国应加快外商投资法治化进程，建立完善的准入前国民待遇和负面清单管理制度，积极保护外商投资合法权益，推动优化投资环境。与此同时，政府还要对与国内企业互补性较强的外商产业进行积极引导，如现代农业、先进制造业与现代服务业。通过优惠政策吸引外资进入国内企业无能力或不愿进入的高风险行业，对发展较薄弱的高新技术和环保等外资产业给予一定的税收优惠。

疫情期间，继续推动与"一带一路"沿线国家的双向投资活动。中国政府应鼓励中国企业"走出去"进行境外投资，通过对"一带一路"沿线国家的投资形成良性互补关系。"一带一路"沿线国家普遍存在基础设施建设落后、产业结构不合理等经济发展问题，亟须从外部引入短缺产品、产业技术及管理经验，而中国完善的工业体系、成熟的工程技术及丰富的管理经验正好与之形成互补关系。中国企业要通过不断创新对外投资方式和优化对外直接投资结构，发挥我们在装备制造与工程建设等方面的优势，推动中国与"一带一路"沿线国家的资源互补和产业融合，促进中国对外投资持续稳定发展。

中国要积极营造良好的国内营商环境，进一步促进投资的自由化与便利化。中国要充分利用好自由贸易区的政策优势，通过与经贸合作伙伴国家共同制定建立投资保护协议、区域经济合作协调机制，双向降低市场准入门槛。中国政府机构与相关的合作伙伴国家签订高水平投资合作协议，努力推动东道国实行稳定和公平的外资政策，以此改善双方企业的投资环境与营商环境，促进投资的自由化与便利化。

中国企业对外投资并购要做好各项工作，规避风险。提前对投资并购对象进行全方位科学评估，签订各种符合当地法律的补充协议来预防投资风险，聘请当地有经验的专业团队协助开展外资审查。中国企业在对外投资并购过程中应提前把行政因素纳入考虑范围，将东道国行政干预的经济与时间成本纳入交易安排。中国企业应尽量处理好与东道国政府的关系，做好受疫情影响政府出台相应管制政策的准备，加强与东道国政府和使领馆的沟通。同时，建议中国企业针对疫情提前做好预案，充分考虑海外投资项目中因疫情变量带来的融资成本上升、原材料成本上升、汇率变化、利率变化等因素，在合同中提前加入有针对性的保障措施。此外，中国企业在对外投资并购过程中，要积极向当地社会和外国政府传递合作与共赢的信号，如帮助东道国创造就业岗位，帮助企业打开中国市场等。

（二）新冠疫情期间国内投资的对策与建议

疫情期间，中国政府应积极发挥基建投资的稳增长作用。包括积极发展以城际交通、冷链物流为代表的交通物流网络基础建设，以5G建设为代表的新基建，以及医疗、市政、生态环保等补短板的领域，引导社会资本进入。在维持社会经济稳定发展方面，基建投资可以发挥重要的调控作用。通过基础设施投资不但可以给5G、云计算、工业互联网、机械设备、钢铁、建材等各类产业链带来更多的市场机会，还可以为群众复工就业、企业复产提供有力保障。此外，国内开展有关投资活动要注重生态环境保护和可持续发展，努力打造绿色智能、集约高效、安全可靠、经济适用的现代化基础设施体系。

　　建议政府进一步推动国内知识产权保护。创新驱动发展是中国的重要战略，而推动创新的根本在于有效的知识产权保护。近年来，中国不断提高对知识产权的重视，中国也与很多国家签订了双边或多边的有关知识产权与专利技术问题的协议和法律文件，但仍需进一步深化和加强。值得关注的是，中美第一阶段经贸协议的核心内容之一也是关于知识产权保护。知识产权保护的不断加强有助于中国吸引更多高科技投资。

　　疫情期间，建议政府积极引导社会资本对国内的公共卫生与疫情防控相关企业进行投资，特别是对抗疫类医疗健康产业，建议开设绿色融资通道。对涉及试剂、药品、疫苗研发的参与防疫的相关医疗企业提供特别支持。鼓励相关企业运用人工智能、大数据、云技术等信息技术，加大建设完善医疗卫生基础设施的投资。政府引导银行和投资者对受疫情影响行业提供资金支持和技术支撑，支持被投资企业复工复产。

　　疫情期间，建议投资者保持闲钱投资，保持资金流动性。不同的资产类别面临的风险不同，当投资者担忧出现经济危机时，倾向于卖出高风险资产，买入低风险资产规避；当经济扩张时，则反之。目前，新冠肺炎全球大流行引发的金融动荡中，则罕见地出现了各类资产都遭抛售的景象。疫情引发严重的经济担忧，在金融市场掀起无差别抛售潮，股票、黄金、外汇、大宗商品、发达国家及新兴市场债券统统遭到大量抛售。连避险资产也遭到抛售的原因之一是下跌的资产太多，投资者只好卖出还有盈利的避险资产来满足其他领域的流动性。例如，由于沙特阿拉伯和俄罗斯没有达成减产协议，国际油价意外暴跌，让疫情打击下的市场雪上加霜，一些投资者在大宗商品市场和投资市场双双出现流动性危机，只好卖出表现不太差的黄金和债券以补充流动性，应对在这些市场的追缴保证金。事实上，对投资者而言，保持流动性、保持闲钱投资、投资者不加杠杆，才能熬过初春的寒冷，走过炎夏，迎来秋的丰收。对于长期投资者，建议选择一些更加稳健的企业，快速发展当然重要，但稳健经营更重要，谁能够活到最后，谁才是最终的赢家。

参考文献

［1］安国俊：《新冠疫情对经济的影响分析及对策研究》，载于《领导科学》

2020 年第 3 期。

[2] 陈继勇：《"一带一路"沿线国家引进外资与国内投资的替代互补关系研究》，载于《湖北大学学报（哲学社会科学版）》2020 年第 1 期。

[3] 陈曦：《俄罗斯外商投资国家安全审查制度发展趋势研究》，载于《法制与社会》2019 年第 28 期。

[4] 陈志恒：《全球价值链重构视角下吸引外商直接投资的国际经验与国内对策》，载于《理论探讨》2019 年第 2 期。

[5] 杜琼：《全球经济调整背景下跨国直接投资的发展特征及趋势》，载于《中国经贸导刊》2012 年第 12 期。

[6] 冯嘉琦：《韩国对华直接投资特点和发展趋势分析》，载于《中国外资》2019 年第 20 期。

[7] 国际货币基金组织网站，https：//www.imf.org/external/chinese/index.htm。

[8] 侯蕾：《中美贸易摩擦背景下双边投资关系再审视：全球价值链的视角》，载于《东北师大学报（哲学社会科学版）》2019 年第 6 期。

[9] 寇蔻：《德国的外资安全审查与中企在德并购面临的新挑战》，载于《国际论坛》2019 年第 6 期。

[10] 联合国贸易和发展会议统计数据，https：//unctad.org/en/Pages/statistics.aspx。

[11] 刘立峰：《未来的投资趋势与特征》，载于《宏观经济管理》2019 年 10 期。

[12] 马健瑞：《新冠疫情下的危与机：背景、影响与建议》，载于《中国发展观察》2020 年 Z2 期。

[13] 潘圆圆：《我国外商直接投资的特点及趋势》，载于《中国国情国力》2019 年第 8 期。

[14] 钱志清：《全球外国直接投资新趋势及经济特区发展的挑战——〈2019 年世界投资报告〉综述》，载于《国际经济合作》2019 年第 4 期。

[15] 任儒梦：《新冠疫情下国际资本市场走向探究》，载于《中国商论》2020 年第 8 期。

[16] 任永菊：《金砖国家对外直接投资的共同点及未来发展趋势》，载于《区域与全球发展》2019 年第 5 期。

[17] 沈梦溪：《美国投资安全审查中的"国家偏见"：现状、历史和趋势》，载于《国际贸易》2018年第11期。

[18] 王璐瑶：《投资便利化国际趋势与中国的实践》，载于《国际经济评论》2019年第4期。

[19] 詹晓宁：《数字经济下全球投资的新趋势与中国利用外资的新战略》，载于《管理世界》2018年第3期。

[20] 张露：《中国对外直接投资现状、机遇和挑战分析》，载于《中国集体经济》2019年第23期。

[21] 张志栋：《减少疫情影响促进投资消费增长》，载于《北方经济》2020年第2期。

[22] 中国出口信用保险公司：《疫情对全球跨境投资影响分析》，载于《走出去智库（CGGT）》2020年3月。

[23]《中国专利申请量全球占比21%或两年内超美国》，参考消息网2019年4月30日。

[24] 中华人民共和国商务部网站，http://www.mofcom.gov.cn/。

[25] 中债资信海外投资研究团队：《2020中国对外直接投资趋势展望：一带一路绿地投资前景广阔高新技术领域并购有望提升》，载于《中国对外贸易》2020年第5期。

[26] 朱程程：《国际投资规则的最新发展趋势研究》，载于《海南金融》2019年第5期。

第十一章

新冠疫情与全球消费

一、新冠疫情暴发前全球消费现状及趋势

（一）全球消费主义盛行

消费主义是经济技术进步的产物，也是调节消费行为关系的道德原则。消费主义主张通过消费实现公平，其基本特征是追求体面消费，把物质消费和享受作为追求快乐生活的目标。在消费主义导向下，消费具有满足消费者消费欲望、加快企业资金周转和利润实现，进而推动经济扩张的功能。在典型的消费主义社会里，只有消费和超常消费不断增加，经济才能繁荣和持续增长，社会方显富足。以欧美为代表的西方国家是典型的消费主义发展模式，消费率在其经济结构中的比例一般都处在偏高位置。例如，据国研中心数据库和世界银行数据，美国（82.28%，2018）和英国（84.01%，2018）最终消费支出在 GDP 中的占比高达80% 以上，法国（77.32%，2018）、德国（72.04%，2018）和日本（75.33%，2018）也在 70% 以上。衡量消费变动的零售销售就成为经济短期变动的敏感风向标。在美国，零售销售指数被称为"恐怖指数"，其数值变化对美国经济政策调整有着重要的影响。

伴随经济全球化的持续推进和深化，起源于西方的消费主义因其具有满足民众消费欲望、实现经济规模扩张、带动经济社会发展的功能而被世界各国政府所接受。扩大消费、促进经济增长、实现社会发展，成为消费主义在全球盛行的华丽而实用的外衣。各国政府有意或无意地都基本接受了消费主义的思想和理念。这样，世界各国都在经历着大众化消费—品质化消费—理性化消费的消费演进模式。世界各国因所处发展阶段不同，消费也处在不同的阶段。例如，印度处在大

众化消费实现阶段，中国正处在由大众化消费向品质化消费的过渡阶段，日本处在由品质化消费向实用化、理性化消费过渡阶段。总之，在经济全球化大潮的裹挟下，消费主义已经在全球盛行，提升消费、增强国民获得感和幸福感成为各国政府追求的发展目标。

（二）全球消费高位筑顶，世界各国消费态度分化

消费是经济发展的最终目的和根本动力，也是经济社会繁荣的具体体现。在2008年国际金融危机后多年恢复和持续增长的支持下，世界主要国家的消费支出近几年增长强劲。据世界银行统计数据，2018年全球最终消费支出62.56万亿美元（现价），其中，居民消费支出48.61万亿美元，政府消费支出13.95万亿美元。作为全球经济引领力量的代表，美国消费这两年成为世界经济的亮点。2018年，美国最终消费支出高达16.90万亿美元，其中，居民消费支出为13.99万亿美元，政府消费支出为2.90万亿美元。中国在经济换轨的背景下，消费支出增长也表现强劲，最终消费支出接近7.26万亿美元，其中，居民消费支出5.26万亿美元，政府消费支出2.00万亿美元。日本政府受超老龄化的拖累，最终消费支出略显疲态，但相对2017年也略有增长，为3.74万亿美元，其中居民消费相对2017年略有下降，为2.76万亿美元；政府消费支出为0.98万亿美元。德国最终消费支出自2015年以来平稳增至2.84万亿美元，其中，居民消费支出为2.06万亿美元，政府消费支出为0.79万亿美元。从全球国别结构来看，美国的世界第一消费大国优势地位比较明显，2018年其在全球消费中的占比高达27%，相对2016年下降了0.39个百分点，呈现高位筑顶态势；中国消费支出占比提升至11.6%；日本、英国、法国、意大利消费支出绝对值也在增加，但在世界总消费支出中的占比略有下降。整体来看，伴随世界经济的增长，全球消费处于历史高位乐观期。

2019年，世界主要国家的消费者信心都处于相对强势区间，但开始分化。美国消费者信心受美国与系列主要贸易伙伴国贸易冲突的影响，全年有所波动，在新冠肺炎疫情暴发时的密歇根消费者信心指数为100.09，处在近半年高位点。中国消费者信心全年处于高位乐观区间，消费者信心指数在12月达到最高点，为126.6。法国消费者信心下半年一直处在乐观区间内，12月消费者信心指数为102。德国消费者比较谨慎，12月GFK消费者信心指数为9.6，处于年度低位，

比预测值低 0.2。日本消费者比较保守，但在 12 月消费者信心指数提升至 39.1，相对年度低点提高了 3.5 个百分点，消费者消费信心开始提升。韩国消费者信心下半年快速提升，11 月升至 100.9，说明韩国消费者对未来消费比较乐观。世界主要国家消费者信心反映了各国对未来消费态度的分化趋势。

（三）全球贸易摩擦不断，消费市场呈现区域内化

伴随经济全球化的深化，各国间贸易摩擦不断加剧。近两年，全球贸易摩擦升级、激化，不确定性增加，风险加大。2018 年，美国宣布对中国商品加征关税，随后中国发布反制措施，中美双方经过数论谈判但成果有限，贸易摩擦不断升级。同年，美国宣布对欧盟、加拿大、墨西哥钢铝产品加征关税，欧美贸易争端爆发。2019 年，日本宣布对出口韩国的三种半导体材料加强管制，随后在"白色清单"中删除韩国，日韩贸易争端升级恶化。在美国的四面出击下，世界贸易格局稳定性下降，风险剧增，消费市场出现区域内化、本土化重构的局面：以欧盟和亚洲为代表的区域消费市场崛起，特别是中国消费市场在扩大国内消费政策的推动下增势明显，商品供给由供给国外市场转向内部，消费市场呈内部区域化态势。

（四）信息智能技术产品融入生活，便利智能消费趋势明显

伴随消费者预期收入增加、消费者消费信心走强，消费态度趋于乐观。2020 年 2 月，欧瑞国际发布的《2020 年全球十大消费趋势》显示，消费者消费行为呈现超越人工、触手可及、行动无碍、兼容并包、自我关爱、"宅经济"、本土骄傲、私有定制和再利用革命趋势。消费者行为趋势的变化决定着消费趋势的方向。超越人工趋势意味着人工智能越来越受欢迎，人工智能正在融入人们的生活，反映了人们追求简单、便利的趋势。触手可及趋势意味着消费者面临海量信息，希望能够更快速、便利地获得所需要的信息。行动无碍趋势意味着消费者不再将家用车作为首选交通方式，家庭购车将下降。兼容并包趋势意味着真实性和包容性增强、多元化和差异化弱化，消费者越来越接受自己真实的样子，审美统一标准不再被认可。自我关爱趋势意味着消费者更加注重心理需求，追求心理健康和全身心快乐将成为常态。"宅经济"趋势意味着回归自己的私人空间，在家健身、购物、工作和游戏，家庭功能多元化隐含着网络购物的潜力。本土骄傲趋势意味着消费者越来越注重消费的道德性或环保性。私人订制趋势意味着消费者

更加注重个人信息保护，只有得到消费者的信任，消费者才会分享自己的数据信息。再利用趋势意味着消费者环保意识觉醒，开始追求绿色环保产品以及二手产品。在全球消费增长的大背景下，借助信息科技的便利化、智能化消费成为引领未来消费的主要趋势。

二、新冠疫情对全球消费的冲击

站在全球的视角，新冠肺炎疫情分为中国疫情暴发和以欧美为暴风眼的全球疫情暴发两个阶段。中国疫情暴发后，中国政府在严格全民一体联防联控、艰难应对的同时，也将中国疫情进展及时上报国际卫生组织并照会各国政府，提醒各国政府提早防范。遗憾的是，世界各国除了日、韩等个别国家比较重视外，欧美主要国家均没有予以应有重视。截至 2020 年 4 月 30 日，新冠肺炎疫情已以欧美为暴风眼席卷全球，全球累计确诊病例已超过 300 万人，死亡人数超过 20 万，成为冲击全球的严重公共卫生危机事件。

（一）新冠疫情冲击全球消费的机制及阶段划分

在微观上，消费是指消费者通过市场自由交易满足自我生理和精神需求的活动；在中观上，消费是基于买卖自由的市场交易活动，表现为市场零售销售；在宏观上，消费是生产的最终目的和动力，也是经济繁荣稳定的基础。消费的实现机制就是通过微观的自由交易，满足消费者自身需求和企业利润实现以及社会再生产的需要。理论上，消费者行为自由及其自主选择是正常消费活动的保障。消费者自身行为受限和消费选择受制约的消费活动都属于非正常或异常消费活动。

新冠肺炎疫情冲击消费的影响因素主要包括新冠肺炎病毒的毒性和传播性对消费者的心理和行为的冲击、疫情防控措施对消费者行为的约束冲击，以及疫情延续时间长短对消费行为的改变冲击三个层面。新冠肺炎病毒的毒性和传播性是其冲击力大小的根本和决定性因素。毒性和传播性越强，造成的恐慌程度越高，消费心理变化越大，消费者对防控态度越积极，自主自觉防控意愿越强，消费者消费行为受到的冲击越大。为了阻止疫情的传播和扩散，政府会采取防控措施。政府防控措施具有建议性、命令性和强制性三种。建议性防控措施力度较弱，命令性防控措施力度较强，强制性防控措施最严、力度最大。政府采取的防控措施越严、力度越大，消费者的自由消费行为受到的约束和限制越多，消费从微观到宏观受到的冲击越大。在时间上，疫情延续时间越长、消费者行为受到的限制和约束越久，消费者行为习惯变化就越大，消费模式受到的冲击就越大。如果疫情延续时间较短，其带来的冲击只是应急性冲击，并不会改变消费者的消费行为习惯和消费模式，对消费也不会产生根本性影响。

本章把新冠肺炎疫情对消费的冲击分为一个月内的短期应急性冲击、超过一个月的中期适应性冲击和超过三个月的长期持久性（趋势性）冲击三个阶段。在短期应急性冲击阶段，消费者会因应急需要而对消费行为进行相应的应急调整，但不会对消费者的心理层面及行为层面产生实质性的冲击和影响。在中期适应性冲击阶段，消费者的预期收入受到影响，预期消费能力下降，消费者信心受到了冲击；同时，一些消费行为经过一段时间的调整转向消费习惯。在这一阶段，疫情对消费的冲击到达消费心理层面，产生了部分不可逆的实质性改变。依据行为心理学的习惯形成理论，超过 90 天的行为改变就会形成新的行为习惯。长期持久性冲击已经经过行为应急性、心理和行为的适应性阶段，并转化到消费习惯模式层面。新的习惯一旦形成，就意味着过去一直延续的消费趋势中断，新消费趋势形成并开始固化。

（二）新冠疫情对消费的短期应急性冲击及其表现

在新冠肺炎疫情暴发初期，世界各国及各级政府分别依据其对新冠病毒毒性和传播性的认识制定发布了严厉程度不同的防控措施。中国政府采取了最严格的全民联防联控式隔离防控措施。欧美国家采取了限制程度不等的"居家令"。无论是中国式最严格的"全民联防联控"防控模式，还是欧美国家限制程度不等的"居家令"防控模式，都对本国消费者的自由购买和自主消费行为产生了较大的限制和约束，消费者的消费行为都在疫情防控措施下进入政策应急约束的异常消费状态。疫情防控政策的应急状态初期，对消费的影响主要是消费行为受到冲击，消费者的消费能力和消费预期以及决定未来消费决策的消费者信心并没有受到影响。如果疫情能够很快得到控制，政府"隔离政策"能够在一个月内解除，消费者的消费行为并不会发生根本的改变，新冠疫情结束后，消费将很快恢复到原来的状态和趋势轨道，否则，疫情冲击将进入冲击消费者消费能力和消费信心的心理层面。

从消费者应急消费的行为表现来看，世界各国消费者的表现基本相似，都出现了应急性抢购行为，医疗防护卫生用品和日常消费品价格出现短期急剧上涨。在疫情初期，中国消费者在最严格的"全民隔离"防控政策下，举国上下全民进入宅家生活模式，正常的工作、社交受到严格的限制或禁止，休闲、娱乐、社交等消费活动被冰封。消费者的应急消费行为出现惊人的一致性，消费品购买品类主要包括口罩、洗手液、消毒纸巾、酒精等个人防护用品，以及罐头、方便面等方便食品和米面等易储存食品。口罩甚至被抢购，价格暴涨，出现高价口罩现象。而外出就餐和服装服饰、化妆品消费均大幅减少。

与中国类似，在疫情暴发初期，美国、英国、意大利、法国、日本均出现了居民抢购日常生活用品的抢购潮。个人防护用品、食品、药品都成为被抢购对象。超市、药店里的口罩被抢购一空，除了口罩，洗手液、温度计、食物和水成为居民抢购囤积的对象。在美国，从东海岸的新泽西到西海岸的洛杉矶，多地都出现民众把超市货架上的日用品扫光的现象。在英国，意大利面、罐头食品、卫生纸、面包、纸巾、冷冻食品、面粉等商品成为抢购的对象。在意大利，超市和药店的漂白剂、消毒凝胶、湿巾、乳胶手套和口罩均出现了抢购现象。在法国，很多超市货架被抢购一空。在日本，民众开始抢购卫生纸，超市、药妆店等地的厕纸被抢购一空，致使日本家庭纸工业会发布声明，呼吁不要疯狂抢购，日本经济产业省也不得不出面对纸类产品短缺问题进行辟谣。

总之，新冠肺炎疫情之下，世界各国出现的抢购现象是消费者应对疫情冲击第一阶段应急性消费行为的具体体现，是在新冠肺炎疫情及政府防控政策出台或预期出台的情况下，居民对消费行为将要受限以及对生活必需品和应急品将要短缺的潜在应急反应，是居民为了保障正常的日常生活不受影响或者保障短期内生活物资充足，对生活必需品的应急囤积行为。这些应急购买行为在本质上属于应急消费行为，是消费者应对外来风险冲击的第一反应，但还没有冲击到消费者的消费能力和消费信心的深度层面。

（三）新冠疫情对消费的中期适应性冲击及其表现

新冠肺炎疫情暴发后，无论政府是否采取防控措施，居民消费者都会自觉进入应急状态。在政府防控措施下，居民消费者进入应急状态的速度会加快；在无政府防控措施下，居民消费者进入应急状态需要一个自发的进程，但很快也会自觉进入应急状态。如果疫情在政府及居民的防控下，能够在一个月内得到有效控制，防控措施得以缓解，其对居民消费的冲击将只是停留在应急性阶段。如果过了应急阶段，疫情没有缓解迹象，将会深入到中期的心理适应性冲击阶段。在心理适应性冲击阶段，由于疫情冲击时间拉长，消费者预期收入减少，预期消费能力下降。为了适应预期收入减少导致的未来消费能力下降，居民消费者开始有意识地压缩需求弹性较大的消费品，保留消费弹性较小的刚性必需品。这一时期，冲击开始由消费者行为受限深入到消费者心理层面，消费预期调整，消费信心改变，消费者通过消费行为改变来主动适应心理冲击，以寻求未来消费的持续性和稳定性。此时，消费者的消费行为已经由应急性自觉转向适应性。如果疫情能够在三个月内有效受控，心理适应性还没有形成稳固的习惯，疫情结束后消费者能在一定程度上恢复大部分消费习惯和消费模式；如果三个月后，疫情依然没有得到有效控制，消费者适应性的消费行为改变将会形成新的消费习惯和模式并孕育出新的消费心理，消费将与疫情前的趋势分道扬镳，出现彻底转变。

从中期适应性消费的表现来看，世界各国消费者表现也比较一致，都出现了消费信心下滑和消费支出大幅减少的现象。中国在疫情暴发前的 2019 年 12 月，消费者信心指数为 126.6，达到近期最高点，这意味着消费者对未来收入和消费能力提升充满信心。如果没有意外冲击，消费支出将会进一步增加，消费市场会趋向更加繁荣。即使在疫情暴发初期的 2020 年 1 月，消费者信心指数依然处在 126.4 的高位乐观区，相对上月也只是下降了 0.2 个百分点，可以说几乎没有变化；到了 2 月，消费者信心才受到了比较明显的冲击，降到了 118.9，依然处在高位乐观区，但相对 1 月环比下降了 5.93%；3 月消费者信心指数的数据还没有出来，可以肯定的是消费者信心将会大幅下调，预测将会调至乐悲观区的临界点；预计 4 月以后消费者信心将会逐步恢复，因为中国新冠肺炎疫情在 3 月 6 日左右已经基本受控并好转。这样来看，中国消费者在 3 月进入消费行为由防控政策引致的被动限制向自我适应约束转变的中期冲击适应期，但适应期会很快结束并转入恢复期。与消费者信心的适应调整相对应的社会消费品零售总额变动情况，在新冠肺炎疫情暴发初期的 2020 年 1 月，社会消费品零售总额下降 4.52%（月率），2 月下降 9.36%（月率），3 月增加 0.24%（月率），社会消费零售呈现恢复态势。

美国在疫情暴发前的 2020 年 1 月和 2 月，密歇根消费者信心指数也处在近期高点，分别为 99.8 和 101。① 如果疫情没有在美国暴发，未来几个月内美国消费将会继续保持相对强劲的态势。2020 年 3 月中旬，新冠疫情在美国暴发，美国总统特朗普不得不在 3 月 13 日宣布美国进入应对疫情的国家紧急状态。在疫情暴发初期的 3 月初，美国密歇根消费者信心指数初值为 95.9，相对 2 月终值下降 5.1 个百分点，影响不大；到 3 月底，消费者信心指数终值降至 89.1，相对初值再次下调 6.8 个百分点，相对 2 月的终值下降了 11.9 个百分点。至此，疫情开始对美国消费者产生实质性的应急冲击。4 月消费者信心指数再次下调至 71，大幅下调了 18 个百分点。消费者信心指数的大幅下行表现在市场上就是美国零售销售额环比下降 8.7%，创下了 1992 年以来的最大降幅。新冠肺炎疫情暴发以来，美国消费者信心指数已经下降了将近 30 个百分点，疫情对美国消费者产生了严重的实质性冲击；但疫情依然没有出现受控好转迹象。这样来看，美国消费者在 4 月就进入了疫情冲击中期适应期，并将延续至少三个月。据此可以预判，美国消费者信心在接下来的至少三个月内将继续下降，极有可能降至 2008 年国际金融危机爆发后的最低点以下，降至历史最低点。预计疫情结束后，美国消费者的负债式、享乐型消费模式将发生一定的变化和调整。

欧洲的英国、法国、德国和意大利的情况也与美国非常类似，在疫情暴发前，欧洲各国消费者信心指数都处在近期的相对高点，甚至到疫情在欧美暴发的 2020 年 3 月，各国消费者信心指数还处在近期高位区间内。例如，法国、意大利的消费者信心指数都在乐观区间内，且高于预测值。疫情暴发后，在欧洲各国才出现了抢购和囤积生活必需品的冲击初期的应急反应现象。4 月是疫情在欧洲的暴发高峰延续期，各国政府针对疫情采取了严厉程度不同的"居家令"式隔离防控措施。在疫情冲击进入中期适应性阶段后，消费者信心指数出现大幅下调。例如，英国 GFK 消费者信心指数超预期大幅恶化到 -34，法国消费者综合信心指数降至 95，德国 GFK 消费者信心指数超预期恶化到 23.4，意大利消费者信心指数也降至悲观区间内。根据欧洲各国新冠肺炎疫情不够理想的防控效果来看，接下来的三个月内，消费者信心指数依然会在冲击中期适应期内继续下行并固化。据此预测，未来疫情结束后，欧洲消费者的消费模式也将发生明显改变。

2020 年 3 月底之前，日本新冠肺炎确诊病例一直不多，直到 4 月才呈现增多

① 密歇根大学在每月第二周的周五公布当月消费者信心指数初值，在第四周的周五公布当月终值，本章采用的是终值。

态势。4月7日，日本首相安倍晋三宣布东京都、大阪府、神奈川县、埼玉县、千叶县、兵库县、福冈县等7个都府县从4月7日起至5月6日进入紧急状态；并于4月16日宣布紧急状态扩展至全国。在此之前，日本的防控措施一直处于重症病例优先的柔性防控状态，相对中国和越南的严格防控以及韩国的相对宽松防控，日本的防控措施处于中间状态。在日本疫情暴发前期，日本消费者信心指数①尽管不及预期，但处于2019年下半年以来的高点（2020年1月为39.1，2月为38.4）；在疫情暴发初期，日本消费者信心指数大幅下降至21.6。日本是超老龄化社会国家，消费者信心一直不高，但新冠肺炎疫情的全球暴发以及内部本土疫情暴发的冲击使原本趋于理性消费的日本消费者更加谨慎。相对美国，日本消费者在本土疫情没有暴发时就已经进入疫情消费冲击中期适应期。依据日本疫情的现状，预计日本将会延长为期1个月的国家紧急状态，日本消费者信心指数将会继续下行一段时间。

（四）新冠疫情对消费的长期趋势性冲击及其表现预测

疫情对消费的中期适应性冲击主要表现为消费者预期收入减少引致的消费者信心下降现象，还没有对消费者的消费行为习惯产生根本性的冲击。到了疫情暴发和疫情防控进入三个月后的长期趋势性冲击阶段，在明显感受到经济衰退、个人收入减少和未来收入不确定性增加的情况下，消费者的风险防范意识将逐步强化，消费行为将趋于谨慎和理性。这样，原来消费主义主导下的快乐、奢侈消费、幸福生活观念以及追求个性的积极消费行为习惯，都将会出现部分调整或转变，很有可能使在日本出现的理性消费得以推广，全球消费也有可能提前进入理性消费时代。

2020年4月13日福莱国际下属的TRUE全球智慧中心发布的《新冠疫情思维：疫情流行期是如何影响全球消费者》报告显示：新冠肺炎疫情改变了人们的价值观，68%的受访者表示疫情改变了其过往重视商品和服务的看法；65%的消费者正在计划推迟购物和出行；98%的受访者表示已经在未来规划和购物方面产生了新的变化，或已经推迟、取消了原本的相关安排；34%的消费者计划延后与人生有关的重大决定；26%的受访者表示将在疫情结束之后，更加严肃认真地对

---

① 即日本家庭消费者信心指数，由日本内阁府公布，每月中上旬公布上月数据。

待重要的人生决定。另外，消费者对政府的信心普遍增强，政府在疫情防控中的表现受到居民消费者的好评。例如，认为政府的表现是"极好的"或"可圈可点的"的比例，中国消费者高达79%，美国是34%，英国是50%，韩国是43%，意大利是39%，德国是37%。①

2020年3月16日尼尔森（Nielsen）发布的报告显示，此次疫情将产生一些改变消费者行为的永久性影响，具体表现在以下三个方面：一是质量与效率，消费者将更加注重产品的安全性和生产效率，尤其是清洁产品、防腐产品、食品等。二是倾向于购买本地产品，消费者对供应链的透明度要求将更高，同时，消费者将更加倾向购买本地产品。尼尔森的调查显示，全球有11%的消费者表示他们只购买本国制造的产品，54%的消费者表示更倾向于购买本地产品。三是更加注重科技，在居家隔离期间，消费者大多远程办公，这使消费者更加愿意寻求高科技的解决方案来帮助自己完成日常工作或满足日常生活需求。② 例如，如果线上购物平台可以采用AR或者VR技术展示商品，那么将赢得更多消费者的青睐。

2020年3月25日凯度发布的疫情冲击下的全球消费者追踪报告显示，消费者们对疫情蔓延的总体情况都比较担心（介于60%到90%），人们已经开始采取各种措施减少与外界的接触。在七国集团（G7）国家中，除了疫情数据较低的日本外，相当大比例的消费者都改变了自己的行为。70%的受访者认为自己的收入已经或将会因疫情而减少。在全球范围内，平均34%的受访者相信经济能够很快恢复，但各国消费者对经济恢复的信心表现出较大的差异：中国最高，为65%；西班牙最低，只有20%。目前经济恢复信心高于平均数的国家都是疫情还没有暴发的国家，如尼日利亚、沙特阿拉伯、阿联酋、巴西等；欧美疫情暴发的国家，如意大利、德国、法国，只有略高于20%的人对经济很快恢复抱有信心。因疫情居家禁止外出，催生了线上购物行为。与中国不同，很多国家的消费者还没有线上购物的习惯。在突然袭来的疫情面前，很多人被迫尝试在线上购买必需品：受访者中有55%的人从未在网上买过食品饮料，但是13%的人在最近一个月里在网

---

① 《福莱报告显示：新冠疫情让消费者对政府更加信任，价值观受到重大改变》，http：//www.ceweekly.cn/2020/0414/293474.shtml，2020年4月14日。

② COVID-19：Tracking the Impact on FMCG，Retail and Media，https：//www.nielsen.com/us/en/insights/article/2020/covid-19-tracking-the-impact-on-fmcg-and-retail/.

上完成了首次购买；有54%的人从未在网上买过非处方药，有11%的人在最近一个月里首次网上购买；还有40%的人从未在网上买过化妆品和个人护理用品，最近一个月里有10%的人首次购买了。而且这一趋势还将继续。①

以上这些调查报告在实践上验证了本章的逻辑推断。本次疫情无疑给全球消费者上了一堂风险课。经过疫情的长期冲击，估计疫情结束后全球消费者的消费行为习惯将会发生趋势性改变：防范风险的谨慎性、理性消费的成分将会提升，消费主义主导的即时性、透支性、快乐型消费将会减少。在理性消费模式下，消费者不再追求个人主义的消费差异性和消费个性，激情式购买消费行为将有所减少，而追求实用、简约和社会共享的行为将会增加；浪费式消费将逐步被排斥或摒弃，节约式合理型消费将被推崇。在物质商品消费上，消费者不再注重品牌，而是更加注重品质，无牌品质型商品将会受到大众消费者的欢迎。与此同时，消费者将不再注重物质上的消费攀比和享受，而是更加注重商品的实用性和舒适性。只买对的、不买贵的，实用性消费购买可能会成为未来消费市场的主流。为了适应消费者未来消费行为模式的变化，商业领域可能会出现去品牌化且更加关注高性价比商品的开发，高质低价可能是未来消费品市场的重要发展趋势。另外，隔离式消费对近距离社交消费形成较大的冲击，而对无接触线上购物消费产生了较强的推动作用。

三、新冠疫情对全球主要消费市场的冲击及影响

（一）新冠疫情对全球主要消费市场的冲击分类

新冠肺炎疫情在全球暴发后，世界主要消费市场都受到了程度不一的冲击。依据防控措施的严格程度和防控成效，疫情对消费市场的冲击可以分为冲击强度大、延续时间短，冲击强度大、延续时间长两类。冲击强度的大小取决于防控措施的严格程度，防控措施越严，对消费市场的冲击强度越大。冲击延续时间取决于居民对疫情防控措施的配合执行力度及其疫情防控效果。居民配合程度越高，疫情防控效果越好，冲击延续时间越短；居民越不配合，疫情防控效果越差，冲

①《重启2020｜疫情冲击下的全球消费者追踪报告》，https：//www.sohu.com/a/383408996_291947，2020年3月26日。

击延续时间延长。在这两种类型的冲击中，中国属于第一类，欧美属于第二类。中国消费者具有较强的集体主义精神，在自然灾害面前具有较强的自我牺牲精神，非常积极配合政府严格隔离的防控政策，因而中国疫情防控成效显著，受冲击时间相对较短（严格受限40多天），已经开始向正常状态恢复。欧美消费者具有较强的自我意识和自由主义精神，在政府面对疫情发布"居家令"后，欧美民众对"居家令"配合积极性不高，致使疫情防控效果有限，至今没有出现好转迹象，居民消费行为受冲击时间延长。

（二）新冠疫情对中国消费市场的冲击和影响[①]

1. 新冠疫情在中国的传播及防控情况

2020年1月，新冠肺炎在中国确认后，国家卫生健康委员会立即建立新冠肺炎报告制度，成立防联控工作机制。国家主席习近平多次作出重要指示，要求高度重视疫情、全力做好防控工作。针对疫情扩散情况，武汉于2020年1月24日启动封城防控模式，25日全国启动全民一体化联防联控模式。2月5日，疫情暴发达到峰值，全国报告新增确诊和疑似病例分别为3 694例和5 328例；2月19日新增确诊病例降至889例，3月6日降至99例，3月7日降至44例。在全民严格隔离和医护人员艰苦奋战的共同努力下，中国疫情防控效果显著。至此，疫情在中国基本受控。4月8日，武汉封城防控解除，中国疫情防控进入"内防反弹、外防输入"的常态化防控期。整体来看，疫情防控对中国冲击最严重的时期是2月和3月上旬，集中在第一季度。

2. 新冠疫情发生前中国消费现状和态势

（1）中国经济换轨趋稳，消费基础稳固。中国经济在稳中求进、供给侧改革和高质量发展的导向下，整体呈现换轨趋稳态势。2017年和2018年经济增速分别为6.9%和6.7%，特别是2019年，在全球贸易趋缓、中美贸易摩擦加剧、国际经济环境不确定性加大的背景下，实现国内生产总值990 865亿元，增速为6.1%，呈现换轨趋稳态势。[②] 中国社会科学院发布的《经济蓝皮书：2020年中国经济形势分析与预测》显示，预计2020年中国经济增速为6%，大众穿着消费明

---

① 如无特别说明，本部分数据均来自中华人民共和国国家统计局。

② 《中华人民共和国2019年国民经济和社会发展统计公报》，http://www.stats.gov.cn/tjsj/zxfb/202002/t20200228_1728913.html，2020年2月28日。

显走弱，服务消费增势良好。中国科学院预测中心发布的《2020 年中国经济预测》显示，2020 年中国经济基准增长率为 6.1% 左右，预计 2020 年我国最终消费将保持持续增长趋势，但增幅较 2019 年有所放缓，消费的基础性功能稳固。

经济换轨趋稳的整体态势为中国消费提供了坚实的经济基础，中国最终消费支出稳步增长，由 2015 年的 37.19 万亿元增加到 2018 年的 50.61 万亿元，最终消费支出在国内生产总值中占比逐步提升，由 53.7% 提升到 55.3%，消费在经济体系中的基础性作用逐步增强，经济稳定器功能提升。

（2）消费者信心高位乐观，消费预期引领上行。在供给侧改革和高质量发展的推动下，中国经济换轨增长趋稳；在满足人民对美好生活需要的发展目标下，中国经济分配体系调整，居民人均收入和消费增长均快于经济整体增速，消费对经济的基础性、稳定性作用增强。2015 ~ 2019 年，中国 GDP 年均增速为 6.7，居民人均收入增速为 8.78%，居民人均消费支出增长 8.28%。居民收入和消费的稳定增长提振了消费预期。在消费预期向好的引领下，消费者信心保持高位乐观上行态势。2019 年全国居民人均可支配收入 30 733 元，比上年增长 8.9%。可支配收入的稳步增长，提高了居民的消费意愿和消费能力。2019 年人均消费支出 21 559 元，比上年增长 8.6%。消费支出的增加提高了居民的生活水平，全国居民恩格尔系数为 28.2%，比上年下降 0.2 个百分点，增加了居民生活的幸福感。

在国民经济稳定增长和居民人均收入稳步增加的保障下，居民消费满意度提升，消费预期向好。在消费满意度提升和消费预期向好的共同推动下，中国居民消费信心乐观上行，中国消费者信心指数处于乐观高位区。伴随经济增长预期趋稳和收入增加，居民消费者预期指数在 2019 年 12 月提升到 130.6，消费者满意指数提升到 126.6，消费者信心指数也提升到 120.7。这意味着中国居民对未来消费非常乐观，正常情况下未来消费信心将在保持乐观高位的基础上继续上行，消费意愿将进一步增强。

（3）社会消费品零售稳步增长，消费价格指数承压上行。中国社会消费品零售一直稳步增长。在经济增长趋稳、居民可支配收入快速增加、居民消费意愿提升的共同推动下，2018 年中国社会消费品零售总额月均增速在 8.6% 以上，2019 年月均增速为 8.2%。2019 年社会消费品零售总额由 2018 年的 380 986.9 亿元增加到 411 649 亿元。正常估算，2020 年第一季度，中国社会消费品零售增速将不低于 8.2%，这样，预计 1 ~ 2 月社会消费品零售额将为 71 481 亿元，3 月社会消费品累计额将为 105 808 亿元。

在中国社会消费品零售总额稳步增长的同时，居民消费价值指数承压上行。2017～2019 年，居民消费价格指数由 1.6% 提升到 2.9%。特别是 2019 年，全年居民消费价格指数由年初的 1.5% 左右上升到了 11 月的 4.49% 和 12 月的 4.46%。2020 年 1 月，居民消费价格指数依然呈上行态势，达到了 5.38%。预测在正常情况下，居民消费价格指数在居民消费能力、消费意愿增强的推动下，在 2020 年上半年都会维持高位。

3. 疫情对中国消费者的冲击

（1）疫情对中国消费者信心的冲击。疫情发生前中国消费者信心指数一直处于近年高位乐观区。如果没有新冠疫情出现，依据消费者信心指数对未来预期乐观的实际情况，可以预测消费者信心指数会在中国系列促消费政策的激励下继续保持高位乐观，甚至进一步提升。疫情暴发及中国的严格隔离防控措施，以及疫情在欧美暴发并向全球蔓延对中国的经济社会活动产生了系统性的影响，进而对中国消费者产生了较强的冲击效应。

疫情对中国消费者的冲击在消费者信心指数上体现为：中国消费者信心指数自 2020 年 1 月开始受压回落，2 月下滑 7.5 个百分点至 118.9，降幅为 5.93%。在疫情期间，2020 年 3 月 6 日，首都经济贸易大学通过网络问卷调查结果显示：中国消费者信心指数为 96.57，相对 2019 年第四季度下降 6.5 个百分点，环比下降 6.3%，同比则下降 7.3%；消费者满意指数为 101.87，但消费者预期指数为 93.04，表明未来一段时间消费者信心可能仍会有所下降。[1] 2020 年 4 月 8 日，首都经济贸易大学和中央财经大学联合编制的《第一季度中国内地消费者信心指数报告》显示，2020 年第一季度中国内地消费者信心总指数为 101.8，相对 2019 年第四季度下降 1.3 个百分点。依据当前中国疫情已经受控、复工复产有序推进，但全球疫情依然处在暴发期、防控延续时间前景不够明朗的现实，可以判断中国消费者信心指数将主要受国际疫情防控情况的影响，具体冲击情况要看欧美疫情防控效果。

（2）疫情对中国消费者冲击效应分析及推测。中国在国内疫情基本受控的情况下，依然面临"内防反弹、外防输入"的双重压力，经济社会活动秩序恢复难

---

[1] 《调查显示：疫情期间中国消费者信心略显不足》，中国新闻网，2020 年 3 月 6 日。

度超乎预期。基于复工复产的难度超乎预期和世界疫情防控形势的不明朗，中国消费者预期收入不确定性提高，收入下降风险增大。这在首都经济贸易大学发布的 2020 年第一季度消费者预期指数上已经得到体现。中国国家统计局公布的 2020 年第一季度居民收入数据也证实了居民收入下降预期：第一季度居民人均可支配收入 8 561 元，名义增长 0.8%，实际下降 3.9%。城镇居民人均可支配收入 11 691 元，名义增长 0.5%，实际下降 3.9%；农村居民人均可支配收入 4 641 元，名义增长 0.9%，实际下降 4.7%。预期收入减少和实际收入减少都会对消费者心理产生负面影响，进而对消费者产生抑制消费的压制效应，致使消费者信心进一步下滑。

中国消费者信心受疫情冲击自 2020 年 1 月开始下滑，并在 3 月降至临界点，且呈继续下行态势。整体来看，中国消费者信心指数下行程度取决于国内复工复产的进展和境外疫情防控有效情况。中国国内复工复产、经济社会活动正在有序推进，为中国消费者信心恢复提供了较强的支撑。境外疫情防控的不确定性成为影响中国消费者信心的重要负面冲击因素。依据全球疫情防控情况对中国消费者信心指数作出粗略的推算：如果全球疫情能够在 2020 年 4 月底有效受控，疫情对中国消费者信心的冲击压力将会在第二、第三季度释放，可能在第四季度就会基本恢复；如果全球疫情推迟到 2020 年 6 月基本受控，疫情对中国消费者信心的冲击压力将会积累加大，消费者信心必将在第二、第三季度大幅下滑至悲观区间，2021 年都将是压力释放期，2022 年才会修复；如果全球疫情受控推迟到 2020 年 8 月，冲击压力将会大量积累，消费者信心可能需要两年甚至三年的恢复期。

4. 疫情对中国消费市场的冲击

（1）疫情对中国消费市场整体冲击严重。疫情发生前，中国消费市场一直保持着 7.2% 以上的平稳增速。2019 年 12 月社会消费品零售额为 38 776.7 亿元，增速为 8%。如果没有这次意外的疫情冲击，中国消费市场将延续平稳增长态势。2020 年 1~2 月，社会消费品零售保守估计将保持 8% 的增速，零售额预计为 71 349 亿元；3 月，社会消费品零售保守估计也会保持 8% 的增速，零售额预计为 105 612 亿元。

疫情暴发后，中国在 2020 年 1 月 25 日启动了严格隔离防控措施。受疫情防控隔离措施影响，春节期间家庭团圆聚会、访亲探友、外出旅行等几乎所有社交消费活动被迫取消或停止，同时餐饮、住宿、旅游企业暂停营业，经济社会活动按下暂停键，致使中国消费市场一时冰封。受疫情严格隔离防控措施的限制，居民只能居家进行生活必需品消费，社交关系消费暂停。在这种形势下，疫情防控致使中国社会消费品零售额在 2020 年 1～2 月只有 52 129.8 亿元，同比下降20.5%；相对预期减少 19 219 亿元，相对预期零售额同比下降为 29.1%。3 月，中国社会消费品零售累计额只有 78 580 亿元，相对预期值减少 27 033 亿元，相对预期值同比下降 27.64%。由此可见，疫情对中国消费市场整体冲击严重。

（2）疫情对餐饮市场冲击惨重。2019 年中国餐饮业收入以月均 9.4% 的速度增长，全年实现 46 720.7 亿元的销售额。如果没有暴发新冠肺炎疫情，中国餐饮业将继续保持 9.4% 的增速。餐饮业收入在 2020 年 1～2 月预测为 7 932 亿元，3 月将为 11 645 亿元。依据国家统计局数据，实际上，2020 年 1～2 月餐饮业收入只有 4 194.3 亿元，实际下降 43.1%，相对正常预期值少了 3 738 亿元，餐饮业实际收入相对正常预期值下降 51.56%；3 月餐饮收入也只有 6 026 亿元，实际下降44.3%，相对 2 月降幅增加，相对正常预期值少了 94 117 亿元，减少了 52.79%。由此可见新冠疫情对中国餐饮业冲击之惨烈。

从餐饮企业规模来看，限额以上餐饮企业在 2020 年 2 月收入累计为 928.2 亿元，同比下降 39.7%，小于餐饮业整体受冲击的程度。小型餐饮企业，像餐馆、饭店因其贴近居民生活，推测受到冲击的严重程度也会低于整个行业。居民日常聚朋会友的中型餐厅、饭店应该是整个餐饮业受冲击最严重的部分。理论上来看，在现代社会关系中，餐饮业的社会关系性替代了生活必需性。正常情况下，亲朋好友相聚进餐、边吃边谈有助于关系和谐，因而聚餐成为中国关系社交的重要组成部分。受疫情防控措施的需要，人员聚集在政策上被禁止，亲朋好友聚餐自然被严格限制。严格的疫情防控政策是中国餐饮业受疫情冲击惨烈的重要原因，一旦疫情防控措施逐步解除，餐饮业最有可能出现补偿性增长。不过，疫情冲击已对整个餐饮行业造成强烈影响，可能会有一些中型餐饮企业无法承受而退出市场。

（3）疫情对中国零售业冲击严重。2019 年，中国零售业销售额以月均8.04% 的增速稳步增长，全年零售业实现了 36 492.8 亿元的销售额。如果没有新冠肺炎疫情的冲击，零售业将会保持 8% 左右的增速，在 2020 年 1～2 月实现63 518 亿元的累计零售额；到 3 月将会实现 94 117.34 亿元的累计零售额。在新冠肺炎疫情的冲击下，依据国家统计局发布的数据，2020 年 1～2 月零售额只有

47 935. 3 亿元,同比下降 17. 6%;3 月零售额累计只有 72 533 亿元,同比下降
15. 8%。实际销售额相对正常预期下的零售额,2020 年 1~2 月减少 3 738. 29 亿
元,下降幅度为 26. 5%;3 月累计减少 5 618. 64 亿元,下降幅度为 24. 75%。由
此可见,中国零售业也受到了疫情的严重冲击。

从零售商品类别结构来看,服装鞋帽、针纺品类、书报杂志类、家用电器和
音响器材类、家具类、建筑及装修材料类、汽车类和金银珠宝类零售受冲击严
重,2020 年 2 月累计零售额同比下降均在 30% 以上,特别是金银珠宝类零售额下
降达到 41. 1%。烟酒类和化妆品类受冲击较重,2020 年 2 月累计零售额分别为
599. 5 亿元和 387. 1 亿元,下降幅度都超过了 10%,分别为 15. 7% 和 14. 1%。而
日用品类和通信器材类零售受到冲击明显,下降幅度均小于 10%,2020 年 2 月累
计零售额分别为 837. 2 亿元和 664. 9 亿元,同比分别下降 6. 6% 和 8. 8%。饮料
类、中西医药品类和体育娱乐类商品零售受到轻微冲击,2020 年 2 月累计零售额
分别为 308. 4 亿元、781. 1 亿元和 91. 2 亿元,同比分别增长 3. 1%、0. 2% 和
-0. 4%。粮油食品类受到的冲击轻微或者说几乎不受冲击,2020 年 2 月,累计
零售额为 2 590. 9 亿元,同比增长 9. 7%。可见,在新冠疫情防控期间,人们的消
费需求被压缩到基本生活需求和健康需求消费,距离基本需求越远的商品类别受
疫情防控的冲击就越大。

5. 疫情对中国消费冲击的整体分析

疫情对中国消费的冲击可以从冲击强度和冲击深度两个方面来研究。在理论
上,冲击强度的大小取决于疫情防控的力度,防控力度越大、要求越严,对消费
者消费行为外在限制越多、约束越强,冲击强度越大,对消费者的消费伤害越
大。冲击深度整体上取决于疫情防控时间的长短及不同防控措施执行时间的长
短。疫情防控时间越长,冲击深度越大;对消费者消费行为制约越久,对消费的
伤害越大。

这次突如其来的疫情对中国消费的冲击力度大、范围广、持续时间长。中国
政府为了人民的身体健康和生命安全,坚决、及时、迅速、果断地实施了全民联
防联控的防控机制和体系。就冲击强度而言,在全民严格隔离的防控措施下,民
众只能宅在家里,不能聚集社交,只需要进行最基本的生活需求消费,即食品和
饮料消费,社交、休闲享受以及兴趣爱好消费在严格的政策约束下受到了限制;
而体现基本生活消费需求的恩格尔系数也只有 28. 2%。据此,基本可以推算全民

严格隔离措施对消费限制约束的强度之大，非食品刚需消费都在强力防控措施下受到强烈冲击。

在冲击范围上，尽管疫情中心集中在武汉以及湖北省周边省份，但严格隔离措施在全国范围内适用，31个省份（不包括港澳台地区）都受到疫情防控不同程度的冲击。在冲击延续性或深度方面，自2020年1月25日全国启动隔离防疫措施算起，至4月8日武汉"封城"解除，全国消费严格受限延续了70多天。无论是按照行为心理学"21天法则"还是"66天法则"，这么长的消费受限时间，完全可以改变一大部分消费者的消费行为习惯，影响一大部分消费者的消费理念。据此，基本判断疫情前的消费模式将会发生调整或改变。例如，疫情暴发初期，民众认为隔离防控措施是短期、应急性临时举措，疫情很快就会受控，疫情防控措施将会很快解除，恢复到疫情前的正常状态，因而民众待在家里最大的感受是无聊，期待疫情尽快结束，然后进行补偿性消费或报复性消费。江苏省消费者保护委员会2020年3月发布的《新冠肺炎疫情对江苏省居民消费意愿的影响调查报告》显示，近九成受访者表示，疫情结束后会有补偿性消费，约饭、买衣买鞋买包、观影K歌、运动撸铁和外出旅游成为优选。① 2020年3月26日，商务部网上例行发布会上，商务部有关负责人表示部分领域会出现补偿性消费。② 报复性消费或补偿性消费问题也受到媒体舆论的关注，但目前为止媒体或舆论讨论的"报复性消费"并没有出现，"补偿性消费"也并不明显。这意味着消费者的消费理念在疫情防控期间发生了转变，消费行为可能更趋于理性。特别是对于新兴的年青一代，这次疫情对其一直以来的乐观消费预期产生了冲击，使他们开始具备对未来风险的防范意识，自觉改变或调整原来"乐活"的生活态度和消费方式。

另外，本次疫情防控对近距离接触服务式消费模式的冲击最大，提高了全面健康消费的理念。这对培养网络非接触消费和改变消费观念提供了良机，使一些原本不喜欢在网上消费的人群也形成了网络购物消费的习惯和网上休闲娱乐、游戏、学习的习惯；健康消费理念升级，"云"生活方式普及，智能家电更新换代，非接触式消费体验升级。疫情的暴发和严格的隔离防控措施使中国消费者出行及购物受到严重的限制和约束，"禁足"和"宅家"成为疫情防控期间的生活常态。受此影响，消费者行为发生了很大的变化，越来越多的消费者开始选择"非接触

---

① 《"九成居民将有补偿性消费"释放积极信号》，载于《北京青年报》2020年3月12日。

② 《商务部：部分领域会出现补偿性消费》，央视网，2020年3月27日。

式消费"，"宅经济"也成为媒体舆论的热点。人民网舆情数据中心通过对不同年龄段消费者的消费行为进行梳理，总结出以下消费者"画像"：老年消费者"时髦"（越来越多的老年人网购），中年消费者"淡定"（更关注健康消费），青年消费者"宅家"（自我提升和线上娱乐），少年消费者"封印"（网络消费隐蔽"线"阱）。① 综合来看，本次新冠肺炎疫情对中国消费造成冲击的根源在于中国实施的严格疫情防控措施对消费者消费行为的约束和限制，以及由于防控措施实施时间较长对中国民众消费心理带来的冲击和影响，但基于中国经济转型正常态势不变的现实，尽管民众收入因复工复产受限而受到一定影响，但中国消费者的消费能力并没有受到根本性的冲击，消费动力和消费意愿依然强劲，只是观念更加健康和理性。

当下，尽管中国疫情基本受控，但欧美疫情依然处于爆发期并在全球蔓延，中国面临着在"内防反弹、外防输入"的双重防控压力下有序复工复产的艰巨任务。疫情的全球扩散形势将不可避免地对中国经济产生较大影响，进而会传递、冲击到中国消费。具体冲击和影响如何，则因欧美疫情防控效果的不确定性较大而很难予以准确的判断，尚需继续观察。

（三）新冠肺炎疫情对美国消费市场的冲击和影响

1. 新冠疫情在美国的扩散蔓延和防控情况

2020 年 1 月 22 日至 3 月 5 日的 40 多天，美国政府对疫情并没有采取必要的防控措施，基本态度是袖手旁观、盲目乐观。3 月 6 ~ 16 日，美国新冠肺炎疫情进入暴发初期，新增确诊病例快速由三位数向四位数逼近。3 月 13 日，美国总统特朗普宣布国家进入紧急状态！至此，美国才开始进入实质性疫情防控状态。3 月 14 日，美国众议院通过了包含"免费新冠检测"的疫情经济援助方案，豁免病毒检测费用，但疫情已经扩散蔓延，感染人数大量积累，处于急剧暴发前期；3 月 17 日以后，美国新冠肺炎疫情急剧暴发，每日新增确诊病例快速由四位数增值五位数，累计确诊病例更是迅猛增加；3 月 19 日，累计确诊病例首次过万，达到了 10 259 例；3 月 25 日，确诊病例达到 55 242 例；3 月 25 日至 4 月 20 日的 27 天内，日均新增确诊 27 130 例，至今没有出现缓解的迹象。在疫情依然处于暴发

---

① 《疫情期间五大消费画像，你属于哪一类？》，人民网舆情中心，https://mp.weixin.qq.com/s。

期的背景下，美国总统特朗普在 4 月 16 日宣布了"重启美国"（Opening Up America Again）的复工计划，建议各州可以最早于 5 月 1 日起分三个阶段重启经济。

2. 新冠疫情发生前美国消费现状和态势

（1）美国经济触底小幅上扬，经济乐观指数提升。据中国金融信息网公开数据，美国经济增速经过 2017 年的提速，在 2018 年第二季度实际增速达到 3.2%、名义增速达到 5.96% 的高点后开始下行；至 2019 年第三季度触底，实际增速降至 2.07%，名义增速降至 3.82%；在 2019 年第四季度呈现上行态势，实际增速提升至 2.32%，名义增速提升至 4%。

据全球经济指标（Trading Economics）数据网公开数据，2019 年，美国经济一直在乐观区间运行，且自 2019 年 9 月以来，经济乐观指数一直上行，到 2020年 2 月提升至 59.8。经济乐观指数是衡量消费者信心和对经济活动乐观程度的指标，其上行意味着美国消费者消费信心增强且看好未来经济活动。据此可以判断，如果没有意外冲击，美国消费者未来一段时间的消费支出依然会增长强劲。

（2）美国消费者信心指数平稳上行，消费意愿预期走强。2019 年全年，咨商会美国消费者信心指数和密歇根消费者信心指数都保持高位平稳，且在第四季度呈现上行态势。咨商会消费者信心指数用以衡量消费者对商业、就业和个人收入状况的信心，重点关注消费者未来 6 个月的预期。密歇根消费者信心指数衡量的是消费者对个人财务状况和国家经济状况的看法，关注的是未来 1~5 年的预期财务和经济状况。2019 年下半年，关注短期的咨商会消费者信心指数在高位乐观区稳步上行，意味着美国消费者对商业、就业和个人短期收入状况看好，消费行为倾向于乐观，未来半年内消费会更加积极；关注长期的密歇根费者信心指数处于乐观悲观临界区，意味着美国消费者对未来五年内预期财务状况和经济整体状况的看法倾向于相对悲观，长期消费行为略微会趋于谨慎。

（3）美国零售增长整体减速，适度稳定增长。据中国金融信息网数据，2019年美国零售销售额同比增长 3.6%，相对 2018 年近 5% 的增幅呈减速态势。分月度来看，2019 年 4 月，零售额环比下滑 0.2 个百分点，显示出消费者支出疲软低迷；5 月，零售额增长 0.5%，相对 4 月大幅向上修正，也高于预期 0.1 个百分点；7 月，增幅上升至 0.7%，为本年度月度最大增幅，高于预期值，为美国经济增长提振了信心；9 月，零售销售下滑 0.3%，远远低于 8 月 0.4% 的增长和预期

值 0.3%，在零售销售额下降的同时，美国零售门店关闭数量创历史新高，零售
商店倒闭关店风险提高；10 月，美国零售额尽管出现超预期反弹，但服装及家电
销售额下滑；11 月，美国零售额实际增长 0.2%，不及预期的 0.5%，意味着美
国消费者开始压缩消费开支，不过，受网购增长的带动，弥补了零售门店的不景
气；12 月，受假日购物热潮的影响，零售销售额环比增长 0.3%，同比增长
5.8%，创下本年度月度较高纪录。2020 年 1 月，美国零售销售额月度环比增长
0.3%，同比增长 4.7%，与预期基本相符。美国零售销售额在经济乐观预期和消
费者信心乐观的支持下，呈现适度稳定增长的态势。

3. 疫情对美国消费市场的冲击

（1）疫情对美国消费者的冲击。2020 年 3 月以前，新冠肺炎在美国确诊病例
只有 60 多例，似乎没有形成疫情的基础，因而上自美国政府下至美国民众并没有
重视新冠肺炎，更谈不上疫情冲击。3 月 9 日，美国已有 34 个州和华盛顿哥伦比
亚特区出现确诊病例，病例数 582 例，22 人死亡，8 州进入紧急状态。3 月 11 日，
确诊病例由 1 日的不足 70 例以 10 天 10 多倍的速度增至 1 052 例，新冠肺炎疫情
进入暴发初期，美国政府才开始予以重视，准备采取防控措施。3 月 13 日，特朗
普宣布国家进入紧急状态，但并没有实施有效的防控措施。3 月 16 日，旧金山宣
布"居家令"，市民被要求待在家里，不要外出，相互保持距离，除药房、杂货
店等公共服务继续营业外，餐馆只接受外卖服务。3 月 19 日，加利福尼亚州要
求居民尽量居家。3 月 20 日，纽约州开始要求该州所有非必须岗位需强制性在
家办公。3 月 21 日，伊利诺伊州要求该州所有居民从 21 日零时开始到 4 月 7 日
这段时间待在家里，禁止外出，但购买食品、跑步等外出则不受限制。随后，
路易斯安那州、俄亥俄州、特拉华州等地相继进入"居家令"防控疫情状态。
至此，随着美国对新冠疫情防控措施的实施，疫情对美国的消费活动才开始真
正产生冲击。

（2）疫情对美国消费者信心的冲击。2020 年 1~2 月，美国政府及民众对新
冠肺炎疫情在美国的态势多持乐观态度。在此期间，美国消费者对商业、就业和
个人收入状况的信心以及对个人财务状况和国家经济状况的评估延续疫情前的预
期，因而作为衡量美国消费者消费行为的先行指标，短期咨商会消费者信心和长
期密歇根消费者信心指数在 2020 年 1~2 月相对 2019 年底还有所提升，并在 1 月
达到近期最高点。这表明美国消费者在 2020 年 1 月对未来半年内的消费支出高度

看好。可见，在此期间疫情对美国消费者几乎没有影响，更谈不上冲击消费信心。

2020 年 3 月中下旬，新冠疫情在美国形成暴发态势，美国消费者信心开始受到冲击，但受调查、测算及公布时间因素的影响，公布指数数据并不能体现疫情对消费者信心的冲击，因而 3 月美国消费者信心指数下降幅度没有体现实际下降的程度。例如，咨商会消费者信心指数只下降 10 个百分点，密歇根指数只下降 5 个百分点。4 月，消费者信心指数降幅增大，比较符合实际预期。密歇根消费者信心指数降至 71，相对前值减少了 24.9 个百分点。疫情对美国消费者信心的冲击开始显现。按照美国疫情目前发展的态势，预测 5 月美国消费者信心指数将进一步大幅下降至 50 左右；6 月将降至 50 以下，且极有可能降至 2008 年受金融危机冲击时的最低点 35 以下。

（3）疫情对美国零售业的冲击。据 CEIC 数据库数据，2020 年 1 月，美国零售销售额实现 5 297.7 亿美元，达到 2019 年月度销售的最大值，同比增长 5.3%，环比增长 0.3%，与预期基本相符。可见，美国零售业在 1 月基本没有受到新冠肺炎传播扩散的影响。2 月，美国零售销售额为 5 281 亿美元，同比增长 4.3%，环比下降 0.5%，低于预期增长的 0.2%，零售业开始感受到疫情的"寒风"。2 月零售销售额的下降一方面来自疫情的"寒气"，另一方面源自网络零售给实体商店带来的关店潮压力，2019 年美国实体店关店 9 000 多家。3 月中下旬，新冠疫情在美国暴发，美联邦政府和各州政府开始陆续采取"居家"隔离防控措施，多地零售业除药房、杂货店等公共服务外被要求停业，餐厅酒吧大量关门，零售业开始承受第一阶段的疫情冲击。在疫情防控初步冲击下，3 月美国零售销售额下降至 4 831 亿美元，相对 2 月减少 450 亿美元，同比下降 1.74%，环比下降 8.7%，创下 1992 年以来的最大环比降幅。新冠肺炎疫情对美国零售业的冲击开始显现。

2020 年 3 月，美国零售销售整体承压大幅下行，从分类来看，不同商品受到的影响或冲击不同。据 CEIC 数据库数据，食品饮料类商品零售额增长 25.6%，一般商品、健康和个人护理类商品零售额增长 6.4%，小型零售商店因其便利性零售额也增长了 3.1%，建筑材料类商品零售额增长 1.3%；服装服饰零售销售受冲击最大，降幅达 50.50%，家居用品、餐饮服务、机动车及配件、体育休闲、电子器具等类受到程度不同的负面冲击。依据美国疫情暴发以及各州被迫采取相对严格的隔离防控措施的现实，4 月美国零售销售额会以更大的幅度下降。

4. 疫情对美国消费的整体冲击分析

疫情对美国消费的冲击也体现在冲击强度和冲击深度两个方面。冲击强度大小取决于疫情防控的力度，防控力度越大，冲击强度越大；冲击深度取决于疫情防控的覆盖区域范围和延续时间，实施防控的区域范围越大、时间越长，冲击深度越强。在美国总统特朗普 2020 年 3 月 13 日宣布国家进入紧急状态前，疫情已扩散蔓延至 41 个州。其中，华盛顿州、佛罗里达州、加利福尼亚、纽约州、马萨诸塞州、得克萨斯州、肯塔基州、马里兰州、犹他州和俄勒冈州等 24 个州已宣布进入紧急状态，这些州已对大型民众聚集活动加以禁止并关闭公立学校，但对正常商业活动没有太多限制，民众活动基本处于自由状态，消费行为也处于基本正常状态。此时，疫情及其防控措施对美国消费的冲击强度较弱，冲击深度的覆盖面已初步展开，处于深化阶段。3 月 16 日，旧金山"封城"是美国疫情防控力度加强的第一个实质性转折点，随后加利福尼亚州、纽约州、伊利诺伊州、俄亥俄州、新泽西州、路易斯安那州、康涅狄格州、特拉华州等陆续宣布"居家令"，政府对新冠疫情防控开始实施强制居家防疫措施。至 3 月 31 日，美国已有 20 个州实施"居家令"，各州、县、市等各级政府出台的"居家令"已覆盖 2.62 亿民众，占美国人口的逾 80%。[①]

"居家令"要求除重要活动外，室外 10 人以上聚会被禁止；所有学校、餐馆、酒吧、咖啡馆、夜总会、会议中心、健身房、体育馆和娱乐设施被关闭；不是不可或缺业务的公司，只能居家办公；除非必须，不能到外地工作或离开工作地点；不要拜亲访友，包括到医院、疗养院、专业护理机构或其他护理机构看望亲人；外出时，保持安全社交距离。"居家令"下，民众活动开始受限，经济社会活动暂停，消费行为受限，特别是社交消费被冰封，疫情防控对消费冲击强度增大，冲击深度扩大。由此可见，疫情防控对美国消费的冲击自 2020 年 3 月中旬才逐步强化，如果疫情能够在 5 月予以缓解，预计 4~5 月是冲击的最强时间段，冲击深度会延续至 2020 年下半年。在疫情防控冲击下，消费者信心将会下降到 2008 年金融危机冲击的最低点以下，零售销售将维持低迷状态至 2021 年下半年，甚至会持续到 2022 年上半年。

---

① 《美国终于醒了！》，http：//finance. sina. com. cn/wm/2020-04-02/doc-iimxxsth3176995. shtml，2020 年 4 月 2 日。

四、新冠疫情冲击全球消费的探讨和启示

2020 年新冠肺炎疫情在全球的暴发，对全球经济和全球消费带来了史无前例的巨大冲击。面对突如其来的疫情冲击，中西方各自秉承自己的理念，采取了不同的防控态度和措施。中国政府秉承道德伦理优先的"人本"防控理念和"把人民生命安全和身体健康放在第一位"的防控态度，以不惜一切代价的勇气实施了全民一体联防联控的严格隔离防控策略。在举国上下、全民一体最严格的疫情防控措施下，中国经济社会按下暂停键，经济社会活动一时"冰封"，消费活动大部分进入"冰封"状态。疫情防控让中国短期付出了难以想象的惨重代价，消费受到了史无前例的冲击，但从实际防控效果来看，疫情防控成效显著，为中国尽快回复常态奠定了坚实基础，也为消费者尽快回复消费信心和正常消费行为提供了长期保障。这体现了中国在大难面前的团结性和一致性的集体主义逻辑，以及"遇到大难大家抗、大家好才是真的好"的人类命运共同体理念。

反观西方国家坚持的利益优先的"物本"防控理念和时时权衡得失的防控态度，再加上民众的反"居家令"游行示威，其防控效果很难乐观。疫情的发展也证明了强调个人自由的西方国家面对疫情天灾防控举措的尴尬。尽管短期内西方国家和个人的利益受损不大，特别是个人自由得到了展现，但无情的新冠病毒也给西方国家和民众的自由予以无情一击。在疫情没有好转迹象的情况下，很难预测西方国家消费者信心何时能够触底回升，也很难预测疫情之后消费者的消费行为习惯能够得到多大的恢复或改变。总之，新冠疫情给全球消费者上了一堂风险课，即时享受、即时满足、即时快乐的消费主义也许会有所改观，理性消费可能会成为消费者未来内心的尺度。

第十二章

新冠疫情与世界贸易

2020 年春季以来，新冠疫情迅速在全球大规模、大范围蔓延，包括全球七大经济体在内的几乎所有国家和地区相继"沦陷"，造成巨大的生命健康与经济损失。全球股市、债市、金价和石油、大宗商品价格剧烈波动，油价出现前所未有的"断崖式"下挫。全球政界、学界与商界高度一致地对全球经济作出了经济衰退的判断，且经济危机与大萧条的趋势隐约可见。迄今为止，各国政府抛出的财政、货币政策救市"疗方"效果乏善可陈，二十国集团（G20）特别峰会关于各国加强合作、共同抗疫的声明与方案在付诸实际行动中几无成效。世界"百年变局"下的结构性矛盾演化与全球复杂因素引发的产业链、供应链调整暗流涌动。根据联合国贸易和发展会议（UNCTAD）最新发布的报告，新冠疫情引起全球直接投资及其利润预期大幅下降，尤其是作为直接投资增量来源的盈利再投资更是剧烈下挫，其中航空、汽车、电子产业的衰退十分明显。由此，一方面，全球贸易在疫情冲击下供需断流、供应链"停摆"而流量萎缩；另一方面，因资本流动放缓造成动能衰减，前景黯淡。

作为世界与新兴经济体中的贸易大国，新冠疫情首先发生在中国，直接导致中国 2020 年第一季度对外贸易受到了严重影响。在中国疫情防控取得第一阶段胜利的情况下，全球疫情蔓延与防控的时间、空间客观上存在着"双重窗口"，这对中国对外贸易形成了新的机遇和挑战。在上述形势和条件下，世界贸易规模与结构、方式的变化趋势，以及中国对外贸易的前景、政策工具与路径选择，便成为十分重要的研究课题。

一、新冠疫情影响世界贸易的主要因素

新冠疫情是人类面临的一次全新的生物侵害和自然界变故，由于病毒的来

源不明、人群感染与传播速度快、病死率较高，造成了全球性的恐慌。疫情蔓延之处，"封城""封国""紧急状态"下的物流中断与供应链"停摆"，使人们的经济与社会生活陷入混乱，在短期与中长期内对世界经济产生了严重冲击。

疫情对世界经济的短期影响主要取决于以下三个因素：一是疫情延续的时间长短。经验数据表明，北美流感、"非典"与"埃博拉"疫情都曾经历 8 个月以上的影响周期，随着全球气候季节性逐步转暖，疫情势头会逐步减弱。但是，此次疫情遍及世界各国，不同气温、气候与不同时区的国度或地区几无幸免，大大改变了医学界的经验判断与各类人群对疫情演化前景及影响的预期。在正常情况下，考虑到大量国家和地区深陷其中产生的海量样本支持，以及各国展开的有效的科技攻关和防控合作，预计疫情最终会逐步呈现收敛趋势。同时，从国际"艾滋病"防控的经验分析，即便没有针对性的疫苗问世，在科学政策与方法的作用下，新冠疫情的影响范围及程度依然可控。然而，由于西方国家崇尚个体自由的文化传统和某些政府采取的不负责任态度，此次疫情大规模暴发和大范围扩散的情势呈现失控局面，其影响时长难以确定。

二是金融恐慌引发的震荡。从目前美国实施量化宽松（QE）、零利率货币手段失效和主要大国主权债务与企业债务基数大、财政扩大开支受到预算与法律双重制约的情形分析，一旦出现大型、超大型金融机构倒闭（如"桥水基金"）和美国油股崩盘，就可能演化成引发和催生又一轮全球金融危机的"最后一根稻草"。例如，2020 年 3 月 9～18 日短短 10 天内美国股市四次熔断；4 月 20 日出现全球原油"负价格"与中国银行"原油宝"期货事件；金融市场大幅波动推动避险需求高涨，4 月初国际金价涨至每盎司 1 700 美元上方，为 2012 年以来最高。撇开技术因素不论，这些无疑是众多投机资本借势操弄、恶意做空的直接结果。它也昭示着世界经济衰退与疫情冲击下金融市场的脆弱性。因此，疫情影响是否滥觞成全球性金融经济危机，是决定世界经济最终止于技术性衰退或滑向长期萧条的重要观察"窗口"。

三是地缘政治反应烈度。3 月初以来，减产保价谈判失败导致沙特阿拉伯与俄罗斯爆发激烈的"石油战"；美国进入大选战以来，共和党向"左"与民主党"极左"倾向导致的保护主义与民粹主义持续升级，也会对世界经济产生不良影响。地缘政治关系的走向与演化烈度无疑加剧了世界贸易与经济的不稳定性，其催化结果也有待于我们做进一步观察。

2020 年世界经济走势将主要取决于上述三大因素相互作用的结果。换言之，抗疫成果能否在时间上跑赢全球金融市场反应及地缘冲突演化，决定了 2020 年世界经济的最终表现。

从中长期着眼，新冠疫情对世界经济的影响也取决于三大变量。其一，疫情对全球经济的直接冲击程度。包括贸易"二次坍塌"、投资萎缩特别是直接投资收缩与收益下降导致的利润再投资锐减，以及疫情下人员与服务国际流动受阻等对全球供应链、产业链造成严重损害的时长与深度。其二，疫情对全球经济结构性矛盾的影响。疫情下贸易"坍塌"引起产业链与价值链的收缩"停摆"、投资流量锐减与存量"回归"造成大量失业，以及科技革命非普惠性增强下的收入分配更加不平等，会导致世界经济陷入中长期危机和萧条。其三，大国间后疫情期的经贸政策协调。当前，全球治理体系混乱且呈现"碎片化"，全球化的理念和立场、利益与行动严重分化，全球化前景呈现静态分裂与动态"脱钩"的危险倾向。若大国之间继续奉行"以邻为壑"的经贸政策，则世界经济"弱复苏"一时难现与长期衰退不可避免。在财政、货币政策持续多年边际效益递减条件下，政策工具空乏与转嫁危机意识驱动将导致世界经济整体提振无望。当此情形，中国必须在竭力保持战略定力、稳定外部关系的同时，提高国家治理能力与治理体系的现代化水平，立足国内市场继续挖掘改革开放红利，保障国民经济向高质量发展方向迈进。

二、新冠疫情对世界贸易的主要影响

2017 年以来，伴随着世界经济一波三折的"弱复苏"走势，世界贸易处于增长低迷状态。根据世界贸易组织 2020 年 4 月 8 日发布的年度《全球贸易数据与展望》报告，2020 年的世界贸易将继续延续疲软势头。新冠疫情大暴发和全球性蔓延将造成全球所有地区的贸易量出现两位数下降，总贸易量或将大幅度缩水 13% ~ 32%。这一状况预计大概率将在 2021 年转为复苏。总体上看，新冠疫情对世界贸易将造成严重的冲击。

（一）新冠疫情对世界贸易规模与变化趋势的影响

CPB 全球货物贸易指数显示，过去几年里全球贸易增长明显放缓。2019 年世界贸易量比上年减少 0.5%，为 2008 年全球金融危机以来的首次下降。世界贸易组织统计数据显示，2019 年全球商品出口以美元计价下降 3%，若各国政府和企业应对不当，疫情冲击下的全球贸易下降幅度可能会超过 2008 年全球金融危机带来的贸易下滑，且会带来后续复苏困难和需要更长的时间。

（二）新冠疫情对世界贸易结构与变化趋势的影响

受疫情影响，价值链复杂的贸易首当其冲，将受到更大冲击，特别是电子产品和汽车产品贸易受到的冲击最为明显。电子设备行会组织（IPC）近期的调查发现，由于新冠肺炎传播，在 150 家参与调查的电子产品制造商和供应商中有 65% 的商家称供应商生产和交付都出现了延误；受到延误影响的商家中超过 55% 表示，他们预计延误时间为 4 周或更短，而约 37% 的人表示，他们预计延误时间为 6 周或更长时间。另据欧洲汽车工业协会（ACEA）发布的数据显示，汽车产业也面临着类似的困境。截至 2020 年 3 月 31 日，欧洲 229 家汽车组装工厂平均停产时间已达 16 天。宝马集团则在近期表示，由于新冠肺炎疫情大流行，欧洲约 80% 的零售网点和美国约 70% 的零售网点已暂时关闭。摩根大通（JP Morgan）2020 年 3 月的全球采购经理指数显示，制造业的出口订单下降至 43.3（相对于基准值 50）。

从 2020 年全球第一季度的贸易统计数据分析，除医药、口罩等少数防疫防护产品商品、保健品、粮油食品因供给短缺和需求激增导致价格上涨从而受到影响相对较小外，其他各类商品和服务贸易呈现萎缩状态。

跨境电商类商品贸易也受到国际物流停航、停运的影响，但总体而言影响较小。在一些跨境电商发展不成熟的国家和地区，交易量出现明显的萎缩，如俄罗斯 2020 年第一季度的跨境电商包裹量下降了 22%；但在跨境电商发展成熟的国家和地区，这一行业的优势则十分显著，如中国跨境电商具有十分丰富多样的贸易方式，包括代购、海外跨境直播、微商、B2C 个人之间的邮递包裹、大型的 B2C 自营平台等。跨境电商推动了国际贸易的去中间化，使商家直接面向国内外终端消费者，为中小微企业参与国际贸易提供了便利的渠道。一些手中有现货的自营平台、拥有可靠的海外仓库存和履约能力的商业模式和贸易方式，在疫情期间反而十分活跃。疫情期间，中国跨境电商企业实现了高效快速的全球供需匹配，提升了中国外贸的全球供应链集采能力，因此 2020 年前两个月，中国跨境电商零售进出口额为 174 亿元, 同比增长 36.7%。①

(三) 新冠疫情对世界服务贸易的影响

服务贸易成为受新冠肺炎疫情最直接影响的贸易组成部分。世界贸易组织指出, 与 2008 年全球金融危机时一样, 此次各国政府再次干预货币和财政政策以应对经济下滑, 并为企业和家庭提供临时收入支持。但不同的是, 为遏制疫情传播造成的社会距离的限制, 使劳动力供应、运输和旅行受到了远甚于金融危机期间的直接影响。国民经济中几乎所有部门都关闭了, 其中包括旅馆、饭店、非必要的零售业、旅游业, 航空业大部分航线停运, 全球价值链和服务贸易受到了很大冲击。新服务出口业务指数下降至 35.5, 这显示出经济增长放缓带来的需求大幅下滑。由于各国关闭了大部分零售和酒店业以及限制运输和旅行, WTO 报告显示自 2019 年底至 2020 年第一季度, 全球服务贸易增长继续呈放缓态势。2020 年第一季度全球服务贸易指数为 96.8, 低于 100 的基准值, 表明全球服务贸易增长低于趋势水平。

三、新冠疫情对全球供应链的影响

新冠疫情从供给侧和需求端两方面对全球经济造成了重大影响。在疫情大暴发、大范围蔓延的情况下, 全球化处于 "熔断" 状态。

从历史观视角看, 传统的全球化走到了 "十字路口"。20 世纪 80 年代以来以主权债务、企业债务不断累积为基础的货币化 "救市" 未能从实体经济失衡的角度解决世界经济的 "结构性矛盾", 以持续量化宽松和低利率 "灌水" 来抹平危机周期的效果无异于扬汤止沸, 因而其宏观调控模式已经走到尽头; 事实上, 系统性危机的实质不是生产过剩危机, 而是金融 "泛杠杆化" 与 "过度杠杆化" 造成的 "泡沫" 崩塌、心理恐慌与预期混乱; 各国频繁、过度且往往提前反应的反危机干预, 掩盖了实体经济劳动生产率长期低迷的根本性矛盾, 并抑制和阻隔了市场力量在资源优化配置中的根本性作用。

从格局观视角看, 全球治理陷入危机严重分裂了全球化的理念与政策体系。

---

① 《跨境电商加速消费回暖》, 人民网, 2020 年 2 月 21 日。

传统力量平衡被打破后，民族国家意识上升造成主权让渡困难，全球化理念分化为"两个极端"，即西方社会极力倡导的"价值观"与发展中国家普遍尊崇的"发展观"；传统固化的全球化利益分配格局遇到了新兴大国崛起的挑战，全球化行动分化为"两个方向"，即坚持"全球化"取向与由"脱钩"论调及政策驱动的"逆全球化"；科技革命因为西方大国的知识产权保护政策和国家安全审查制度而导致非互惠性特征日益增强，传统上起决定作用的力量演变成为不确定因素，全球化未来分化为"两个前景"，即"人类命运共同体"理念下的"互利共赢"或"数字鸿沟"政策激化的"马太效应"。

现阶段出现了"不安全的全球化"现象，并产生了局部性的"供应链安全"问题。例如，当前中国规模以上制造业复工复产率已经达到95%以上，而外贸订单的保有率不足30%，撤单、退单与"大单化小""长单变短"的现象屡见不鲜；少数国家不惜用巨额补贴的方式方法企图大面积"召回"本国在中国的投资企业。这些对中国国民经济与社会稳定产生了很大影响。但是显而易见的是，过去30多年形成的经济全球化与全球价值链深度、复杂分工下的全球经济与产业相互依赖、相互依存关系不可能在一夜间走向逆反。联合国贸易统计表明，主要经济体在中间产品占比上的地位不可能"因疫而废"。毕马威公司根据联合国贸易统计数据所作的分析说明，中国、美国、德国、韩国、日本等经济体占据了全球中间品出口的40%，其中，中国就占比15.4%，这个状况不可能在短期内改变。2020年3月联合国贸易和发展会议发布的《新冠肺炎疫情对全球贸易的影响》研究报告指出，在过去的20年里，中国在全球经济中的重要性日益上升，这不仅与中国作为主要消费品制造商和出口国地位相关，也与中国已成为海外制造企业中间投入品主要供应国相关。目前，全球约20%的中间产品贸易来自中国，尤其是那些与精密仪器、机械、汽车和通信设备相关的价值链。中国在这些领域的供应出现任何重大中断，都将对世界其他地区生产商产生重大影响。目前受疫情影响最严重的行业为精密仪器、机械、汽车和通信设备；受影响最严重的经济体将是欧盟（机械、汽车和化工）、美国（机械、汽车和精密仪器）、日本（机械和汽车）、韩国（机械和通信设备）、中国台湾（通信设备和办公设备）和越南（通信设备）。

事实上，近年来中国在钢铁、汽车、电视、电子类等近50项制成品的产量上高居世界第一位，出口贸易占据绝对优势。单以西药和防护产品而言，中国更是世界最为重要的中间品与最终产品生产国。据《2019 中国进口发展报告》指出，2009 年中国首次成为仅次于美国的世界第二大进口国，其后多年间，中国稳居世界第二大进口国的地位。近年来，美、日、欧与世界主要投资来源国在中国企业的投资不减反增，原先在产业转移中向东南亚方向流动的资本也出现了向中国回流的迹象。

四、新冠疫情对中国对外贸易的直接影响

在全球经济陷入技术性衰退的条件下，中国经济当然不可能独善其身。

首先，2020 年全年经济增长受到严重影响。国家统计局发布的数据表明，今年第一季度我国经济增长率从上年第四季度的 6% 下降为 - 6.8%，净下降率为 - 12.8%。1~2 月全国工业企业利润下降近 40%。湖北省第一季度 GDP 增长率为 - 39.8%。第二季度全国范围内恢复增长的可能性较大，事实上第一季度中 3 月的经济增长表现大大好过 1~2 月。但是估计到 8 月，在国内人口流动高峰来临和境外输入性疫情风险仍然存在情形下，疫情防控将面临二次反弹的较大挑战。以"三驾马车"与 GDP 增长率之间的经验数据作为弹性依据，在没有特殊有效的刺激经济措施出台的情况下，全年经济增长不容乐观。

其次，商品与服务进出口贸易面临总量收缩与结构调整。从货物贸易情况分析，根据海关总署公布的数据显示，今年第一季度全国商品进出口贸易为负增长，其中，出口贸易同比跌幅为 13.3%，进口贸易下降 2.9%。专业商贸杂志《焦点视界》对全国 203 家外贸企业进行了问卷调查，45.6% 的企业表示疫情对自身的影响较大，面临困难，目前处于勉强维持经营状态。在充分考虑国外疫情影响正炽，导致国际主要物流航线 3 月出现大多停运，许多国家和地区相互间贸易、人员限流政策短期内无根本改变，以及近百个国家和地区对中国贸易、人员依然限流禁入等情况下，中国进出口贸易可能遇到较大困难，今年全年商品贸易形势不容乐观。

从服务贸易情形分析，根据商务部业务统计，2020 年 1~3 月服务出口分别比上年同期增长 - 20%、128% 和 - 3.96%，服务进口分别比上年同期增长 - 10.22%、89.8% 与 - 14.55%，呈现剧烈波动状态。部分消费类服务和季节性服务出现了"消费沉没"。但是，3 月以来，随着国内疫情得到控制和市场在政策

作用下逐步重启，服务市场的恢复速度很快。特别值得关注的是，即便是在疫情肆虐期间，中国高技术服务业仍然成为吸引外资的热点领域，1~3月实际利用外资额同比增长了15.5%；4月以来，外部资金大举流入A股，逆转了2~3月流出的态势。

中国主要贸易对象国和进出口商品结构也随之发生变化。疫情暴发以来，我国对美国贸易减少，对欧洲、东南亚和"一带一路"沿线国家（地区）的贸易占比上升。欧洲上升为中国外贸的最大伙伴，美国暂时退居第四位。

最后，外贸出口、服务与消费收缩将加大中小企业经营困难。当前，上海与长三角地区复工达产率逐步恢复到90%，但消费与服务市场启动不足、外贸供需不平衡将成为主要的矛盾，社会就业压力不小。同时，因中外疫情"时空差"影响，国际资本追逐安全资产，可能会增加我国资本流入，但以短期资本为主，可能对金融稳定造成一定风险。另外，短期资本流入使人民币汇率贬值空间受限，政府财政开支的扩大也会影响后续的宏观调控能力。

五、中国面临的选择与对策建议

中国经济与社会制度的优越性、基于综合实力基础的宏观经济包容韧性是无可比拟的。随着中国抗疫取得阶段性胜利，全球疫情防控在中外之间形成不断扩大的"时空差"，中国内外经济出现"时空窗口"。

客观地看，"时空差"有助于国内企业通过复工复产和增量扩产、进出口贸易与双向投资增强对全球供应链的粘度，增加国内产业链嵌入全球价值链（GVC）的长度与高度；生产、服务与消费的有序恢复将逐步激活市场，帮助中小微企业走出困境；国际油价与大宗商品价格下挫有利于中国国际战略储备结构优化调整；基于抗疫"中国经验"的国际合作，有利于中国在全球特别是"一带一路"沿线推进数字产业、智慧物流、外贸海外仓、服务外包、电子支付，以及医疗与健康等产业的出口与对外投资布局等。对于疫情后的中国对内高质量发展、对外全方位开放而言，宏观政策的着力重心已经逐步从"供给侧"转向"需求端"。

综合以上分析，我们建议：第一，中央政府在京津冀协同发展、粤港澳大湾区建设、长三角一体化发展战略基础上，应提前启动以"新基建"与"都市圈"

建设相互融合为导向的"十四五"规划，依靠庞大的国内市场与加大投资力度对冲疫情影响，实现"十四五"规划建设的"早期收获"，保持国民经济与社会的稳定发展。

第二，坚持全方位开放与重点突破相结合，基于相似的文化背景、防控模式与中国经验，在抗疫合作中加快区域全面经济伙伴关系（RCEP）落地与推动中日韩经贸合作（含FTA谈判），沿"一带一路"拓展双向贸易与投资，布局外贸海外仓与发展"反向加工贸易"。

第三，加快中欧双边投资协定（BIT）谈判与开启中英"自贸港"合作。"脱欧"后的英国于2020年2月9日正式推出了"建设10个创新型自由贸易港"的计划，英国积极启动创新型自由港计划，意在选择地理面积较大、海陆空交通航运便利和功能政策配套齐全的港区建造创新性自由港，中英可携手推进全球自由港创新发展的新时代。

第四，抓住全球油价与能源、大宗商品价格调整的有利时机，提升我国的全球战略资源储备、资源配置与金融定价能力。

第五，向全球推广抗疫中数字经济发挥巨大作用的经验，促进我国数字经济的发展。在我国抗击疫情的过程中，数字经济及其以数据为基础的各类电子产品、数据服务、手游网游、线上影院、快递外卖等行业可谓功不可没。在疫情过后，我们应当高度重视数字经济的发展及其向全球范围内的推介。

第六，千方百计保障全球供应链的稳定安全。在疫情过后，我国企业应高度重视供应链布局，沿6个主要方向实现安全的供应链网络：一是基于组织与网络韧性的全球静态供应链，即供应链企业自身良好的经营管理素质及其上下游之间的网络张力或弹性；二是基于供给有备份与需求可替代的国内应急供应链，亦即供给和需求皆有短期备份选择供应链关系；三是基于时空转化而能够自如地实现角色互换的外部弹性供应链；四是基于链主或核心枢纽地位，具有自主选择权或不可替代性的主动供应链；五是基于国内全产业链（NVC）基础的、与外部世界构成可平行、可交互式供应链；六是基于帕累托最优与卡尔多改进的全球动态供应链，即积极倡导在供应链上下游网络各环节或实现动态优化的分工布局，或实现跨期、跨部门乃至跨国界的利益相互补偿机制，共同维护安全的供应链依存关系。

在当前阶段，中央与地方政府应在密切防控疫情输入性风险的基础上加强指导复工、复产、复市；在人员恢复自由流动之前促进货畅其流，充分依靠市场的力量稳定经济、保障就业。在对外关系中，加强国际抗疫与经贸合作的协同联动，最大限度地保障外贸供应链与国际产业链稳定运作，为疫情后世界经济的复苏发挥应有的作用。

第十三章

新冠疫情与全球粮食安全

"王者以民人为天，而民人以食为天""洪范八政，食为政首""手中有粮，心中不慌"，可见，自古以来，粮食问题都是事关国计民生的首要问题。保障粮食安全既是治国安邦的基础，同时又是一个世界性难题。2008 年，世界粮食库存、世界粮食储备下降至近 30 年以来的最低值，粮食价格在短时间内持续上涨，世界粮食供给短缺加剧，一场世界性粮食危机席卷全球，给粮食不能自给的国家敲响了警钟。粮食安全是国家经济安全的重要组成部分，与社会和谐、政治稳定、经济持续发展等息息相关。联合国粮食及农业组织（FAO）（以下简称"粮农组织"）提出，粮食安全是指确保所有人在任何时候既买得到又买得起他们所需要的质量合格的基本食品。从定义可以看出，粮食安全是一个复杂的系统，既涉及粮食生产和供给问题，也涉及粮食需求和消费问题，同时也与食品分配系统（如仓库、流通、运输设施及能力等）关系紧密（杜志雄等，2015）。从粮食安全的层次来看，粮食安全可以分为世界粮食安全、国家粮食安全、家庭粮食安全和个人营养安全四个层次。其中，国家粮食安全是核心层次，国家层面的粮食安全重点关注的是物质保障的能力和水平、消费能力和水平、保障粮食供给的途径和机制等三个方面，也就是说，国家层面的粮食安全重点是要确保国家粮食的供应，努力实现国家粮食生产的安全、粮食流通的安全和粮食消费的安全。

自 2019 年底以来，全球接连暴发了非洲沙漠蝗灾、澳大利亚森林大火和新冠肺炎疫情，其中，非洲沙漠蝗灾和新冠肺炎疫情增加了全球农产品供给的不确定性，由此引起粮食市场波动。尤其是席卷全球的新冠肺炎疫情，使世界各国各行业都受到了前所未有的影响，农业的生产和涉农企业的运营、农产品的库存和供应以及未来粮食和食品的供需关系等，都受到了前所未有的关注。特别是，新冠肺炎疫情的蔓延和持续甚至使得部分农产品出口国开始限制粮食出口，全球对粮食安全的焦虑情绪进一步显现，引发海内外高度关注。因此，我们有必要讨论一下粮食安全问题。当前全球粮食生产和储备情况如何？新冠疫情对全球粮食安全到底产生了怎样的影响？在面对新冠疫情时，世界各国为保障自身粮食安全采取了怎样的应对措施？新冠疫情对中国粮食安全的影响程度如何？新冠疫情下，部分农产品出口国限制粮食出口，中国该如何应对？

一、全球粮食生产和储备基本情况

（一）国际粮食生产和储备情况

1. 全球粮食产量稳定，总体供应充足

根据粮农组织和其他国际机构的统计数据，自 2012 年以来，全球粮食生产稳步增长，供给略高于需求，库存呈增长趋势，目前全球粮食产量保持稳定，总体供应充足，尤其是玉米、小麦、大豆、大米等主要产品供应充足。由粮农组织 2020 年 4 月 2 日发布的《谷物供求简报》可知，2019 年世界谷物产量估计数为 27.21 亿吨，超过 2018 年全球产量 6 460 万吨，较 2018 年增长 2.4%。在 5 月 7 日发布的《谷物供求简报》中，粮农组织依然维持了这一预测值。充足的供应有助于保护粮食市场免受新冠疫情影响。此外，就目前来看，疫情对农业生产的冲击还不十分明显，很多国际机构都预测 2020 年全球粮食产量依然会保持小幅增长。其中，就小麦而言，尽管欧盟、北非、乌克兰和美国可能由于种植面积缩减或气候原因而减产，但澳大利亚、哈萨克斯坦、俄罗斯、印度和巴基斯坦的产量预计会增加，增产量将抵消减产量。因此，2020 年小麦产量依然有望实现 7.63 亿吨，与 2019 年产量持平，比 2018 年高出 3 090 万吨，仅略低于 2016 年创下的 7.65 亿吨记录。[①] 就粗粮而言，南半球国家即将开始收割 2020 年作物。在南美洲，由于玉米播种面积超过往年平均水平，阿根廷和巴西的预期产量与 2019 年不相上下。在南部非洲，继 2019 年因干旱减产以后，玉米产量可能超过 1 500 万吨，攀至有史以来第二高产量。在北半球，许多国家已经或即将开始种植粗粮作物。同时，

[①] 联合国粮食及农业组织：《经济增长和能源市场虽受 COVID-19 疫情冲击，但全球谷物供应仍十分充足》，http://ww.cofeed.com/rice/20054249644.html，2020 年 5 月 7 日。

简报还预计 2019/2020 年度世界谷物贸易量将达到 4.2 亿吨，较 2018/2019 年度贸易量增长 2.3%，增加 950 万吨。① 因此，2019/2020 年度全球谷物市场仍然有望保持均衡、充裕。

2. 谷物利用率下降，全球库存量上升

由于新冠疫情影响了经济增长、能源市场和动物饲料需求，特别是中国和美国对玉米的消费量大大减少，粮农组织于 2020 年 5 月 7 日发布的《谷物供求简报》预计，2019/2020 年度谷物利用量会下降 2 470 万吨，利用率下降将导致 2020 年全球谷物库存增加。目前全球谷物库存量大约为 8.84 亿吨，可能处于近 10 年来的最大值，全球谷物库存与使用量的比率达到 31.6%。② 其中，玉米库存增长高于预期，使得谷物库存增加。据粮农组织预测，2020 年阿根廷、巴西和南非的玉米有望丰收，市场供应量将增加，按目前估算，玉米库存将上升至 4.28 亿吨，达到历史最高水平。《谷物供求简报》还指出，2020/2021 年度全球小麦利用量有望保持稳定，尽管世界其他地区的小麦库存可能下降 5%，达到 2013 年以来的最低水平，但由于中国的小麦库存预期会出现大幅增长，因此 2021 年全球小麦库存可能进一步增长，上升至 2.745 亿吨。在 5 月 7 日的简报中，由于预计尼日利亚的粮食摄入量会出现下降，粮农组织还下调了全球稻米使用总量预测值。但是，由于亚洲粮食摄入量的同比增长，大米消费总量不会下降，且仍有望创下新纪录。此外，粮农组织对 2019/2020 年度世界谷物贸易量的预测依然为 4.2 亿吨。③ 针对产自黑海地区小麦的出口限制现已基本取消，估计小麦生产国的全年出口量不会受影响。因此，从全球粮食供需变化和预测来看，全球粮食供需基本平衡、略有剩余的基本格局在短期内不会改变。

（二）中国粮食生产和储备情况

1. 中国粮食生产情况

从粮食生产情况来看，根据国家统计局公布的数据，2015～2019 年中国粮食总产量连续 5 年稳定在 6.5 亿吨以上。2019 年，中国粮食总产量达 66 384 万吨（13 277 亿斤），比 2018 年增加 594 万吨（119 亿斤），增长 0.9%，创历史最高水平，实现创纪录的"十六连丰"。从具体品种来看，谷物产量达 12 274 亿斤，比

---

①②③ 联合国粮食及农业组织：《经济增长和能源市场虽受 COVID-19 疫情冲击，但全球谷物供应仍十分充足》，http：//ww.cofeed.com/rice/20054249644.html，2020 年 5 月 7 日。

2018 年增加 73 亿斤，增长了 0.6%。其中，稻谷产量为 4 192 亿斤，相比 2018 年减少 50 亿斤，下降 1.2%；小麦产量达 2 672 亿斤，为历史第二高水平，较 2018 年增加 43 亿斤，增长了 1.6%；玉米产量达 5 215 亿斤，比 2018 年增加 72 亿斤，增长 1.4%；豆类产量达 426 亿斤，比 2018 年增加 42 亿斤，增长 11.0%，其中，大豆产量 362 亿斤，比 2018 年增加 43 亿斤，增长 13.3%；薯类产量为 577 亿斤，比 2018 年增加 3.6 亿斤，增长 0.6%。除稻谷产量略有下降外，其他主要作物产量均有所增加。2019 年，中国人均粮食占有量为 474 公斤，远远高于人均 400 公斤的国际粮食安全标准线。

根据农业农村部相关信息，尽管新冠肺炎疫情对局部地区农业生产造成一定扰动，但 2020 年中国粮食生产形势总体向好，春耕生产推进顺利，全年粮食和农业丰收有基础：夏粮种植面积稳定在 4 亿亩，在田作物长势良好，丰收在望；早稻种植面积扩大到 7 000 万亩，比 2019 年增加了 300 多万亩，增产有基础。同时，中国还有 15 亿亩盐碱地的后备耕地资源，如果开展耐盐碱水稻品种培育及核心技术研究，并将其中 1 亿亩改造成水稻田，按每亩 300 公斤估算，每年将增加养活 8 000 多万人口的粮食产量。[①] 此外，新冠肺炎疫情期间，国家持续出台扶持农业生产的政策措施，2020 年粮食丰收是大概率事件。当前，中国疫情得到有效控制，疫情对中国粮食生产的负面影响有限。根据 2020 年 4 月中国农业农村部预警专家委员会发布的《中国农业展望报告》，预计中国 2020 年粮食产量将保持小幅增长。

2. 中国粮食进口情况

2015 年以来，中国粮食进口量维持在 1 亿吨以上，2019 年累计进口谷物和谷物粉 1 785.1 万吨，进口大豆 8 851.1 万吨，合计 10 609.2 万吨，较 2018 年下降 9.2%。[②] 2017 年以来粮食进口量下降明显。

随着新冠疫情在全世界的肆虐，部分国家宣布禁止粮食出口。据国家农业农村和粮食储备部门的权威数据，近 5 年中国主要粮食作物自给率保持在 95% 以上，除大豆对外依赖度较高外，小麦、玉米、大米产量较高，基本均可实现自给。以 2019 年为例，小麦、玉米、大米对外依赖度（进口量/消费量）分别

---

① 《疫情引发"粮食安全"担忧？粮油企业：无需囤粮》，人民网，2020 年 4 月 9 日。
② 《2019 年中国粮食供给及进口现状：粮食产量 6.64 亿吨，进口 1.06 亿吨》，中国产业信息网，2020 年 4 月 1 日。

为 3.1%、2.5%、1.68%。换句话说，这三种作物自给率均在 96% 以上，依赖进口程度较低；大豆对外依赖度为 84.9%，自给率仅为 15% 左右，[①] 但因大豆并非主要粮食作物，故对粮食安全的影响有限。从国际贸易看，粮食进口量占国内市场总量比重很小。2019 年，中国谷物净进口量为 1 468 万吨，仅占国内谷物消费量的 2% 左右，且进口品种主要是市场紧缺的优质强筋小麦、优质弱筋小麦和泰国大米等。2019 年小麦、玉米、大米等三大粮食进口总量为 1 065 万吨，占国内消费总量的比例为 1.9%。因此，国际市场波动对中国粮食供应的影响有限。

3. 中国粮食储备情况

从粮食库存情况来看，中国已经建立了完整的粮食储备系统，粮食储备充足。近年来国家高度重视粮食储备，粮食储备机制和应急保障体系不断完善，储备标准大大高于粮农组织提出的 17%～18% 的安全水平，小麦、玉米、大米等口粮品种库存处于历史最高水平。2019 年 10 月，国务院新闻办公室发布了《中国的粮食安全》白皮书。白皮书指出，中国粮食储备和应急体系逐步健全，政府粮食储备数量充足，质量良好，储存安全；在粮食应急保供方面，从 2014 年开始，国家按照"产区储存 3 个月，销区储存 6 个月，产销平衡区储存 4.5 个月"的要求，增加地方粮食储备，从体制和政策上切实保障地方粮食安全和应急供应；同时，大中城市和价格易波动地区建立了 10～15 天的米面油成品储备制度，其中小麦和稻谷等口粮品种比例超过 70%。根据农业农村部数据，2019 年中国小麦、玉米、大米三大主粮库存结余 2.8 亿多吨，其中，稻谷年度结余 1 430 万吨，已连续多年结余，阶段性过剩特征明显；小麦年度结余 1 400 万吨，同比增加 870 万吨，已连续 7 年产大于需。小麦、玉米、大米的库存—消费比（期末库存量/当年消费量）分别为 115.8%、71.4%、82.6%。根据有关测算，假设在零增长情况下，中国主要粮食作物库存量如果换算成可消费月份，可维持时间为 8～14 个月，其中，小麦库存量可供消费月数为 13.9 个月，玉米存量可供消费月数为 8.6 个月，大米库存量可消费月数为 9.9 个月。但是，与之相比，大豆库存—消费比较低，仅为 21%，对应可维持大概 2.5 个月[②]。因此，从库存—消费比看，中国短期不会面临粮食危机。除了储备，粮食的加工和储运能力也是应急能力的重要

---

①② 《疫情冲击全球粮食安全 中国何以临危不惧?》，人民网－时政频道，2020 年 4 月 11 日。

指标。根据粮食白皮书，中国布局已经建设了一批粮食应急加工企业、应急供应网点、应急配送中心和应急储运企业。截至 2019 年，中国共有粮食应急供应网点44 601 个，应急加工企业 5 388 家，应急配送中心 3 170 个，应急储运企业 3 454家。此次新冠肺炎疫情中，除了个别市县，绝大部分地区没有动用过政府储备粮。

综上，中国粮食生产稳步增长、自给率较高、储备充足，政府拥有充分的调配能力，满足国内市场供给，保障国家粮食安全。

二、新冠疫情对全球粮食安全的影响

根据世界卫生组织 2020 年 3 月 26 日通报，新冠肺炎疫情已蔓延至 200 个国家和地区，有 60 个国家宣布进入紧急状态。虽然肆虐全球的新冠肺炎疫情目前还未引发全球性粮食危机，但已经导致全球贸易急剧收缩，并将从多个方面对全球粮食安全产生重要影响，这些影响既有短期的，也有长期的；既有生产层面的，也有流通（贸易）和消费层面的；有些影响是直接的，还有一些影响是间接的。

（一）新冠疫情可能对农业生产带来不利影响？

新冠疫情是一场卫生危机，但是，如果不采取适当措施，也可能导致粮食安全危机。新冠疫情肆虐下，越来越多的国家采取了管制力度更严、实施范围更广、持续时间更长的疫情防控措施。各国纷纷封城闭关、停工停产停市，人们不得不居家隔离，农业劳动力自由流动受阻，影响部分地区农业生产或收割的按时开展。在欧洲和北美，农业生产主要依靠移民，而疫情之下，各国纷纷关闭边界，造成劳工跨境流动受限，农业生产所需劳动力面临严重短缺。受新冠疫情影响，作为主要谷物出口国的美国、加拿大和法国等多国目前均出现了农业劳动力短缺的现象，给全球农业生产带来挑战。例如，美国政府为了遏制疫情蔓延，采取了限制墨西哥来美移民的措施，而这些移民恰恰是美国农业廉价劳动力的重要来源；欧洲大陆也出现了同样的情况，受疫情影响，成千上万的移民劳工无法及时回到欧洲参与农业生产，这严重影响了农产品生产和物流运输。据美国媒体统计，法国 2020 年将减少约 20 万名海外劳工；意大利农民协会估计本国海外劳工缺口达 10 万人；德国农业部数据显示，往年 3 月和 5 月德国分别有 3 万名和 8 万名从事农业的劳工，但 2020 年只有少数人可以出工，农业劳动力缺口较大。[①] 根据粮农组织的分析，疫情如果对作物生长季节造成实质性影响，全球粮食产量水平必将大幅下降。因此，新冠肺炎疫情可能对全球农业生产带来不利影响。

（二）新冠疫情可能给粮食供应链带来巨大挑战

根据新冠疫情暴发前监测的数据，全球粮食及其他主要农产品供应充足。粮农组织和经济合作与发展组织预测，2019/2020 年度全球谷物的产量比上年增长 2.3%，供需基本持平，肉类和奶类产量也均略高于需求量。但是，随着新冠肺炎疫情在全球的蔓延，粮食供应链正在受到严峻挑战。当前，各国为减缓新冠病毒的传播，纷纷减少国际贸易，关闭码头港口，停止国际航运，食物流通渠道可能会受到运输中断和检疫措施的影响，全球粮食贸易和物流运输严重受阻。此外，由于疫情持续时间的不确定性，一些国家为保障本国粮食供应，采取了限制或减少粮食出口的措施，导致国际市场短期内出现大幅波动，引发部分国家和地区民众恐慌性囤粮，进一步扰乱了粮食供应链的通畅。以大米为例，作为世界重要的大米生产和出口国的越南、泰国和柬埔寨等国，由于疫情实行出口限制，导致近期国际大米价格飙升。可见，粮食主要出口国的贸易限制措施可能进一步加深国际市场对粮食安全的担忧，此类后果一旦显现，将对全球粮食供应链造成破坏。此外，疫情还导致食品行业工人正常流动受限，食品集装箱长期滞留边境、港口等，导致易腐食品变质，加剧粮食浪费。例如，美国和其他地方向中国餐馆供应龙虾和其他甲壳类等高价食物的企业，已经因新冠肺炎疫情而陷入瘫痪。粮食供应的不确定性可能会引发一连串的出口限制举动，导致全球粮食市场出现供应短缺。此类市场反应可能改变粮食供需平衡，导致价格飙升、波动加剧。由于各国在不断出台自己的政策，使得原来相对整合和统一的市场变得日益分割，再加上一些国家所采取的进出口贸易限制性措施，进一步加剧了国际供求关系紧张局势，增大了农产品价格的波动性和市场的不稳定性。

（三）新冠疫情可能抑制全球粮食消费

受新冠肺炎疫情影响，全球经济增速将大幅下降。截至目前，多个国际组织

---

① 《新冠疫情威胁全球农业，中国居民餐桌受影响吗?》，新浪财经综合，2020 年 3 月 3 日。

和机构指出全球经济衰退可能创造历史纪录。从疫情影响机制看，疫情将抑制全球粮食消费。由于新冠肺炎疫情的蔓延和肆虐，全球绝大部分国家和地区的经济处于停摆状态，尤其是餐饮、住宿、旅游等服务业基本都处于停业状态，企业停工停产，劳动者纷纷居家隔离，社会失业率急剧上升，居民收入大大减少，外出消费大幅降低，导致食物尤其是肉类等高附加值产品的消费减少。首先，食物需求因收入下降而减少。新冠疫情将使 2020 年全球经济急剧跌入负增长，200 多个国家和地区的人均收入都将出现下降，而人均收入减少将在一定程度上降低食物消费支出，包括肉、蛋和奶等高附加值农产品。由于疫情影响，美国家庭牛奶消费量逐渐减少，餐饮业和学校对牛奶的需求也有所下降，美国奶农面临牛奶价格暴跌的现状，与许多其他农产品不同，牛奶易变质，无法储存到市场需求上升和价格上涨之时，因此，许多奶制品公司开始倒掉牛奶。其次，石油等能源价格下降将抑制生物燃料发展，降低特定农产品需求。例如，美国大量使用玉米、巴西大量使用甘蔗生产生物燃料乙醇；欧盟大量使用油菜籽生产生物柴油。然而，全球经济增速下降导致能源价格大幅降低。根据国际货币基金组织发布的国际初级产品月度价格数据，世界石油和天然气在 2020 年 3 月的平均价格分别比 1 月降低47% 和 22%。能源价格大幅下跌将抑制生物能源产业发展，根据美国农业部 2020 年 4 月 9 日公布的《全球农产品供需预测估计》，2020 年美国用于燃料乙醇生产的玉米将减少 1 000 万吨。

（四）新冠疫情可能影响食品价格

由于新冠疫情对经济和物流产生较大影响，市场对食品的需求大幅萎缩，食品价格接连下跌。根据粮农组织 2020 年 5 月 7 日发布的《谷物供求简报》可知，4 月食品价格指数平均为 165.5 点，较 3 月下降约 3.4%，较 1 月下降近 10%，连续第三个月出现下跌。其中，由于急剧下跌的国际原油价格导致乙醇生产商对甘蔗的需求减少，大量甘蔗转而被用于糖类生产，导致糖类出口供应量大增，而一些国家采取封锁措施又致使糖类需求进一步下滑，糖类价格指数较 3 月下降14.6%，跌至 13 年来最低点；由于生物燃料和食品行业需求减少、马来西亚棕榈油产量以及美国压榨大豆油产量高于预期等原因，植物油价格指数在棕榈油、大豆油和菜籽油价格下跌的带动下较 3 月下跌 5.2%；由于出口供应量增加、库存高企、进口需求疲软以及北半球餐馆销售萎缩，乳制品价格指数下跌 3.6%，黄油和奶粉价格指数甚至出现两位数下滑；由于主要生产国物流运输受阻，居家防疫导致餐饮服务业的肉类需求急剧下降，肉类价格指数下降2.7%；由于越南临时设置了大米出口限制（该限制随后被取消），俄罗斯的小麦出口配额迅速用完，3月以来小麦和稻米的国际价格大幅上涨（大米价格上涨了7.2%，小麦价格上涨了2.5%），与之相比，由于动物饲料和生物燃料的生产需求减少，玉米的国际价格急剧下跌，包括玉米在内的粗粮价格下跌了10%，总体来看谷物价格指数则是出现小幅下降。

（五）新冠疫情可能致使饥饿与弱势群体面临双重危机

粮农组织数据显示，新冠肺炎疫情暴发前，由于暴力冲突和气候变化影响加剧，全球已有超过8亿人处于长期营养不良状态，其中1.13亿人因各类冲击或危机处于重度粮食不安全的境地，他们早已处于极端饥饿状况，身体虚弱，无力抵御病毒侵袭。在埃塞俄比亚、肯尼亚和索马里，持续干旱和连续歉收已经导致近1 200万人陷入饥饿困境。① 此外，还有非洲的萨赫勒地区，以及中非共和国、刚果民主共和国和南苏丹等国在疫情之前就已处于粮食危机境地。埃塞俄比亚等非洲国家目前还面临严重的蝗灾问题。如果加上中度粮食不安全的人数，全球共有超过20亿人无法保证获得安全、营养和充足的食物。这些弱势群体大部分生活在农村地区，依靠农业、渔业或畜牧业为生。一旦患病或行动和活动受限，他们将无法正常生产，也无法在市场上出售农产品、购买食物或获取种子和物资。这些群体几乎没有其他物质上的依靠，可能不得不变卖牲畜或渔船来换取现金，或是把所有种子都用作口粮，而不再留种用于播种。一旦出现此类情况，农村家庭再想实现自给自足就变得异常困难。当前的新冠肺炎疫情可能进一步恶化本已严峻的世界粮食安全与营养形势，使弱势群体陷入卫生与饥饿的"双重危机"。事实证明，对于罹患慢性疾病和处于饥饿或营养不良的人而言，新冠肺炎疫情可能特别致命。非洲地区有12亿人口长期营养不足，占所有人口的20%以上，是全球营养不足比例最高的地区，他们早已处于营养不良、身体虚弱和易感染疾病的状况。同时，新冠疫情还使该地区的粮食供应链遭到破坏。在非洲的54个国家中，至少33个国家采取了封闭措施，致使农民无法向市场运送粮食，给农村人口提供

---

① 《联合国粮农组织：疫情使弱势群体更脆弱，面临"双重危机"》，澎湃新闻，2020年4月9日。

的粮食援助也受到影响。由于市场流通受阻，流通效率降低，粮食及食物的分配系统也将受到影响，加之短期和局部供求失衡导致的价格上升，弱势群体的实际购买力下降，获取食物变得更加困难，全球饥饿和营养不良人口将进一步攀升。根据国际食物政策研究所（IFPRI）发布的报告，全球经济增速每下降1个百分点，将导致全球范围内的食物不足人口数增加约2%，新增1 400万人，同时还会影响发展中国家农村地区约900万人的生计。

三、新冠疫情下各国为保障粮食安全采取的举措

随着新冠疫情在全球蔓延，一些国家为确保本国粮食供应，相继宣布禁止或减少粮食出口。例如，全球主要小麦出口国哈萨克斯坦宣布禁止小麦粉、胡萝卜、糖和土豆的出口；塞尔维亚已经停止了葵花籽油和其他物资出口；越南暂停签署新的大米出口合约；全球第二大棕榈油生产国马来西亚的出口也已经出现了明显的放缓；埃及宣布自2020年3月28日起的未来3个月内停止各种豆类产品的出口。截至目前，至少有包括埃及、越南、哈萨克斯坦、塞尔维亚、俄罗斯、印度、柬埔寨等国在内的14个国家出台了限制农产品和食品出口的政策，涉及的农产品包括但不限于大米、小麦粉、葵花籽油、玉米等粮食作物（见表13-1）。

表13-1　　　　　国际粮食出口限制以及扩大进口汇总统计

粮食进出口	国家	时间	主要措施内容
限制出口	哈萨克斯坦	2020年3月22日	其中包括面粉、白砂糖、葵花籽油、葵花籽和荞麦；甜菜、洋葱、胡萝卜、土豆、白菜和萝卜等蔬菜；将对小麦和面粉出口实行配额制
	越南	2020年3月24日	3月24日开始，越南率先公布禁止任何形式出口各种大米。4月10日，越南表示4月开始恢复出口40万吨大米
	埃及	2020年3月28日	自3月28日起未来3个月内停止各种豆类产品的出口
	乌克兰	2020年3月30日	经济部表示将控制小麦出口发货量，在国内市场销售面粉，2019/2020年度小麦出口量上限为2 020万吨。乌克兰已将4月小麦日均出口量从3月的4.4万吨调减至1.4万吨

续表

粮食进出口	国家	时间	主要措施内容
限制出口	白俄罗斯、吉尔吉斯斯坦和亚美尼亚3国	2020年3月31日	在6月30日前禁止从欧亚经济联盟地区出口荞麦、黑麦、大米、葵花籽等一系列粮食作物
	柬埔寨	2020年4月1日	禁止白米和稻米出口，仅允许香米出口
	俄罗斯	2020年4月3日	为第二季度（4~6月）设定了700万吨的谷物（小麦、黑麦、大麦和玉米等农产品）出口配额，以保证国内食品安全
	罗马尼亚	2020年4月9日	5月中旬以前禁止向非欧盟地区出口谷物，小麦、大麦、燕麦、玉米、稻米、小麦粉、油籽和糖等均在禁令之内
	塞尔维亚	2020年4月10日	停止出口葵花籽油
扩大进口	伊拉克	2020年3月28日	提高战略储备，进口100万吨小麦和25万吨大米
	摩洛哥	2020年3月29日	将会把暂停征收软小麦进口关税的时间再延长45天至6月15日。从4月1日起摩洛哥还将停止征收杜伦麦和豆类的进口关税
	沙特阿拉伯	2020年3月31日	小麦战略储备超过100万吨，计划从4月开始再进口至少120万吨小麦
	苏丹	2020年4月13日	将采购20万吨小麦，以提高新冠疫情期间的战略储备

资料来源：根据各国政策整理所得。

各国限制出口的品种不尽相同，这被认为是因担忧疫情蔓延导致经济活动停滞和产量下降而采取的应对措施。根据世界贸易组织规则，粮食生产国发生食品供应危机时，有权暂停出口。但是，如果越来越多的国家采取类似行动，可能会影响全球粮食稳定。一些国家禁止粮食出口，将带来各国连锁反应，甚至引发粮价上涨、粮食短缺的恐慌效应，以粮食进口为主的国家将不可避免地受到冲击。虽然各国都应认真对待食物安全问题，但没有必要反应过激。某些食物，如水果和蔬菜等具有复杂供应链的食物，还有主要通过餐馆出售的食品等，可能会由于新冠肺炎疫情受到一定的影响。但对于大米、小麦和玉米等基本主食来说，当前全球市场供应充足，主食生产不太可能中断，价格保持相对稳定。贸易使生产从过剩地区转移到短缺地区，避免了仅依赖当地生产而造成的严重短缺和食物不安全。但是，由于封锁和其他限制措施造成的收入损失，穷人获得食物的机会将受到严重威胁。这些问题应该通过有助于维持食物供应的措施来解决，而不是通过可能威胁食物供应的出口禁令等政策。2007～2008 年的食物价格危机表明，过分忧虑食物供应而产生的政策很容易引发一场严重的价格危机。当时，一些国家采取了限制出口的应对措施，推高了全球主要粮食的市场价格。这导致其他粮食出口国也限制了出口，以使本国消费者免受最初食物价格上涨的影响。而食物进口国担心食物价格上涨，进而降低了食物进口关税，支撑了市场需求，但也给国际市场价格增加压力。结果是这些政策措施非但没有遏制价格上涨，反而推高了全球市场价格。以大米为例，2007～2008 年全球大米价格飙升，一半是由这些应对政策造成的。不幸的是，现在一些国家又开始考虑限制出口。例如，哈萨克斯坦已经暂停了几种谷物产品以及油料种子和蔬菜的出口；欧亚经济委员会也发布消息称，在 6 月 30 日前禁止从欧亚经济联盟地区出口黑麦、大米、葵花籽等粮食作物；越南此前在审查国内大米库存，曾表示截至 5 月底都不再发放大米出口证书（虽然 4 月已酌情发放，但限制出口基调不变）。这些限制即使是暂时的，也将影响全球供应。如果其他国家效仿，世界主粮价格将上涨。粮农组织发出警告称，在新冠疫情期间，各国政府采取的贸易保护主义措施可能会引发全球粮食短缺。

四、新冠疫情下全球应对粮食危机的建议和对策

（一）加强国际合作，建立信息共享机制

面对规模前所未有、情况千变万化，同时充满许多未知的新冠肺炎疫情，国际社会必须迅速紧急行动起来应对可能的危机。当然，面对情况如此紧急、影响如此巨大的国际突发公共卫生事件，并不是所有国家都持相同立场。世界粮食安全委员会要发挥领导作用，各国也应该与国际社会一道快速响应、采取切实有效的行动。疫情全球大流行加剧市场恐慌，极有可能引起国际粮食市场的震荡。为遏制新冠肺炎疫情所采取的措施对粮食供应可能产生不利影响，对此各国应加强国际合作而非弱化国际合作，建立信息共享机制，保证粮食供应链正常运转。在实施封锁管控以应对疫情期间，保持开放贸易，通畅全球粮食流通，以便国际市

场能够在避免食物短缺和缓解全球需求放缓方面发挥作用，预防粮食供应链中断问题。同时，各国政府和相关国际机构要及时发布主要农产品供求、价格和生产资料供求等重要市场信息；要对市场进行有效监管，防止粮食等主要农产品的投机和炒作。建立全球性的粮食贸易促进与信息共享机制，促进国家间的粮食生产与贸易合作，稳定粮食生产和供给，避免不必要的食物出口限制，抑制国际粮食炒作行为发生。确保各国及时掌握粮食贸易措施、粮食生产、消费和库存水平及粮食价格相关情况，减少不确定性，遏制"恐慌性购买"及囤积食物和其他必需品的行为。

（二）加大政策支持力度，保持全球贸易开放

在应对新冠疫情中，各国都会发现其在公共卫生、道路、市场等基础设施方面存在的不足和短板，在近中期，应该优先加大投资进行完善，以保障应急情况下日常生活物质供应和农业生产资料及时供应，防止延误农时，增强各国农业和粮食系统的抗风险能力及经受外部冲击之后的恢复能力。依赖进口粮食的国家很容易受到影响，因为运输速度放缓，大多数国家的粮食价格可能会上涨。在漫长的禁售期中可能会出现突然的极端粮价冲击。在意大利，面粉和罐头食品的需求量激增，新鲜农产品销售困难。各国应立即审查贸易和税收政策方案及其可能产生的影响，为粮食贸易创造一个有利的环境。在2007～2008年粮食危机期间，由于缺乏市场信息，加上各国的政策干预不协调，造成了粮食贸易中断和粮食价格上涨。当今各国建立了农产品市场信息系统，该系统提供了粮食作物的库存和价格的最新市场信息，如果农产品的价格大幅上涨会使各地的穷人负担过重，对人类发展和经济生产力产生长期的负面影响。保持全球粮食贸易的开放对于保持粮食市场的运作至关重要，各国政府应取消现有的出口限制，包括出口禁令，各国应取消不良的进口关税和非关税贸易壁垒，降低进口关税，为进口提供便利，这样有助于解决粮源供应和粮价上涨的问题。各国也应暂时降低增值税和其他税收，以帮助稳定世界粮食市场。为了避免粮食短缺，各国必须保持粮食供应链的正常运转，在采取应对新冠肺炎疫情的措施时，必须确保粮食生产、加工和零售从业人员的安全，最大限度地减少疫情在相关部门内的传播，维护粮食供应链的正常运转；必须保障社区内的食品供应，满足行动受限的消费者，特别是最脆弱人群的需求；同时，还必须确保必需品供应不出现意外断档，谨防饥饿和营养不

良状况出现恶化。各国除了在国内实施紧急措施外，国际合作和开放的全球贸易也是关键，各国政府应在疫情期间取消出口限制和进口关税。通过保持供应链的运转并积极寻求国际合作来保持开放的贸易，各国可以防止粮食短缺并保护弱势人群。

（三）努力破解物流"瓶颈"，激活食品价值链

粮食价值链大致可分为两类：主食商品（小麦、玉米、玉米、大豆和油籽）和高价值商品（水果、蔬菜和渔业）。主食商品生产是资本密集型的，由于新型冠状病毒相关的流动限制导致的劳动力短缺问题对其生产影响较小。但是，由于阻碍了粮食的跨市、跨省、跨地区、跨国家的运输，商品的物流配送受到影响。高价值商品需要大量劳动力且易腐烂，易受员工减少或当地停产停工影响，从而影响食品供应链。尽管 2020 年的收成前景良好，可以保证粮食的供应，但是供应链中的物流中断是有可能出现的新问题。例如，阿根廷是世界上最大的豆粉牲畜饲料出口国，阿根廷中部的罗萨里奥是阿根廷主要的谷物出口中心，也是主要的大豆生产区。最近，为了减缓病毒的传播，罗萨里奥附近的几十个市政府封锁了谷物卡车进出城镇，大豆因此无法被运往压榨厂，影响了该国用于牲畜的豆粕出口。同样，在另一个主要的主食商品出口国巴西，也有报道称物流方面的困难使粮食供应链面临风险。在国际上，如果像巴西的桑托斯或阿根廷的罗萨里奥这样的主要港口关闭，将可能给全球贸易带来灾难。简而言之，主要的主食商品出口国需要尽一切努力寻找解决方案，最大限度地减少物流中断，使主要主食商品能够在各国之间流动。事实上，新冠疫情是一个发现"瓶颈"并解决"瓶颈"的机会，政府需要对供应链中的物流环节进行适当的检测，并给予商品运输的特殊许可。港口工作人员应被视为必要的人员，需要采取适当的卫生和安全措施，包括检测、防护用品和实行社会疏导等措施，这些措施将为国际市场带来稳定。多边开发银行和主要捐助者有责任支持主要商品出口国采取这些措施。高价值商品的供应链更加复杂，各国需要迅速采取行动，将其确定为优先部门，并确保外来工人能够进入农场和工厂。各国必须找到最佳途径，在维持生产的需要和保护工人的必要性之间取得平衡。

（四）制定社会救助方案，加大社会保障力度

随着新冠肺炎疫情导致的大规模裁员，很多家庭的生活已经受到一定影响。

目前已有 160 多个国家在全国范围内实施学校停课，影响到全球 87% 以上的学生。根据世界粮食计划署的资料，目前全球已经有 3.2 亿小学生因为疫情而停学，大部分学生因此失去学校午餐。与此同时，校餐供应商和餐饮从业者也在失去收入。为避免全球经济衰退和防止食物不安全状况的加剧，各国政府应当出台社会纾困计划，改进社会救助方案，加大社会保障力度，以补偿受防疫措施影响的个人和家庭，尤其是要帮助弱势群体渡过难关。从长远来看，各国需要加强、改善整个食品供应链中的应急暴发准备工作，不仅要解决病毒的直接威胁，还要解决营养不良对健康造成的间接损失。对于弱势家庭来说，在危机到来时，一次性或多次现金补助可以减轻危机造成的全面影响。现金补助可以让家庭在疫情改善之前渡过难关，特别是在社会服务中断时，并且移动支付系统是确保快速交付和减少人员接触的理想方案。此外，弱势家庭也需要在税款和房贷支付方面得到宽限。政府应扩大社会保护计划，帮助要涉及那些之前没有覆盖到的人，现在的弱势群体，包括老年人口在内，都是非常脆弱的群体。弥补收入损失的补充性福利就是一个很好的例子。同时，国家应该暂时取消任何附加的援助条件。

截至 2020 年 4 月，全球数十个国家出台或扩大了社会救助方案以应对新冠疫情。例如，美国继此前 1 000 亿美元的援助计划之后，又推出了一项 2 万亿美元的新冠病毒纾困方案，其中包括向年薪不足 7.5 万美元的家庭，成人每月补贴 1 200 美元，儿童每月补贴 500 美元，向工人提供紧急带薪休假，并扩大失业保险范围等；意大利出台了一项 250 亿欧元的"救治意大利"救济方案，包括帮助下岗工人暂停支付个人和企业的抵押贷款，向有 12 岁以下儿童家庭一次性支付 600 欧元的补助等；为缓解疫情冲击，日本内阁通过了史上最大规模的经济刺激计划，总额达 108 万亿日元，主要对中小企业主和家庭进行补贴，营业额同比下降一半以上的中小企业主最高可获得 200 万日元的现金补贴，个体经营者最高可以获得 100 万日元现金补贴，低收入家庭和收入大幅下降的家庭每户可获得 30 万日元现金补贴。为进一步救济受防控新冠疫情措施影响的企业、员工与家庭，新加坡政府在两个月内先后推出三轮经济援助措施，总拨款高达 599 亿新元（约合 417.7 亿美元），占国内生产总值的 12%，援助措施包括给予所有年满 21 岁的新加坡公民 600 新元一次性现金补贴，将新加坡本地员工本月薪资补贴从此前的 25% 增至 75%，豁免企业 4 月的外劳税，并向企业提供额外的外劳税回扣，对租用政府管理房地产的租户实施免租一个月等；英国政府宣布了财政"一揽子"救助方案，包括给予经济拮据家庭为期三个月的缓交房贷期，向各行业商户提供价值 3 300 亿英镑的贷款，以纾解新冠肺炎疫情带来的亏损；德国政府启动了该国史上力度空前的"一揽子"经济纾困计划，具体包括启动不设上限的德国国有复兴信贷银行特殊贷款项目，以及给中小企业等提供最高 500 亿欧元的资助；法国政府正在协助国内不少家庭照顾小孩，并为自我隔离的民众提供病假；葡萄牙正在为自营职业者提供多达 1 097 欧元的补助，补贴最长可达 12 个月；秘鲁建立了一项保护 300 万弱势家庭的项目，并在现有方案的基础上，推进了对老年人养老金的补贴，除了国家现金转移支付外，还为弱势家庭提供了一项额外补充权利；中国政府加快了失业保险金的发放速度，扩大了社会救助项目，以保证能覆盖陷入贫困的家庭，同时暂停企业缴纳社会保险费。[①]

（五）大力支持小农户，利用电商拓展销量

新冠肺炎疫情限制了农民进入市场购买和销售产品的机会，导致新鲜农产品滞销。由于疫情导致很多工人无法外出，也造成了劳动力短缺。2014 年暴发的埃博拉疫情也是由于劳动力短缺的原因，打乱了西非的农业市场链，导致粮食短缺和食品价格上涨。非洲现在非常脆弱，因为此前沙漠蝗虫的侵袭已经威胁到非洲大陆的粮食供应。在中国，物流困难和劳动力短缺造成了蔬菜的损失，动物饲料的获取受到限制，屠宰场的生产能力也下降了。各国必须采取以下核心措施以缓解疫情给食品供应链带来的影响。第一，政府应该使农产品集中中心更接近小农户生产者，以减少人员和物流的流动。第二，各国在可行的情况下，应建立仓单制度，让农民用仓单来获取粮款。第三，各国应加快发展面向小农户的电子商务平台。有些国家推出了"一揽子"刺激计划，但缺乏对小农户的明确的激励措施，农民需要能够提高生产力的现金援助和安全方案。银行应免除农民贷款的费用，并延长还款期限。农业部门的资本注入可以帮助中小型农业企业继续经营。改善仓储可以帮助减少收获后作物在供应链上的损失。应消除对国内贸易的任何限制，包括官僚主义障碍，以便将小农户与市场联系起来。政府应满足小农和农村家庭的基本能源需求。对许多农村地区的儿童来说，学校停课也意味着他们无法获得健康饮食。对生产者来说，这意味着收入的损失。地方政府必须考虑采取

---

① 马克西莫·托雷罗·库伦：《联合国粮农组织报告，如何应对疫情下全球粮食危机》，https://www.sohu.com/a388098526_120167070，2020 年 4 月 15 日。

替代学校供餐的方式，以保持生产者的就业和孩子们的营养，比如上门送餐。在紧急情况下，政府可以向小农户购买农产品，建立战略应急储备，特别是对非易腐烂商品的战略应急储备，以增加粮食供应。即使在学校停课时，也可以提供安全方案和学校供餐。各国应制定相关措施，以确保农场工人的安全，现场配备医务人员可以确保工人的人身健康，如有可能应当对工人进行新冠肺炎病毒检测。政府应加快外来工人的签证速度，以防止农场和工厂的劳动力紧缺。种植者和仓库应该杜绝游客，商店应减少工作时间，轮换员工，并大幅度减少送货服务。仓库和加工厂应该重新设计，使工人能够练习社交疏导。卫生专业人员应该为员工测量体温，并确保他们戴上口罩、手套和其他防护用品。政府还应鼓励电子商务和快递公司在采取严格封锁措施的地区发挥关键的物流保障作用，以确保食物的持续供应，避免消费者需求崩溃。

五、新冠疫情下中国应对粮食危机的建议和对策

（一）积极应对市场变化 筑牢粮食安全底线

当前，国外疫情仍处扩散阶段，形势复杂严峻。鉴于疫情对进口造成一定扰动，后续仍需密切跟踪小麦、玉米、大米的产量以及大豆的进口量。2015～2019年，中国粮食产量已连续5年稳定在6.5亿吨以上，粮食综合生产能力大幅度提升。中国对粮食的宏观调控能力也是在农业对外开放、在国际粮食市场的起伏跌宕中磨炼提高的。近些年，国际形势复杂多变，突发事件多，党中央措施精准、调控得力，建立起相对完备的生产、加工、贮运系统和储备制度，形成了一套完整的市场调控体系，稳定了粮食价格和国内市场预期，化解了危机，提升了国家粮食安全保障能力，将饭碗牢牢把握在自己手中。党的十八大以来，中央根据粮食供求的实际情况，适时提出推进农业供给侧结构性改革，实施"藏粮于地、藏粮于技"的战略，粮食生产由单纯追求产量转向产量、质量、效益并重。引导地方调整粮经饲种植结构，减少非优势区玉米种植，优化农业区域布局；开展地下水超采综合治理，实行休耕轮作和黑土地保护，让耕地休养生息；加强粮食生产、加工、仓储的技术储备，向科技要粮，提高粮食产业的发展质量。要把"粮食生产稳字当头"落到实处。对2020年实行的小麦、稻谷最低收购价稳价定量（限定收购总量）政策要实施动态监测，保证粮农基本收益，推进小麦、稻谷、

玉米完全成本和收入保险试点；要重点落实水稻面积，防止早稻面积继续下滑；加强气象和重大病虫害监测，防止草地贪夜蛾大面积发生，力保单产水平稳中有升。我国粮食生产的区域特征明显，粮食主产区、平衡区、主销区要落实粮食安全省长负责制，共同承担起维护国家粮食安全的责任。

（二）统筹推进疫情防控和粮食生产

中国要更加注重统筹推进新冠疫情防控和抓好、抓紧、抓细、抓实粮食生产各项工作，为确保全年粮食丰收奠定坚实基础。当前，必须认真扎实地深入贯彻落实好习近平对抓好春季农业生产和做好"三农"工作的一系列重要指示精神，紧紧围绕党中央确定的今年"三农"工作目标任务，坚持粮食生产稳字当头，做到精准施策，稳政策、稳面积、稳产量，强化各级干部责任担当，坚决防范粮食领域重大风险，在坚定守住农村疫情防控阵地的同时，坚持国家总体粮食安全观，把狠抓粮食生产的拳头握得紧而又紧，确保常年种地的粮农不因病减员，确保粮食生产不受干扰，确保抓疫情防控和抓粮食生产两不误、两促进。目前，要不失时机地指导搞好春夏交季田间管理，尤其是要重点管护好3.3亿多亩冬小麦的生长，组织粮农专家、技术员深入村户田头地块，直接服务"三农"，指导农民有针对性地科学施肥、及时打药、适时浇灌，确保夏季粮食丰产丰收。要在狠抓春耕生产的基础上，更加注重指导好抓住、抓准全年粮食播种备耕工作，尤其是要重视季节转换生产耕作的及时适时、不误农时，适时适当调整轮作休耕试点，组织安排好南方地区的双季稻生产，稳定玉米、大豆生产的目标任务，确保粮食播种面积稳定不减，下大气力提高小麦、水稻、玉米、大豆等主要粮食作物的生产标准和质量。加大推动农资生产企业加快复工复产复市力度，确保种子、农药、化肥等的生产经营和保障供给，以应春耕备耕生产急需。倡导服务"三农"点对点、店到村，经营到户头田头地头，解决好服务粮农生产最后一公里的问题。有关粮食主产区要提早提前释放出给予各类粮食生产者政策补贴的信号，在补贴标准上能稳定的稳定，能适当提高的给予适当提高，引导粮食生产者提早确定种植意向，调动农民增播、扩种的积极性。要加强协调，组织好跨区作业，提前做好涉农机械和"村村通"道路的检查维修，确保农机收割季节上路顺通、下田作业顺畅。要重视抓好抗涝抗旱、抗台风、抗病虫等抗灾防灾减灾工作，统筹做好农村新冠肺炎疫情防控、动植物疫病防控、突发新发疫情防控和季节性阶段性区域性极端天气恶劣气候灾害防范及应对准备。有关部门应协同作战、积极应对，增加"三农"尤其是要聚焦粮食生产资金投入，加强粮食生产的预警预测监测和科学精准防控防治，共享共用大数据、智能化等科技成果，开展群防群治、联防联控、统防统控，有效遏制各类突发涉农灾害的暴发，确保粮食生产绝对安全。要注重粮食收购、加工、仓储、流通、运输、销售等环节的安全，确保粮食从田间到餐桌全链条安全无纰漏。

（三）推进粮食生产重点工作落实落地落细

要千方百计、想方设法，采取一切必要措施，坚决稳住粮食生产。2020 年是全面建成小康社会之年，把控好、稳定住粮食生产，对稳住管控整个农业基本盘起着决定性作用，对稳定全年经济社会发展大局、圆满实现全面建成小康社会目标具有非常重要的意义。要切实加强对抓好粮食生产的领导，认真贯彻《中共中央 国务院关于抓好"三农"领域重点工作确保如期实现全面小康的意见》精神，扎实抓好党中央、国务院对全国粮食生产具体目标任务部署要求的落实工作，深入实施优质粮食工程，更加强化粮食安全"米袋子"省长负责制的责任考核，从中央各部委到各省（区、市），都要从政策上加大粮食生产支持力度。对于粮食主产区，要发挥区域优势，干部深入基层一线具体指导，抓推动、抓落实，进一步加强工作，确保粮食生产指标任务完成。对粮食产销平衡区和主销区，要在努力保持相应的自给率基础上，争取在粮食生产中为国家多作贡献，尽可能减少国家粮食调拨，为国分忧。要牢固树立和落实"藏粮于地、藏粮于技"的战略思想，推动各地各级政府都自觉增加对粮食生产的人力物力财力技力的投入力度，通过广泛深入细致扎实的工作，力求使粮食播种面积和粮食产量保持稳定并略有增加。要加大对产粮地区尤其是对产粮大县的奖励支持力度，对急需的农产品加工用地指标给予优先安排。多渠道筹措资金，完善粮食补贴政策，支持帮助粮食生产，充分调动起广大农民的种粮热情和积极性，保障广大农民种粮收益在原有基础上有新的提高。要采取有力有效举措，保障农民卖出的粮食政府应收尽收全收，帮助化解卖粮难题，促进广大粮农增产增收，让种粮农民的钱袋子真正鼓起来，消除粮食生产中卖粮难担忧。要在重视抓好主要粮食作物生产的同时，认真贯彻压实"菜篮子"市长负责制要求，明确今后一个时期要进一步加大肉蛋奶鱼及土豆、红薯、花生、萝卜等各类果蔬副食品的生产力度，力促稳产多产增产，保障供应供给，更好地丰富老百姓餐桌，改善饮食结构，以有效缓解对主粮需求的压力。要用心用情做好保障粮食生产的农村公共服务工作，弥补多年来农村基础设施欠缺和公共卫生服务不到位、不及时、不规范等弱项问题，这是多年来粮农反映的制约影响粮食生产的短板。要重视农业科技原始创新和现代种业发展，强化农业种质资源保护与利用工作，构建多层次收集保护、多元化开发利用和多渠道政策支持的新格局，努力建成系统完整、科学高效的农业种质资源保护与利用体系。总结农村新冠疫情防控经验，补齐补好农村农民医疗卫生基础设施薄弱、医护力量欠缺、防护防控物资不足、健康卫生科普教育及疾病防控不适应农村实际需求等问题，推动农村公共卫生体系建设迈上新台阶，提升应对重大突发公共卫生事件的能力，切实保障粮食安全。

第十四章

新冠疫情与全球生产资料

生产资料是生产力中物的因素，在生产资料中，生产工具起决定性作用，生产工具的发展水平决定了人类征服、改造自然的广度和深度，生产资料总是存在于一定的社会经济形态中，成为特定生产关系的物质承担者。在不同的社会经济形态中，由于生产资料所有制形式不同、生产资料和劳动者的结合方式不同，生产资料也具有不同的性质。随着新冠疫情在全球的蔓延，无论哪种社会制度下，生产关系变化都对生产资料带来了巨大的影响，同时，以数字经济为代表的新型生产资料①也在这一时期更加蓬勃地发展了起来。这些深刻的变化，也将对中国疫情后社会经济的发展产生重要影响。

一、疫情发生前全球主要生产资料分布情况

（一）全球主要工业生产资料供给与需求分布

工业生产资料是指进行工业生产所需的物质资料，工业生产资料的购买者主要是各种工业、基建、交通运输等企业。工业生产资料的品种多、规格杂、数量大，其中疫情暴发前能够体现对世界经济影响的主要工业生产资料包括原油、钢材、水泥、煤炭。

1. 全球原油供给与需求分布情况

据《BP 世界能源统计年鉴》统计，疫情暴发前的 2019 年，全球石油储量的

---

① 即数字经济生产资料。数字经济时代以大数据作为最基础也是最重要的生产资料，"大数据"是劳动的对象，信息的载体是数据，对于数据的分析与挖掘，其实质是生产各类信息产品。

1/2、产量的 1/3 位于中东地区，但该地区石油消费量仅占全球总量的 1/10。另外，当前亚太地区石油消费已达到全球石油消费总量的 1/3 以上，但该地区石油储量和产量仅分别占全球的 2.8% 和 8.7%。亚太地区是全球最大的石油进口地区，中东地区是全球最大的石油出口地区。从原油和油品来看，2019 年亚太、欧洲和北美三地原油进口量占全球总量的比重分别为 52%、24.5% 和 20%，共占全球总量的 96.5%；三地油品进口量占比分别为 43.3%、19.4% 和 15.8%，共占全球总量的 78.5%。从出口来看，占全球石油储量 1/2、产量 1/3 的中东地区是全球最大的石油出口地区。2019 年中东地区石油出口量为 2 352 万桶/日，占全球出口总量的 35.9%。从原油来看，中东地区仍保持着全球原油出口的绝对地位，占比达 46.4%。

从国家层面来看，各国石油消费量差异较大。其中，美国石油需求量占世界总需求量的 19.5%，位居全球第一，而中国紧随其后，占比为 13.1%，位居全球第二、发展中国家第一。供给方面，石油当前供给端和未来可能的供给端集中在两类国家：一类是目前石油净供给国家中储量较高、未来仍能够保持较大生产潜力的国家，既包括储产比[①]较高的沙特阿拉伯、阿联酋、伊朗、伊拉克、加拿大等国家，又包括像俄罗斯这种过度开发、未来潜力不足，虽然当下仍以产油大国的身份活跃在世界石油市场上，但是持续能力不强的国家。另一类是当前储产比非常高、近十年探明储量增长迅速，但是由于技术、国家政策、国际环境、经济等因素净供给能力较低的国家，这类国家有可能成为未来石油供给的主力军。截至 2019 年，沙特阿拉伯、阿联酋、伊朗、科威特、伊拉克、俄罗斯、加拿大、委内瑞拉和哈萨克斯坦是主要石油供给国家，这九个国家石油供给量占世界产量的 60% 以上。

2. 全球钢铁材料供给与需求分布情况

2000~2019 年，全球铁矿石供应的大部分重要变化都是由中国的变化推动的。自 2000 年以来，随着中国钢铁产量的强劲增长，中国对海运铁矿石和冶金煤的需求也大幅增长，从而推动了铁矿石价格的持续增长，并形成了 2000~2014 年的"铁矿石超级周期"[②] 阶段。2014 年以后，中国钢铁产量增速放缓，与此同时，全球铁矿石供应市场以较快的反应速度进行了一系列重组，一些规模较小的

---

①　储产比，即储量与产量的比率，用任何一年年底的剩余储量除以该年度的产量的结果，表明剩余储量以该年度的生产水平可供开采的年限。

②　20 世纪初，美国的工业化与城镇化曾经带来过一轮超级周期。此后，在第二次世界大战结束后，日本和欧洲又带来了一轮超级周期。21 世纪的中国带来新一轮超级周期（2000~2014 年）。超级周期中的一个明显表现是大部分原材料的价格会持续上涨。

铁矿石供应商退出市场，一些大型铁矿石供应商在市场上的地位得到进一步巩固，逐渐形成了今天的局面。

特别是中国正在大力推进的供给侧结构性改革①和污染治理行动，也是铁矿石和其他钢铁原料市场发生变化的一个重要驱动因素。中国政府调整经济的行为在相当大的程度上改变了中国对铁矿石的需求。例如，随着中国出台更严格的污染物排放标准（同时结合有利的市场需求条件），中国对高质量铁矿石的需求在逐渐增加。与此同时，铁矿石供应商也对这种变化作出了迅速反应，在产品结构布局上逐渐向更高质量的产品倾斜。

2019 年发生的铁矿石价格的波动，主要是受矿企生产情况和天气变化的影响。淡水河谷位于巴西米纳斯吉拉斯州布鲁马迪纽市的一个尾矿坝发生溃坝事故、澳大利亚矿山受到"维罗妮卡"（Veronica）飓风袭击，成为 2019 年影响铁矿石短期供应的两个最大外部因素。近年来，巴西和澳大利亚铁矿石出口量占全球的 75% 以上，因此，这些国家铁矿石供应链的中断将对全球钢铁行业产生严重影响，并导致铁矿石市场出现相当大的波动。

而在钢铁生产方面，2018 年中国的产量高于其他国家（见表 14-1）。

表 14-1   2018 年全球钢铁产量情况

国家	排名	产量（百万吨）
中国	1	928.3
印度	2	106.5
日本	3	104.3
美国	4	86.6
韩国	5	72.5
俄罗斯	6	17.7
德国	7	42.4
土耳其	8	37.3
巴西	9	34.9
意大利	10	24.5

资料来源：《世界钢铁统计数据 2019》，搜狐网，2019 年 7 月 24 日。

---

① 供给侧结构性改革是指从提高供给质量出发，用改革的办法推进结构调整，矫正要素配置扭曲，扩大有效供给，提高供给结构对需求变化的适应性和灵活性，提高全要素生产率，更好满足广大人民群众的需要，促进经济社会持续健康发展。

3. 全球水泥供给与需求分布情况

疫情之前，以东京奥运会、阿联酋世界博览会为代表的大型国际活动在一定程度上促进了商业建筑活动的不断复苏，一些类似的国际活动也被安排在卡塔尔、俄罗斯、韩国等国家，建设体育场馆、酒店和基础设施的需求的增长都刺激了对混凝土及水泥的需求。

在亚太地区，由于基础设施建设的推动，中国、印度、印度尼西亚、马来西亚、越南等国家混凝土市场增长潜力较大，此外，对于预制装配式混凝土[①]的需求也不断增长。其中，印度是仅次于中国的第二大水泥生产商，越南、印度尼西亚和泰国对亚太地区混凝土及水泥市场的发展贡献较大。

在欧洲地区，由于现有基础设施质量较高，新的基础设施建设发展缓慢，欧洲政府更加关注对现有基础设施的改造。除了建设绿色基础设施的政策外，欧盟委员会在 2014 年启动了全新的交通政策[②]，旨在通过铁路连通整个欧洲大陆，将重点建设公共交通系统，这对于混凝土及水泥市场起到了较大的提振作用。

在中东及非洲地区，有许多国家经济落后，政府将投入大量资金用于基础设施建设，如公路和铁路网络，此外，2020 年阿联酋世博会、2022 年卡塔尔世界杯，都将促进混凝土及水泥需求的增长。保障性住房的需求在中东地区一直保持高增长，特别是在沙特阿拉伯，国家每年需要解决大约 15 万户家庭的住房短缺问题，而且这一数字还在增长，因而对水泥的需求量不断增加。

在美洲地区，住房需求促进了水泥市场需求。由于现有桥梁和机场的扩建和改造计划，美洲地区除了传统建筑之外，对预制装配式住宅[③]的需求也不断增长。此外，由于预期的人口增长，到 2020 年底，预计这一地区的人口将增加大约 5 000 万，这会增加对基础设施、住宅、商业及公共建筑的需求，因而对于混凝土及水泥市场需求量将会持续增加。

总体来看，疫情暴发前，欧洲、美洲和亚洲水泥需求量稳步增长，中东地区

---

① 装配式混凝土是指以混凝土预制构件为主要构件，经装配、连接以及部分现浇而成的混凝土结构。

② 1996 年，欧盟开始规划和起草泛欧交通运输网络（Trans-European Transport Networks，TEN-T）项目。2014 年 1 月，欧盟议会和欧盟理事会批准 TEN-T 项目进入新的实施阶段，明确了到 2015 年，完善公路、铁路、水路、机场、货物仓储等基础设施，重点打通贯穿全欧洲的 9 条"核心通道"。

③ 装配式住宅是指采用工业化生产方式来建造的住宅，可以提高生产效率、降低成本、减少碳排放，其建造施工过程较现浇住宅在资源能源节约、生态环境保护方面具有优势。

水泥市场产能依旧过剩，非洲水泥需求市场面临巨大压力，国际水泥贸易市场相对稳定。

4. 全球煤炭供给与需求分布情况

疫情暴发之前，虽然在全球煤炭需求反弹至 2018 年的创纪录水平之后，2019 年煤炭产量出现了整体下降，但来自中国的需求仍然占到了全球消费的一半。[①] 但随着中国减少空气污染的努力，原计划到 2024 年其发电对煤炭的依赖将从 2018 年的 67% 降至 59%，因此国际能源署（IEA）曾预计，到 2022 年中国的煤炭需求将趋于平稳，此后将缓慢下降。与之相对应的是，印度将是全球煤炭消费的主要推动力，到 2024 年印度的煤炭需求将以每年 4.6% 的速度增长。东南亚的煤炭需求将以每年 5% 以上的速度增长，其中，印度尼西亚和越南的增长速度最快，这些地区强劲的经济增长将带动电力和工业消费的增长，而这些消费的部分动力将来自煤炭。

与此同时，在全球部分国家，出于对气候变化的担忧，正在加大压力要求停止对煤炭的依赖。例如，英国预计将在未来几年完全淘汰煤炭；德国已同意在 2038 年之前停止使用煤炭；其他 8 个欧盟国家表示，它们将在 2030 年前停止使用煤炭；智利承诺在 2040 年之前关闭所有的燃煤发电站；韩国承诺将在 2022 年之前关闭 10 座发电站。因此，全球煤炭需求在总体上保持了较为稳定的水平。

（二）全球主要农业生产资料供给与需求分布

农业生产资料是农、林、牧、副、渔所需的生产资料的总称，是进行农业生产的物质要素。由工业产品提供的农业生产资料一般包括：农机设备；半机械化农具、中小农具；农药；化肥；农用塑料薄膜；农、林、牧、副、渔产品深度加工设备以及运输、储藏机械设备、电气设备与各种配件等。新冠疫情暴发前能够体现对世界经济影响的主要农业生产资料包括化肥、农药及农业机械等。

1. 全球化肥供给与需求分布情况

化肥是农业生产不可缺少的基础资料，其使用范围广、用量大，素有"粮食的粮食"之称。全球化肥消费量每年保持增长，化肥支出在粮食生产成本中占 23%，仅低于人工成本与土地费用，调整化肥施用量也是粮食单产增加的主要手

---

① 《BP 世界能源统计年鉴》（2019 中文版），https：//www.sohu.com/a/330835214_99895902，2019 年 8 月 1 日。

段。由于粮食安全的重要性不断提升，化肥安全也已上升到国家战略高度。

从全球化肥需求区域变动来看，全球化肥需求增长最快的地区是非洲，其次是东欧、中亚以及拉丁美洲和加勒比海地区，这3个地区占全球化肥需求增长的比例分别为11%、10%和26%。据统计，未来5年新增需求中，占比最大的是拉丁美洲和加勒比海地区，其次是南亚和东亚，这3个地区的占比分别为26%、24%和22%，3个地区未来5年的新增需求占全球新增需求的72%左右。发达地区未来5年的化肥需求相对来说比较低迷，大洋洲、北美和西欧、中欧未来5年的新增需求仅占全球的1%、4%和1%。从化肥新增供给区域分布来看，未来5年全球新增供给主要集中在东欧中亚、东亚、非洲和北美等，这4个地区新增化肥供给占全球新增化肥供给的83.33%，其中，东欧中亚新增化肥供给1 200万吨养分，占全球总新增供给的38.46%；东亚新增化肥供给490万吨养分，占全球总新增供给的15.71%；非洲新增化肥供给470万吨养分，占全球总新增供给的15.06%；北美新增化肥供给440万吨养分，占全球总新增供给的14.10%。[①]

2. 全球农药供给与需求分布情况

农药主要分为化学农药和生物农药两类，化学农药由于其产量供应充足、作用明显而逐渐获得市场的认可，而市场上应用最为广泛的除草剂、杀虫剂和除菌剂等农药产品属于化学农药中的有机农药[②]，是目前市场上主要的农药产品。

除草剂按化学结构分，常见的可以分为18类，包含氨基酸类、磺酰脲类、咪唑啉酮类、嘧啶并三唑类等除草剂产品；而杀菌剂按化学结构可以分为15类，以甲氧基丙烯酸酯类和三唑类为主要的代表产品。相比于除草剂和杀菌剂，目前我国市场上杀虫剂农药产品品类较少，以新烟碱类杀虫剂、拟除虫菊酯类杀虫剂为典型代表。

2018年，全球农药产品销售额为650.3亿美元，其中作物保护类农药销售额为550.19亿美元。从保护类农药细分产品的销售额来看，全球除草剂销售额为262.3亿美元，占全球农药销售额的43%；杀虫剂和杀菌剂农药的全球销售额分别为174.87亿美元和165.23亿美元，分别占全球销售额的28%和25%。[③]

---

① 张弦、杨易、朱玉华等：《基于全球化肥供需匹配的中国化肥产业"走出去"战略分析》，载于《世界农业》2019年第5期。

② 有机农药是指利用生物活体或其代谢产物对害虫、病菌、杂草、线虫、鼠类等有害生物进行防治的一类农药制剂，或者是通过仿生合成具有特异作用的农药制剂。

③ 《2018年全球农药销售额超650亿美元 同比增长5.6%》，世界农化网，2019年7月4日。

农药消费水平与各地区经济发展水平及产业结构密切相关，欧洲、北美洲等地区是传统农药消费市场，但是市场已经趋于饱和，近年来对农药的需求趋于稳定，而亚洲、拉丁美洲等地区随着经济发展水平及农业现代化水平的逐步提高，对农药的需求量不断上升，拉丁美洲已成为全球农药需求最大、增长最快的市场。

3. 全球农业机械供给与需求分布情况

农业机械是发展现代农业的重要物质基础，农业机械化是农业现代化的重要标志。截至疫情暴发前的 2019 年 12 月，全球农业机械产值约为 2 660 亿美元，年成长率约 7.0%。中国、印度及巴西等发展中国家近年来积极推动农业机械化，对农机的需求持续增加。

农业机械行业分析显示，中国是农机生产额最高的国家，占全球总产值的 25%，主要生产拖拉机与附挂式机械、联合收获机、农用搬运车、中耕管理机引擎和其他农机相关零件等，由于中国所生产的农业机械种类广泛，所以中国的产品能在全球农机产业中占有一席之地；农机生产额第二高的国家为美国，占全球 14.4% 的份额，主要是以大型农业机械如拖拉机、联合收获机等为主，其中约翰迪尔公司（John Deere）、爱科集团（AGCO）等大型农机公司为主要业者；第三名为德国，农机生产额占全球的 9.3%，以拖拉机及附挂式机械、收获机、联合收获机与播种机械为主要农机产品；第四名为印度，占 8.6% 的市场份额，主要农机产品为中耕机、耕耘机、喷雾机、挖孔机及其他农机零件，以发展小型农业机械为主；另外，巴西、意大利、日本和法国分别占 6%、5.1%、5.0% 和 4% 的市场份额，其中，意大利和法国以大型农业机械为主，日本则是农用引擎全球最重要的供应国之一。[1]

另外，从全球主要区域的农机产值发展来看，亚太地区为全球最大的农业机械生产区域，占全球农机总产值的 41%，主要原因在于经济成长、人口数量增加，带动发展中国家整体经济提升，相对地农业机械需求也明显增长，诱使农机的生产增加；其次为西欧和北美地区，分别占全球农机总产值的 20% 和 15%，主要为大型农机生产。根据欧睿信息咨询有限公司（Euromonitor）的资料显示，截至 2019 年 12 月亚太和北美地区农机产值的全球占比将分别为 46% 和 17%，东欧

---

① 《行业大数据来袭！农机机械全球市场趋势与动态分析》，https：//baijiahao. baidu. com/s？id = 1597412442021671535&wfr = spider&for = pc，2018 年 4 月 12 日。

和非洲、中东地区农机产值也有明显的增长，分别约占全球农机总产值的 7% 和 6%；反观西欧地区农机产值的全球占比则从 20% 减少为 16%，这与当地农业生产规模缩减以及发展中国家的农业成长有关。

（三）新型生产资料发展情况

在新 IT 时代，"云"成为新型生产力，是数字经济发展的基础设施，助力社会计算力提升；数据成为新型生产资料，成为社会运行的基础资源，基于数据资源利用所产生的数据红利将决定未来社会的发展。

2015～2019 年，大数据理念已经深入人心，"用数据说话"已经成为所有人的共识，数据成了堪比石油、黄金、钻石的战略资源。人们对大数据的认识也更加具体化，这一新型生产资料的发展表现出以下主要特征。

（1）大数据与人工智能、云计算、物联网、区块链等技术日益融合，成为各国抢抓未来发展机遇的战略性技术。英国在工业战略中强调，大数据与人工智能的发展很有可能推动现有的商品和服务市场被颠覆和取代。日本将大数据、物联网和人工智能界定为建设超智能社会服务平台①必不可少的共性技术。韩国与日本相似，将智能信息化社会定义为"ICBM（物联网、云服务、大数据和手机）与 AI（人工智能）相融合的社会"。

（2）大数据资源对各国经济政治博弈的重要性更加凸显。美国最新版国家安全战略中，特朗普再次将"数据"比喻为一种能源，认为掌握了数据及相关能力，就是为美国经济的持续增长、有效抵制敌对意识形态以及部署建设最强大军事力量等构建了最基础的保障。当前，大数据资源及相关技术还成为某些国家利益集团及企业影响政治生态和社会安全的重要手段，各国政治社会发展面临的风险变得更加复杂和不可预测。

（3）大数据应用基础条件发生跨越式变化。一方面，政府数据开放的广度和深度将进一步拓宽，多源数据融合技术的进步为公共服务数字化与智能化水平的提升提供了技术层面的保障，数据的标准化及开放则成为各国建设服务型政府和平台型政府的资源保障。另一方面，大数据应用的基础设施如物联网、智能硬件

---

① 2016 年 1 月 22 日，日本内阁会议通过第五期（2016～2020 年度）科学技术基本计划，此次计划首次提出超智能社会"社会 5.0"这一概念。

等数据采集类设施，5G[①]、光通信等超高速数据传输类设施将成为与水电气暖等相类似的设施，成为人们生活中必不可少的部分。

（4）大数据安全为各国实现"平衡"发展带来更严峻的挑战。各国大数据发展战略中，不同国家和地区对"数据开放共享"与"个人信息保护"的侧重点不同。例如，欧盟希望通过强制性的统一标准最大限度地保护个人隐私，而美国则更相对弱化法律约束、希望充分调动企业的主动性，这种态势对未来全球大数据国际规则的融合发展提出了新难题。同时，对大数据企业的权利和义务也要进行再平衡，监管太严将限制企业创新的脚步，但如果放手太多，在实践中难免出现企业大规模侵害个人隐私的问题。

二、新冠疫情对原油的影响

（一）全球原油市场基本概况

1. 原油品种分类

目前国际石油市场有三个重要的基准原油，分别为美洲地区的 WTI 原油、泛地中海地区的布伦特原油，以及中东井—亚太地区的迪拜阿曼原油。布伦特原油和 WTI 原油是最受欢迎的基准原油。理论上，WTI 原油的价格应该高于布伦特原油，但并不是必然的，因为每一种基准原油都有自己的区域需求供给市场，反映各自区域的市场基本面。

（1）WTI 原油。西德克萨斯中质原油（West Texas Intermediate，WTI）是美国得克萨斯州出产的轻质原油和中质原油的总称，是轻质低硫原油的代表。WTI 原油的 API[②] 度为 30～50，含硫量约为 0.24%。WTI 原油主产于富含油气的 Permian 盆地，该盆地有 20 块油田进入全美产量排名前 100 位，整个盆地的产量占得克萨斯州总产量的 3/4，占全美总产量的 1/10。[③] WTI 原油生产者众多，许多小型

---

① 即第五代移动通信技术（5th generation mobile networks），最新一代蜂窝移动通信技术。2019 年 6 月 6 日，工信部正式向中国电信、中国移动、中国联通、中国广电发放 5G 商用牌照，中国正式进入 5G 商用元年。

② 美国石油学会（API）制定的用以表示石油及石油产品密度的一种量度。国际上把 API 度作为决定原油价格的主要标准之一。它的数值愈大，表示原油愈轻、价格愈高。

③ 冯保国：《中国原油期货基准建设研究》，载于《国际石油经济》2019 年第 4 期。

开发商将产量汇集起来卖给贸易商，贸易商通过管道输至德克萨斯州的 Midland。从此处 WTI 原油有两个流向：一是向南运输至炼厂云集的美国墨西哥湾地区；二是向北运输至俄克拉荷马州的库欣，并可以从库欣运往更北的芝加哥地区的炼厂。所有在美国生产或销往美国的原油，在计价时都以轻质低硫的 WTI 原油作为基准油。美国作为长期居于世界第一位的原油消费国，加上纽约商业交易所（NYMEX）在全球的影响力，以 WTI 原油为基准油的原油期货交易就成为全球原油期货品种中交易量最大的品种（佘建跃，2016）。值得一提的是，沙特阿拉伯和科威特自 2010 年 1 月修改了销售至美国原油的作价方式，将出口美国的作价基准原油由 WTI 原油改为阿格斯含硫原油（Argus Sour Crude Index，ASCI）。

（2）布伦特原油。北海布伦特（Brent）原油采用从英国和挪威之间的北海油田中提炼的石油产品为观测标的。20 世纪 80 年代，布伦特原油产量急剧下降，由此产生的市场流动性下降、市场操纵概率上升等问题迫使普氏（Platts）价格体系采用了布伦特（Brent）、福地斯（Forties）、奥斯博格（Oseberg）、埃科菲斯克（Ekofisk）、托奥（Troll）原油作为布伦特原油的可交割油种，但出于习惯仍沿用布伦特原油代表这五种原油。布伦特原油的 API 度约为 38，含硫量为 0.37%，其品质略低于 WTI 原油，高于迪拜原油和阿曼原油，适合提炼汽油、柴油与飞机燃油。国际上 2/3 的原油交易都参照布伦特原油定价，不仅包括大西洋东区（大西洋海盆地区）的原油和从中东、非洲输往欧洲的原油，而且石油输出国组织（OPEC）自制的油价指数以及俄罗斯、中亚和远东地区的一些原油生产商也以布伦特原油为参考指标。布伦特原油与同样是低硫轻质的 WTI 原油相比较，其现货交易量多于 WTI 原油（Inkpen，2011）。布伦特原油市场由期货、远期和现货构成。远期合约进入实物交割后，就蜕变为布伦特现货（DTD Brent）。

（3）迪拜阿曼原油。迪拜原油和阿曼原油都属于中质原油。迪拜原油是产自阿联酋的高硫中质原油，API 度约为 31，硫含量约为 2%，是中东地区乃至苏伊士以东市场最重要的基准原油，但迪拜原油没有期货交易，而是通过普氏（Platts）公司推出的现货窗口交易平台开展交易，满足交易条件要求的交易者在新加坡交易所（Singapore Exchange，SGX）下午 4：00～4：30 的时间开展交易并确定迪拜原油当天的现货定盘价格。由于迪拜原油产量逐年下降，其作为整个中东地区的原油价格指标的地位受到挑战。在实际运行中，Oman、UPPer Zakum、Al Shaheen 和 Murban 均可以被纳入中质高硫迪拜原油范畴。

阿曼原油产自中东阿曼，API 度约为 34，含硫量约为 2%。其储量比迪拜原油更多，产量也更稳定，不受目的地限制。阿曼原油和迪拜原油一样，均是中东地区重要的基准原油。阿曼原油期货是全球最大的实物交割原油期货合约，交割量是布伦特原油的 4 倍，其中 40% 输出至中国。阿曼原油的月度平均价格已成为以中国和日本为主要对象、面向整个亚洲的中东产原油的价格指标，很大一部分中东出口到亚洲的原油现货是以对阿曼原油的升水和贴水来定价的。

三大基准原油是各自区域原油基本面的载体，围绕三大基准原油交易形成的价格和价格之间的关系，既可以反映出基本面的强弱，也可以寻找套利机会对市场基本面形成反作用力。

2. 原油贸易分类

当今国际石油贸易可以分为实货贸易和纸货交易。实货贸易是指最终以石油商品交付为结果的交易行为。纸货交易是指与石油商品相关联的但最终没有石油商品交付而仅以资金的收付为结果的交易行为。实货贸易包括成品油贸易和原油贸易。在原油贸易中通常有三种交易方式：长期供油合约、现货和远期实货。纸货贸易包括期货和其他衍生品。

（1）实货贸易。实货贸易包括成品油实货贸易和原油实货贸易。成品油主要包括石脑油、汽油、煤油、柴油、燃料油。各品种主要市场分布为：北美地区主要交易品种为汽油；泛地中海主要交易品种为柴油；亚太井—中东地区主要交易品种是汽油。成品油的计价因品种、计价方式和地区不同而有所区别，但仍多以计价公式为主的"浮动价"方式达成交易。计价单位依据地区惯例而定，包括吨、桶、加仑、公升。计价基准常采用双方约定的资讯服务商的市场报价。

在进行原油实货贸易时，大部分炼油厂都愿意签订长期供油合约，以确保平稳的原油供应与销售，因此中长期供油合约是原油实货贸易的一种主要形式，像沙特阿拉伯、伊朗、伊拉克这样的产油国都通过其国家石油公司与用户签订年度长约进行销售。随着全球石油定价机制的不断完善，原油现货市场的价格能够越来越有效地反映石油生产的成本及边际利润，具备了价格发现功能，大量石油交易量从长期合约市场转移到现货市场。在作价方式方面，国际原油市场，无论长期供油合约、现货还是远期现货都可以采用公式定价法，即以基准原油价格为定价中心，不同地区和不同品级的原油价格在基准价格的基础上加上一定的升贴水。

（2）纸货贸易。石油纸货是相对于实货而言的，是与实货市场相互影响的金融衍生工具。从交易目的看，纸货交易可用于投机和套期保值。纸货交易操作简单方便，在实际交易中，石油纸货交易数量远大于实货贸易量。据不完全统计，全球国际石油金融衍生品交易量是实货贸易量的 3 倍以上。国际市场流通的实物原油，95% 以上采用联动作价（linked price），或称浮动价（floating price）。一般情况下，至少在成交一个月之后才能获知固定成本。因此，需要提前控制固定成本的用户必须进入原油衍生品金融市场，来确保期望定价（预期成本）的实现。

期货（futures）是交易所规定的标准合约，期货市场是市场经济发展到一定阶段的产物。期货交易的操作方式是在交易所内通过公开竞价买卖标准期货合约，在标准合约到期前再做与其等量反向的买卖，以实现投机获利或套期保值的目的。目前，全球范围内交易比较活跃的石油期货市场主要有纽约商品交易所（NYMEX）、伦敦国际石油交易所（IPE）、新加坡交易所（SGX）和最近两年兴起的东京工业品交易所（TOCOM）。重要的原油期货合约有纽约商业交易所的西德克萨斯中质油期货合约、伦敦国际石油交易所的布伦特原油期货合约、新加坡交易所的迪拜酸性原油期货合约，东京工业品交易所交易的石油以成品油为主，原油期货交易不甚活跃。目前石油交易中最重要的三大基准原油期货为布伦特原油期货合约、WTI 原油期货合约和阿曼原油期货合约。

（二）原油生产及成本结构

按照国际通行的做法，原油生产成本由以下几方面构成：油气成本都是由矿区取得费用、勘探费用、开发费用、生产费用以及辅助设施和设备费用组成，其主要费用是勘探、开发和生产费用。

（1）矿区取得成本。是指因购买、租赁或以其他途径取得一个矿区而发生的各项成本费用。主要包括租赁定金、选择购买或租赁矿区费用、购买土地和采矿权时发生的费用支出中按规定应属于采矿权成本的那部分费用，以及为取得采矿权而发生的佣金、手续费和法律费用等。

（2）勘探成本。是指在矿区进行勘探作业而发生的各种费用支出，可分为非钻井勘探成本和钻井勘探成本。勘探成本一般包括地质地貌和地球物理调查费用，地质人员、地球物理人员和进行这些调查的其他人员的薪金和其他费用，这些支出有时成为地质和地球物理成本费用；保留未开发矿区的费用，如递延矿区租金和矿区的从价税①；干井贡献和井底贡献；探井和勘探参数井的钻井和装备发生的全部费用。以上的前三项成本称为非钻井勘探成本，第四项称为钻井勘探成本。勘探开发成本呈下降趋势，生产作业费用等采油成本在总成本中所占比例呈持续上升趋势。例如，美国生产作业费用等采油成本在总成本中所占比例在50%以上，这说明国外原油公司减少了新区及上游高风险投资，而将注意力转向风险相对较小的成熟区，并加大了开采力度。

（3）开发成本。指为获得原油和天然气探明储量以及为开采、处理、集输和贮存原油及天然气提供设施而发生的各项费用支出。开发成本一般包括以下业务活动的成本支出：取得去井场的道路和为钻井准备井场的成本；钻井成本支出和装备开发井、开发型参数井和服务井的设备成本支出，包括生产平台费用和井的设备成本，如套管、抽油设备和井口装置；购买、建造和安装生产设施如矿区输油管、分离器、处理器、加热计量装置和储油罐天然气循环加工厂，以及废水处理系统等；提高采收率系统。钻服务井是为了支持现有油田的生产，并看作一种开发投入，服务井包括注水井、注气井、盐水处理井和供水井。与二次采油和三次采油有关的成本，如改进开采系统的成本，也被认为是开发成本，应予以资本化。开发成本也应包括在钻井及开发过程中应该分摊的辅助设备和设施的成本。

（4）生产成本。是指处理和维护矿区井与相关设备和设施所发生的费用，主要包括辅助设备和设施的折旧及相应的操作费用，以及操作和维护这些井与相关设备和设施的其他费用。包括：管理井与相关设备和设施的人工费用；修理和维护费；在管理井与相关设备和设施过程中消耗的材料、供应品和燃料费用以及服务费用；生产税②和已探明矿区和井与相关设备和设施的财产税和保险税；分摊的辅助设备和设施的折旧及维护费用；辅助设施和设备成本，辅助设施和设备成本是指各种地震设备、计算机设备、运输、通信设备、油田服务网点以及其他为以上四种生产作业活动服务的设备和设施。

---

① 从价税指按照货物的价格为标准征收的税种，其税率表现为货物价格的一定百分比。从价税额等于货物总值乘以从价税率。

② 生产税指政府向各部门征收的有关生产、销售、购买、使用货物和服务的税金，属于利前税，计入各该部门的生产费用，是国民经济核算体系中的一个指标。

（三）新冠疫情下的原油市场需求及波动情况

1. 宏观层面

受新冠疫情的影响，全球原油市场需求量陷入了前所未有的低谷。国际能源署（IEA）2020 年 4 月 15 日公布的数据显示，受新冠肺炎疫情对经济活动和原油需求的重大创伤，IEA 预计 2020 年 4 月全球原油需求减少 2 900 万桶/日，这远远超过自 5 月才开始的石油输出国组织和包括俄罗斯在内的其他石油生产国（OPEC＋）达成的 970 万桶/日的原油减产幅度。流通性的不足，致使原油价格遭遇了"断崖式"下跌。原油生产陷入低谷，截至 2020 年 5 月 8 日，美国原油活跃钻井数减少 33 座至 292 座，美国原油和天然气活跃钻井总数减少 34 座至 374 座，天然气活跃钻井数减少 1 座至 80 座。美国天然气钻井数跌至有记录以来的最低水平，美国原油钻井数跌至 11 年新低。

截至 2020 年 5 月，欧美国家虽然新增新冠肺炎病例有所减少，但疫情却仍未得到根本控制。需求面上无法得到根本性的解决，让早已岌岌可危的原油储存空间更加相形见绌。

不仅如此，从当前情况来看，储存空间不足也成为摆在期货原油面前最严峻的难题。相关数据显示，早在 2020 年 5 月 1 日，全球岸上储油空间已经达到了 85% 左右的储存量。为此，原油贸易商不得不租用昂贵的船只来储存无处可去的原油。巴黎一家调查机构表示，目前美国西海岸海面上正"漂浮"着 2 000 万桶原油。韩国的所有储油空间也接近饱和，本土最大炼厂 SK Innovation 将在 6 月和 7 月进一步降低开工率至 60%~70%，这将是该工厂 30 多年来首次出于非检修或维护设备的原因减产。SK Innovation 公司在韩国 Ulsan 的油库已经达到 1 200 万桶的极限，最近在首尔西南部租用的 180 万桶储油空间并不会缓解压力。为此，该公司不得不推迟油轮卸货，需要给这些等在近海的游轮支付日均 1 亿韩元（约合 81 300 美元）的高昂成本。根据现有情况预测，美国库欣储油空间最早将在 5 月上旬满载。届时，2020 年 4 月曾出现的原油价格跌入负值的一幕将再度上演。

由于"OPEC＋"减产协议[①]自 2020 年 5 月生效，以及新冠疫情导致全球原油需求减少等因素，全球超大型油轮收益开始暴跌。数据显示，2020 年 3 月以

---

① 2020 年 4 月 12 日，欧佩克成员国和包括俄罗斯、墨西哥在内的其他产油国同意，将 5 月和 6 月的原油日产量削减 970 万桶，这是历史上最大幅度的一次减产。

来，全球原油油轮收益大幅下降。其中，自4月22日至5月4日的9天内，从中东湾到美国湾的超大型油轮收益自16.24万美元/天降至3.62万美元/天，下降近八成。同一时期，从中东湾到中国的超大型油轮收益自22.26万美元/天降至7.17万美元/天，下降约67.71%。[①] 目前全球原油市场仍供过于求，原油储备需求增加，但由于全球原油需求和出口大幅下降，4月以来，原油油轮现货运费和定期租船费面临巨大下行压力。疫情对全球能源系统造成了近70年来最大的冲击。预计今年全球原油需求将同比下降9%，原油消费水平退回至2012年。

2. 行业层面

（1）原油生产行业。原油需求的下降在原油生产行业层面也进一步导致了供应链上游生产端的低迷。例如，美国海上钻井承包商戴蒙德海底钻探（Diamond Offshore Drilling）公司已申请破产保护。该公司拥有负债26亿美元，其中有20亿美元是债券，而现金近4.35亿美元。公司没有及时向债券持有人支付5亿美元利息，债券性评遭下调。新加坡的兴隆贸易公司也申请破产保护，该公司资产仅7.14亿美元，负债却高达40.5亿美元，现金头寸只有0.5亿美元，公司资不抵债，正寻求延期偿还23家银行总计36.5亿美元的债务。2020年4月初，美国页岩钻探公司惠延石油公司（Whiting Petroleum Corp）也申请破产保护。在疫情暴发、沙特阿拉伯掀起价格战之后，海洋钻探行业急剧恶化，市场对海洋钻探平台和钻井船的需求枯竭，美国近海石油生产商因而纷纷关闭位于墨西哥湾的海上油井，从而显著影响了现金流，陆地钻井同样陷入困境。

产油在疫情环境下已成为负债经营行业，导致生产商苦不堪言，很多公司被迫缩减甚至完全停止生产。美国仍在运营当中的石油钻井平台数量正迅速下降，从疫情暴发之前的大约650个锐减至2020年4月的378个，创出四年最低水平，关停数量超过四成。北达科他州的页岩油生产商已经关闭了6 000多口油井，每天减产约40.5万桶，约占该州总产量的30%。俄克拉荷马州的监管机构投票决定允许石油钻探商在不失去租约的情况下关闭油井，墨西哥州也作出了类似的决定。

原油生产商关停钻井带来的影响是多方面的：一是会导致油田出现问题；二是关停油井和再次重启油井会出现高昂的成本问题。这些因素很大程度上导致原

---

① 《疫情难消能源需求承压 供应过剩原油走低》，金投网，2020年4月27日。

油生产维持了生产的连续性，原油产量下滑速度很慢，从而导致美国本土的原油供应量难以快速收缩。

与原油生产相关的天然气市场也呈现供过于求的局面。对许多天然气生产商而言，目前的价格太低，难以保持盈利。据路透社测算，如果美国油价跌至每桶50美元以下，那么页岩油气商就会出现债务和利润问题。如果疫情继续冲击油价，美国多家页岩油气公司将要负债累累、面临破产。油价下跌等因素还损害了诸如埃克森美孚、康菲石油、雪佛龙等生产商的利益，美国天然气市场也受到冲击。

疫情还导致部分石油公司取消商务出差，取消或转移商务洽谈和会议改为线上会议。例如，俄罗斯国有石油公司 Rosneft 和 Transneft 取消境外出差，多国石油部长和能源巨头们参加的美国剑桥能源周[①]被迫取消。

（2）原油期货市场。新冠疫情还导致原油期货市场的大幅波动。2020年4月20日，美国纽约商品交易所轻质原油期货5月合约价格收盘下跌55.90美元/桶至 -37.63美元/桶，跌幅为305.97%。盘中一度触及每桶 -40.32美元的纪录低位。这是美国纽约商品交易所 WTI 原油期货于1983年建立以来的首次在负值区间进行交易。

不过，当天出现的原油期货合约价格在美国原油期货市场上仅是个别情况，与其相邻的期货合约价格并未出现大幅折价至负区间的情况。数据显示，同日，美国 WTI 原油期货6月合约价格也大幅下跌18.37%，收于每桶20.43美元/桶；英国布伦特原油期货6月合约价格收跌8.9%，报25.58美元/桶。与此同时，加拿大艾伯塔省省长杰森·肯尼（Jason Kenney）表示，加拿大重油（Western Canadian Select，WCS）以 -0.01美元/桶的价格进行交易。尽管如此，加拿大重油价格折价幅度远小于美国原油期货5月合约价格。

原油价格出现负数，不仅仅是期货市场的特有现象。现货市场方面，实际上，据《财经》援引隆众资讯副总经理兼首席战略官闫建涛表示，1998～1999年，因为亚洲金融危机的影响，国际原油期货价格大跌，WTI 原油价格跌破10美元/桶，国际石油现货市场也在个别地区出现了负油价。

---

① 美国剑桥能源周（cambridge energy research associates，CERA），是固定于每年二三月份在美国休斯敦召开的一个涉及当年及未来全球能源市场（主要是石油、天然气和电力，最近纳入了新能源）新动向、新形势、新特点、新挑战的高端论坛。

此次折价幅度是历史性的，原因包括远高于往年的未平仓合约①数量、原油库存设施、空间严重不足，实物交割制度，供不应求问题等。

2020 年 5 月交货的 WTI 原油期货合约中有 10 万多个未平仓合约，远高于 5 年平均水平约 6 万个未平仓合约。因此，此次大量的合约卖出以进行平仓，加剧了这一期限合约的价格跌势。此次 10 万多个合约未平仓相当于 1 亿桶原油。

WTI 原油期货在交割时面临着原油库存不足的问题。美国能源部数据显示，俄克拉荷马州库欣（作为 WTI 原油期货进行实物交割地）的储油罐的储存量目前已飙升至 70% 以上。此外，WTI 原油期货合约实行实物交割制度，且交割地主要是俄克拉荷马州的库欣，而英国布伦特原油期货合约实行现金结算的交割制度。因此，实物交割制度使得原油存放问题更为突出。与之对应的是，美国能源信息署（EIA）数据显示，美国库欣原油库存已连续 7 周保持增加态势。而这只是冰山一角。EIA 数据显示，美国原油库存在截至 2020 年 4 月 10 日当周创纪录地达到 1 924.8 万桶这一历史上的最大单周增幅后，于截至 4 月 17 日当周再次以 1 502.2 万桶这一巨量增幅持续累计库存。

全球原油供应短期内将继续大量充斥市场。尽管"OPEC ＋"在 2020 年 5 月开始减产，但此前 3 月和 4 月大量增加的原油在短时间内继续流向全球各地。与此同时，受制于原油钻井关停的巨大成本问题和非"OPEC ＋"国家的原油企业自主决策，在缺乏外界强制压力的影响下，美国原油生产商在短期内可能难以大幅削减原油产量。

三、新冠疫情对化肥的影响

（一）化肥施用与农业生产

化肥工业已有 140 多年的历史，19 世纪初，德国科学家尤斯图斯·冯·李比希（Justus von Liebig）在总结前人研究成果的基础上，批判了腐质营养学说，提出了矿质营养学说。李比希矿质营养学说的创立为化肥工业的兴起奠定了理论基础，也为解决世界粮食问题和提高人们的生活水平作出了巨大贡献。1843 年，第一种化学肥料——过磷酸钙在英国诞生。1861 年，德国首次开采钾盐矿。1907

---

① 未平仓合约是指在某一交收月份期货市场中未通过抵消或交收套现的合约数。

年，意大利生产了石灰氮。在近一个半世纪中，全世界已生产和使用了数十种含有单一或两种以上植物必需营养元素的化肥，为世界农业作出了重大贡献。

中国是化肥生产和使用大国。据国家统计局数据，2019 年中国化肥生产量达4 793.5 万吨（1～10 月），农用化肥施用量持续下降。专家分析，中国耕地基础地力偏低，化肥施用对粮食增产的贡献较大，大体在 40% 以上。当前中国化肥施用存在四个方面问题：一是亩均施用量偏高。中国农作物亩均化肥用量 21.9 公斤，远高于世界平均水平（每亩 8 公斤），是美国的 2.6 倍、欧盟的 2.5 倍。二是施肥不均衡现象突出。东部经济发达地区、长江下游地区和城市郊区施肥量偏高，蔬菜、果树等附加值较高的经济园艺作物过量施肥比较普遍。三是有机肥资源利用率低。目前，中国有机肥资源总养分实际利用不足 40%。其中，畜禽粪便养分还田率为 50% 左右，农作物秸秆养分还田率为 35% 左右。四是施肥结构不平衡。重化肥、轻有机肥，重大量元素肥料、轻中微量元素肥料，重氮肥、轻磷钾肥"三重三轻"问题突出。传统人工施肥方式仍然占主导地位，化肥撒施、表施现象比较普遍，机械施肥仅占主要农作物种植面积的 30% 左右。

化肥施用不合理问题与中国粮食增产压力大、耕地基础地力低、耕地利用强度高、农户生产规模小等相关，也与肥料生产经营脱离农业需求、肥料品种结构不合理、施肥技术落后、肥料管理制度不健全等相关。过量施肥、盲目施肥不仅增加农业生产成本、浪费资源，也造成耕地板结、土壤酸化。实施化肥使用量零增长行动，是推进农业"转方式、调结构"① 的重大措施，也是促进节本增效、节能减排的现实需要，对保障国家粮食安全、农产品质量安全和农业生态安全具有十分重要的意义。

从国外的经验看，欧盟、北美、亚洲、中东地区部分发达国家的化肥施用量都呈现先快速增长、达到峰值后保持稳中有降或持续下降的趋势，逐步走上了减肥增效、高产高效的可持续发展之路。特别是 2017 年，农业部发布《到 2020 年化肥使用量零增长行动方案》和《到 2020 年农药使用量零增长行动方案》的通知后，中国化肥施用不断下降。

----

① 转方式，重点是推动农业发展由数量增长为主真正转到数量质量效益并重上来，由依靠资源和物质投入真正转到依靠科技进步和提高劳动者素质上来。调结构，重点是根据市场需求变化和资源禀赋特点，科学确定主要农产品自给水平、生产优先序和区域布局，在确保"谷物基本自给、口粮绝对安全"的前提下，不断优化种养结构、产品结构、区域结构。

（二）新冠疫情对化肥供需的影响

1. 疫情对世界农业生产的影响[①]

新冠疫情对农业的冲击是世界性和全方位的。消费者在疫情中改变了购买食品的方式，食品供应链的问题也导致状况频发。粮农组织食品价格指数2020年4月均值为165.5点，较3月下跌5.7点（3.4%），为2019年1月以来最低值。4月下跌标志着该指数连续第三个月下探，主要原因是新冠疫情对国际粮食市场造成若干负面影响。除谷物指数仅小幅下降外，总指数下其他所有分类指数4月均呈大幅环比下降，食糖指数尤为突出。具体而言：

（1）谷物价格指数。4月均值近164.0点，较3月略有下降，但仍比2019年4月上涨近4.0点（2.4%）。主要谷物中，小麦和大米国际价格4月大幅上涨，但玉米报价猛跌使粮农组织谷物价格指数总值接近上月水平。小麦价格平均环比上涨2.5%，反映出国际需求强劲，有报道称俄罗斯联邦3月末实施且本销售年度末即6月30日方可调整的出口配额迅速耗尽。尽管越南月底前放松并最终取消出口限制，抑制了价格进一步上行，但由于一些供应国实施临时出口限制且面临物流问题，国际大米价格仍每月上涨7.2%。相反，国际玉米价格连续第三个月下跌，拖累粗粮指数总值自上月以来下滑10%。在动物饲料和燃料乙醇需求疲软的背景之下，出口供应充足，加之南美新收玉米，玉米价格继续承受强大下行压力。

（2）植物油价格指数。4月均值为131.8点，较上月下降7.2点（5.2%），跌至2019年8月以来最低水平。该指数连续第三个月下降，主要反映棕榈油、豆油和菜籽油价格下跌，葵花籽油价格则逆势走强。棕榈油价格持续下探的原因是国际原油报价暴跌，且新冠疫情造成全球粮食和能源部门需求疲软。马来西亚棕榈油产量高于预期，进一步加大价格下行压力。需求减弱同时压低豆油和菜籽油价格，豆油价格还受到美国压榨量高于预期的影响。与此同时，因担忧出口供应趋紧，进口需求坚挺，葵花籽油国际价格4月回暖。

（3）乳制品价格指数。4月均值为196.2点，较3月下跌7.3点（3.6%），连续第二个月下降，同比下降18.8点（8.8%）。黄油、脱脂奶粉和全脂奶粉报

[①] 本部分内容引自《粮农组织食品价格指数4月份连续三个月下行》，联合国粮食及农业组织官方网站，2020年5月7日。

价 4 月降幅超 10%，表明进口需求走弱，出口供应量升高、库存大增。北半球乳产量此时通常上升，而餐厅销量降低、食品制造商需求减少也对价格构成压力。由于大洋洲产量季节性下降，现货供应有限，奶酪报价小幅回升。

（4）肉类价格指数。4 月均值为 168.8 点，较 3 月下降 4.7 点（2.7%），连续第四个月下跌。4 月，该指数下所有肉类国际报价均告下跌，进口需求部分复苏（主要是中国）仍不足以平衡其他国家进口下滑，后者原因在于新冠疫情相关经济困境持续、物流"瓶颈"和封锁造成的食品服务部门需求骤降。尽管劳动力短缺加剧，肉类加工水平有所下降，但餐厅销量直线下降导致库存和出口供应量不断增加，拖累肉类价格报价。

（5）食糖价格指数。4 月均值为 144.9 点，较 3 月下降 24.7 点（14.6%），连续第二个月下跌。本次下跌主要由国际原油价格暴跌造成。能源价格下跌意味着糖厂将更多甘蔗用于生产食糖而非汽油替代品乙醇，因而食糖出口供应量增加。此外，各国为遏制新冠疫情传播实施居家隔离措施，导致食糖需求萎缩，进一步压制国际食糖价格。

2. 新冠疫情对我国农业生产的影响[①]

（1）水稻。部分产区或受到影响。广西壮族自治区不同地区的播种期从 2 月下旬持续到 4 月初，广东为 2 月中旬到 3 月中旬；湖南与湖北均从 3 月底开始播种，预计受影响较小。由于疫情得到了较好控制，早稻主产区受疫情影响的面积较小。东北地区水稻从 3 月下旬开始浸种、4 月上旬插秧，之前的水稻种子下放到生产主体大约需一个月的时间，有关部门于 2 月 20 日前后完成了水稻种子下放，从疫情发展和实际备产情况来看，部分地区的一季稻播种受到一定程度影响。

（2）小麦。冬小麦主产区受疫情影响较小。2 月是冬小麦田间管理的关键时期。由于小麦生产地区多为开放、通风较好的空间，绝大多数农民能够到田间地头开展管理，种粮大户也已经陆续开展田间管理。河南信阳、南阳等疫情较重地区种粮大户跨地作业受到限制，但总体占比不大。在农资供应方面，春季用肥以尿素为主，备货量较为充足，短期内农资供应问题不大。此外，近年来我国小麦一直保持着相对平衡的状态，有一定的抗风险能力，在单产稳定的

---

① 本部分内容引自《新冠肺炎疫情对全年粮食生产不会造成较大冲击》，载于《农民日报》2020 年 5 月 6 日。

情况下，今年小麦的供给能够得到有效保障。此外，春小麦播种时间一般为3～4月，影响不大。

（3）玉米。疫情对籽粒玉米播种未产生太大影响。从区域布局来看，东北地区的玉米产量约占全国总产量的43%，黄淮海地区的玉米产量约为全国总产量的37%，西南和西北地区的玉米产量则各占全国总产量的10%左右。其中，西南地区从2月中下旬开始进入春播期，但是该地区占整体玉米产量比例不大。东北地区的玉米播种期在4月中下旬至5月初，疫情产生影响的环节主要是种子、化肥和农药等的供应。黄淮海区域90%为夏玉米，播种期在6月，总体影响不大。

（4）大豆。疫情对今年大豆生产的直接影响较小。中国大豆产区大致可分为东北春大豆主产区、黄淮流域夏大豆主产区和南方大豆复合种植区。其中，东北春大豆主产区大豆种植面积和产量能占到全国的一半以上，东北地区大豆播种时间一般在4月下旬，2～3月为备耕阶段。由于疫情在4月已经得到有效控制，未出现大豆种植成本大幅提高的情况，种植面积也未明显下降。

3. 疫情对化肥贸易的影响

（1）农资供应紧张、运输受阻已得到初步缓解，市场较为平稳，现阶段供应基本得到保障。农民购肥困难这一现象目前得到了有效缓解。各级涉农部门针对春节后农资运输受阻的难题，相继出台一系列政策保证下游农资正常运输。随着疫情发展得到有效控制，农资运输问题目前已经基本得到解决。此外，农资市场相对平稳。虽然疫情短期内对化肥行业供给产生负面影响，但同时由于疫情使部分农民的购肥需求延缓，农资价格没有出现大幅波动。国家统计局数据显示，2020年2月中旬尿素、复合肥和农药价格较1月涨幅分别为0.5%、0%和3%。[①]

但值得注意的是，疫情集中暴发的湖北省是我国重要的化肥生产大省之一。2019年湖北省化肥产量为603万吨，占全国总产量的12.3%，其中磷肥产量约占全国总产量的40%，位居全国第二；合成铵产量占全国总产量的7%，位居全国第四。[②] 受疫情防控影响，湖北地区化肥开工率较春节前大幅下降，根据中信证券研究，截至2020年2月24日，磷酸一铵开工率为37%，磷酸二铵开工率为56%。[③] 磷肥价格涨势明显，并有可能导致复合肥市场价格上涨。经过各地农业部门努力，农资运输有所恢复，但是在疫情较重的地区，仍然存在困难。

---

①②③ 《粮农组织食品价格指数4月份连续三个月下行》，联合国粮食及农业组织官方网站，2020年5月7日。

（2）粮食加工产业受原料供应和停工影响较大。由于疫情防控之初各地都有农民工返工的限制要求，加之粮食原料供应难以及时补足，导致部分粮食加工企业复工复产较慢。其中，湖北省是我国全价饲料①生产供应大省，生产能力占到了全国全价饲料的40%左右，湖北饲料生产供应能力可能在一定程度上影响全国肉类生产及供应。② 此外，75%医用酒精作为防疫消毒的重要物资，短期需求较为旺盛，而玉米是酒精、胶囊等医用物品的重要原材料。虽然各地玉米加工企业开始复工复产，但受多地物流停运的影响，部分企业玉米原料难以及时补足，出货压力较大，部分资金实力不强的企业开始主动限产，甚至停产。

（3）化肥进出口贸易受到一定程度影响。根据中国海关统计，2020年1～2月，中国进口化肥179.1万吨，同比下降27.5%，进口金额5.5亿美元，同比下降28.8%。中国化肥进口品种主要是钾肥中的氯化钾（在海关税则中对应的名称是其他氯化钾），其进口量通常占中国化肥进口总量的80%以上。今年1～2月，其他氯化钾的进口量同比降低了39.1%。从贸易方式来看，一般贸易方式的进口量只有12.2万吨，同比下降了93.4%。1～2月中国保税区进口的其他氯化钾数量达到74.1万吨，同比增长了14倍以上；通过保税区转口的其他氯化钾20万吨，接近2019年全年的数量。另外在进口品种上，二铵的进口数量相比去年同期有大幅增长，进口了6.3万吨，来源国是摩洛哥。③

出口方面，2020年1～2月中国出口化肥256.5万吨，同比下降27.4%，出口金额5.4亿美元，同比下降45.9%，除极个别非主要出口品种的价格略有增长外，绝大多数化肥品种的出口价格是下降的。国际市场需求不旺、新冠肺炎疫情影响是出口企业面临的困难的主要原因。按照2020年2月5日商务部办公厅印发《关于帮助外贸企业应对疫情克服困难减少损失的通知》要求，中国五矿化工进出口商会当时积极协助相关企业，包括化肥出口企业出具了不可抗力证明，协助企业减少因合同不能按时履行带来的风险。④

---

① 全价饲料指由蛋白质饲料（如鱼粉、豆类及其饼粕等）、能量饲料（如玉米、麦麸等）、粗饲料（仅在低标准配合料中使用）和添加剂（除去粮食及其副产品以外的添加物）四部分组成的配合料。它能直接用于饲喂饲养对象，能全面满足饲喂对象的营养需要。

② 《新冠肺炎疫情对全年粮食生产不会造成较大冲击》，载于《农民日报》2020年5月6日。

③④ 《肥料贸易企业攻防线：疫情之下，谁动了你的奶酪?!》，中国农资传媒网，2020年5月6日。

整体来讲，疫情对中国化肥生产和保证国内市场供应影响不大。随着疫情在全球的蔓延，疫情防控措施对化肥供需等市场方面的影响将逐步显现。印度、东南亚、南美、澳大利亚是中国化肥出口的主要市场，企业应密切关注这些地区的疫情发展情况。此外，自2019年底开始的非洲蝗灾也不容忽视。目前全球防疫的限流措施使非洲急需的灭蝗农药不能及时到位，影响了灭蝗工作。如果不能及时控制第二轮蝗灾，非洲及部分亚洲地区的农业生产必将受到较大影响。

当前，全球疫情防控的形式变化对当前市场产生了诸多影响。首先，随着世界各国疫情形势的加重，全球整体经济放缓，需求下降，货物流通也相对放缓。加之各国纷纷采取不同程度的封锁政策，国外市场氮磷钾的需求都有所下降。其次，从肥料供应端分析，在疫情的影响下，只有国内和国外除部分磷肥企业的生产受到影响外，氮肥和钾肥的生产都还相对稳定，受疫情影响较小，所以供需失衡的风险在加大，导致需求方产生推后采购的诉求。

另外，从进出口环节来看，风险在加剧。疫情导致货物出港、汽车运输、装货卸货等港口作业均受到了不小的影响。部分国家把疫情视作港口不可抗力，使贸易商的权益得不到保障，很大程度上加大了贸易商的风险，影响了进出口流通。在国内疫情较为严重时期，国内运输受到较大限制的同时部分工厂的生产也受到较大影响。后期有所缓解，当大面积复产后，供应快速增加、价格快速下跌，导致外商以不可控因素为理由撤单的情况时有发生，造成了需求延后，打乱了市场整体的供销节奏。

国际原油价格的下跌导致化工类产品价格走低，对化肥产业供需造成间接影响，同时影响了国际供需结构。同时，受疫情影响，全球经济不稳定因素大幅增加，各国汇率均出现不稳定性波动，全球经济形势的后期预估愈发困难。企业在外贸操作过程中要特别防范风险，注意各国政策、港口操作和汇率风险。

针对以上情况，中国化肥相关经营策略已由原本"内外贸并重"调整为"国内为主、外贸为辅"，并且还将继续保持积极应对、谨慎操作。

四、新冠疫情下新型生产资料创新发展研究

突如其来的新冠肺炎疫情让中国经济遭受了巨大损失。传统经济形式如餐饮

业、电影与娱乐业、交通运输业、旅游业、教育行业、体育行业都受到了很大冲击。严格的疫情防控措施让人们不得不将消费需求转移到线上，在线教育、视频娱乐、远程会议、在线医疗、网上购物、电商平台等这些不依赖人员空间物理移动的数字经济业态迎来快速发展的新契机。

（一）基于"数据"的新型生产资料发展情况

2018 年，全球 47 个国家数字经济规模达到 30.2 万亿美元。美国数字经济规模蝉联全球第一，达到 12.34 万亿美元；中国依然保持全球第二大数字经济体地位，规模达到 4.73 万亿美元；德国、日本、英国、法国数字经济规模超过 1 万亿美元，分别位列第三至第六位；韩国、印度数字经济规模较大，超过 5 000 亿美元；加拿大、巴西、意大利、俄罗斯、新加坡等国家规模也都超过 1 000 亿美元。[①]

各国数字经济增长对 GDP 增长贡献较大。2018 年，各国数字经济增长对同期 GDP 增长的贡献率均为正值。韩国、美国、英国、德国、中国、法国、印度等 9 个国家数字经济增长对 GDP 增长的贡献率超过 50%，韩国高达 100.8%，美国高达 91.8%，英国和德国分别为 76.5% 和 75.8%。联合国发布的《2019 年内数字经济报告》预测 2019 年全球数字经济规模占 GDP 比重为 4.5%~15.5%。

（二）数字化转型助力产业升级

1. 数字化转型是实体经济发展的必经之路

数字经济已成为全球经济增长的核心动力。数字化革新与管理变革都是未来企业发展必经之路。管理作为一门科学，诞生并运用于企业，强调只有企业每一个成员发挥最高的效率，争取最高的产量，才能实现企业最大的利益。但传统的信息交互、组织沟通模式已经暴露出诸多低效、迟缓等弊端，随着数字化浪潮的到来，追求高效、敏捷的数字化转型是实体经济发展的必经之路。目前，实体经济发展的数字化转型方面表现较好的企业及代表性方案包括：

钉钉，全面赋能企业数字化转型之路。钉钉从企业信息交流平台切入企业服

---

① 中国信息通信研究院：《全球数字经济图景（2019 年）——加速腾飞重塑增长》，中国大数据产业观察网，2019 年 10 月 11 日。

务场景，构建 OA 工作台，不断完善各种场景下的业务需求。钉钉通过"五个在线"①、基于"四大场景"② 来打通割裂的组织及部门，以达到高效处理所有工作流。

朝阳橡胶公司。非常重视信息化建设，一直在寻找与移动端结合的办法。2016 年起，公司正式使用钉钉作为 3 000 多名员工的移动办公平台。除了通信录、沟通等基础功能，其上的第三方"简道云"③ 开发的生产管理和质量监控系统帮助实现了生产流程的全面信息化。同时将安全生产的点检搬上钉钉，在安检方面，钉钉发挥了巨大作用。

餐饮企业"牧之初心"。通过钉钉实现了组织、沟通、协同、业务、生态数据在线化，员工自驱力和创新力大幅提升，店面最高人均产出效益为 8 万元每人，月坪效 4 万元，8 倍于传统餐饮企业效率。由于模式成功跑通，首家店开业一年内，就开出 30 多家分店。

电商创业型公司。管理混乱，钉钉有助于建立起清晰的组织架构，帮助很多电商创业型公司解决使用非常传统的管理方式带来的数据把控能力低、沟通成本高、仓储管理混乱、岗位职责不清晰等一系列问题。

中车株机的工业互联网智能化转型。中车株机公司是一个传统的制造企业，2016 年逐步向智能管理、智能制造转型。株机公司与金蝶软件合作，打造信息支撑系统——金蝶 EAS 系统④，并通过四年的努力，实现平台的打通。全公司的计划协同、物料交接以及生产过程等，员工都可以在手机上面进行操作，企业效率大大提升。

2. 数字化转型是公共服务升级的必由路径

当前中国公共服务行业信息化建设进程加速升级，从中央到地方的纵向业务

---

① "五个在线"指组织在线、沟通在线、协同在线、业务在线、生态在线。

② "四大场景"指基于办公场景的"人、财、物、事"全链路数字化解决方案。

③ "简道云"是一个灵活易用的应用搭建平台，旨在满足企业/部门的个性化管理需求。用户无需编程，即可搭建销售、OA 办公、生产等管理应用，帮助企业规范业务流程、促进团队协作、实现数据追踪。

④ 金蝶 EAS 系统（Kingdee Enterprise Application Suites）是全球第一款融合 TOGAF 标准 SOA 架构的企业管理软件，以"创造无边界信息流"为产品设计理念，支持云计算、SOA 和动态流程管理的整合技术平台，全面覆盖企业战略管理、风险管理、集团财务管理、战略人力资源管理、跨组织供应链、多工厂制造和外部产业链等管理领域，突破流程制造、项目制造、供应商协作、客户协作等复杂制造和产业链协同应用，实现业务的全面管理，提升整体运作效率，实现效益最大化。

系统、服务平台等都飞速发展，但依旧存在横向信息系统整合不足、特征识别稀缺、数据利用不充分等痛点。行业特征识别与数字化转型特征识别将是未来的公共服务信息化建设的重中之重。

信息系统整合不足，缺少统一、畅通的跨部门线上协作平台，不同部门、地市之间的业务系统尚未完全充分互联互通；信息整合效率低下，整合平台架构继续优化升级。数据利用不充分，前期积累的海量数据有待治理，各平台数据维度与标准不一；同一批数据多次采集，但实用效率低下，缺乏对完全社会化、完全互联化的数据综合利用。特征识别仍有很大机会，准确、便捷的特征识别技术可以大大加快信息系统的整合及数据的充分利用，提高公共服务的效率及价值。目前，公共服务升级的数字化转型主要的应用层面及成功案例主要表现在以下方面：

数字政务平台。数字政府建设加速，"互联网＋政务服务"一体化平台正逐步形成。例如，自2018年下半年以来，广东、浙江、福建等多个省份已经出台了"数字政府"相关的政策，推动"互联网＋政务服务"建设。

智能交通系统。在整个交通运输领域充分利用物联网、空间感知、云计算、移动互联网等新一代信息技术。例如，上海市公安局积极探索信息化转型升级之路，用"智慧"激活城市交通脉搏，提升城市管理效能。

数字城市。数字城市包括数字环境、数字政务、数字生活、数字生态等多方面，重点是促进信息资源的整合、共享和充分利用，加快城市信息化进程，实现中央、省、市信息资源共享。

数字医疗。医疗健康信息化建设从20世纪90年代起步，发展至今各级医院在基础应用上都实现较高的普及率，未来核心临床应用在普及度与应用深度方面还有很大的提升空间。

阿里健康码助推政务服务再升级。疫情之下，为采集防疫期间居民健康情况，加强疫情管理，实现精准防控，阿里巴巴率先联合杭州市政府发布健康码应用，随后经过大力推广，在全国大部分地区基本实现了一码一人、联防全覆盖的初期目标，在精准防控和生产生活恢复等诸多方面发挥了不可替代的重要作用。未来要对健康码进行全面升级，充分挖掘其数据价值，不断拓展生态应用场景，完善数据保护措施，更好地为人民服务。

（三） 新冠疫情下新型生产资料对传统生产关系的影响

1. 疫情下末端物流①的发展变化

为了减少直接接触，保护用户和骑手的健康安全，美团外卖于2020年1月26日率先推出"无接触配送"并覆盖全国。作为一种新型物流服务模式，"无接触配送"是指，用户在下单时，通过订单备注、电话、App内即时消息等方式，与骑手协商指定商品放置的位置，骑手送达后通过电话通知用户自行收取。

无接触配送受到广大用户欢迎。据美团外卖发布的《无接触配送报告》显示，在2020年1月26日至2月8日期间，采用无接触配送的订单占整体单量的80%以上，且每一单外卖都使用该服务的用户达到66%。继美团之后，包括天猫超市、饿了么、盒马、京东、苏宁在内的外卖平台、生鲜电商、快递物流等企业都迅速推出了无接触配送服务。

2020年1月28日，美团外卖发布了业内首个《无接触配送服务规范》。3月10日，由美团发起、中国贸促会商业行业委员会立项、多家行业协会与研究机构参与起草的《无接触配送服务规范》团体标准正式发布实施。该标准共有七个部分，从术语定义、服务流程、异常情况处置、服务质量控制和服务要求等方面制定了具体细则，为电商平台、配送及餐饮企业提供了详实可遵循的无接触配送服务模式。

作为末端物流服务的一种创新模式，无接触配送改变了常规的面对面完成商品配送交付的方式，满足了在疫情这一特定时期用户对物流服务安全的需要。如果用户养成了习惯，有可能在疫情结束后继续选择无接触配送模式。

值得一提的是，无接触配送也有其他实现方式，最典型的就是社区提货站。社区是广大消费者的聚集地，也是商家必争之地。疫情期间，社区团购再次火爆，很多线上、线下商家都开展了此项业务，在社区设立提货站。例如，物美多点提出设立"社区抗'疫'提货站"，仅北京的4 000多个社区中就设置了约2 500个抗疫提货站。居民在多点App上下单，门店接到订单后进行拣货、商品打包，配送员取件后送到社区，居民凭短信到站点自提，做到购物、结账、提货

---

① 末端物流是指送达给消费者的物流，是以满足配送环节的终端（客户）为直接目的的物流活动。这类活动是以消费者的目的为转移的，随着经济活动越来越以消费者的需要为中心，"用户第一"的基本观念深入人心，这种观念在物流活动中也得到反映，因此末端物流越来越受到重视。

全流程无人员接触。

疫情暴发以来，为了提高配送安全性、保障紧急物资的及时送达，无人机、无人车、配送机器人在疫区等地投入使用。

2020 年 2 月 6 日，一台京东物流的配送机器人将医疗和生活物资从京东物流仁和站送到武汉第九医院，完成了武汉市无人配送第一单。在医院内，多家公司提供的配送机器人在进行医疗用品、餐食等物资的运送。在武汉、十堰、赣州、温州、哈尔滨等城市的重点区域，顺丰无人机构建起空中应急运输通道。

2. 在线"无接触"战"疫"助复工

为了更好地防疫，国网宿迁供电公司在疫情防控期间大力推行网上办公，减少人员流动；通过可视化、智能巡检等"黑科技"确保防疫期间供电安全可靠，助力复工复产；引导企业和群众通过电脑和手机 App 办理电费业务，提供"不见面"贴心服务。

抗疫保电情期间，运维人员只要在班组集控平台通过远程遥控就可以命令智能巡检机器人自动开展站内巡视工作，它既可以通过摄像头逐一对变电站的设备外观、运行状态和异常声响进行检查，还可以自动记录下各类压力、泄漏电流、油位油温等表记数据，更厉害的是，它还可以自动对设备开展红外测温工作，对温度异常的设备部位进行实时连续的跟踪监测。

目前，宿迁供电公司变电运维室负责宿迁三县两区 30 座 220 千伏变电站和宿迁市区 46 座 110 千伏及以下变电站的日常运维巡视工作。随着疫情的发展，全市各地都加强了交通管制，导致部分变电站的进出道路无法正常通行，这给变电站的日常巡视工作增加了不小的难度。

面对这一实际情况，公司变电运维室积极应用变电站视频系统，全力应对疫情给安全供电带来的挑战。变电运维室所管辖的变电站目前都安装了远程视频系统，值班人员在班组驻地的电脑上轻轻点击鼠标，就可逐一查看变电站每一区域的设备外观和运行情况，通过这种视频巡视的方式，减少了运维人员与外界人员的非必要接触，也减轻了运维人员频繁奔波在道路上的交通压力。

3. 以应对疫情为契机，加快推进企业智能化升级[①]

机器换人减少用工数量，缓解企业复产的用工压力。长安汽车渝北工厂总

---

① 本部分节选自《赛迪智库丨加快推进制造业企业智能化升级，应对百年未有之大变局》，载于《中国电子报》2020 年 3 月 16 日。

装生产线的自动化率在 90% 以上，生产"主力军"是流水线上 700 多台工业机器人，同时智慧工厂管理平台对生产质量实行实时、在线监控，全厂仅需巡检员工数人，有效减少了人员的流动和聚集，生产基本没有受到员工短缺和员工防疫的限制，保证了该工厂在 2020 年 2 月 18 日就实现全线复工。台晶重庆电子通过实施智能化改造，在减少一线人员操作的同时，生产效率提高 1 倍多。特别是通过推进柔性自动化生产线，减少了对人工的依赖，复工后企业很快就恢复了正常运营。山东星地公司由于拥有智能化生产线，其生产线只需 5 个人便能日产医用无纺布 30 吨，不仅生产基本未受疫情影响，也没有发生人员短缺问题。

智能化升级淘汰重复劳动工序，加大人员间隔为复产创造良好条件。重庆蓝黛动力是国内乘用车变速器生产领域具有重要行业影响力的"隐形冠军"，近三年该企业下大力气进行智能化改造，将一台机器的操作人数由 3 人减少到 1 人，生产车间不再有大量工人聚集，很快达到复产要求，在元宵节后其产能就已恢复到 60%。重庆美心翼申通过与国内智能制造服务供应商用友科技的合作，搭建了企业全流程信息化平台，实现大数据采集、流通和实时反应，实现员工"零接触"生产，为复产创造了良好条件。嘉兴迈思特 2014 年就上马了自动化生产线，现其管件数控车间共有自动化生产设备 70 台套，而操作员只有 9 人，每人相隔近 15 米，避免了交叉感染。

智能化升级降低操作门槛，为临时人员应急生产创造可能。郑州一家钢构公司将原先人工焊接全部替换为机器人焊接，不仅产品残次率、返工率都大幅降低，效率提升数倍，而且在此次疫情中也没有受到熟练技术工人短缺的影响。山东兴华包装公司成为当地最早一批获准复工复产的企业之一，这得益于其 2018 年投资 5.2 亿元建成的自动化生产系统，在其他企业人手不足时，该公司已完成对本地工人的培训上岗。

五、后疫情时代中国生产资料的开发与利用研究

在党中央的坚强领导下，目前新冠肺炎疫情蔓延势头得到初步遏制，防控工作取得阶段性成效。2020 年 2 月 23 日，习近平在统筹推进新冠肺炎疫情防控和经济社会发展工作部署会议上指出，疫情对产业发展既是挑战也是机遇。一些传

统行业受冲击较大，而智能制造、无人配送、在线消费、医疗健康等新兴产业展现出强大成长潜力。要以此为契机，改造提升传统产业，培育壮大新兴产业。

（一）工业生产资料的开发与利用方向的转变

目前，中国现行的工业基础产业虽然有转型提高的空间，但在满足时下社会需求总量方面的供给已有结余，因此政府直接参与投资不应局限于现行基础产业，更应以未来经济与社会高质量发展为出发点，关注新型基础产业。

在疫情防控过程中，现代通信、数据、互联网信息技术等越来越体现出重要性。例如，互联网及 5G 技术支持高危病人的远程视频诊断；移动通信公司通过数据收集，出具个人 14 天未外出的通信证明；网上预约购买生活用品与口罩；线上远程办公、网上授课交流等。这些事例表明，现代科学技术、高技术产业已经全面渗透人们的工作生活、社会交往、健康卫生、休闲娱乐、学习教育等诸多领域，其中一些新兴产业甚至可能成为未来经济社会发展的关键性基础产业。

基础性产业分两类。一类是传统基础产业，通常指的是全面支持人们生产生活的交通、道路、码头、港口、通信、能源、水利等产业，它们是全社会发展的重要基础；另一类就是新基础产业，即支持未来社会高质量发展、满足人们美好生活需要、支持新型智能产业发展的新型生产资料。

新型生产资料可以从"硬、软、联"三个方面来说明。"硬"指的是以 5G 通信、新材料、新能源、新交通等为代表的所有产业发展的"硬基础"；"软"指的是以大数据、人工智能、IT 软件等为代表的产业发展的"软基础"；"联"指的是以工业互联网、智能物联网、智慧电网等为代表的"互联性基础产业"。这些新基础产业的发展与应用将广泛影响人们工作生活的方方面面，包括公共卫生体系建设与运行、社区网格化管理、教育知识传播等。新型生产资料已经成为决定全球未来社会与生活、经济与产业竞争力的基础，对现行产业转型升级与未来新兴产业发展也将起到重大的基础性支撑作用。

从长远来看，政府直接参与投资发展新型生产资料，一方面可以吸引民间资本投资，进而扩大需求、增加就业、稳定增长；另一方面也为中国经济社会高质量发展、人民美好生活的满足、产业体系现代化、国际竞争力提升奠定扎实的基础。当前推动新基础产业发展，具体可从以下三个方面入手。

（1）5G 通信。5G 技术决定了新基础设施的集群状态和未来领先性。发展 5G 通信，既要在核心技术层面加大核心器件的研发，也要在基础设施层面继续加快推进 5G 基站建设，同时在应用层面，将 5G 与金融、贸易、工业互联等智能应用场景深度融合。

例如，在上游的基础设施方面，5G 对天线业、射频业、光模块/光网络等产业的技术发展产生了新的需求。相对于 4G 技术，5G 的频谱效率将提高 5~10 倍，对信息基础设施建设会产生深远影响。中游的运营商服务方面，5G 为运营商带来了新的商业模式，运营商需要做好管道和承载，针对不同的带宽要求设计产品业务。下游的终端和应用方面，由于 5G 具有大带宽、低延时、高可靠等特性，能够推进人机物海量互联，能够为平台经济中的信息消费、供需对接提供更高速、可靠、泛在的连接能力。工业互联网核心内涵是数字化、网络化、智能化。5G 赋能工业互联网，将催生全新的工业生态体系，二者的融合将推进制造业高质量发展。

（2）人工智能。人工智能是引领未来的战略性技术，全球主要国家及地区都把发展人工智能作为提升国家竞争力、推动国家经济增长的重大战略。人工智能的发展，应重视其与制造、金融、商贸、交通等领域的深度融合，打破传统企业与 AI 企业的合作壁垒，同时规范数据安全。

人工智能发展至今，已经成为新一轮科技革命和产业变革的核心驱动力，正对世界经济、社会进步和人民生活产生极其深刻的影响。人工智能的产业链包括基础支撑、关键技术及应用场景。其中，基础支撑指的是芯片、传感器、数据服务和云计算等计算机基础设施服务。人工智能的关键技术，主要是指机器学习、计算机视觉、语音及自然语言处理等算法的迭代优化。人工智能的应用场景非常广泛，覆盖"智能＋"的各个领域以及机器人、可穿戴设备等。

（3）大数据。大数据产业包括大数据技术产品研发、工业大数据、行业大数据、大数据产业主体、大数据安全保障、大数据应用等内容。从大数据产业链竞争态势来看，大数据产业链整体布局完整，但局部环节竞争程度差异化明显。产业链中游的竞争集中度较高，产业链下游的竞争集中度较低，尚未形成垄断，是中国新兴企业最有机会的领域。可以预见，未来几乎各行业领域都需要大数据的分析结果，我们亟须在大数据分析应用方面加大研发力量，以期取得突破性成果与发展。

总体来看，大数据能够提供海量数据资源，为生产与服务决策提供信息内容；5G技术能够提升信息传递速度，为数据传输提供技术支撑；人工智能是信息处理技术，为数据的分析处理提供了更为成熟、科学的决策方案。以上三个重要的新型生产资料及其产业链，共同构成了新基础产业的生态结构，赋能数字经济时代的高质量发展。这一生态结构表明，我们不仅要在这三个产业同时发力，还需要注意这三个产业及其领域的协同创新与合作发展。如此，才能真正使之成为未来中国经济、社会、产业与民生高质量发展的新基础。

（二）农业生产资料的开发与利用发展方向的转变

以新冠疫情为代表的公共安全事件使得原本就具有极高易损性的农业面临生产、需求和贸易等多重不确定性，从而陷入高风险境地。与传统的农业部门风险不同，公共安全事件爆发的全球性特征可能使既有的国际分工格局被打破，甚至出现撕裂与扭曲。中国是人口大国，是农民大国。在疫情高发情形下，重构农业生产资料发展方向的新思维势在必行。

1. 经济发展重心向农业、农村倾斜

一个日益城市化和相互连通的世界正面临着来自新型传染病的巨大威胁，而新冠疫情所再次凸显的"城市脆弱"，为反思以城市为中心的增长模式，推进中国的农村城镇化提供了契机。虽然大城市在聚集优势资源、辐射带动周边城镇等方面具有不可替代的作用，但在疫情的频繁冲击下，其吸纳农村人口与农民工就业的能力逐步被削弱。虽然以交通堵塞、环境污染、居住拥挤、节奏紧张等为代表的"城市病"已经受到广泛重视，但比起人类缺乏深入了解的传染性病毒，这些"城市病"都显得无足轻重。在历数的"城市病"中，可能没有任何一项弊端比得上病毒的高传染性与高致病性，以及由此造成的生命威胁、身心损伤和经济打击。适当放弃过密城市化所牺牲的经济效率代价，远不及疫病暴发所带来的伤亡、心理恐慌、财产损失以及秩序混乱所导致的社会成本。必须承认，病毒及其疫病风险将构成对人类的长期挑战。因此，一个有效率且能够规避风险的新型城镇化模式，应该有助于增强农业吸引力，促进乡村振兴、推进城乡融合。其中，县城及中心镇是县域经济发展的增长极。着力发展县城和中心镇的益处表现为以下三方面：其一，促进农民就近转移，从而降低农地被弃耕和抛荒的比率，强化农业的安全保障；其二，发展县域经济，推进城乡融合，有助于农民工的就业稳

定与农村人口的城镇化；其三，较之于大城市，县城的食品供应更依托本地食品，从而表现出更高的自给率，也就意味着更强的风险抵御力；其四，能够避免大规模的人口跨区流动，从而降低疫病传播风险，且县城规模适度、可控性强。在此次新冠疫情中，化整为零的逻辑具体表现为以社区为单元的防控与网格化治理，显示出良好的疫情遏制绩效。

2. 农业发展重心向安全、稳定转移

中国农业发展的目标谋求的是农业现代化，致力于通过土地确权推动土地流转和集中，开展农业规模经营，继而推动先进技术与装备的采纳。然而，农地规模经营势必造成大量农民离地甚至离农，从而在城市经济不景气情形下，特别是疫情冲击造成的失业率激增时，形成社会安定的重大威胁。同时，土地规模经营也可能造成农业经营掌握在少数社会资本主体手中，不利于经营风险的分散和防控。所以，在不确定环境中，农业发展的重心不应是追求规模和效率的扩张，而更应该注重风险的规避和安全的巩固。农业安全表现为两个方面：一是农产品数量安全和结构安全，保持粮食作物等重要农产品的自给自足，同时保证种养结构能够覆盖人体所需的营养供给；二是农业资源安全和环境安全，由于农业生产具有高度的自然依赖性，保护自然生态才能为农业生产提供可持续的资源环境供给能力。提升县城与中心镇的增长极作用，不仅能激发农村活力，而且能强化其生态安全与社会安全的"稳定器"功能。

3. 农业安全重心向功能、效益兼顾

为增强农业吸引力、促进县域经济发展，以维护农业安全，就需要增强务农的附加价值，使务农的收入不低于甚至高于务工收入。而提升农业附加价值的重要思路就在于纵深挖掘农业的多元价值。当前对于农业的价值定位以产品供给功能为主，但是囿于农业的生存保障特性，考虑社会安定问题，价格调整的幅度相对有限。而在产品供给之外，农业还具有生态功能和人文功能。其中，生态功能强调农业生产活动同自然的和谐，贡献于水土保持、土壤肥力改进和生物多样性维护等。绿色农业发展恰恰契合农业的生态功能，通过采用生物质肥料或者生物农药，既有利于缓解环境压力，又可以通过绿色农产品认证获得产品的价格溢价。人文功能强调农业对农耕文明和乡土文化的传承，主要的表现形式包括休闲农业和乡愁产品。一方面，可以鼓励农业与服务业融合，发展农业旅游服务；另一方面，可以结合地域独特的农业文化，培育地理标志农产品以满足舌尖上的味

道需求。农业多元功能的挖掘不仅能够增加农民的功能性增收，分享价值链收益，而且能够由此增进对农业风险的抵御力，增强中国农村社会的稳定性。盘活农村资源、挖掘功能红利、活跃乡村经济、拉动城乡消费，将助推中国经济由投资拉动型向内需推动型的战略性转变。

第十五章

新冠疫情与全球股市

一、新冠疫情后全球股市的表现

自新冠疫情暴发以来，已有许多研究报告了中国武汉早期的病毒传播动力学，然而，新冠疫情在全球各个国家的传播与暴发具有差异性，世界各国新冠疫情暴发时间及疫情给股市带来的影响都不太一致。从全球疫情暴发的先后顺序来看，大致为中国、日韩、欧美；本章数据截至 2020 年 4 月 20 日，在这段时间内，中国与日本、韩国疫情分别在 2 ~ 3 月达到高潮，而欧美国家疫情的大暴发时间大致在 3 ~ 4 月。根据已有学者的研究，结合全球疫情与股市的不一致性，我们将对中国、美国、日本、韩国、欧洲（包含英国、法国、德国、意大利四国）的股市进行分析，从中找出每个大区代表性股票指数的表现。

（一）中国

1. 第一阶段

第一阶段时间为 2019 年 12 月 9 日至 2020 年 1 月 9 日。疫情发展初期尚处于传播阶段，且暂时未出现病例，此时中国股市还处于震荡上行的过程之中。从中国股市日线图中可以看出，在第一阶段期间，上证指数从 2 914.48 点震荡上行至 3 094.88 点，深证成指从 9 876.27 点震荡上行至 10 898.17 点，中国股市并未受疫情的影响，持续拉升（见图 15 - 1）。

2. 第二阶段

第二阶段时间为 2020 年 1 月 10 日至 1 月 22 日。由于处于"春运"的关键时期，疫情开始广泛传播。此时的 A 股处于震荡之中，其中，上证指数经历了

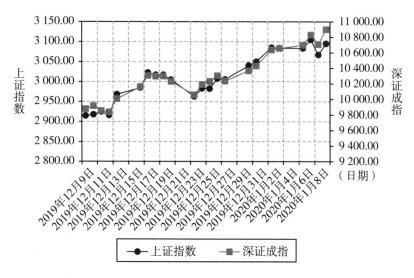

图 15 – 1 中国股市日线图（1）

资料来源：东方财富。

3 115.57 的高点之后在 1 月 21 日跌至低点 3 052.14，深证成指震荡的趋势与上证指数相近，在 1 月 20 日达到高点之后在 1 月 21 日下跌至 11 000 点附近。此时国家已启动应急预案，且节前资金选择避险，指数下行（见图 15 – 2）。

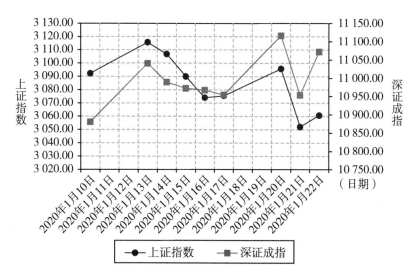

图 15 – 2 中国股市日线图（2）

资料来源：东方财富。

3. 第三阶段

第三阶段时间为 2020 年 1 月 23 日至 2 月 16 日。疫情的第三阶段，中国已度过传统佳节。但是由于此时是武汉疫情暴发接近高峰的时候，全国大面积暴发新冠疫情，强制措施使得大部分公司企业还不能复工，由于消费受到限制，投资者预期大部分企业的利润将会下降，加上疫情造成的心理恐慌情绪，上证指数节后开市第一天即由节前的2 976.53点跌至2 746.61点，跌幅达到7.72%；深证成指节后第一天从节前的10 681.90点跌至9 779.67点，跌幅达到8.45%，股指反映了市场整体低落的情绪。由于此次受到的冲击属于系统性风险，不能反映股票的收益，抄底资金的大量涌入修复了大盘情绪，上政指数也由2 746.61的低点回升至2 900点；深证成指也回升至11 000点附近（见图15-3）。

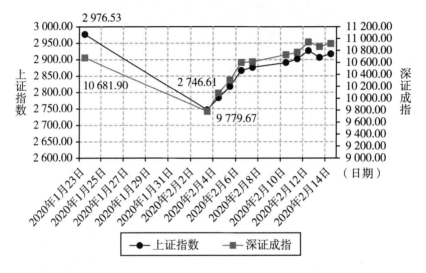

图15-3　中国股市日线图（3）

资料来源：东方财富。

4. 第四阶段

第四阶段时间为2020年2月17日至3月8日。按照邬堂春、魏晟等（2020）的观点，第四阶段中国的每日发病确诊率已经有所降低，但是股市却处于波动之中，上证指数在2 860~3 071点的箱体间波动；深证成指走势大致与上证指数相同。在此期间，受世界股市的影响，A股于2月28日跌至最低点，与上一日相比跌幅达到将近4%，之后几天内便迅速反弹，回到3 000点并达到这一阶段的顶点（见图15-4）。

5. 第五阶段

第五阶段时间为2020年3月9日至4月20日。这一阶段的中国股市受到更多来自国际金融市场的冲击，上证指数从高点2 996.76起连续9个交易日下跌至2 660.17点，累积跌幅达到11.2%；深证成指从高点11 403.47起连续跌至

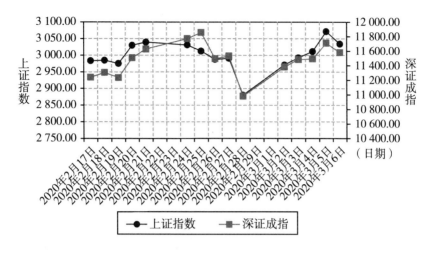

图 15-4　中国股市日线图（4）

资料来源：东方财富。

9 691.53 点，累积跌幅达到 15%。23 日之后大盘在科技、新能源汽车、传媒的带动下开始反弹将近 200 点，站上了久违的 2 800 点（见图 15-5）。

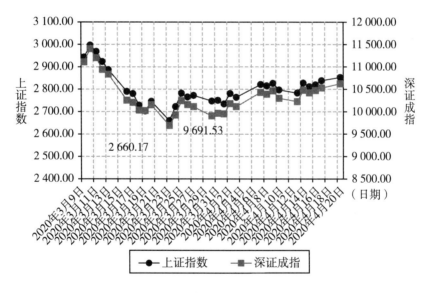

图 15-5　中国股市日线图（5）

资料来源：东方财富。

（二）美国

1. 第一阶段

第一阶段的时间为 2020 年 1 月 21 日至 2 月 23 日。此阶段还在疫情的传播期间，美股三大股指趋势大致相同。在经过 1 月末的短暂下跌之后，2 月初美股开始大涨。此阶段的低点出现在 2 月 1 日，此时的中国 A 股即将开市，而中国武汉疫情正值暴发期。美股低点并不是发生在美国疫情最广泛的时刻，可见此时疫情对世界股市的影响是大概一致的。美国三大股指经历了 2.3%～3.2% 的较小下跌之后于 2 月 3 日前后开启大涨，这一时期股指的表现与中国 A 股相近，可见全球的资本是密切相关的，抄底资金使得股指在短期又回到甚至超越前高（见图 15－6）。

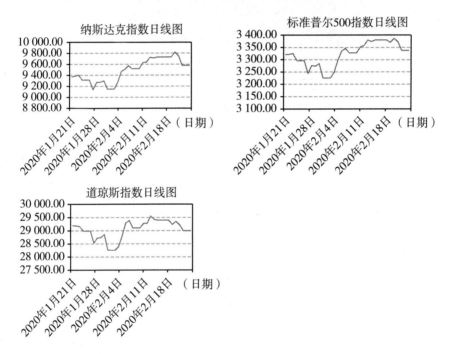

图 15－6　美股日线图（1）

资料来源：东方财富。

2. 第二阶段

第二阶段的时间为 2020 年 2 月 24 日至 3 月 14 日。此时，疫情在美国本土蔓延，开始出现无法溯源接触史的病例。此阶段内美股经历了数次大跌与两次熔断。其中，2 月 26 日，美股连续两天都是单日超过 3% 的跌幅，这在美股历史上是十分罕见的。上一次出现这样美股连续两天跌幅超过 3% 的情况，还得追溯到 2008 年全球金融危机爆发的时候。3 月 9 日美股发生史上第二次熔断；3 月 12 日美股发生史上第三次熔断，暴跌 9.9%。至此，纳斯达克指数跌去 21.9%、标普 500 指数跌去 23.1%、道琼斯指数跌去 24.2%，短短 20 天时间内，疫情等众多因素导致美股跌幅创下历史纪录（见图 15－7）。

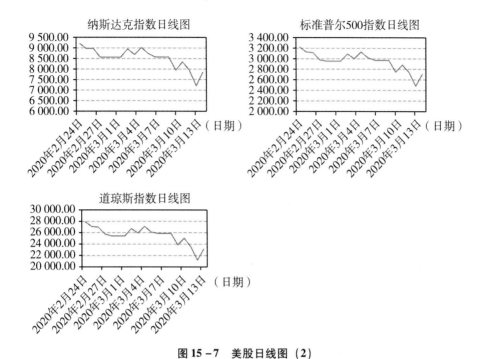

图 15 – 7 美股日线图（2）

资料来源：东方财富。

3. 第三阶段

第三阶段的时间为 2020 年 3 月 15 日至 4 月 20 日。此阶段内，美国新冠疫情大规模暴发，每日新增病例在 3 万人上下波动，累积确诊病例也达到 78 万人，成为全球疫情确诊数及累积死亡数最多的国家。这个阶段的美国股市在 3 月 23 日之前持续下跌并在 3 月 16 日经历了美股史上第四次熔断。美联储的降息未改变并挽回美股近期的颓势，从 3 月 15 日至 3 月 23 日仅一个星期时间，纳斯达克指数下跌 12.9%，标普 500 指数下跌 17.5%，道琼斯指数下跌 19.8%。3 月 24 日后大盘迅速反弹，在短短 3 天内就几乎反弹回 3 月中旬的高度，而后继续震荡上行。4 月 5 日，纵观世界股市，正在经历一场"普天同庆"的狂欢：美股道琼斯、纳斯达克、标普 500 指数均大涨了 7% 以上，一扫 3 月全球疫情蔓延、原油暴跌、美股连续熔断的颓势，给忐忑抄底和持仓死扛的多头打了一针强心剂。直至 4 月 20 日止，美股三大股指均创下 1 个多月以来的新高（见图 15 – 8）。

（三）日韩

1. 第一阶段

第一阶段的时间为 2020 年 1 月 16 日至 1 月 31 日。1 月 16 日日本出现首例新

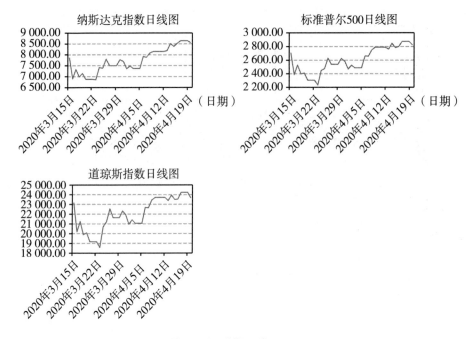

图 15-8　美股日线图（3）

资料来源：东方财富。

冠肺炎确诊病例，日本政府对此没有任何紧张和戒备，直到 1 月 29 日日本厚生劳动省发布新冠肺炎"人传人"的消息，此时日本已出现 8 例病例。由图 15-9 中日经 225 日线可以看出，疫情传播初期股市还处于正常的窄幅震荡之中，直到 1 月 27 日左右股指开始向下波动，最终在 1 月 31 日收在 23 200 点附近，一个星期股指回调不到 3%。1 月 20 日韩国国内出现首例新冠疫情确诊病例，此阶段韩国政府也仅仅将疫情级别上调至"警戒"，韩国股指在此阶段内表现与日本股指相近，在 1 月 27 日后下调了 5.6% 左右（见图 15-9）。

2. 第二阶段

第二阶段的时间为 2020 年 2 月 1 日至 2 月 13 日。此阶段日本仅新增 12 例确诊病例，此时正是中国春节过后开市时间，中国 A 股大盘跌至谷底并回升，而日本股指表现相近，在 2 月 3 日跌至 22 971 点后经过 3 天时间拉回 23 873 点，同样由于疫情的影响并不反映股市的真实情况，在接下来的 10 天时间情绪就得到了修复并回到疫情初期的状态（见图 15-10）。此阶段韩国仅新增 16 例确诊病例，股指在 2 月 3 日左右达到阶段低点后渐趋回暖，大盘拉至疫情初期的状态。这个阶段日韩股市的波动类似于中国 A 股（见图 15-10）。

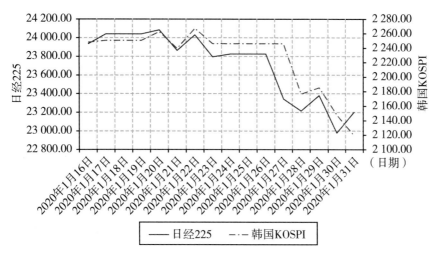

图 15 - 9　日韩股市日线图（1）

资料来源：东方财富。

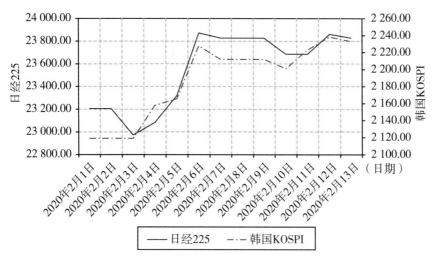

图 15 - 10　日韩股市日线图（2）

资料来源：东方财富。

3. 第三阶段

第三阶段的时间为 2020 年 2 月 14 日至 3 月 24 日。2 月 13 日开始，疫情在日本和韩国的发展速度逐渐加快，2 月 16 日日本政府即发布新冠疫情在日本流行的公告，在随后的 1 个多月内疫情全面暴发，股指一路向下。持续暴跌两周的日本股指在 3 月 9 日再次达到 5.38% 的跌幅，实际上在半个月之内把 2019 年的涨幅跌没。在这样的大环境之下，日本股指从 2 月 14 日的 23 687 点跌至 3 月 19 日的 16 552 点，跌幅达到 30%（见图 15 - 11）。而韩国股指也是同样的趋势。韩国疫情在此阶段处于暴发期，直接导致韩国股指从 2 月 14 日的 2 243 点跌至 3 月 19 日的最低 1 457 点，跌幅达到 35%（见图 15 – 11）。

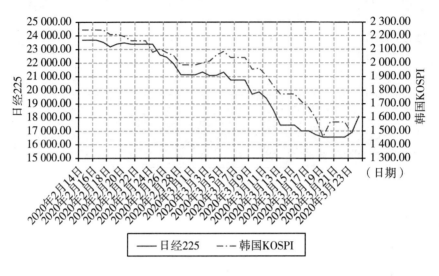

图 15 – 11　日韩股市日线图（3）

资料来源：东方财富。

4. 第四阶段

第四阶段时间为 2020 年 3 月 25 日至 4 月 20 日。此阶段日韩的新冠疫情在一定程度上趋于稳定，但日本每日新增病例数波动较大，3 月末仅有不到 200 例，而 4 月初就达到了 500 例甚至更高；韩国每日新增病例数已降至 200 例以下并于 4 月 20 降至 20 例以下。在经历了 3 月前期的暴跌之后，3 月 25 日至 3 月 30 日间，日韩股指有情绪上的回暖，皆在 4 月 6 日前后开启大涨（见图 15 – 12）。其中，日本股指在 4 月初达到低点 17 820 后立即爬升，逐渐回到 19 000 点之上；相比之下，韩国股指前期跌幅没有那么大，从 1 700 点左右缓慢升至 1 900 点。

（四）欧洲（英、德、法、意）

1. 第一阶段

第一阶段时间为 2020 年 1 月 21 日至 2 月 23 日。欧洲发生确诊病例始于 1 月下旬，此时疫情尚处于传播期，各国股市波动还没有那么剧烈，但是 1 月下旬开始欧洲各大指数也相继下跌，至中国 A 股开市前的 2 月 1 日，英国股指下跌 3.8%，德国股指下跌 4%，法国股指下跌 3.4%，意大利股指下跌 2%。法国股指跌幅最高，意大利股指跌幅最低。2 月初至 2 月下旬，欧洲各国股指相继上升，

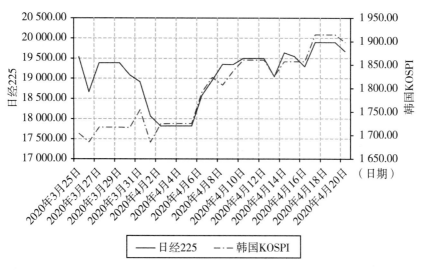

图 15 – 12　日韩股市日线图（4）

资料来源：东方财富。

其中，法国与意大利股指已反弹回初始水平并超越前高，而英国富时 100 指数反弹幅度较小，仅反弹 1.6% 至 7 403 点（见图 15 – 13）。此阶段欧洲各国股指出现低点时间与美国高度吻合，说明疫情影响欧美股指的时间是大致相同的。但疫情与股指变化时间并不吻合，因为疫情第一阶段均处于传播期，还未出现广泛暴发，而股指已提前作出反应。

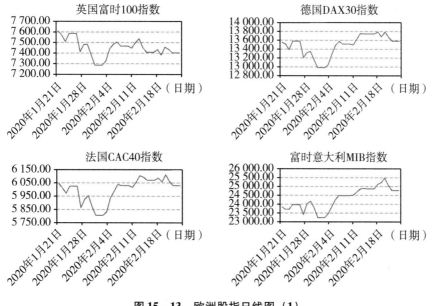

图 15 – 13　欧洲股指日线图（1）

资料来源：东方财富。

2. 第二阶段

第二阶段时间为 2020 年 2 月 24 日至 3 月 15 日。此阶段疫情快速蔓延，如美国股指一样，疫情的大面积传播加上全球危机等因素使得欧洲股指一跌再跌，均创下历史跌幅纪录。其中，英国富时 100 指数跌幅 25%，德国 DAX30 指数跌幅 29.7%，法国 CAC40 指数跌幅 28.9%，富时意大利 MIB 指数跌幅 31.9%（见图 15－14）。英国变成跌幅最小的国家，而意大利由于前期跌幅太小，加上意大利短时间内迅速发展成为欧洲疫情最严重的国家，股指开始补跌。这个阶段全球各大股指无一幸免，除了中国股市走出较为独立的行情，其余国家基本跌去 2019 年涨幅。

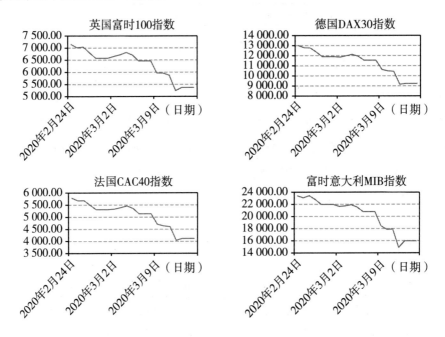

图 15－14　欧洲股指日线图（2）

资料来源：东方财富。

3. 第三阶段

第三阶段的时间为 2020 年 3 月 16 日至 4 月 20 日。此阶段，欧洲处于疫情最严重的时期，3 月中下旬各国股指跌至底部，而后开启反弹。3 月 23 日与 4 月 6 日，各国股指均大幅反弹。美股连续熔断及全球危机的影响逐渐被积极情绪修复，欧洲各国股指均处于上升通道中且波动趋势基本相近（见图 15－15）。

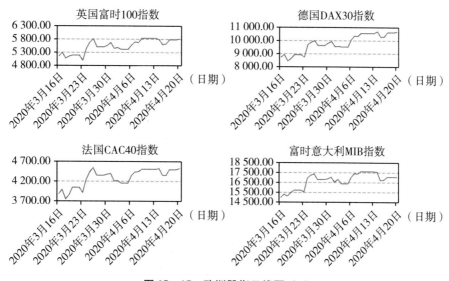

图 15 – 15 欧洲股指日线图（3）

资料来源：东方财富。

（五）总结

图 15 – 16 展示了全球主要股指从 2019 年 12 月 8 日时的高点算起的最大跌幅以及经历了最大跌幅之后最大的反弹程度。一方面，从跌幅看，跌幅最大的并非新冠疫情最严重的的国家，而是巴西，这体现了新兴市场的脆弱性。而中国股指跌幅是最小的，独立的中国股市跌幅基本上只有其他国家的一半甚至1/3。普遍来讲，欧美各国股指跌幅均超过亚太地区股指。另一方面，从反弹程度看，反弹程度较高的是韩国和美国，最低的则是中国，这与这三国的跌幅密切相关。相比各国的跌幅，英国的反弹程度相对较低。

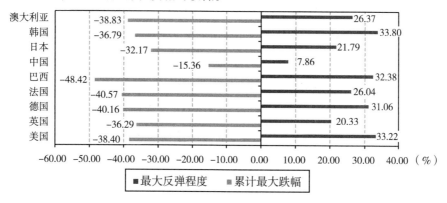

图 15 – 16 全球主要国家股指累积最大跌幅及反弹程度

资料来源：东方财富。

二、全球股票市场震荡的原因分析

突如其来的新冠肺炎疫情成为 2020 年全球资本市场的"黑天鹅"事件，全球金融市场经历着历史性的震荡。随着新冠病毒疫情引发的公共卫生危机席卷全球，全球股市风声鹤唳，再叠加其他因素的影响，全球股票市场波动剧烈。下面分析全球股票市场震荡的主要原因。

（一）新冠疫情的触发作用

20 世纪以来全球曾多次暴发大规模的传染病，但因政治和经济之外的公共卫生事件因素直接导致的全球性股灾却是首次出现。2020 年 2 月中下旬，中国的疫情防控不断向好，然而在全球范围内，疫情形势却有着恶化的迹象。随着东亚、日本、韩国疫情不同程度的恶化，全球各地不断拉响警报，越来越多的国家和地区出现新冠肺炎病毒感染和死亡病例。新冠疫情开始在全球范围内传播开来。

1. 各类传染病感染率对比

图中 15 - 17 列举了世界上大规模的流行性疾病，柱状图表示疾病的基本传染数[①]。当 R0 大于 1 时，其传染性就不容小觑，容易在人群中形成指数状感染。图 15 - 17 中新冠病毒的基本传染数是最初专家学者计算出来的一个数据。从图 15 - 17 中可以看出，新冠病毒的基本传染数 R0 明显大于 1，传染性较强，高于普通流感、SARS、MERS 等病毒，一旦病毒得不到有效控制，在人际之间的传播速度将非常快，甚至接下来会高于最初测定数据。2020 年 4 月 13 日美国 CDC 的一项研究显示无疑证实了这一说法，新测算出的 COVID-19 的基本传染数 R0 为 5.7，是以前认为的 2 ~ 3 的 2 倍。这意味着，冠状病毒的传播速度可能比以前所担心的要快得多，控制其扩散的难度更高。而且此类病毒属于全新品种，具有人际传染性，人类此前没有对抗它的疫苗或者先天性免疫。一旦放任疫情蔓延将会在短时间内形成大规模的人员感染状况，进而出现大量危重病例和死亡人员，给医疗体系带来巨大的压力和冲击。新冠病毒的这种高传染率及感染后的不确定性，无疑是引发人们恐慌的重要原因之一。

---

① 基本传染数通常被写成为 R0，R0 < 1，传染病将会逐渐消失；R0 > 1，传染病会以指数方式散布，成为流行病；R0 = 1，传染病会变成人口中的地方性流行病。

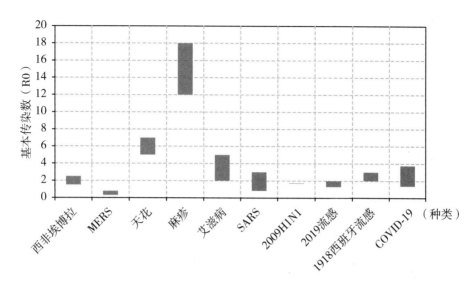

图 15 – 17 各类传染病基本传染数 R0 估计范围
资料来源：维基百科。

2. 疫情在全球蔓延迅速

据环球网报道，2020 年 1 月 16 日日本宣布确诊该国首例感染病例；1 月 19
日韩国宣布确诊该国首例感染病例；1 月 21 日美国确诊第一例新冠肺炎病例；
1 月 24 日法国确诊两例新冠肺炎病例；1 月 25 日澳大利亚宣布确诊该国首例新冠
肺炎病例，随着时间推移，疫情蔓延全球。中国境外的疫情出现了多点暴发的态
势，日本、韩国、伊朗、美国与欧洲多国疫情迅速蔓延。国际组织也意识到疫情
在全球蔓延的风险，1 月 26 日，世界卫生组织在每日发布的新冠肺炎疫情报告
中，首次将疫情全球范围风险上调至"高风险"，1 月 30 日，世界卫生组织宣布
此次疫情为"国际关注的公共卫生紧急事件"。

从图 15 – 18 可以看出，中国新冠疫情的每日新增确诊人数在 2020 年 2 月 12
日达到峰值后，趋势向好，新增确诊人数不断减少，经过两个月的联防联控，中
国已基本控制住疫情。此后，韩国、日本、伊朗、美国等国家每日新增病例相继
增多，疫情问题已成为全球急需应对的挑战。从新增确诊病例走势来看，在中国
疫情逐渐减缓期，韩国最先暴发疫情，美国 2 月疫情状况较为稳定，进入三月每
日增幅较为明显，这一方面受到欧洲国家疫情暴发的影响，另一方面也因为国内
疫情防控和检测较为疏松。如果不采取有力措施，那么美国将会是未来疫情暴发
的重灾区，事实也的确如此。

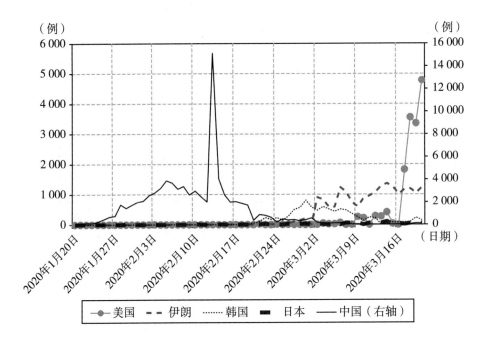

图15-18 各个国家每日新增确诊病例走势

资料来源：世界卫生组织。

自2020年3月初以来，欧洲一些国家新增确诊病例数整体都呈趋增态势，情况不容乐观。意大利的情况相对较为严峻，西班牙、法国、德国和英国紧随其后（见图15-19）。由此可以看出，疫情在亚洲国家控制相对较好，但在欧洲和美国并未得到有效控制，前景具有很大的不确定性。新冠肺炎疫情在欧洲的加速蔓延使欧洲成为本次股价大跌的重灾区，英国、法国、德国、意大利、西班牙、荷兰等主要市场股指跌幅均超过30%，欧洲股市跌幅如此之大，跟当地疫情扩散最为相关。

2008年全球金融危机后，全球经济仍在不断恢复中，世界经济仍存在不稳定因素，而此次疫情作为外生冲击更是加剧了世界金融市场的动荡（娄飞鹏，2020）。随着新冠疫情在全球的持续发酵，其带给经济的冲击是不可避免的。作为一个触发因素，疫情形势的不断严峻使得消费者行为、企业运作和整体市场气氛遭受到打击，疫情冲击下，全球经济面临衰退。从供给端看，企业面临经营受阻、停工停产、产业链受到冲击；从需求端看，为防控疫情，人员活动受限，必定会导致需求大幅受挫；此外，受疫情影响，人们对未来经济预期悲观，导致投资者产生恐慌心理，避险情绪高涨，这些因疫情快速蔓延而引致的后果无疑触发了股市的暴跌。

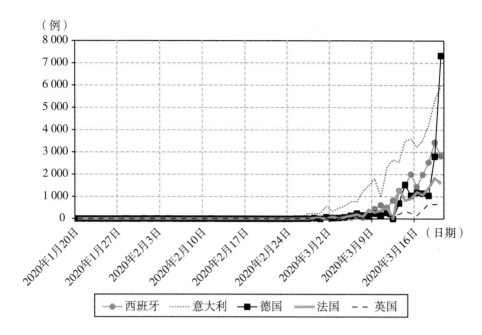

（例）

图 15 - 19　欧洲主要国家每日新增确诊病例走势
资料来源：世界卫生组织。

（二）原油暴跌的催化作用

现今社会是建立在以石油能源为基础的经济结构上的。石油既是燃料又是化工品原料，是全球最重要的大宗商品。在新冠疫情全球蔓延带来恐慌的同时，原油的大幅度下跌无疑加剧了股票市场的动荡。

1．"OPEC +"限产会议无果而终

近些年来，OPEC（简称"欧佩克"）国家的石油输出在技术上受到新能源的威胁，产量上由于页岩油革命美国在 2019 年已经超过俄罗斯和沙特阿拉伯成为世界上最大的原油生产国，OPEC 国家占比不断减少，2020 年初又受到新冠疫情的影响，沙特阿拉伯希望通过减产来稳定并提高油价，进而增收。事实上，自 2016 年 12 月起，"OPEC +"（欧佩克和参与减产的非欧佩克国家）就达成了第一轮减产协议，随后的三年时间中，共举行了七次减产会议。最近的一次是在 2019 年 12 月将减产规模由原来的 150 万桶/日的减幅扩大至 170 万桶/日，同时沙特阿拉伯自愿在 2020 年初三个月多减产 40 万桶/日，令联盟总减产量达 210 万桶/日。

2020 年 3 月 6 日，第八届欧佩克和非欧佩克部长级会议在维也纳召开，由于"OPEC +"之间的原油减产协议将在 3 月结束，会议目的是在现有减产基础上对

于再扩大减产达成协议。欧佩克提议扩大减产 150 万桶/日：其中，欧佩克 100 万桶/日，非欧佩克 50 万桶/日。但俄罗斯拒绝通过大幅减产来保证油价，最终未达成协议。俄罗斯拒绝了沙特阿拉伯有关继续减产的提议，这也就意味着，自 2020 年 4 月 1 日起，各国可以不受限制地按意愿自行决定生产原油。

2. 疫情加剧原油需求担忧

2019 年世界经济发展整体下行压力加大，而 2020 年新冠疫情在全球范围的蔓延则会进一步打击世界生产，冲击全球供应链，损害全球企业的生产活动，并迫使人们为避免疫情快速扩散，减少外出工作和消费活动。全球产业链遭到较大冲击，很大程度上影响了原油的消费，造成原油需求滑坡。

尽管中国疫情在 2020 年 2 月中旬得到控制，但海外疫情大范围扩散再次引发市场担忧，且受影响较大的多为原油主要消费需求国。因此随着疫情蔓延，全球原油需求率先受到冲击且大幅萎缩，OPEC、EIA 和 IEA 三大机构均下调全球原油需求增速。原油需求萎靡使得库存大幅积累，国际原油的储存空间明显不足，即使一些国家提高自己的战略原油储备，实际上也难以弥补需求端的不足。

新冠疫情给原油需求带来很大的负面影响，基于对原油需求大幅下滑的担忧，再加上"OPEC +"减产协议谈判失败而导致原油供给不降反增，原油市场的供需严重失衡，全球原油基本面持续恶化，国际油价出现大幅波动。油价下跌不仅影响世界经济，还将进一步降低全球投资者的风险偏好，加速股票等其他风险资产的下跌。受新冠肺炎疫情和油价大跌的影响，全球主要股市的跌幅均较高，尤其是随着油价暴跌，仅在一周内美国股指就下跌了 10%。俄罗斯、巴西尽管疫情没那么严重，但也受到油价下跌冲击，股指跌幅位列前三。

3. 原油价格战持续升级

由于俄罗斯拒绝了 OPEC 额外减产的提议，"OPEC +"之间的减产协议并未达成。沙特阿拉伯率先发起原油价格战，2020 年 3 月 8 日，沙特阿拉伯最大原油出口商沙特阿美率先宣布降价增产，称将于 4 月起发起大幅原油降价促销，针对不同地区市场，每桶售价将下调 4 ~ 8 美元不等。俄罗斯财政部称，"俄罗斯能够承受石油价格在 6 ~ 10 年内维持在 25 ~ 30 美元/桶的水平，国家财富基金超过 1 500 亿美元，可以在长期低油价的情况下动用"，表明俄罗斯已经做好和沙特阿拉伯长期打原油价格战的准备。沙特阿拉伯报复性增产，俄罗斯也继续跟着增产，一时之间，原油供给大幅提高。

原油额外减产协议谈判的失败令国际油价应声而跌，导致 2020 年 3 月 6 日当天原油价格暴跌 10% 左右。当周末沙特阿拉伯突然宣布将大幅提高原油产量，导致国际油价进一步暴跌 27%。原油价格跌破 40 美元/桶的大关，相比与 2020 年初原油开盘价，年内累计跌幅接近五成，这意味着，原油价格在短短不到三个月的时间内已经"腰斩"（见图 15 - 20）。

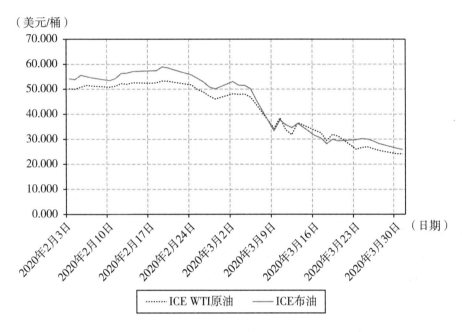

图 15 - 20　ICE WTI 原油和 ICE 布油价格走势
资料来源：Wind 资讯。

近几年在"OPEC +"限产的同时，页岩油革命大幅提高了美国的原油生产能力，美国当前已经成为全球最大的产油国，而且从原油净进口国转变为净出口国。油价下跌不仅会影响美国经济，还使得投资者资产受损风险升高，进一步打压全球投资者风险偏好，投资者纷纷采取措施降低风险资产比重，从而触发了新一轮集体抛售。油市恐慌传至股市，导致股市开盘下跌。

（三）各国经济成因的叠加作用

疫情全球蔓延以及原油价格战无疑是引发全球股市震荡的共性因素，但除此之外各国经济状况的不同也在不同程度上影响了股市的下跌。

1. 中国

在全球其他主要股市暴跌进入技术性熊市的情形下，A 股受其影响未能独善其身，但相对而言跌幅较小，比较稳健，彰显一定的韧性。一是过去几年，供给侧改革及金融去杠杆措施行之有效，A股估值本就比较低，不存在过高估值的情况。二是中国疫情暴发时处于春节期间，股市停牌，期间疫情带来的恐慌性情绪已经被逐渐消化。后续疫情得到有效的控制，复工复产与经济恢复预期向好。三是中国货币政策空间更大且有效，财政手段较为丰富，能够进行有效的调控。

2. 美国

2008年美国"次贷危机"引发的全球股市大跌行情是距离当前最近的一次全球性股灾。之后美股开启了长达11年的牛市之旅。这期间美国长期实行宽松的货币政策，看似欣欣向荣的股市背后本就隐藏着极大的风险。一是长期低利率水平下，投资者对于风险资产购买增多，大量资金投入资本市场。当资产价格开始出现较大跌幅时，就如同推倒了多米诺第一张骨牌，短时间内对于流动资产的需求上升，多数风险资产如股票等出现了只有卖家没有买家的一边倒现象，市场流动性急剧干涸。为获取流动性，一些投资者不得不抛售流动性较好的避险资产（如美国国债与黄金），一度导致风险资产与避险资产价格双双下跌。一时间，各个资产市场都出现了因流动性危机所导致的抛售与暴跌，而且投资者大都是追涨杀跌的，杀跌的趋势一旦形成，资产价格会进一步下跌。又由于资本市场存在大量的杠杆交易，资产价格暴跌令许多投资者措手不及，难以按时追加保证金，导致爆仓或巨额亏损。为及时止损或被迫平仓，许多机构不顾价格高低，恐慌性地抛售风险资产，很快就会出现信用收缩—卖股还债—股价下跌—盈利恶化—信用再收缩的挤泡沫循环。二是部分上市公司通过发债加大杠杆进行股票回购和分红，推升股价和估值。股票回购和分红是美股持续走牛的重要原因，除了拥有大量现金的公司外，部分公司出于市值管理或投机套利的目的，通过发债的方式筹集资金回购股票，做大美股收益，推高股价（任泽平，2020）。但是，一旦股价下跌，发债的企业将面临巨大亏损和流动性短缺，企业财务状况恶化，债务违约风险上升，进一步压低股价。

3. 日本和韩国

在美股大跌的过程中，东亚市场也跟着剧烈波动，疫情对日韩股市的影响并未像欧美那样大，而且日本和韩国的主要指数估值也不高，两者股市震荡主要是受到外围环境的影响，金融市场的传染效应要比新冠肺炎疫情本身还厉害。

4. 欧洲

新冠疫情在全球快速扩散，在欧洲国家较快暴发，使欧洲股市首当其冲受到较大的影响，再加诸次贷危机及主权债务危机后，欧洲过去几年实行大规模的量化宽松和超低利率，在股市的高收益性的驱动下，大量的国际资本和私人资本源源不断地流向股市（谭鸿益等，2010）。而一旦出现强烈的外部性或内生性冲击，金融市场的避险情绪势必高涨。这些资金为追求短期利润而在股市上从事投机交易，造成股市的虚假繁荣。在疫情冲击和原油价格暴跌的共同作用下，欧洲股市随全球股市同步下跌。

总的来说，由于新冠肺炎疫情在全球蔓延势不可挡、沙特阿拉伯和俄罗斯石油冲突引起的油价下跌，再加上各国经济方面的问题，最终导致全球股市暴跌。从中也反映出全球经济一体化的态势，各国股市相互影响，各国经济相互依存、相互联系，牵一发而动全身。

（四）本次股市大跌的原因和性质

受新冠疫情和原油价格下跌的影响，本次股市大跌从 2020 年 2 月 12 日开始，首先是日本的新冠肺炎感染人数经历了一次爆发式增长，引发欧美大多数国家的股市的震荡整理。至 2 月 21 日前后，韩国和意大利的感染人数均急剧增加，投资者的信心从此时彻底产生动摇，随即上演了"黑色星期一"。随后疫情扩散更严重，新冠疫情已经在西方主要发达国家蔓延，对全球产业链的影响将不可避免，于是上演了全球股市的连续暴跌。在短短的一个多月时间里，美股最大累计跌幅高达 38.4%，并 4 次触发了熔断机制，引起市场极大恐慌。原因主要有以下几点。

1. 新冠疫情的触发

2008 年金融危机后，全球经济仍在不断恢复之中，世界经济仍存在不稳定因素，而此次疫情作为外生冲击更是加剧了世界金融市场的动荡。随着新冠疫情在全球的持续发酵，带给经济的冲击是不可避免的。作为一个触发因素，疫情形势的不断恶化让全球金融市场受到了较大的影响，资本市场大幅度震荡下跌。对于股票市场而言，疫情的全球肆虐会影响投资者的信心，引发投资者对全球经济和企业盈利的担忧，降低了投资者的风险偏好，进而导致各大机构和企业之间出现流动性危机，而随着疫情在全球蔓延，人们预期未来经济会衰退，这种恐慌心理以及对未来经济形势的悲观预期是引发全球股市大跌的一个重要原因。

2. 原油暴跌的催化作用

疫情导致的经济停滞、交通停运以及市场的悲观预期，严重影响了原油的实际需求和市场的需求预期。而沙特阿拉伯以增产手段开启的"价格战"，更是直接将原油价格推向冰点。剔除疫情的影响，从 2020 年 3 月 6 日沙特阿拉伯发动"价格战"开始计算，NYMEX 原油和 ICE 布伦特原油的价格跌幅已经分别达到 60% 和 52%，如果说疫情对全球的经济金融冲击是导火线，严重打击了市场情绪，那么原油暴跌就是催化剂。从原油和美股 2020 年 1 月底以来的走势就可以看出，这两种风险资产的下跌几乎是同步的，很难严格区分是原油带动美股下跌，还是美股带动原油下跌。

3. 经济金融化

一直以来，西方经济习惯于把一切财富尽可能纳入资产负债表，把一切经济活动尽量按财会要求和投资增值方式去进行，即经济金融化（杨鑫源等，2020）。美国、英国、日本等国家在经济金融化、虚拟化的发展过程中，其金融资产总值均十数倍于各自国家的 GDP。但是，经济金融化承受风险的能力较弱，一旦危机发生，就会快速蔓延波及全世界。所以，在疫情的影响下，人们正常的生产生活受到冲击，对未来预期不再乐观，消费者消费减少。虚高的股价失去了支撑力，股价暴跌，流动性危机发生。

4. 美国泡沫经济的影响

在过去美国股市持续 11 年的牛市中，看似强势的股票市场其实隐藏着不少危机，虚拟经济的过度发展造成了实体经济的低迷，同时，虚拟经济表现出的市场脆弱性也在本次股市大跌中得到证实，自 2008 年金融危机后美国出台货币政策，鼓励企业以大量负债的方式扩张产业，在这项政策下，虽然暂时提高了各个行业表面的经济数据，但并没有真正对经济起到支撑作用。一旦发生突发事件必然会造成股市暴跌，新冠疫情只是必然背景下的偶然诱因。

此次全球股市大跌看似由新冠肺炎疫情在欧美暴发引起，但美国股市的虚假"繁荣"使其脆弱性在疫情面前暴露无遗。疫情只是表象，脆弱才是本质。金融市场之所以如此风声鹤唳，根本原因是在西方经济日益金融化、社会日趋空心化。社会心理与估值异常脆弱的背景下，全球经济增长动能不足、政策空间受限、前期市场估值偏高（李慧敏，2020），在这种背景下，一旦出现突发情况，全球金融市场大幅波动很容易被触发。

我们可以得出一个初步判断：本次股市大跌是在全球经济金融化背景下，因为疫情原因造成经济增长的预期显著变差，在西方资本市场高估值的情况下，疫情的全球蔓延造成全球金融市场的恐慌性抛售，引起的一场流动性危机。

三、股市震荡中各国政府的对策

持续了四个多月的新冠疫情对全球经济发展带来了相当大的负面影响，各国受到的经济冲击也存在差异性。世界卫生组织将此次疫情定义为"国际关注的国际公共卫生事件"，由新冠疫情这个导火索加上其他原因导致的全球经济危机还有市场的恐慌情绪使得全球股市巨震（戴建兵，2017）。由于此次疫情对各国经济的负面影响比较大，反映在实体行业是如旅游业、娱乐业、餐饮业等行业。在疫情期间，各国政府都采取了相关防控措施，这些措施使得个人出行、消费受到了极大限制，使得企业的营业收入与现金流出现障碍。反映在资本市场特别是股票市场上就是股市大跌。受情绪的影响，股市和其他资产都处于剧烈的波动之中。资本市场与实体经济息息相关，疫情在短期给实体经济及股票市场带来的影响非常大，各国政府纷纷出台了相应政策。

一方面，各国出台这些政策的根本目标是防范系统性风险（鞠建东等，2020）。股市与实体经济几乎是密不可分的，整个股市大跌带来的风险必然波及其他领域，由此容易引发海啸般的冲击，蝴蝶效应会使整个经济体瘫痪崩溃。当前，股市与经济体的关联度越发高，更容易引发相应的系统性风险，所以出台政策的相关部门必须从防范系统性风险出发考虑问题。另一方面，由于本次股市大跌特殊的表现与性质，各国政府救市的具体措施和具体目标都有所不同，各国会针对本国具体情况对市场进行不同程度的干预。

救市措施是政府干预的表现，涉及政府及监管部门权力的使用。所以，政府和监管部门在股票市场受到外在因素如政治、经济、文化、自然灾害等的冲击时应当正确、合理地行使权力，保证决策和执行不存在随意性，即不对市场进行过度干预，让市场进行调节，在不能正常运转损害公共利益时再直接或者间接干预。同时要保证救市决策的灵活性和便捷性。在受到冲击时，政府、财政部门、央行等机构应该尽量简化程序，三者之间相互协调配合。在此次股市巨震中，各国也相应施行了一系列政策。①

（一）中国

1. 财政政策

2020 年 2 月 11 日，国务院常务会议通过了一系列诸如减免房租、下调利率、完善税收减免等政策。2 月 21 日中央政治局会议提出要让积极的财政政策更加积极有为地发挥好政策性金融作用。总结中央施行的财政政策：第一，增加赤字率。中国将 2020 年赤字率由 2.5% 提高到 3.5%。第二，发行特别国债，增加地方政府专项债券规模。第三，帮助中小企业减税，包括抵扣亏损的部分及延长企业亏损结转手续。第四，阶段性减免企业社保缴费和公积金等，包括"五险一金"以及企业要交的公积金、养老保险、医疗保险等。

此次中国的专项债计划或将成为财政政策的主要发力点，减税降费的规模也会更大、更为精准。基于 2019 年财政收入数据，减税降费的效果非常显著，而疫情之下的减税减费政策将进一步巩固和放大成效。特别是在受疫情影响较大的行业和领域，精准定向的政策能够大大减轻企业负担。财政部下达的专项债主要集中在基础设施建设、民生服务领域，这是拉动经济增长、扩大有效需求、稳定发展的强有力的手段。

2. 货币政策

2020 年 1 月 6 日，中国人民银行下调金融机构存款准备金率 0.5 个百分点，释放长期资金约 8 000 多亿元，此次降准是针对全部银行的普遍降准。向主要全国性银行和湖北等 10 个重点省份的部分地方法人银行提供总计 3 000 亿元低成本专项再贷款资金，对直接参与防疫的重点医用物品和生活物资的生产、运输和销售重点企业实行名单制管理，支持金融机构向名单内的企业提供优惠利率信贷支持。2 月 3 日开展 1.2 万亿元公开市场逆回购操作，7 天期逆回购和 14 天期逆回购的中标利率均较前期下行 10 个基点。2 月 4 日进一步开展 5 000 亿元公开市场逆回购操作投放资金，两日投放流动性累计 1.7 万亿元。2 月 17 日，央行开展 2 000 亿元的 1 年期中期借贷便利（MLF）操作，中标利率为 3.15%，比上个月

---

① 政策资料均为笔者通过互联网公开资料收集整理。

降低了 0.1 个百分点。3 月 16 日，央行对达到普惠金融定向降准考核标准的银行定向降准 0.5～1 个百分点，释放长期资金 4 000 亿元；对符合条件的股份制商业银行再额外定向降准 1 个百分点，释放长期资金 1 500 亿元。3 月 30 日下调了逆回购利率至 2.2%。4 月 3 日，央行决定对农村金融机构和仅在省级行政区域内经营的城市商业银行定向下调存款准备金率 1 个百分点，分两次实施到位，每次下调 0.5 个百分点。4 月 15 日先下调 0.5 个百分点，5 月 15 日将再次下调 0.5 个百分点。两次调整后，预计共向市场释放资金约 4 000 亿元。4 月 15 日，央行开展 1 000 亿元的 1 年期 MLF 操作，中标利率为 2.95%。

央行通过降准使投放到市场的货币变多，刺激了投资与借贷。小微企业、民营企业以及整个社会的融资成本都会降低，降准可以向银行释放低成本资金，提供充足的流动性，直接支持了实体经济。央行通过降息，有效缓解了中小企业的资金压力，有助于激发实体经济的活力，大大降低企业破产的可能性，同时抑制了失业率的升高。MLF 使得市场的中期融资成本降低，企业能够以一个更低的利息得到资金，加强流动性。此次疫情央行采取了强有力的政策措施，利用一切可利用的资源，有效缓解了疫情对中国经济的冲击。一系列的财政和货币政策加快了中国复工复产的进度。

（二）美国

1. 财政政策

2020 年 3 月 6 日，美国国会通过立法为公共卫生支出分配了 83 亿美元援助。3 月 27 日，美国国会众议院通过了总计 2.2 万亿美元的"一揽子"援助计划，随后特朗普总统将其签署为正式立法。这是美国有史以来规模最大的一项援助计划。此计划还包括减税以支持小微企业、受到重创企业以及援助航空企业及相关产业，除此之外，美国政府将直接向美国普通民众和家庭发放现金。

在最后一次法案中，包括了 5 000 亿美元的直接退税和个人的失业保险，此外还延长了失业保险期限。另外，对小微企业的保护共计 3 500 亿美元，企业将无需偿还为支付工资的贷款，其效果等同于直接拨款。这些财政政策不仅通过减税退税使家庭增加消费及投资，还使企业减少负担，有效地减少了其他的债务问题，减少发生破产的可能性。这个计划与美联储的量化宽松结合，一共能为经济提供 6 万亿美元的援助，重心将更多地集中在公共卫生领域。

2. 货币政策

美联储于 2020 年 3 月 3 日和 3 月 15 日两次分别宣布降息 50 个基点和 100 个基点，直接把联邦基金利率的目标区间下降到了 0%~0.25%；并宣布将会购买 7 000 亿美元的资产，也就是实施所谓的"量化宽松"（QE）政策以支持金融市场。另外，美联储还将贴现窗口利率下调了 150 个基点。3 月 23 日，宣布实施无限制、无限期的"量化宽松"措施，并将资产购买计划扩大到公司债和市政债券。美联储还推出了总额数万亿美元的回购操作，向市场注入大量现金；与其他主要央行建立互换额度，提供美元资金帮助；放松针对银行的缓冲资本要求；向企业发放长达 4 年的过渡性贷款以提供资金支持；提供资金以帮助资产支持债券市场上的信贷流动；还计划向中小企业提供信贷。同时，美联储宣布建立商业票据融资便利机制（CPFF）来支持家庭和企业信用，批准建立货币市场共同基金流动性工具（MMLF）。

本次美联储的货币政策力度空前，表明了应对危机的决心，目标旨在在短时间内安抚大众的情绪。此外，已有的工具还未全部使用，可能未来仍会推出新的工具。美国金融机构杠杆率的上升和企业的债务率的上升造成的流动性问题使货币政策的施行和效果都产生了复杂性。

（三）日本和韩国

1. 财政政策

日本政府正在制定一项规模可能相当于日本经济产值 10% 的刺激方案。除此之外，日本政府还宣布了一项 4 308 亿日元的额外支出计划，主要目的是支持中小企业。另外，政府还对资助医疗设施进行升级，并补贴因学校停课而被迫休假的在职父母。2020 年 3 月 10 日，"新型冠状病毒对策会议"中确定了将对营业额大大减少的小规模企业建立一套特殊的紧急贷款制度，其中对小企业一次性融资将延长归还期，确保不会出现大规模企业破产的情况。

韩国政府向除最富有的家庭以外的所有家庭发放应急现金，这项计划的总额为 9.1 万亿韩元，并在 4 月起草第二份补充预算计划。政府推出价值 11.7 万亿韩元的初步补充预算；总额 50 万亿韩元的小企业紧急融资；关键的资本流动规则暂时进一步放松，以鼓励当地金融机构提供更多资金。

2. 货币政策

日本加大了对交易所交易基金（ETF）和包括公司债在内的其他风险资产的

购买力度。另外，日本央行还出台了一项新的贷款计划，向金融机构提供一年期零利率贷款。2020 年 3 月 16 日，日本央行决定通过扩大资产购买计划加大货币宽松力度。除此之外，还购买房地产投资信托基金（REITS），继续积极购买国债。而韩国央行在 2020 年 3 月 16 日降息 50 个基点至 0.75％，基准利率首次降低到 1％ 以下。

（四）欧洲

1. 财政政策

英国于 2020 年 3 月 11 日出台了 300 亿英镑的刺激计划；向企业提供 3 300 亿英镑的贷款担保；为小型企业免除部分税务；降低病假工资申领门槛。另外，一部分资金用于为企业和个人提供帮助，一部分用于公共服务与额外刺激措施。

法国于 2020 年 3 月 17 日出台了 450 亿欧元的危机应对措施，目的是为公司和工人提供帮助；3 月 16 日，为企业从商业银行借款提供了高达 3 000 亿欧元的担保，进一步加强对企业的资金扶持。

德国于 2020 年 3 月 23 日出台了价值高达 7 500 亿欧元的"一揽子"财政刺激计划；1 000 亿欧元用于经济稳定基金，可以直接入股公司；1 000 亿欧元向公共部门开发银行 KfW 提供信贷，用于向陷入困境的企业提供贷款；稳定基金将提供 4 000 亿欧元的贷款担保，为面临违约风险的公司债提供担保。

意大利于 2020 年 3 月 16 日颁布了价值 250 亿欧元的紧急法令，宣布公司和家庭可以暂停偿还贷款和抵押贷款，并增加资金以帮助企业支付临时下岗工人的工资，以此缓解公共卫生和经济系统受到的巨大冲击。

2. 货币政策

在欧元区，2020 年 3 月 12 日，在现有的每个月 200 亿欧元的资产购买计划的基础上，欧洲央行将此计划的规模扩大了 1 200 亿欧元。3 月 19 日，欧洲央行又将"量化宽松"的规模扩大了 7 500 亿欧元，从而使得今年的"量化宽松"总额达到了 1.1 万亿欧元左右，并将希腊国债添加到该行将会购买的债券组合中。3 月 12 日，欧洲央行将其定向长期再融资操作（TLTRO）的利率下调了 25 个基点至 -0.75％。欧洲央行提供了额外的定向长期再融资操作，目的是 3 月起直至 6 月为银行提供"过桥"资金，并放松了资本金规定。3 月 26 日，欧洲央行取消了该行可从任何一个欧元区国家购买债券的上限。

英国央行在 2020 年 3 月 11 日和 3 月 19 日两次分别宣布降息 50 个基点和 15 个基点，从而使其基准利率下降到了 0.10% 的创纪录低点；另外，英国央行还宣布推出一项 2 000 亿英镑的债券购买计划。英国央行还推出了一项新的廉价信贷计划，并降低了缓冲资本要求以帮助银行放贷。英国央行推出了一项企业融资安排，将从危机前拥有投资级信用评级或类似评级的企业购买期限最长为 12 个月的商业票据。

四、新冠疫情下的全球股市大跌对于经济的影响

新冠疫情在全球快速蔓延和持续发酵，投资者对于疫情的担忧引起市场恐慌情绪激增，再叠加其他因素的影响，全球股市遭遇暴跌。下面将近一步探究各国股市不同程度的下跌对于经济的影响。

（一）对中国经济的影响

总的来看，新冠肺炎疫情在中国暴发得最早，也控制得最好。但 A 股市场的下跌短期势必会产生一定的负面影响，这主要集中在三个层面：第一个层面，是上市公司短期内面临的资产减值压力增大，流动性风险和信用违约风险增加。第二个层面，短期股价下跌会影响投资者信心，投资者回避风险，投资需求降低，A 股也会受到一定的流动性压力。第三个层面，与 2003 年"非典"相比，中国经济结构已发生重大变化，消费在中国经济增长中的比重增大，而疫情加之股价下跌会对消费领域产生较大冲击，进而短期会对整个经济产生较大影响。但是从中期看，相对海外市场，A 股市场其实是有避风港效应的资产。长期来看股市波动对中国经济的影响不大，中国经济长期向好的态势不会改变。首先，中国经济发展的潜力和韧性较高，经济运行总体平稳、稳中向好的基本面没有变；其次，中国正逐步消解疫情带来的负面冲击，随着复工复产的进行，市场将会逐渐活跃起来，前期被压抑和推迟的部分消费和投资将会得以释放，市场会出现反弹；最后，当前中国财政政策和货币政策仍然具有较大的操作空间，相关调控政策的逐步出台将会激活疫情影响、股灾冲击后的市场（马建瑞等，2020）。虽受全球金融市场下行压力影响，但并未改变长期经济增长的决定因素。中国经济的长期发展趋势取决于经济发展的体制、市场创新能力、产业发展结构、市场调控能力以

及消费和投资潜力。目前中国经济长期发展趋势正逐渐趋稳，经济体量进一步扩大，市场调节能力进一步增强（郭田勇，2020），经济在疫情过后将重新恢复到稳定增长路径。

（二）对美国经济的影响

美国三大股指自 2008 年全球金融危机之后连续上涨，美国股市上涨的初期主要是由于金融危机后经济复苏带来的上市公司盈利恢复所致，中后期则主要是因为宽松的货币环境和较低的利率环境下上市公司通过资本市场融资回购股票，以及一些处于亏损的公司和盈利能力并不强的公司就此增大分红比例形成财富效应所致。这就造成了美股市场处在空前高位之上而且缺少实体经济支撑（孙光杰，2020）。而 2020 年 3 月美股接二连三的熔断却让经济学家们从刚开始以 1987 年股灾为参照，到后来转向 20 世纪 30 年代的"大萧条"，甚至有人说比 20 世纪 30 年代的"大萧条"更为严重。短期来看，美国股市的大跌很大程度上是泡沫从"追涨"的模式转向了"杀跌"，资本市场的恐慌情绪在短期骤然升温，投资者风险偏好急剧下降，避险情绪急剧上升。大量投资者将会大量抛售风险资产，形成拥挤交易，导致流动性危机，股票、债券、黄金价格同步下跌。美元作为世界主要储备货币和国际主要结算货币，一时之间对美元的需求空前增大，带动美元指数上行。与此同时，股票是美国家庭重要的资产配置，美国居民资产有 70% 都在金融资产上，其中有一半是股票和基金资产。所以，美股的大跌会造成居民财富大幅缩水，减少居民持有的财富，进而对消费和投资产生影响。长期来看，新冠肺炎疫情导致的美国股市四次熔断，更是对美股长期过高估值的一次调整。政府为了救市，大幅度降低利率和实行量化宽松的货币政策，由于美元是全球的储备货币，量化宽松不限量的货币政策确实可以帮助美国避免陷入金融危机，但这极大损害了美元的长期信用。再加之美国经济增长动力主要来自消费，疫情短时间内得不到遏制，消费快速下行，引发对实体经济更大的冲击，美国经济长期而言有衰退的可能。

（三）对日本和韩国经济的影响

从此次全球股票跌幅来看，亚洲股票跌幅要比欧美市场小很多。主要受外围股市大跌的传导作用，短期来看，日本和韩国股市大幅下挫，市场避险情绪持续发酵，股票抛售严重造成外资出逃、资本流出，资本账户急剧恶化，短期资本外流加剧，进而导致国内资产价格下行，货币汇率短期面临贬值压力，货币贬值则会加重偿债的负担。又因外国机构投资者在美股遭遇显著亏损，将从新兴市场国家如韩国撤回资金，这就意味着，韩国将会遭遇较大规模的短期资本外流（张明，2020）。股票市场的巨幅下挫也会在短期造成国内投资、消费急剧下跌。长期来看，日本和韩国疫情控制相对较好，但其外向型经济对外依存度较高，在全球疫情影响股市普遍下行的情况下，股市和疫情所带来的对于经济的影响依然需要较长时间才能恢复，日本和韩国的经济未来取决于全球疫情的控制进程以及需求侧的动能激发。

（四）对欧洲国家经济的影响

自疫情暴发以来，欧洲股市长达十余年的繁荣宣告终结。欧洲发达国家为了维持经济潜在增长而不得不过于依赖货币政策，简单地说就是压低利率甚至不惜采取负利率，而货币过于宽松又推高了资产价格，可以说市场投资者在此阶段赚的更多的是货币宽松的钱，而非企业真实盈利的钱，这种情况下任何"黑天鹅"的出现对股市无疑都是致命打击。欧洲国家主要股指在此次全球性股市动荡中最高下跌幅度均超过30％，股市大幅度下跌短期来看会造成流动性紧张、资金短缺、市场信心受挫，同时由于财富收缩效应，将造成消费预期下降和投资萎缩，加重债务风险。长期来看，欧洲国家长期实行低利率和量化宽松政策，使得发达经济体积极的货币政策和财政政策工具的空间有限。又由于欧盟国家近十年每年公共债务占GDP比例一直在80％以上（黄中翔等，2020），即使在疫情冲击、欧洲股市动荡下跌的情况下，欧洲央行表示准备在必要时采取适当针对性的措施，但对于处在高债务、低增长经济中的欧洲来说，尤其是深陷疫情的意大利和西班牙，可能会发生更大的经济衰退，从而引起欧债危机的卷土重来。

五、新冠疫情下股市震荡的启示与思考

从各国应对股市震荡的经验来看，政府各项措施不一定都能够立竿见影，但政府反应速度越快、态度越明确、措施越得力，市场震荡的周期就会越短、危机的影响也会越小、对社会经济发展的破坏性也会越低。

（一）风险防范机制

首先要建立风险防范机制。由于股票市场的特殊性，股票市场的价格大幅度波动，一旦救市不及时就有可能引发股灾，在如今的金融全球化趋势下甚至会波及各国诱发金融危机的出现。因此，金融管理部门为了阻止危机的进一步恶化，有必要建立完备的风险防范机制，在危机发生时，对金融交易的异常情况随时监测、及时预警并加以控制，有效避免危机扩大。为了中国金融体系的正常安全运行，我们需要做到以下几点。

1. 对金融机构加强监管

本次股市大跌是一场由新冠疫情引起的流动性危机，所以增强资本的流动性十分重要，这也提醒我们，目前对商业银行以及其他金融机构存在监管失职等问题。除此之外，还应该加强对投资银行、信用评级机构等部门的监管：一要提高商业银行的资本充足率，确保资本的流动性；二要加强信用评级机构监管力度，完善信用评级相关法律法规，加大评级失职惩罚力度（戴建兵，2017）。

2. 对金融创新加强监管

金融衍生工具是把"双刃剑"，一方面，合理地运用金融衍生工具可以有效缓解市场流动性紧张问题，在一定程度上弱化金融危机的冲击。例如，资本主义市场国家就运用各种各样的新型金融工具如定期证券借贷便利、资产支持商业票据等来应对金融危机。另一方面，由于金融衍生工具具有很强的杠杆作用，如果监管不当就会使金融风险数倍扩大，所以在发展金融衍生工具的同时，要加强对金融创新的监管。主要可以从以下两个方面来加强对金融创新的监管：一是在设计金融衍生产品时充分揭示金融衍生产品结构，降低金融衍生产品可能带来的风险；二是完善金融创新相关法律法规，防止出现金融创新监管上的空白（张晓宇，2018）。

3. 建立完备的风险预警系统

我们目前所处的世界是一个金融全球化的世界，各国之间越来越紧密相连，密不可分。在事前建立有效的金融风险预警系统比事后监控和补救来得更为重要。对于中国金融机构来说，建立完备高效的风险预警系统有助于防患于未然。中国的金融市场目前处于新兴阶段，没有成熟的形态，而且市场复杂，只有提前发现问题、解决问题，才更有利于市场的健康发展。

（二）监管与创新的平衡

金融创新与金融监管二者在现代金融发展过程中既互相促进，也互相制约。近年来，金融衍生工具发展迅速，增加了股票市场的不确定性。金融创新需要适度，这个度就需要金融监管来控制，但是又不能一味地加强金融管制，只有金融监管和金融创新处于一个平衡的状态，才是中国目前最理智的选择。如今，金融市场的复杂环境加深了金融监管的难度，这是中国面临的一个极大挑战。在金融创新与金融监管关系的处理上，我们可以得到以下启示。

1. 坚持效率为主、安全为辅

虽然中国在本次新冠疫情引发的股市下跌中未能幸免，但在性质上属于输入性下跌，是受到美国股市影响的结果，不是中国股票市场的监管问题（骆婉琦等，2018）。股票市场的健康快速发展，既离不开效率，更离不开安全。只有进行金融创新才能提高市场的效率，但是，股票市场的高风险性又决定了股票市场的发展需要安全保障，否则，一旦发生股市震荡就会发生连锁反应，可能波及世界，造成不可挽回的损失。从金融监管情况来看，中国十分注重安全性，如实行分业经营监管体制。但是，分业经营监管体制虽然有效降低了风险的传播，却损害了效率，特别是在国际上，面对那些混业经营的外资银行，中国金融机构的竞争力远远不够。为了提高中国金融机构的竞争力，应该将效率作为中国股票市场发展的重中之重，效率为主、安全为辅。

2. 坚持金融创新

为了有效、快速地提高股票市场的效率，首先要坚持金融创新的发展。与资本主义市场国家相比，中国的金融创新仍然处于低级阶段，创新种类少、创新能力不足，与资本主义市场国家仍然有很大的差距。为了缩小差距，中国应该增强金融创新意识和创新能力，完善金融创新环境，加大金融创新的力度，金融创新是股票市场发展的主旋律，不能因为新冠疫情的发生而停下金融创新的脚步。

3. 适度金融监管

造成中国金融创新能力不足的一个原因，就是金融监管过于严格，限制了中国金融创新的发展。对于金融监管过于严格的问题应该加以调整，但是金融监管也不能过于松弛，而是应该掌握一个度，过严的金融监管会抑制金融创新，降低金融业的效率；但松弛的金融监管会使金融创新失控（杨羽莎，2014）。在本次股市下跌中，美国金融监管过于松弛，没能及时抑制危机的发生和蔓延，中国应该从中吸取教训，改善金融监管，把握金融创新和金融监管的平衡。

（三）实体经济虚拟化

本次股市下跌产生的根源就在于经济的过度虚拟化。美国和西方国家实行自由放任主义，导致整个金融系统的风险不断累积和放大，最终在疫情的导火索下导致了金融系统的崩溃。为了防范金融风险，中国应做到以下几点。

1. 把握虚拟经济与实体经济同步发展

从根本上来说，虚拟经济是在实体经济的基础上发展起来的，虚拟经济具有杠杆性，由于美国和西欧等西方资本主义市场国家逐利的特性，经济的虚拟化越来越严重。但是，这种经济结构对突发情况的承受能力较低。就像本次疫情发生之后，人们正常的生产生活受到冲击，对未来预期不再乐观，消费者消费减少，虚高的股价失去了支撑力，暴跌也就随之而来。所以，对于一个国家来说，只有实体经济才是科技进步与创新的源泉。中国要从本次疫情中吸取深刻教训，在发展虚拟经济的同时也要发展实体经济，目前中国的虚拟经济部门发展还很落后，所以在大力推进工业化的同时，也要大力推进债券、股票、银行、保险、期货等资本市场的建设。

2. 加强对金融机构的监管

在本次股市大跌发生之前，金融机构所披露的数据显示，美国的很多投资银行、对冲基金的财务杠杆比率普遍达到 30 倍，而国际清算银行（BIS）制定的系统的银行监管规则，即《巴塞尔协议》的核心规定是银行的资本充足率要达到 8% 以上，这意味着银行的财务杠杆比率最多也就是 12.5 倍（李宝伟，2010）。所以，在财务杠杆比率极高的情况下，这些金融机构很容易面临缺乏流动性的风险，又因为各国对对冲基金和证券公司等金融机构的监管很少，远远不及对银行业的监管完备，所以作为虚拟经济的活动领域，监管不力是造成股市大跌的一个关键原因。一旦虚拟经济部门与外界的资金往来中断，虚拟经济的稳定性必将被打破。特别是现在，经济全球化实质上就是虚拟经济的全球化，因此，一旦发生金融危机很容易通过国际传导在世界范围内扩散开来。所以，在经济全球化和虚拟化的今天，加强对这些金融机构的监管十分重要。

3. 维持资产价格稳定

一直以来，为了防止通货膨胀，手段之一就是保持物价水平的稳定，但随着经济虚拟化的发展，虚拟经济占比越来越大，仅仅关注物价水平的波动不能很好地制定货币政策控制通货膨胀，应该通过密切关注资产价格来保持虚拟经济的健康发展。近年来，经济泡沫的形成往往发生在虚拟经济中，本次股市大跌发生的背景条件之一，也是西方国家虚拟经济存在经济泡沫。中国应该对包括房地产、股票市场、债券市场等在内的虚拟经济部门进行监测，关注资产价格，维持资产价格的稳定，抑制通货膨胀。

（四）国际货币体系

虽然造成本次股市大跌的原因之一是股票市场监督力度不足，但究其根本，本次股市大跌的暴发和蔓延，充分显现了国际货币体系的内生缺陷，同时促进世界各国认识到国际货币体系改革的必要性和紧迫性。中国作为世界第二大经济体、第一大贸易国，应该把握时机积极促进国际货币体系的改革，以获取与中国经济和贸易地位相匹配的国际货币体系中的地位。过去几年，中国一直在改革完善现有的体系方面不懈地努力，致力于提高包括中国在内的新兴经济体在基金组织中的份额和投票权，争取在既有框架下增加新兴经济体的权利（潘向东，2019）。2016 年 1 月，根据 2010 年国际货币基金组织做出的改革方案，约 6% 的市场份额将向有活力的新兴市场和发展中国家转移，这是包括中国在内的新兴经济体的一次胜利，而中国凭此成为国际货币基金组织的第三大股东，未来，我国更要推动特别提款权的分配，继续推动现有体系的改革和完善。

1. 提高人民币在国际货币体系中的地位，加快推动人民币国际化

从美股熔断波及全世界的股市大跌中，越来越多的问题被发现，其中，以美元为中心制度的不稳定性也暴露出来。在 2008 年美国的次贷危机中，便有人提出过这个问题，为了解决这个问题，一些学者提出对现行储备资产进行改革，目前一致同意的方案是储备货币的多元化，这从一定程度上提高了人民币在国际货币体系中地位（保健云，2020），这也可以解决现行国际货币体系所存在的一些问题。此外，人民币国际化能使金融风险得到一定抑制，因此，中国应进一步推进人民币对外直接投资，加大人民币债券发行规模，在金融对外开放的同时，增强对金融风险的调控。

（1）鼓励人民币对外直接投资。企业以人民币的形式对外投资，可以有效降低金融和股市的风险，但是目前中国的情况是企业缺少人民币对外投资的动力，

这就需要政府制定政策进行鼓励和引导，为提高人民币在国际上的地位做努力，推动人民币的国际化进程。

（2）加大在离岸市场发行人民币债券的规模。为了降低中国股票市场的金融风险，可以适度加大在离岸市场发行人民币债券的规模（许恩铭，2020）。在离岸市场发行人民币债券可以和在岸市场相辅相成，增加人民币的流动性，降低因流动性不足带来的股市波动。此次股灾本质上就是一场流动性危机，所以，流动性问题是不能忽视的问题。

（3）加强对跨境资金在境内外市场流动的监管。随着经济的发展，经济全球化、一体化给越来越多的资本带来了投机机会，资金的大量快速流动，往往会影响股票市场的稳定性，造成股票市场的波动，给股票市场带来巨大的风险。为了维护股市和金融环境的稳定性，防止资金因为投机目的在中国境内外市场肆意流动，影响中国金融市场的稳定性，中国应该加强对跨境资金在境内外市场流动的监管，建立起有效的风险防范机制。

2. 促进国内经济稳健发展，推进资本市场国际化

一国经济实力决定了货币的国际地位，一个国家只有自身强大了才能在国际上拥有话语权。如今，世界经济形势复杂多变，世界经济格局的发展越来越多元化，必然会形成多元化的国际货币结构。为了促进中国经济实力的提升，中国政府采取了一系列战略举措来为人民币国际化作铺垫。当前中国与美国的贸易摩擦还在持续，各国的经济都因疫情受到不同程度的冲击，在这个关键时刻，中国要稳中求进，加快调整经济结构，促进产业升级，进一步优化产业结构，保持经济的稳定增长，为人民币国际化提供坚实的经济基础，构建美元、欧元、人民币三足鼎立的多元化货币体系（鞠建东等，2020）。

随着经济的发展，一国资本市场国际化是必不可少的选择，但是资本的国际化要把握一个度，过于开放或闭关锁国都会对经济产生负面影响。为使经济真正受益于资本市场国际化，应在正确思路的指导下做到以下几点。

（1）深化企业改革。资本市场国际化在一定程度上可以降低金融市场的风险，推进资本市场国际化离不开深化企业改革，深化企业改革需要使用企业合并重组等方式明确产权，实现企业产权组织制度和管理制度。目前中国的资本主义市场并不成熟，在这一点上，需要借鉴资本主义市场国家的经验，只有通过改革，使企业成为资本市场的一部分，才能为中国资本市场的发展助力。

（2）改变投资方式。不同于西方的消费和投资观念，中国居民更喜欢把资金储存在银行，为了资本市场的快速发展，政府应该指导居民合理投资于股票、债券等金融工具，改变居民的投资方式和观念，加速资本市场国际化，推动经济的发展。虽然这次股市大跌的原因离不开西方经济高度金融化的结果，但是也不能过于严格地抑制资本市场的发展，而应该合理适度地引导居民投资。

（3）加强资本市场监管，健全法律建设。在本次股市大跌中，资本市场的监管漏洞表露无遗。为了保证资本市场的健康发展和资本市场国际化的有序推进，必须要完善资本市场的监管和健全相关的法律法规。没有规则的市场就是一盘散沙。要弥补法规中出现的缺陷和空白，做到处处有法可依，地方法规不能违背全国法规，保证法规实施的统一性。一旦形成完备的监督系统和法律法规，危机到来时政府就可以用最快的速度化解危机。

参考文献

[1] 保建云：《主权数字货币、金融科技创新与国际货币体系改革——兼论数字人民币发行、流通及国际化》，载于《人民论坛·学术前沿》2020年第2期。

[2] 戴建兵：《我国证券市场系统性风险防范的研究》，华东理工大学硕士论文，2017年。

[3] 郭田勇：《疫情中的中国金融市场》，载于《北京观察》2020年第3期。

[4] 郝全洪：《世界虚拟经济与当前中国经济虚拟化的特殊结构》，载于《新远见》2009年第10期。

[5] 黄中翔、马林、刘天昀、张慧媛：《新冠肺炎疫情对世界经济政治的影响》，载于《产业创新研究》2020年第7期。

[6] 鞠建东、夏广涛：《三足鼎立：中美贸易摩擦下的国际货币新体系》，载于《国际金融研究》2020第3期。

[7] 课题组：《各国（地区）应对股灾救市行动评述》，载于《证券市场导报》2016第1期。

[8] 李宝伟：《美国的金融自由化与经济虚拟化》，载于《开放导报》2010第1期。

[9] 李慧敏：《疫情稍缓让全球股市松口气》，载于《中国经济周刊》2020第7期。

［10］林艳艳：《中国资本市场的国际化战略思考》，载于《中国商论》2019第 24 期。

［11］刘泽浩：《市场走出至暗时刻 疫情影响仍在深化》，载于《股市动态分析》2020 第 8 期。

［12］娄飞鹏：《新冠疫情的经济金融影响与应对建议——基于传染病视角的分析》，载于《西南金融》2020 第 4 期。

［13］骆婉琦、周春应：《新型金融监管体系、监管问题及监管协调研究》，载于《经济研究导刊》2018 第 31 期。

［14］马健瑞、胡国良、孙大卫：《新冠疫情下的危与机：背景、影响与建议》，载于《中国发展观察》2020 年第 Z2 期。

［15］《美国历史上的重大股灾》，载于《人民法治》2018 第 15 期。

［16］潘向东：《进一步推动人民币国际化》，载于《中国证券报》2019 年 11月 11 日。

［17］孙兴杰：《美国疫情与股市的冰与火》，载于《中国经营报》2020 年 4月 6 日。

［18］王绾：《从美股三次主要股灾看美国政府如何救市》，载于《中国经济周刊》2015 第 27 期。

［19］吴跃农：《稳步推进民企参与人民币国际化目标结算体系》，载于《中华工商时报》2020 年 4 月 9 日。

［20］许恩铭：《人民币国际化的可行之策分析——基于人民币汇率的不稳定性》，载于《中国商论》2020 年第 9 期。

［21］杨鑫源、郑家启、任泽华：《美国熔断机制连续触发的原因及对策分析》，载于《中国商论》2020 年第 9 期。

［22］杨羽莎：《我国金融监管体制的问题与建议》，载于《时代金融》2014年第 33 期。

［23］雨初：《1929 年美国股灾启示录》，载于《传承》2008 年第 7 期。

［24］张晓宇：《我国证券市场现状分析及监管的研究》，载于《中国市场》2018 年第 17 期。

［25］张建军、胡红伟：《全球历次重大股灾对我国的启示》，载于《南方金融》2015 年第 11 期。

［26］张明：《当前全球金融动荡对中国影响几何》，载于《人民论坛》2020 年第 10 期。

［27］An Pan，Li Liu，Chao long Wang，"Association of Public Health Interventions with the Epidemiology of the COVID-19 Outbreak in Wuhan，China"，JAMA. Pubilshed online April 10，2020. doi：10. 1001/jama. 2020. 6130.

第十六章

新冠疫情与全球债务[*]

债务被视为塑造国家经济、影响企业发展的一个重要工具。描述疫情前全球债务的发展情况与特点,分析疫情对全球债务产生的影响,阐述后疫情时代全球债务变化带来的次生风险,对中国应对新冠疫情下的全球债务高企、提高债务管理能力有重要的意义。

一、新冠疫情前全球债务情况与特点

(一)疫情前的全球债务情况

1. 总体情况

(1)全球债务总额情况。2016~2019年全球债务总额持续增长。国际金融协会发布的报告显示,2019年全球债务超过255万亿美元。① 从增长速度来看,全球债务年平均增长速度为5.15%,增长幅度最高为2017年的10.23%(见图16-1)。

(2)全球债券市场总额情况。2019年全球债券市场总额达到115万亿美元,比2009年的87万亿美元增长32.18%,年均增长了3.22%。其中,2019年政府债券市场总额为54.05万亿美元,占全球债券市场的47%,这一比例与2009年相比,增加了7个百分点。② 同时,据OECD报告显示,2019年全球流通中的非金

---

* 本章为2019年浙江省软科学研究计划项目"基于创业隐性知识获取的浙江高校众创空间生态系统运行机制优化研究(项目编号:2020C35067)"的研究成果。

① 国际金融协会:《今年全球债务总额或超255万亿美元》,新浪财经综合,2019年11月19日。

② 《全球债务持续增长"可持续"经济泡沫继续扩大》,东方财富快讯,2019年11月18日。

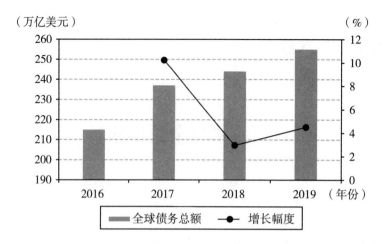

图 16 – 1　2016～2019 年全球债务总额及增长幅度

资料来源：根据公开资料整理。

融企业债券达到 13.5 万亿美元，创纪录高点。① 全球非金融公司需在 3 年内偿还或再融资 4.4 万亿美元的公司债券债务，这相当于公司债券未偿还总额的 32.4%，高于十年前 25% 的水平。②

（3）投资信用情况。2019 年，全球 51% 的新投资级债券被评为 BBB 级，而 2000～2007 年间这一比例只有 39%，非金融企业债券全球流通股中只有 30% 被评为 A 级或以上，③ 且 2010 年以来，每年公司债券发行中约有 1/5 属于非投资级别，但 2019 年该比例达到了 25%。④

2. 疫情前主要国家的债务情况

（1）美国的债务情况。2019 年 8～12 月美国政府债务总额持续增长，2019 年 8 月该指标为 22.46 万亿美元，2019 年 12 月则达到了 23.20 万亿美元，2019 年 12 月比 11 月增长 0.52%，最高增幅为 2019 年 10 月的 1.28%（见图 16 – 2）。

国债负担率是指国债累计余额占国内生产总值（GDP）的比重，反映了国民经济对国债的承受能力，国际上公认的该指标警戒线为发达国家不超过 60%，发展中国家不超过 45%。但美国 2015～2019 年政府债务占 GDP 的比重都在 100% 以上，2019 年更是达到 108.27%（见图 16 – 3）。

---

① 《外媒：2019 年全球流通中的非金融企业债券达纪录高点》，中新经纬，2020 年 2 月 18 日。

②③ 中国服务外包研究中心：《OECD：全球公司债规模创新高》，中华人民共和国商务部官网，2020 年 2 月 26 日。

④ 《外媒：去年全球流通中的非金融企业债券达纪录高点》，新浪财经，2020 年 2 月 18 日。

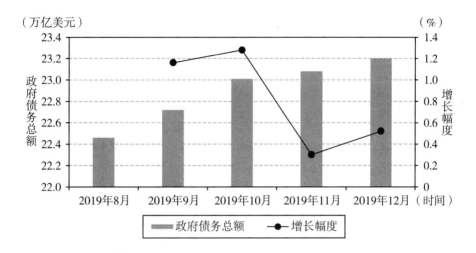

图 16 - 2　美国政府债务总额及增长幅度
资料来源：CEIC 数据库。

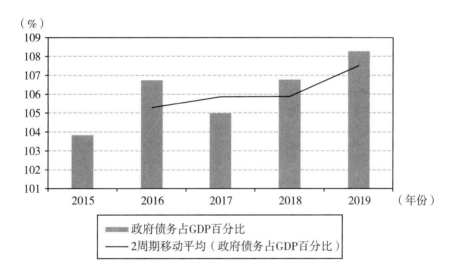

图 16 - 3　2015～2019 年美国政府债务占 GDP 百分比情况
资料来源：CEIC 数据库。

在私人非金融部门债务方面，通过对 2017 年、2018 年、2019 年相同月份该指标的数值进行统计与对比，可以发现，该指标呈不断增长趋势，2019 年 9 月该指标为 31.9 万亿美元，比 2018 年 9 月增长 4.2%（见图 16 - 4）。

（2）部分欧盟国家的债务情况。首先对德国的债务情况进行分析。通过对 2017 年、2018 年、2019 年相同月份德国政府债务总额的对比，可以看到，2018 年 3 月该指标最高，后逐渐减少；2019 年 9 月该指标为 2.32 万亿美元，较 2019

年3月下降了1.7%（见图16-5）。

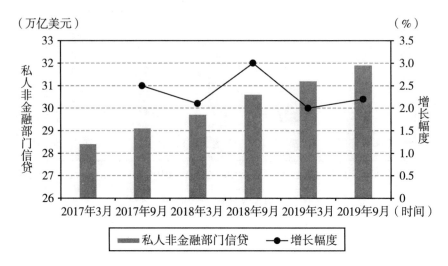

图16-4 美国私人非金融部门信贷及增长幅度

资料来源：CEIC数据库。

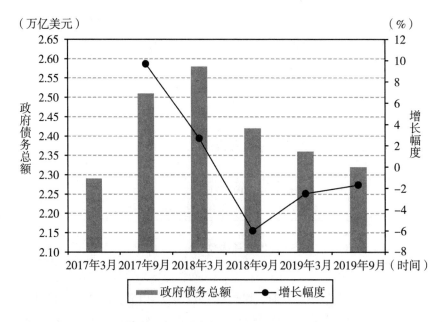

图16-5 德国政府债务总额及增长幅度

资料来源：CEIC数据库。

德国2015～2019年政府债务占GDP百分比也呈下降趋势。2019年该指标为59.8%，比2018年下降2.1个百分点；与2015年相比，则下降了12.3个百分点（见图16-6）。

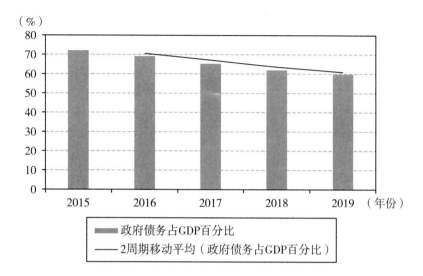

图 16 - 6　2015～2019 年德国政府债务占 GDP 百分比情况
资料来源：CEIC 数据库。

在私人非金融部门债务方面，通过对 2017 年、2018 年、2019 年相同月份私人非金融部门信贷情况进行的统计与对比，可以发现，该指标增幅增加（见图 16 - 7）。

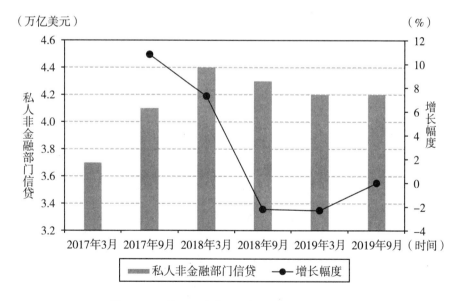

图 16 - 7　德国私人非金融部门信贷及增长幅度
资料来源：CEIC 数据库。

这与德国经济近年来强劲的发展密切相关。2015～2019 年德国失业人数呈持续下降趋势，2019 年德国失业人数为 223 万人，比 2015 年下降了 20.2%（见图 16 - 8）。

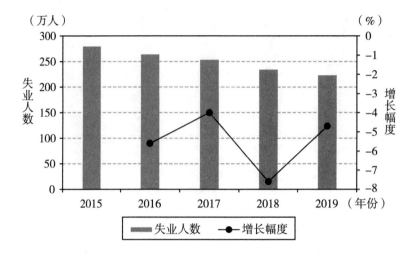

图 16 - 8　2015 ~ 2019 年德国失业人数及增长幅度

资料来源：根据公开资料整理。

德国税收收入整体呈增长态势。2019 年 9 月德国税收收入为 2 190.3 亿美元，比 2017 年 9 月增长 1.8%；2019 年 3 月德国税收收入为 2 300.1 亿美元，比 2017 年 3 月增长 13.5%（见图 16 - 9）。

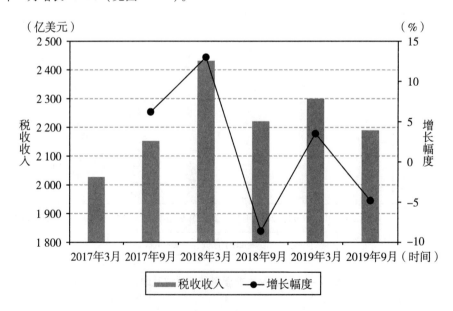

图 16 - 9　德国税收收入及增长幅度

资料来源：CEIC 数据库。

其次，对法国的债务情况进行分析。法国作为欧盟两大"领头羊"之一，具有很强的经济实力。但近年来，法国在经济结构改革领域遇到了巨大的阻力，加之国际经济环境不确定性风险的叠加，使法国经济复苏形势面临巨大挑战。政府推出的系列提升购买力政策使政府债务进一步加剧。通过对采集的法国 2018 ~ 2019 年相同月份政府债务占 GDP 百分比的数值进行的统计与比较可以发现，该指标呈增长趋势。2019 年 9 月该指标更是达到了 100%（见图 16 - 10）。

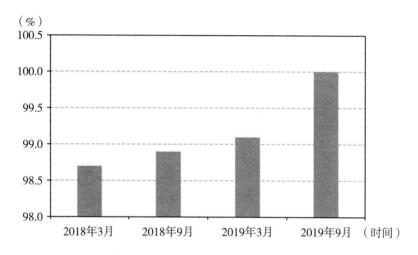

图 16 - 10　法国政府债务占 GDP 百分比情况
资料来源：CEIC 数据库。

在私人非金融部门债务方面，通过对 2018 年、2019 年相同月份私人非金融部门信贷情况进行的统计与分析，可以发现，2019 年 9 月该指标为 5.65 万亿美元，比 2019 年 3 月下降 0.4%，2019 年 3 月比 2018 年 9 月下降 0.5%，2018 年 9 月比 2018 年 3 月下降 3.2%，下降幅度在减少（见图 16 - 11）。

最后，对意大利的债务情况进行分析。意大利政府的频繁更迭，造成了意大利财政政策连贯性较弱，加大发债、扩大赤字率成了促进经济短期增长的主要手段，成为意大利债务居高不下的一个主要原因。通过对意大利 2015 ~ 2019 年政府债务占 GDP 百分比的数值进行比较可以发现，该指标均超过了 100%，2019 年该指标达到了 134.8%（见图 16 - 12）。

在私人非金融部门债务方面，通过对 2018 年、2019 年相同月份私人非金融部门信贷情况进行统计与对比，可以发现，该指标增长幅度呈不断增加趋势（见图 16 - 13）。

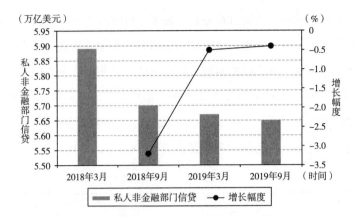

图 16 – 11　法国私人非金融部门信贷及增长幅度

资料来源：CEIC 数据库。

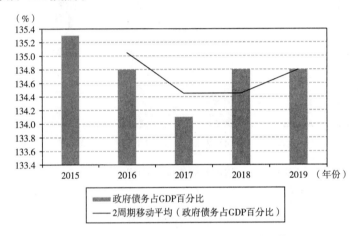

图 16 – 12　意大利政府债务占 GDP 百分比情况

资料来源：CEIC 数据库。

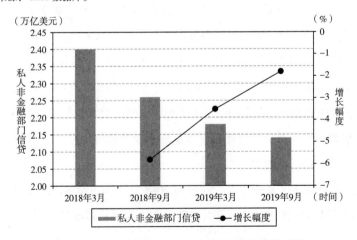

图 16 – 13　意大利私人非金融部门信贷及增长幅度

资料来源：CEIC 数据库。

（3）英国的债务情况。英国也是政府债务偏高的国家。通过对英国 2016 ~
2019 年政府债务占 GDP 百分比的统计可以发现，虽然该指标呈下降趋势，但都超
过了发达国家警戒线（见图 16 - 14）。

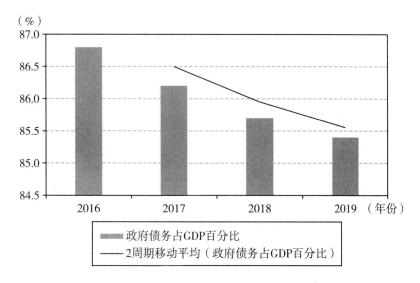

图 16 - 14　2016 ~ 2019 年英国政府债务占 GDP 百分比情况

资料来源：CEIC 数据库。

英国经济预测机构"安永 ITEM 俱乐部"发布的《消费者支出特别报告》预
测，2019 年消费者支出增长将继续下滑，低于 2018 年的 1.8%、2017 年的 2.2%
和 2016 年的 3.2%，或创 7 年新低。①

在私人非金融部门债务方面，通过对 2018 年、2019 年相同月份私人非金融
部门信贷情况进行统计与分析可以发现，该指标呈下降趋势，但该指标的下降幅
度在减少（见图 16 - 15）。

（4）日本的债务情况。日本人口老龄化问题严重。2019 年日本 65 岁以
上的老人占全日本总人口的 28.4%，远超 7% 的国际标准（见图 16 - 16）。
严重的人口老龄化，增加了医疗保健费用、社会福利费用以及退休养老金的
费用等。

---

① 《机构预测：2019 英国消费支出增长或创 7 年新低》，中国金融信息网，2019 年 6 月 25 日。

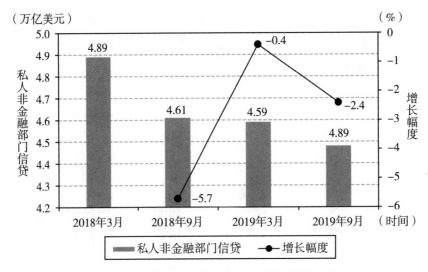

图 16 - 15 英国私人非金融部门信贷及增长幅度

资料来源：CEIC。

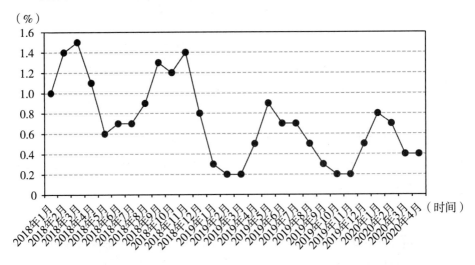

图 16 - 16 2018 年以来日本全国居民消费价格指数（CPI）年率情况

资料来源：英为财情。

加之军费支出及购置海外资产等原因，使日本政府负债率长期居高不下。①
通过对日本政府债务总额进行的对比分析可以发现，该指标呈增长趋势，2019
年为 1 367.3 万亿日元（按当时日元兑美元汇率进行计算），比 2018 年增长
23.9%（见图 16 - 17）。

———————————

① 《负债率碾压美国成全球最高！日本背负这么多债务，是咋扛下来的？》，新浪财经，2020 年 2
月 22 日。

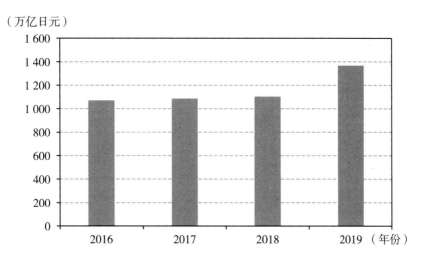

图 16 - 17　2016 ~ 2019 年日本政府债务总额

资料来源：根据公开资料整理。

通过对 2016 ~ 2019 年日本政府债务占 GDP 百分比指标进行对比，可发现这一指标都非常高，2019 年更是达到 253%（见图 16 - 18）。

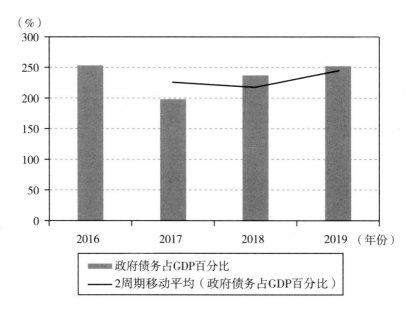

图 16 - 18　2016 ~ 2019 年日本政府债务占 GDP 百分比情况

资料来源：根据公开资料整理。

在私人非金融部门债务方面，通过对 2017 年、2018 年、2019 年相同月份私人非金融部门信贷情况进行对比分析，可以发现，该指标呈上升趋势

（见图 16 - 19）。

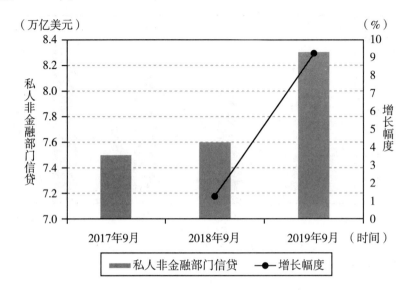

图 16 - 19   日本私人非金融部门信贷及增长幅度

资料来源：CEIC 数据库。

不少学者对日本政府债务严重却没有引发债务危机的原因进行了探索。例如，李翀（2016）认为，这是由于日本中央银行通过二级市场大规模买进并持有政府证券，以及政府和金融机构之间形成了政府债务的内部循环体系造成的，并进一步认为，如果日本政府债务继续增加，金融机构愿意大量持有政府债务的条件发生变化，日本中央银行的操作空间有限，日本很有可能爆发政府债务危机。

（5）中国的债务情况。中国经济发展取得了举世瞩目的成就。2014～2019 年中国国内生产总值持续增加，2019 年达到 99.1 万亿元人民币，按可比价格计算比上年增长 6.1%，人均国内生产总值首次突破 1 万美元，为全面建成小康社会奠定了坚实的基础（见图 16 - 20）。

随着国家经济的发展，中国政府债务余额呈增长趋势。2019 年该指标为 38.1 万亿元人民币，比 2018 年增长 14.2%（见图 16 - 21）。

其中，中央财政债务余额方面，2019 年该指标达到 16.8 万亿元人民币，比 2018 年增长了 12.3%（见图 16 - 22）。地方政府债务余额方面，2019 年该指标为 21.31 万亿元人民币，比 2018 年增长 15.9%（见图 16 - 23）。

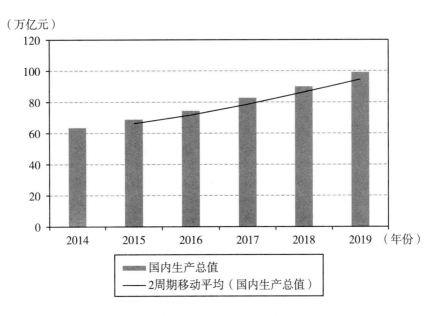

图 16 – 20 2014～2019 年中国国内生产总值情况

资料来源：根据历年《中国统计年鉴》及公开资料整理。

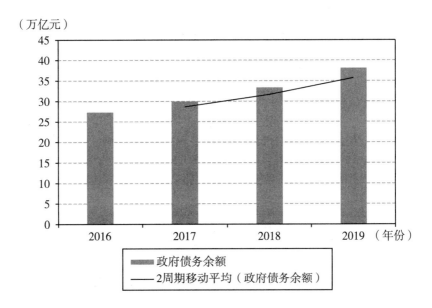

图 16 – 21 2016～2019 年中国政府债务余额

资料来源：根据公开资料整理。

通过对中国 2016～2019 年政府负债率进行比较可以发现，该指标除在 2017 年略有下降之外，2018 年、2019 年都呈逐年增长态势，2019 年我国政府负债率达到 38.5%，比 2018 年增加了 1.5 个百分点（见图 16 – 24）。

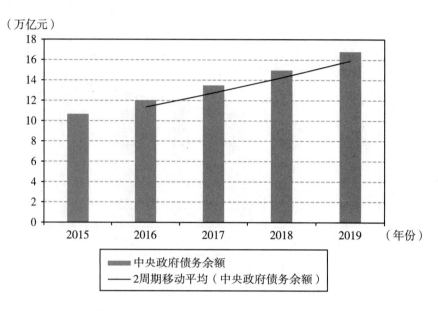

图 16 – 22 2015～2019 年中国中央政府债务余额

资料来源：根据历年《中国统计年鉴》及公开资料整理。

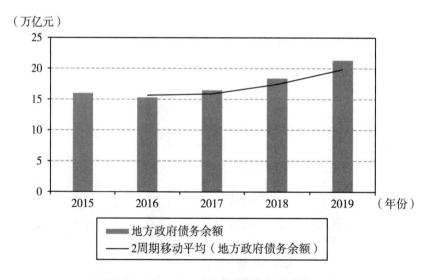

图 16 – 23 2015～2019 年中国地方政府债务余额

资料来源：根据公开资料整理。

通过对 2015～2019 年我国规模以上工业企业负债合计与资产负债率两个指标的统计分析可以发现，中国规模以上工业企业负债合计呈不断增长趋势，2019 年达 67.39 万亿元人民币。资产负债率在 2017～2019 年呈现增长趋势，2019 年达 56.6%（见图 16 – 25）。

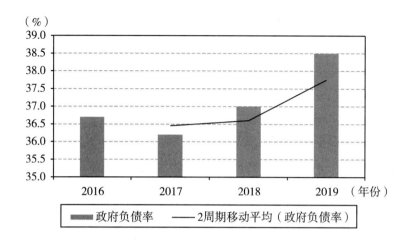

图 16 - 24　2016~2019 年中国政府负债率

资料来源：国家统计局。

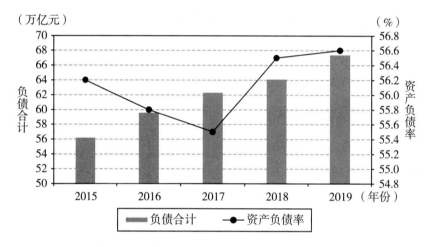

图 16 - 25　2015~2019 年中国规模以上工业企业负债合计与资产负债率

资料来源：国家统计局。

（6）部分新兴市场国家的债务情况。国际清算银行 2018 年 12 月的报告显示，2018 年大部分新兴市场国家以美元计价的平均债务成本上升了至少 100 个基点，并在未来数年都面临沉重的再融资需求。[①] 截至 2019 年底，巴西政府债务与 GDP 之比达 75.8%，而 2015 年时为 65.5%（见图 16 - 26）。2019 年底阿根廷外债达 2 776.48 亿美元。[②] 南非大型国有企业负债较高，其中电力公司 Eskom 负债 300

---

① 《预言 2019：新兴市场的债务危机和货币贬值是否会持续?》，第一财经，2019 年 1 月 7 日。

② 《阿根廷外债 2019 年底达 2 776 亿美元》，中国金融信息网，2020 年 3 月 27 日。

亿美元，相当于该国经济产出的9%。①

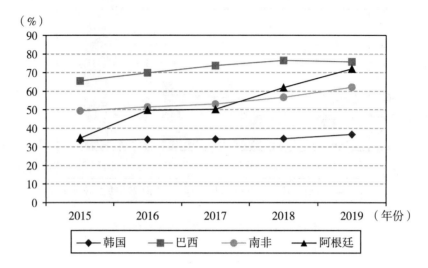

图16-26 2015~2019年部分新兴市场国家政府债务占GDP百分比情况
资料来源：CEIC数据库。

（二）疫情前全球债务的特点

1. 全球债务持续增长

全球债务市场总额呈现持续增长态势。全球债务在2017年为237万亿美元，比2016年增长10.2%，2018年比2017年增长3%，2019年比2018年增长4.5%。

2. 发达国家政府债务居高不下

从政府债务占GDP的比重来看，近年不少发达国家呈不断上升态势，且超过了国际上公认的警戒线标准，如美国、日本、意大利、法国等，其中，日本2019年该指标达到了253%；虽然近年德国、英国在指标上表现出下降态势，尤其是德国2019年该指标降至60%以下，但德国政府债务总额的增长幅度呈上升态势，英国该指标在统计时间内也都超过了警戒线标准。

3. 发达国家私人非金融部门信贷规模增长

从私人非金融部门信贷规模的情况来看，美国和日本的私人非金融部门信贷规模总量呈不断增加态势，德国、法国、意大利等国家的私人非金融部门信贷规模增长幅度呈上升趋势，英国的私人非金融部门信贷规模的下降幅度也在减小。

---

① 《疫情将给新兴市场经济体带来严重冲击》，载于《华尔街日报》2020年4月7日。

4. 新兴市场国家政府债务占 GDP 比重较高

从政府债务占 GDP 的比重来看，韩国、巴西、南非、阿根廷等国都呈上升态势，其中，2019 年阿根廷该指标为 71.9%，比 2018 年增加了近 10 个百分点，巴西 2019 年该指标上也达到了 75.8%，南非为 62.2%，均超过了国际上公认的发展中国家该指标警戒线。

5. 中国政府债务余额快速增加

中国政府债务规模近几年呈增长态势，2019 年政府负债率为 38.5%，比 2018 年增加 1.5 个百分点；规模以上工业企业负债合计、资产负债率都呈不断增长趋势。

二、新冠疫情对全球债务的影响分析

（一）全球政府债务进一步增加

1. 促使各国政府出台财政刺激计划

2020 年 3 月，美国出台了总额约为 2 万亿美元的财政刺激计划，这是美国历史上最大规模的财政刺激计划，其规模相当于美国国内生产总值的 10% 左右。[1] 日本政府将推出超过 56 万亿日元的经济刺激计划，这是日本政府迄今最大规模的经济刺激计划。[2] 意大利政府出台了 36 亿欧元的财政刺激计划。[3] 西班牙政府出台了 2 000 亿欧元的经济援助计划，金额达到了西班牙 GDP 的 20%。[4] 法国政府投入约 450 亿欧元帮助企业抵抗疫情冲击，为企业贷款提供 3 000 亿欧元的 "国家担保"。[5] 德国政府批准的刺激措施总规模达 7 500 亿欧元。[6] 巴西政府向经济注入近 1 500 亿雷亚尔（约合 300 亿美元）资金。[7] 韩国政府 2020 年 3 月公布了总额为 11.7 万亿韩元（约合 98.6 亿美元）的补充预算，这是韩国迄今为应对传

---

[1] 《美国史上最大规模 2 万亿美元的财政刺激计划出台》，新浪财经，2020 年 4 月 1 日。

[2] 《日本将推出迄今最大规模经济刺激计划》，新浪财经，2020 年 3 月 29 日。

[3] 《意大利酝酿财政刺激计划，欧央行会出台新货币政策吗?》，新浪财经，2020 年 3 月 4 日。

[4] 《应对疫情 西班牙公布 2 000 亿欧元经济援助计划》，中国新闻网，2020 年 3 月 18 日。

[5] 《法国政府出手救助大企业，为何先救法荷航和雷诺?》，第一财经，2020 年 4 月 26 日。

[6] 《德国政府批准规模达 7 500 亿欧元的刺激措施》，同花顺财经，2020 年 3 月 23 日。

[7] 《巴西政府出台 300 亿美元紧急措施应对疫情》，新浪财经，2020 年 3 月 17 日。

染病疫情而拟制的最大规模补充预算。①

货币政策方面,美联储不仅总计降息 150 个基点至零利率、开启了无限量 QE(量化宽松),还重启了一级交易商信贷工具(PDCF)、商业票据融资工具(CPFF)等危机救助工具,推出了货币市场共同基金流动性工具(MMLF)等,还新增了一级市场公司信贷融资(PMCCF)和二级市场公司信贷融资(SMCCF)等工具。② 2019 年 11 月至 2020 年 5 月,美国、英国短期利率也都呈下降趋势(见图 16 - 27)。

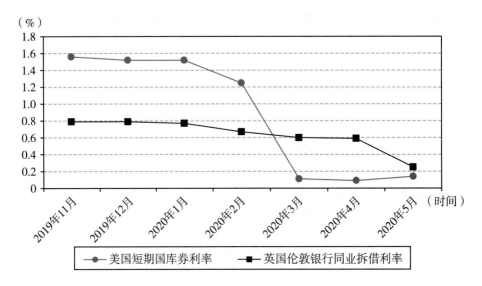

图 16 - 27 2019 年 11 月至 2020 年 5 月美国、英国短期利率
资料来源:CEIC 数据库。

2. 各国财政赤字迅速增加

首先,美、日两国财政赤字情况。为应对新冠疫情,美国国会通过了《冠状病毒准备和响应补充拨款法案》《家庭冠状病毒应对法案》《冠状病毒援助、救济和经济安全(CARES)法案》等三项主要立法。其中,《冠状病毒准备和响应补充拨款法案》为第一阶段,为美国的公共卫生支出分配了 83 亿美元的援助,《家庭冠状病毒应对法案》为第二阶段,《冠状病毒援助、救济和经济安全(CARES)法案》为第三阶段,提供了 2.2 万亿美元的财政刺激计划,这是美国历史上最大规模的财政刺激计划,已经足够将 2020 年赤字率推高至 10%

---

① 《为应对疫情,韩国政府公布 11.7 万亿韩元补充预算》,新浪网,2020 年 3 月 4 日。
② 《为救市拼尽所有!一文读懂美联储的神秘工具箱》,一财网,2020 年 3 月 24 日。

以上（见图 16 - 28）。① 日本通过 2020 年度财政补充预算，将向全国国民每人支付 10 万日元（约合 6 600 元人民币）补助金，预计总额为 25 兆 6914 亿日元（约合 1.7 万亿元人民币），为历史最高。②

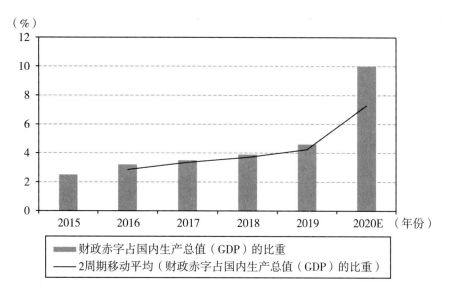

图 16 - 28　2015 ~ 2020 年美国财政赤字占国内生产总值（GDP）比重
资料来源：根据公开资料整理。

其次，部分欧洲国家财政赤字情况。据法国经财部初步估算，2020 年法国公共预算赤字预计为 1 085 亿欧元，较此前预测增长 154 亿欧元；③ 英国政府提高了从英国央行的透支额度，英国央行将英国国债和企业债持有规模增加 2 000 亿英镑至 6 450 亿英镑，④ 同时扩大定期融资机制规模，英国成为抗击疫情以来首个接受政府货币融资的国家；2020 年 3 月，德国联邦议会通过了 1 225 亿欧元的"新冠护盾"危机预算，加上今年税收减少的 335 亿欧元，今年的补充预算将达到创纪录的 1 560 亿欧元，超过原 2020 年联邦预算的 40%；⑤ 意大利政府出台了 36 亿欧元的财政刺激计划，并对收入减少 25% 及以上公司的税收抵免等措施，⑥ 国际

① 《如何看待卫生事件之下的美国财政政策？》，凤凰网财经，2020 年 4 月 15 日。
② 《为应对疫情 日本通过 2020 年度财政补充预算案》，央视网，2020 年 4 月 30 日。
③ 《法公共财政部长警告法国财政平衡受到冲击》，载于《经济日报》2020 年 3 月 27 日。
④ 《英国也坐不住了！刚刚英国央行宣布降息 15 个基点 同时增购 2 000 亿英镑债券》，新浪财经，2020 年 3 月 19 日。
⑤ 《疫情重创中小企业 德国出台大规模刺激计划》，第一财经，2020 年 3 月 30 日。
⑥ 《意大利酝酿财政刺激计划，欧央行会出台新货币政策吗？》，一财网，2020 年 3 月 4 日。

评级机构惠誉认为，意大利的预算赤字高企，年度公共债务水平或升至国内生产总值的 156%。[1]

最后，部分新兴市场国家的财政赤字情况。波兰财政部预计 2020 年的赤字率为 8.4%，政府债务总额占 GDP 的比率将达到 55.2%；[2] 俄罗斯经济发展部部长预测，2020 年的国家财政预算赤字将达到 GDP 总量的 5%，超过 3% 的国际标准；[3] 巴西财政部数据显示，预计今年的初级财政赤字将增至 4 192 亿雷亚尔（1 美元约合 5.1 雷亚尔），占国内生产总值的 5.55%；[4] 截至 2020 年 3 月，匈牙利财政部基于现金流计算的财政赤字（除地方议会外）达到 8 319 亿福林。[5]

3. 各国政府债务进一步增加

疫情以来，美国政府债务总额大幅度增加。2020 年 5 月政府债务总额达到了 25.75 万亿美元，比 4 月增长了 3.1%（见图 16 - 29）。

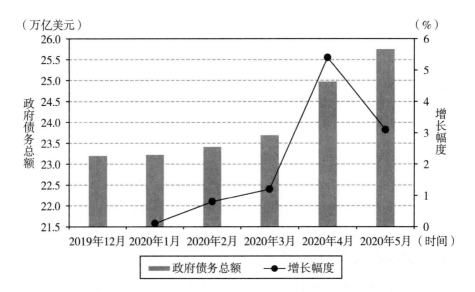

图 16 - 29 2019 年 12 月至 2020 年 5 月美国政府债务总额及增长幅度
资料来源：CEIC 数据库。

---

① 《惠誉下调意大利主权信用评级至"BBB -"，意财长称经济和财政基础稳健》，央视财经，2020 年 4 月 29 日。

② 《受疫情影响，波兰大幅下调 2020 年经济增长预期至负 3.4%》，央视新闻客户端，2020 年 4 月 30 日。

③ 《受新冠疫情影响全球经济 中国经济增长潜力仍被看好》，中国产经新闻网，2020 年 4 月 30 日。

④ 《预计今年巴西财政赤字将占国内生产总值的 5.5%》，中华人民共和国商务部，2020 年 4 月 4 日。

⑤ 《匈政府财政赤字受疫情影响上升，3 月底已达 8 319 亿福林》，中国新闻社，2020 年 4 月 27 日。

疫情下，欧洲多国的防疫支出较大，成为其债务水平上升的一个重要原因。意大利政府推出了 297 亿欧元的防疫支出，用以购买如口罩、防护服等必需品;[①] 匈牙利政府在个人防护装备（如口罩、护目镜等）和呼吸机等设备的采购上支出近 1 900 亿福林;[②] 德国联邦议会通过了 35 亿欧元的防护装备购置费和疫苗研发费用，另外危机预算还包括 550 亿欧元的战疫特别基金，用于卫生领域。[③]。

疫情发生前，一些新兴市场国家就已处于经济增长缓慢、债务水平高的状态。疫情的暴发，导致全球需求大幅下滑，对于依赖国际贸易的新兴市场国家，更加剧了其债务负担。巴西、阿根廷、南非等国的政府债务负债率均超过了发展中国家该指标的警戒线。据新华社报道，阿根廷政府 2020 年 4 月宣布，由于新冠疫情对经济社会造成的冲击，决定推迟至 2021 年偿还总额约 100 亿美元的公共债务。[④]

（二）全球企业债务增加，工业生产大幅下滑

新冠病毒疫情将全球企业债务水平推向新高。

从工业生产指数看。工业生产指数是衡量制造业、采掘业、公用电力和天然气工业企业每月产品物量的综合指标，是被普遍采用的反映工业发展速度和进行景气分析的重要指标。根据 2019 年 10 月至 2020 年 5 月美国工业生产指数的统计情况可以发现，2020 年 3 月该指标开始大幅度下降，2020 年 5 月略有回升（见图 16 - 30）。

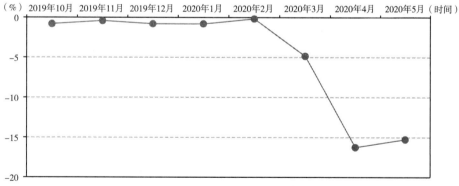

图 16 - 30 2019 年 10 月至 2020 年 5 月美国工业生产指数
资料来源：CEIC 数据库。

---

① 中银证券研究所：《欧洲疫情是否会再度引发债务危机?》，搜狐网，2020 年 4 月 7 日。
② 《匈政府财政赤字受疫情影响上升，3 月底已达 8 319 亿福林》，中国新闻社，2020 年 4 月 27 日。
③ 《疫情重创中小企业，德国出台大规模刺激计划》，一财网，2020 年 3 月 29 日。
④ 《疫情期间首个"倒下"的国家，阿根廷濒临第九次债务违约》，载于《国际金融报》2020 年 4 月 21 日。

三、后疫情时代全球债务变化产生的次生风险

（一）对全球经济增长产生重要影响

莫迪利亚尼（Modigliani）、戴蒙德（Diamond）基于新古典增长框架认为，巨额债务的偿还意味着将来税收的增加、私人消费和投资支出的减少，最终会降低经济增速。进一步地，莱因哈特（Reinhart）、罗戈夫（Rogoff）认为，政府债务对经济增长的影响存在阈值效应。张启迪（2015）认为欧元区国家政府债务对经济增长的阈值水平位于54%~78%。刘金林（2013）的研究认为OECD国家政府负债率的临界值为88%~89.47%。从对美国、德国、法国、意大利、英国、日本的统计看，大多数国家超过或逼近了相关的临界值。后疫情时代全球债务变化会对全球经济增长产生重要的影响。

通过对2019年11月至2020年5月德国、英国、美国的消费者信心同比增长情况进行统计，可以发现这三个国家的消费者信心同比增长都出现了下滑，这反映出疫情的冲击使全球消费者信心走低（见图16-31）。

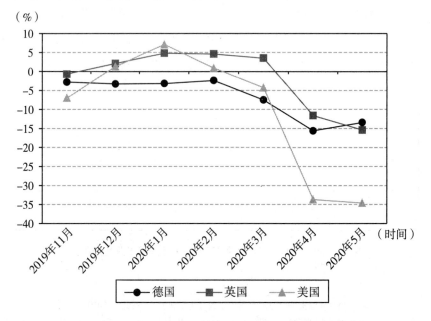

图16-31 德国、英国、美国消费者信心同比增长情况

资料来源：CEIC。

在投资者信心指数方面。Sentix 投资者信心指数是衡量欧元区经济活动中投资者信心水平的重要指标。受疫情影响，欧元区投资者信心不断下降，2020 年5~6 月有所回升（见图 16 – 32）。

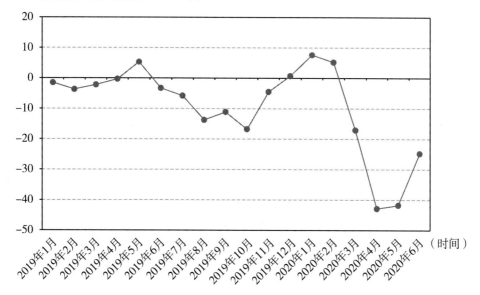

图 16 – 32　2019 年 1 月至 2020 年 6 月 Sentix 投资者信心指数情况
资料来源：英为财情。

从采购经理人指数来看。采购经理人指数是衡量一个国家制造业在生产、新订单、商品价格、存货、雇员、订单交货、新出口订单和进口等方面情况的"晴雨表"，常以 50% 作为经济强弱的分界点，当该指数低于 50%，尤其是接近 40% 时，则有经济衰退的忧虑。通过对 2018 年 1 月至 2020 年 6 月美国综合 PMI、日本制造业 PMI 的统计来看，2018 年这两个国家的 PMI 都高于 50%，日本在 2019 年3 月开始低于 50%，2020 年 6 月为 38.4%；美国 2020 年 3 月该指标为 49.6%，6 月则为 37%（见图 16 – 33）。

从进口总额来看。通过对 2019 年 11 月至 2020 年 4 月，日本、美国、英国该指标的统计可以发现，美国、英国出现了下降，日本该指标在 2020 年 3 月和 4 月有所回升，但是仍低于 2019 年 11 月和 12 月的进口数额。进口总额的下降会导致国际市场需求疲软，影响世界经济的发展（见图 16 – 34）。

（二）逆全球化现象凸显

美国总统特朗普宣称："现在，两党必须团结起来，把美国建设成为一个全

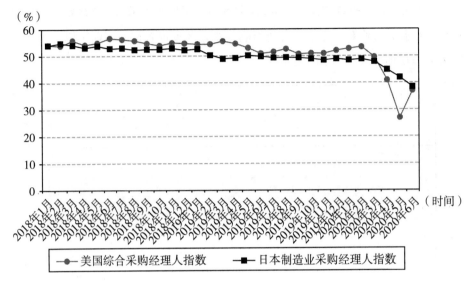

图 16 – 33　2018 年 1 月至 2020 年 6 月美国综合 PMI 和日本制造业 PMI 情况

资料来源：英为财情。

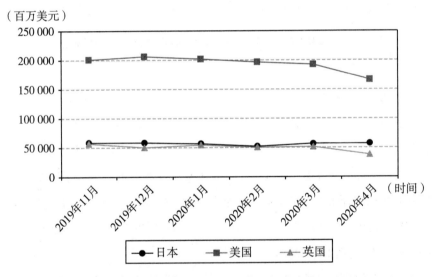

图 16 – 34　2019 年 11 月至 2020 年 4 月日本、美国、英国进口总额情况

资料来源：CEIC 数据库。

面独立的、繁荣的国家：能源独立、制造业独立、经济独立、国界主权独立。美国永远不会成为一个依赖国，将成为一个自豪、独立、自强的国家。"[①] 日本出台了共计 108 万亿日元的"紧急经济对策方案"，其中 2 435 亿日元（约 156 亿元人

---

① 孙树忠：《新冠疫情：经济全球化的"诱变剂"》，东方网，2020 年 4 月 22 日。

民币）用于支持日本企业在中国等海外投资的生产据点回归日本国内，或者转移到东南亚国家。[①] 其实，美国在奥巴马任期内对自由贸易的排斥就已初现端倪，疫情使这一现象更加凸显。

理解这一现象的关键在于，美国等发达国家的中产阶级，尤其是中下阶层，承受着自由贸易、开放经济所导致的相对收入下降、失业等负面影响，而这些国家的资本所有者、高技能劳动力却是全球化的主要受益者。两类群体之间巨大的反差，促使前者掀起逆全球化的潮流。从债务的角度进行分析，跨国企业将制造业产业链转移至成本更低的发展中国家，攫取了巨额利润的同时，却利用全球化，通过各国子公司间复杂的关联交易，减少其在母国的应税收入，进一步加深了母国政府的财政困境。而沉重的政府债务负担，会减少资本的积累，造成社会福利的损失（Diamond，1965）。美国家庭债务 2020 年 3 月比 2019 年 12 月增长了 1.1%。其实，美国在全球化进程中获取巨额的净收益，且有能力化解国内受损群体的损失，但多年来美国政府极少有实质性的纾困措施出台来化解国内受损群体的损失。因此，美国等发达国家的国内治理失范、国家治理与全球治理失调、全球治理与全球化不匹配才是导致逆全球化现象的真正原因（见图 16-35）。

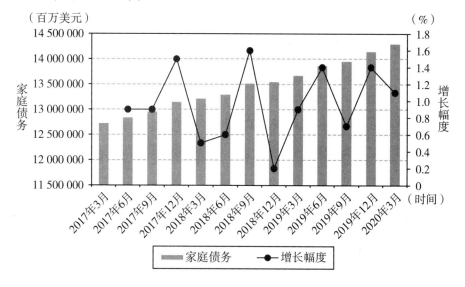

图 16-35 美国家庭债务及增长幅度情况

资料来源：CEIC 数据库。

---

① 《日本企业真的会撤离中国吗？》，第一财经资讯，2020 年 4 月 13 日。

逆全球化的风险虽然客观存在，但也不是全球化明显倒退的"保护主义"，更不是全球化彻底逆转后的"自给自足"。科技进步使各国相互依存度不断增强，全球化具有独立于人的意志的客观实在性，更加公平、公正、合理的国际秩序和全球治理新范式正在孕育中。

（三）中美贸易摩擦长期化

疫情使美国非金融企业债务压力增加，并仍将进一步加剧。[①] 标普全球评级认为，未来 12 个月内，美国非金融企业的违约率可能升至 10% 以上，被评级为 B-以下的公司数量大幅增加。[②]

疫情下，银行业的生存也非常艰难。标普全球评级公司表示，其跟踪的 65 家美国大中型银行今年将亏损约 150 亿美元。拥有超过 100 年历史的"第一州立银行"在疫情中宣告破产。[③]

疫情下，美国失业人数骤增。美国劳工部公布就业数据显示，2020 年 4 月美国非农就业岗位减少了 2 050 万，失业率升至 14.7%（见图 16-36），为"大萧条"结束以来最低。[④] 美国著名研究调查机构皮尤研究中心的调查显示，低收入人群中因疫情失业或收入下降的群体比例达到了 52%，并有过半的受访者表示自己或家人被裁员。[⑤]

疫情重创了美国经济。彭博社认为，未来一年内美国经济出现衰退的可能性达 53%。[⑥] 国际金融协会（IIF）将今年美国经济增长预期从 2% 下调至 1.3%，认为第二季度美国经济将最为疲软。[⑦]

经济的萎靡不振会使美国抑制中国经济发展的愿望更加强烈。中国对美国贸易顺差 2018 年达到 3 233.27 亿美元，2019 年为 2 957.95 亿美元。[⑧] 因此，疫情后

---

① 《警惕！美国油企接连破产，或掀新一轮能源企业债违约潮》，第一财经，2020 年 4 月 28 日。

② 欧联通讯社：《受新冠疫情冲击 标普：企业债务违约潮恐席卷欧美》，新浪财经头条，2020 年 3 月 22 日。

③ 21 世纪经济报道：《透视汇丰取消派息：疫情来袭，欧美银行怎么了》，新浪科技，2020 年 4 月 11 日。

④ 《美国 4 月失业率升至 14.7%，特朗普：意料之中》，腾讯网，2020 年 5 月 9 日。

⑤ 《美国 6 周失业人口突破 3 000 万 低收入人群吃住成难题》，人民日报海外网，2020 年 5 月 2 日。

⑥ 《彭博社预测未来一年美国经济衰退概率升至 53%》，中国金融信息网，2020 年 3 月 11 日。

⑦ 《IIF 预计全球经济增长或不足 1% 陷入金融危机以来最低值》，中国金融信息网，2020 年 3 月 6 日。

⑧ 《2019 年进出口数据分析》，腾道，2020 年 7 月 10 日。

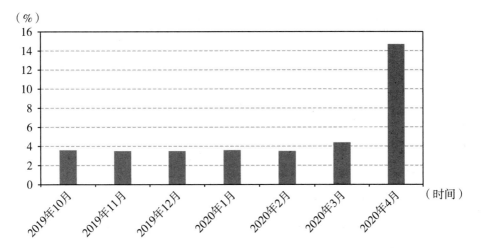

图 16 – 36　2019 年 10 月至 2020 年 4 月美国失业率情况
资料来源：根据 CEIC 数据库数据及公开资料整理。

中美贸易摩擦将更加激烈，且可能成为常态。北京大学国家发展研究院余森杰教授认为，至少在 2026 年、2027 年之前，中美经贸关系仍将充满摩擦，甚至趋于白热化。[①]

四、我国应对债务风险的措施

（一）推动企业转型与创新

1. 推动企业商业模式转型

彼得·德鲁克曾说过："企业的竞争，不是产品之间的竞争，而是商业模式之间的竞争。"企业商业模式是描述企业如何在市场中做生意的全面视角（Zott et al. ，2011），解决的是企业创造价值、传递价值和获取价值的过程（Teece，2010；Velu，2015）。有效的商业模式能够产生卓越的超额价值，形成企业的竞争优势。企业只有围绕客户价值、营销手段以及合作价值等维度，不断创新自身的商业模式，通过持续给顾客提供有价值的商品和服务，才能实现企业财务绩效的不断增长。因此，推动企业商业模式转型成为增强企业偿债能力的重要影响因素。

---

① 余森杰：《疫情与中美贸易摩擦下的中国经济发展》，中国商学院网，2020 年 3 月 19 日。

2. 创新企业组织结构

企业组织结构是企业资源和权力分配的载体，在企业中有着基础性地位，对企业的发展起着关键作用。互联网、信息技术的广泛应用，需要企业对市场的变化作出迅速、准确的反应，这就对企业组织结构提出了新的要求。构建扁平化、柔性化、网络化、决策分散化、虚拟化、无边界化、组织流程集成化的组织结构势在必行。例如，企业可围绕知识在企业的流动过程，构建以知识为中心的相互联系的网络状企业组织结构，将市场分析、产品设计、产品制造、市场营销、售后服务等形成不可分割的有机整体，从而加快知识在企业的流动速度和运用效率。再如，企业可尝试构建优势互补的战略联盟，在战略联盟中建立良好的沟通机制、运营监控体系、组织学习制度等，促进资源在联盟内的流动，增强企业的资源配置效率，分散企业风险，尤其是弥补中小微企业资源和能力的不足，实现企业由分散独立的竞争主体向融合协同的新生态转变。

3. 加速企业数字化转型

企业数字化能使企业更及时地了解消费者个性化、多元化的消费需求，加快企业产品的研发，并利用 ERP、MES、CRM 等信息化管理系统，打造智能化的生产线和车间，迅速为消费者提供比竞争对手更好的商品，变大规模生产为大规模定制。企业数字化转型能促使企业寻求价值创造路径的改变，提升企业的经营管理效率，降低成本，实现资源配置的优化。

4. 加快国有企业改革

首先，进一步健全国企治理结构，分离企业承担的政府隐性债务。其次，建立有效的企业财务风险识别机制，加强对企业财务的监管并及时采取措施进行不良资产重整或处置。再其次，推进国企混合所有制改革，通过股权重组带动债务重组。最后，深入贯彻执行《关于深化国有企业改革的指导意见》《关于进一步完善国有企业法人治理结构的指导意见》等国有企业改革政策，让市场机制和法治手段充分发挥作用，建立企业有效的约束机制和财务纪律。

（二）加大对外贸易企业的支持力度

首先，做好出口受阻企业的救助工作。政府部门积极采取出口退税、出口信保等财政金融手段，支持外贸企业保市场、保订单；对受疫情冲击较大的行业、企业推出抗疫情专项基金；加强对下岗工人的救助、培训与转岗工作。其次，通过降息、开工重大建设项目、放宽服务业准入标准等措施刺激消费，以提振内需市场的方式帮助外贸企业化解外需萎缩；积极引导外贸企业调整产能结构，以满足防疫时期全球特殊的消费需求。再其次，由相关部门牵头统一协调港务、船务、法律、银行、商事等机构职能，收集国外因疫情对中国进出口商品采取的限制措施，加强对外贸企业债务风险的监测预警，降低合同违约风险和损失。最后，积极推进"一带一路"建设，加强经贸产业合作区建设。

（三）强化金融监管，进一步完善金融体系建设

首先，高度重视对国际疫情和经济金融形势的研判，加强对国际金融市场运行的监测，防范境外风险向境内传递，警惕国际金融市场动荡可能产生的境外风险输入。其次，保持外汇市场供求的基本平衡、人民币汇率在全球主要货币中的相对稳健、市场主体跨境投融资活动和结售汇行为的基本理性和有序。避免形成单边的贬值预期、造成资金外流，加剧债务偿还压力。另外，美联储的大幅降息及美国政府的加速发债，在造成美国政府债务负担加重的同时，大幅增加了美国国债的风险，因此，中国应减持美债。再其次，深化债券市场改革，持续推进企业债券发行管理制度，以及企业债券市场信用体系、信用约束机制等的建设；加强对地方政府性债务风险的管控；持续推动中国债券市场筹资结构的完善，提高企业债券占债券市场的比例，助力实体经济获发展。最后，不断完善金融法治体系，从法律层面明确市场各参与方的权利义务，提高债券市场的运行效率。

（四）推动全球化治理

2015 年 9 月，习近平在第 70 届联合国大会上提出了"人类命运共同体"的全球治理思想，强调要依据《联合国宪章》的基本原则，打造人类命运共同体，构建以合作共赢为核心的新型国际关系。在疫情促使逆全球化现象凸显的情况下，中国仍要坚持"走出去"的发展战略，秉持"共商共建""共赢共享"的理念，积极参与国际贸易规则的制定，推动《区域全面经济伙伴关系协定》（RCEP）等的建设，在国际贸易规则的制定过程中体现中国合理的诉求与意志，努力在全球化过程中作出理念贡献、制度贡献。

（五）应对中美贸易摩擦的策略

首先，通过进一步改善中国营商环境、推动民营经济高质量发展、开展创新

型国家建设等，进一步提升中国经济实力，只有自身实力不断增强，才能在应对两国贸易摩擦时更有底气。其次，参与和倡导自由贸易区战略，构建境外营销网络、外贸出口服务平台，积极开拓新兴市场。再其次，通过完善中美两国首脑之间的沟通机制、战略与经济对话机制、智库交流机制等，完善双方的沟通和交流体系。最后，用好世界贸易组织争端解决机制，充分利用有关条款进行反击和自我保护，同时注意联合广大发展中国家，结成反制裁统一战线。对于一些组织呼吁中国减免非洲债务的问题，应该明确非洲债务问题有着复杂的历史背景和现实情况，中国经济发展过程中也存在着自己困难和诉求，因此，对于疫情导致出现偿债困难的国家，中国不会逼债，但对于不合理的要求，也不会妥协。

参考文献

［1］陈伟光、郭晴：《逆全球化机理分析与新型全球化及其治理重塑》，载于《南开学报》（哲学社会科学版）2017 年第 5 期。

［2］高祥、刘道纪：《中美贸易摩擦的趋势及其对策》，载于《山东师范大学学报》（人文社会科学版）2018 年第 4 期。

［3］李翀：《日本尚未爆发政府债务危机之"谜"解析》，载于《中山大学学报》（社会科学版）2016 年第 1 期。

［4］李春顶、何传添、林创伟：《中美贸易摩擦应对政策的效果评估》，载于《中国工业经济》2018 年第 10 期。

［5］刘金林：《基于经济增长视角的政府债务合理规模研究：来自 OECD 的证据》，载于《经济问题》2013 年第 12 期。

［6］刘子怡：《商业模式影响企业财务绩效的传导机理——基于利益相关者理论的解释框架》，载于《新会计》2016 年第 2 期。

［7］麻元元：《电子商务经济学》，北京理工大学出版社 2016 年版。

［8］缪小林、向莉、张蓉：《政府债务、财政赤字及其宏观经济效应——基于债务软约束视角分析》，载于《财政科学》2017 年第 1 期。

［9］庞晓波、李丹：《中国经济景气变化与政府债务风险》，载于《经济研究》2015 年第 10 期。

［10］宋才发：《人类命运共同体本质解析及全球化治理探讨》，载于《党政研究》2019 年第 3 期。

［11］孙伊然：《逆全球化的根源与中国的应对选择》，载于《浙江学刊》

2017 年第 5 期。

[12] 王雁玲、阮哈建：《政府债务理论研究综述》，载于《商业时代》2012 年第 6 期。

[13] 习近平：《携手构建合作共赢的新伙伴 同心打造人类命运共同体——在第七十届联合国大会一般性辩论时的讲话》，载于《人民日报》2015 年 9 月 29 日。

[14] 赵新泉、陈旭：《政府债务影响经济增长的非线性效应研究》，载于《国际金融研究》2018 年第 2 期。

[15] 张启迪：《政府债务对经济增长的影响存在阈值效应吗——来自欧元区的证据》，载于《南开经济研究》2015 年第 3 期。

[16] 朱福林、赵绍全：《中美贸易摩擦与我国贸易强国建设》，载于《中国流通经济》2019 年第 3 期。

[17] 曹曼茜：《意大利政府债务分析与展望》，搜狐网，2019 年 6 月 6 日。

[18] 李鸿涛：《2018 年法国 GD 下调至 1.5% 经济结构改革陷入瓶颈期》，中国经济网，2019 年 3 月 13 日。

[19] 李曦子：《疫情期间首个"倒下"的国家，阿根廷濒临第九次债务违约》，载于《国际金融报》2020 年 4 月 21 日。

[20] 徐驰、张文宇：《"逆全球化"的沙盘推演：雷声大雨点小》，第一财经，2020 年 4 月 15 日。

[21] Diamond P. A. , "National Debt in a Neoclassical Growth Model", *The American Economic Review*, 1965, 55 (5)：1126 – 1150.

[22] Modigliani F. , "Long-run Implications of Alternative Fiscal Policies and the Burden of the National Debt", *The Economic Journal*, 1961, 71 (284)：730 – 755.

[23] Reinhart C. , Rogoff K. , "Debt and Growth Revisited", MPRA Paper, 2010.

[24] Rogoff K. , Reinhart C. , "Growth in a Time of Debt", *The American Economic Review*, 2010, 100 (2)：573 – 578.

[25] Teece D. J. , "Business Models, Business Strategy and Innovation", *Long Range Planning*, 2010, 43 (2 – 3)：172 – 194.

[26] Velu C. , "Business Model Innovation and Third-party Alliance on the Survival of New Firms", *Technovation*, 2015, 35：1 – 11.

[27] Zott C. , Amit R. , Massa L. , "The Business Model：Recent Developments and Future Research", *Journal of Management*, 2011, 37 (4)：1019 – 1042.

第十七章

新冠疫情与全球就业态势

新冠疫情在全球范围内不断扩散，对经济发展和劳动力市场造成了前所未有的冲击。经济活动急剧减少导致全球 33 亿劳动者就业压力加大。国际劳工组织（International Labor Organization，ILO）2020 年 3 月发布的初次预测报告称："此次新冠病毒大流行对经济造成的最严重影响可能是 GDP 增长率降低约 8%；全球失业人数增加近 2 500 万。"[1] 这将引发经济链条上一系列连环负效应。由此，本章选取美国、意大利、英国和韩国等疫情发生较早和较为严重的国家，从就业现状、对经济发展造成的影响、应对措施等方面进行分析和对比，以相对全面地呈现新冠疫情对全球劳动力市场的影响，研判未来就业态势，以期对我国及时采取强有力措施应对全球性劳工危机提供有益启示。

一、新冠疫情下各国就业现状

我们通过查找国际劳工组织、经济合作与发展组织、美国、意大利、英国、韩国等国家统计局或劳工部网站公开数据，搜集整理了本章研究的四个国家（美国、意大利、英国和韩国）2018 年、2019 年和 2020 年第一季度就业数据，具体分析了疫情下各国劳工市场的基本情况和特点。

（一）就业与失业总体情况

受新冠疫情影响，美、意、英、韩四国就业压力加大，2020 年第一季度就业

---

① ILO，"Estimating the Impact of COVID-19 on the World of Work"，https：//www.ilo.org/global/topics/coronavirus/impacts-and-responses/WCMS_739050/lang--en/index.htm，2020-03-19.

率基本降至近两年新低，失业率出现波动性上升。

图 17-1 显示了四个国家 2018 年至 2020 年 5 月就业率①情况。与 2018 年和 2019 年相比，美国和意大利就业率有较大幅度的下降；英国和韩国有微幅上升。具体来看，美国因新冠疫情在 2020 年 3 月中旬进入国家紧急状态，对就业造成冲击，其 4~5 月就业率相比第一季度下降 10 个百分点左右；意大利首例确诊病例出现在 2020 年 1 月 31 日，此后半个月没有新增确诊病例，2 月下旬突然出现爆发式增长，此时就业率比 2019 年和 2020 年 1 月下降 0.1 个百分点，为 58.9%，一直到 5 月仍在继续走低，降至 57.6%。而英国 2018 年至 2020 年第一季度就业人数增加到 3000 多万人，就业率持续攀高，达到创纪录的 76.6%；但从第二季度开始就业率小幅度下降，2~4 月就业率比第一季度降低 0.2 个百分点。韩国疫情在 2 月进入暴发期，是四个国家中最早出现确诊病例爆发式增长的国家，但其就业所受影响至 3 月才显现出来，就业率为 59.5%，比 2 月下降了 0.5 个百分点，经过连续两个月微幅下降后，5 月就业率出现上升趋势，达到 60.2%。总之，新冠疫情大范围扩散后，四个国家就业率都有波动，其中，意大利就业率已经十分接近 2018 年 57.58% 和 2019 年 57.40% 的世界平均水平，主要原因是疫情导致社会经济生活受到影响，用人单位招聘、录用、入职等工作被迫停止或延后，用工需求不免有所减少。需要注意的是，不能简单根据就业率降低就得出疫情期间找不到工作的人数增多这样的结论，还要结合失业率等多方面因素考量。整体来看，随着疫情逐渐被遏制，复工复产推进，经济社会生活逐步恢复，有部分国家就业形势从第二季度开始好转，但也存在像意大利、英国等就业率仍在小幅下降的情况。

图 17-2 显示了美、意、英、韩四国 2018 年至 2020 年 5 月的失业②情况。整体来看，四个国家失业率都表现出上升的趋势。其中，变化幅度最明显的是美国和意大利。美国从 2019 年 12 月至 2020 年 2 月月均非农新增就业人数升至 24.3 万人，并且 2 月卫生保健和社会援助部门又创造了 5.7 万个就业岗位，餐饮业就业人数增加了 5.3 万个，建筑业也增添了 4.2 万个就业岗位。因此，其 2020 年 2 月的就业增长强劲，失业率比上个月下降 0.1 个百分点。但是，这份强劲的就业报告反映的是新冠疫情席卷全球经济之前短暂的平静。随着疫情在美国境内蔓延，

---

① 就业率 = 就业人口/劳动年龄人口数 ×100%
② 失业率 = 失业人数/（就业人口 + 失业人口）×100%。

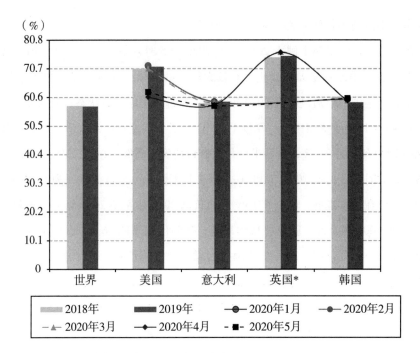

图 17 – 1　2018 年至 2020 年 5 月美、意、英、韩四国就业率情况

注：＊为基于英国国家统计局对就业率的统计方式；图中 2020 年 3 月和 4 月就业率数据是其第一季度和 2 ~ 4 月数据。

资料来源：世界银行；OECD；意大利国家统计局（ISTAT）；英国国家统计局（ONS）。

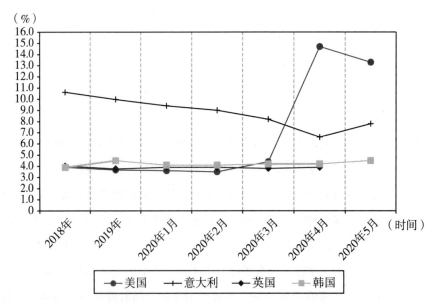

图 17 – 2　2018 年至 2020 年 5 月美、意、英、韩四国失业率情况

资料来源：美国劳工部（BLS）；意大利国家统计局（ISTAT）；英国国家统计局（ONS）；韩国统计信息服务部（KOSIS）。

对经济造成的影响或逐渐显现，存在潜在后果和较多不确定性，失业率将会出现明显升高。[①] 美国 2020 年 3～5 月急剧上升的失业率验证了这一预测。3 月疫情大规模蔓延，对经济造成重创，失业率比上个月高 0.9 个百分点，上升至 4.4%，即便还未超过 1948 年 1 月以来 5.5% 的平均失业率，但已是近两年最高点。美国国会预算办公室预测，2020 年第二季度失业率将超过 10%；[②] 4～5 月失业率升高超过 10 个百分点左右。意大利的失业率在疫情初期和爆发期逐渐下降，至 2020 年 4 月已经降至 6.6%，然而，5 月却出现上升趋势，比上个月升高 1.2 个百分点。这反映出疫情对劳工市场的影响具有一定滞后性。英国和韩国的失业率或许与它们及时采取有效的防控措施有关，自疫情暴发以来表现相对平稳，但是，从 4 月开始这两个国家的失业率也出现小幅升高，大约在 0.1～0.3 个百分点。

由于全球疫情仍在继续发展，目前上述四个国家表现出来的这些就业失业趋势仍然在动态变化中。当疫情被有效控制之后，随着社会经济活动逐渐恢复秩序，就业压力可能会得到一定缓解。另外，我们根据四个国家就业率、失业率的变化还发现，二者之间不是绝对的正相关关系，就业率上升并不意味着失业率下降，有的月份后者的涨幅要高于前者，也就是说这些国家在努力采取措施保证公民找到工作的同时，仍然有相当数量的劳动力在失去工作。这一定程度上反映出疫情影响下劳动力需求结构的变化以及就业结构性矛盾的凸显。

（二）就业与失业人群特征分布

从年龄、教育层次等方面分析就业和失业群体特征，对全面了解和揭示疫情期间就业和失业实际情况和未来发展趋势具有重要意义。

图 17-3 是美、意、英、韩四国 2020 年 1～5 月劳动年龄人口就业率变化情况。整体来看，2020 年 1 月就业率与 2019 年相比总体较为平稳，但 2020 年 3 月全球疫情大暴发后，15～24 岁、25～54 岁等不同劳动年龄人口就业率明显下降。其中，15～24 岁年龄阶段就业率降幅最大。2020 年 3 月，韩国就业率比

---

①　《美国 2 月份就业增长强劲 疫情影响或陆续显现》，http：//world. xinhua08. com/a/20200307/1920248. shtml，2020 年 4 月 29 日。

②　Investopedia，"Unemployment Rates：The Highest and Lowest in the World"，https：//www. investopedia. com/articles/personal-finance/062315/unemployment-rates-country. asp，2020-04-29.

2 月下降 1.9 个百分点；美国就业率比 2 月下降 2.9 个百分点；意大利就业率比 2 月下降 1.1 个百分点。25～54 岁群体是主要就业人口，意大利、美国、韩国该年龄阶段人口就业率在 3 月也基本都呈下降趋势。其中，下降比例最大的是韩国，降低 1.1 个百分点；只有英国这两个年龄阶段就业率在 2020 年第一季度未出现明显负值。然而，4 月开始，四个国家在这两个年龄阶段人口就业率基本都出现负增长。25～54 岁年龄阶段人口就业率出现更大降幅，意大利和韩国这一年龄阶段就业率下降幅度比 15～24 岁年龄阶段大。美国是四国中主要就业年龄人口就业率受到冲击最大的国家，4 月，美国 15～24 岁人口就业率比上个月下降 13.2%，25～54 岁下降 9.9%。5 月，四国主要劳动年龄人口就业率出现转机。与 4 月相比，就业率上升最大的是 15～24 岁年龄阶段劳动人口，美国和韩国都出现正向增长；25～54 岁年龄阶段劳动人口就业率变化仍然以负值为主，但是降低幅度已经明显减小。

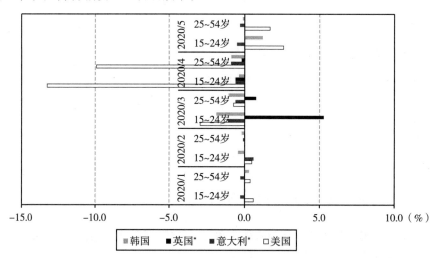

图 17－3　2020 年 1～5 月韩、英、意、美四国劳动年龄人口就业率变化情况

注：＊表示英国、意大利国家数据统计局大于 25 岁劳动年龄人口划分为 25～49 岁。

资料来源：OECD；国际劳工组织（ILO）。

图 17－4 展示了美、意、英、韩四国 2018 年至 2020 年 3 月不同受教育水平就业率分布情况。除意大利外，其他三个国家都是教育水平越高，就业率越高。2020 年 1～3 月新冠疫情影响全球经济之时，美国、英国和韩国的高等教育及以上人群就业率仍能保持在 50% 以上；而中等教育及以下水平人口往往承受着冲击，就业率整体偏低。确实，更高的教育水平对所有类型的劳动合同都是一个"保护因素"，但也不是保证就业的万能药。整体来看，三个教育水平中，高中与

中学后教育人口就业率下降趋势最明显。与 2018 年、2019 年相比，2020 年第一季度韩国中学及以下教育层次人口就业率有所下降，但从第一季度每月就业率变化来看，其在逐步增长，3 月该教育层次人口的就业率已由 1 月的 13%升高到 13.9%；而高中与中学后人群就业率整体小幅降低，2020 年 3 月该层次群体就业率比 1 月下降 0.3 个百分点；大学及以上层次人口 2020 年第一季度就业率与 2018 年、2019 年相比有所提高，但是第一季度每月就业率可能因疫情或季节性影响，出现小幅度下降趋势，3 月就业率比 1 月下降 0.6 个百分点。美国高中与中学后教育人口就业率降幅最大，1~3 月就业率持续降低至 45.7%；中学及以下群体就业率小幅下降，环比降低 0.2 个百分点左右；而大学及以上人口就业率保持稳定增长，3 月已达 51.3%。可见，疫情时期市场对不同教育程度劳动力的需求发生变化。面对突发的劳工需求结构调整和变化，不同受教育水平的劳工都出现或多或少的不适应性，一定程度上也反映出教育中获得的技能与快速变化的劳动力市场需求不匹配等矛盾。①

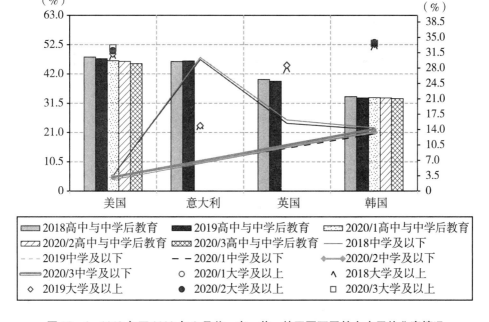

图 17-4 2018 年至 2020 年 3 月美、意、英、韩四国不同教育水平就业率情况
资料来源：OECD；ILO。

---

① UN Educational, "EFA Global Monitoring Report 2010-Reaching the Marginalized", *Journal of Applied Optics*, 2010.

图 17 - 5 为 2020 年 1 ~ 5 月美、意、英、韩四国 15 ~ 54 岁年龄阶段人口失业率变化情况。可以看出，其整体趋势与就业率在主要劳动年龄人口的变化基本一致，同样是 15 ~ 24 岁年龄阶段的劳动人口失业率变化最明显，该特征主要在 3 月以后更为突出。另外，美国和意大利主要劳动年龄人口 3 ~ 5 月失业率经历了较大幅度波动。美国 3 月和 4 月主要劳动年龄人口失业率持续上升，尤其是 4 月，15 ~ 24 岁年龄阶段人口失业率上升高达 17.1 个百分点；25 ~ 74 岁年龄人口失业率升高近 10 个百分点，5 月开始有所好转，这两个年龄阶段失业率比 4 月下降 2 个百分点左右。意大利与美国情况相反，3 ~ 4 月，两个年龄阶段失业率都在下降，特别是 4 月，15 ~ 24 岁年龄阶段人口失业率降低了 6.2 个百分点，25 ~ 74 岁人口失业率降低 1.6 个百分点。但是 5 月，这两个年龄阶段失业率却出现较大幅度上升，比 4 月分别升高 3.2%、1.5%。美国和意大利主要劳动年龄人口失业率变化存在如此大的差异，可能与这两个国家财力和补偿失业人口政策力度相关。

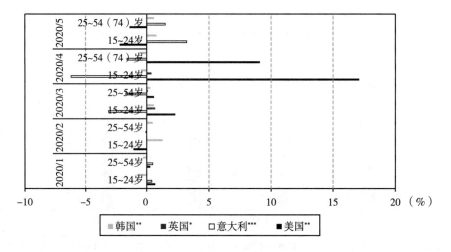

图 17 - 5　2020 年 1 ~ 5 月美、意、英、韩四国主要劳动年龄人口失业率变化情况
注：* 表示英国、意大利国家数据统计局大于 25 岁劳动年龄人口划分为 25 ~ 49 岁；** 表示 OECD4 ~ 5 月失业率统计标准第二个年龄阶段划分为 25 ~ 74 岁；*** 表示前面两种情况均有涉及。
资料来源：OECD；ILO；ISTAT；ONS。

图 17 - 6 为 2018 年、2019 年及 2020 年第一季度四个国家不同教育程度人口失业率情况。2018 年和 2019 年同一受教育程度人口失业率除意大利外，其他三个国家走势基本平稳。2020 年第一季度，美国不同教育水平人口失业率波动较大，尤其是 3 月份，中学及以下阶段劳动人口失业率升高 8.7 个百分点。整体来

看，全球新冠疫情暴发期间，前述四个国家不同教育程度劳动人口失业率变化与就业率变化存在较多相似之处，比如中学及以下教育程度人口失业问题最严重。

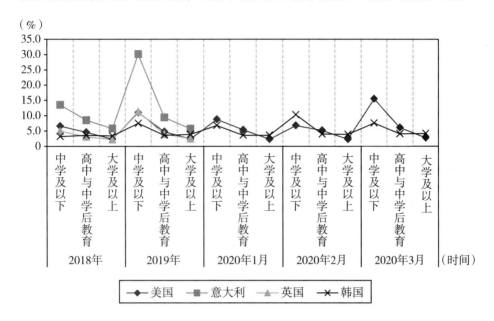

图 17 - 6　2018 年至 2020 年 3 月美、意、英、韩四国不同教育水平人口失业率情况
资料来源：OECD 数据库；ILO；KOSIS。

针对新冠疫情严峻形势，各国陆续采取措施控制劳动力流动，企业被要求停止大规模作业，餐饮业等服务业正常营业受到抑制，工作方式由线下转到线上，对劳动力的总需求不足，2020 年第一季度摩擦性失业和周期性失业增多，尤其低年龄和低教育程度劳动者就业受到较大冲击。例如，美国、韩国 2020 年 3 月 15 ~ 24 岁年龄阶段劳动人口失业率分别是 10.0% 、11.5%，比 1 月、2 月平均上升 1.3 ~ 1.5 个百分点。从低教育程度失业率来看，美国中学及以下人口失业率从 2 月的 6.8% 急剧上升到 15.5%；而韩国失业率与 2 月相比，下降到 7.6%，但同比近两年失业率上升近 4 个百分点，明显高于其他受教育水平人口失业率的上升幅度。意大利和英国国家统计局还未公布 3 月相关数据，但从 1 月、2 月 15 ~ 24 岁年龄阶段和 2018 ~ 2019 年中学及以下受教育水平群体失业率变化推测，出现波动性增长是必然趋势。而 25 ~ 54 岁年龄阶段和中学以上受教育群体程度失业率略有上升，同比近两年基本保持在 0.4 ~ 0.9 个百分点。

图 17 - 7 中四个国家就业产业分布数据显示，超过 50% 的劳动力从业于服务行业，是三大产业中就业人数最多的行业，也是许多国家经济增长的主要支

撑行业。近两年四国服务业就业人数基本保持稳定增长。但是目前，根据国际劳工组织第二份监测报告，由于疫情引发全球经济活动衰退，一些经济部门产出骤降，就业人数急剧减少，尤其劳动力密集型的住宿、餐饮、商业活动等服务业被评估为就业失业的"高风险"行业。① 此次疫情对服务业就业产生了前所未有的冲击。

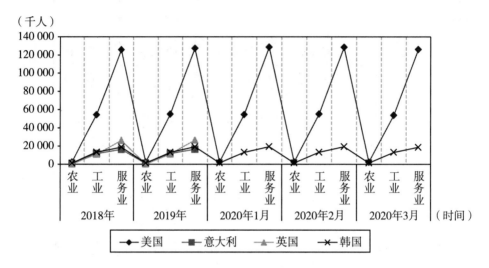

图 17-7　2018 年至 2020 年 3 月美、意、英、韩
四国不同产业就业人数分布情况

资料来源：ILO；ONS。

自 2020 年 2~3 月疫情在全球不断加剧扩张以来，美国 3 月农业、工业和服务业的就业人数分别为 239.3164 万人、5 380.117 万人和 1.260456 亿人，环比分别减少 9.6796 万人、129.415 万人和 235.55 万人，没有保持住 2 月就业增长强劲的趋势；韩国三大产业就业人数变化与美国相似，服务业仍然是就业人数下降最多的行业，环比减少 62.287 万人，是农业就业减少人数的 45 倍，是工业就业减少人数的 10 倍多。英国和意大利虽然 2020 年第一季度就业数据还未完全公布，但从 2018 年和 2019 年产业就业人数分布来看，与美国、韩国基本类似。但是，意大利就业形势可能会更加严峻。从产业结构来看，意大利第二产业占 GDP 的 21.4%，从业人口占比为 26%，其大部分工业是中小型家族企业，大多数雇员不足 50 名。同时，服务业占意大利 GDP 的 2/3（66.3%），并雇用该国 71% 的劳动

---

① ILO. ILO Monitor 2nd Edition：COVID-19 and the World of Work，https：//www.ilo.org/wcmsp5/groups/public/---dgreports/---dcomm/documents/briefingnote/wcms_ 740877. pdf，2020-04-07.

力。旅游业是意大利发展最快、最赚钱的产业之一，意大利是国际上访问量第五大、欧洲访问量第三大的国家。① 这些行业都是国际劳工组织预测的疫情期间就业失业"高风险"行业和企业。从最新发布的全球疫情数据来看，意大利是最严重国家之一。意大利采取"封城"措施近两个月，旅游等服务业受到重创，相关从业人员将尤其艰难，其从 5 月 4 日开始各行业复产复工，以两周为间隔逐渐展开。但从 5 月相关数据来看，意大利就业、失业形势依然严峻，就业率比 4 月下降了 0.3 个百分点，失业率升高了 1.2 个百分点。

总体上，全球疫情持续发展对就业造成严重影响，对不同劳动人口年龄阶段、受教育层次和产业行业的冲击程度存在差异。其中，疫情对 15 ~ 24 岁年龄阶段、中学及以下教育程度等低年龄、低教育程度、社会保障脆弱的劳动人口和服务业从业人员影响最大，不排除暂时性失业情况的普遍存在。另外，劳工市场对疫情反应具有一定的滞后性，并且会出现反复波动。疫情仍在全球扩散，世界经济和贸易增长被迫减速，失业情况加剧，就业压力将在未来数月显现。失业大潮是暂时性还是永久性、能否到第三季度出现明显好转，与全球疫情防控形势和社会生产生活秩序恢复速度紧密相关。

二、新冠疫情下各国就业态势对经济发展的影响

新冠疫情使全球经济活动受到阻隔、经济衰退，就业人数减少、失业徒增的大趋势开始显现。其对各国经济发展和前景造成了一系列连环负反馈效应和影响，下文将从短期和长期进行分析。

（一）劳工危机的短期影响

从短期看，就业人数减少和失业率上升引致工资收入减少，继而又导致消费和投资需求降低。2019 年，全球 15 岁以上人口中有 57.4% 被雇用；对大多数人来说，就业是主要的收入来源。因此，劳动收入影响着全球约 33 亿劳动人口及其家庭生计。而新冠疫情造成的经济和劳工危机，使得上千万人口陷入工作贫困中。失业加剧意味着工资收入的减少。国际劳工组织此前预估 2020 年劳动者将面

---

① NORDEA，"Italy：Economic and Political Overview"，https：//www.nordeatrade.com/fi/explore-new-market/italy/economical-context，2020-05-01.

临多达 3.4 万亿美元的收入损失。[①]

用工需求和供给之间的螺旋式下降，进一步增加了就业压力，失业危机加剧，进而收入减少导致消费受阻。从图 12 - 8 可知，四个国家 2020 年 1~5 月月度居民消费价格指数（CPI）增长率总体直线下降。4 月，美、意、英、韩四个国家 CPI 增长率都出现大幅度下降，该月也是四国大范围出现低就业、高失业现象的时期；5 月，意大利和韩国 CPI 增长率本年度首次出现负增长，分别为 -0.19% 和 -0.32%。CPI 的下降意味着这些国家该时期消费品物价下跌，人们购买力有所上升。即便如此，这些疫情主要国家"惜购"现象却很普遍。这说明失业大潮来袭，居民可支配收入减少，对商品需求随之降低。美国经济分析局发布的数据显示，2020 年 3 月个人收入减少了 3 821 亿美元，比 2 月下降 2%；个人可支配性收入减少 3 346 亿美元，比 2 月下降 2%；同时，消费支出减少 11.273 亿美元，比上个月下降 7.5%。[②] 意大利有学者预测 2020 年实际家庭支出将下降 1.9%。[③] 英国国家统计局开展的《疫情期间公民态度与生活调查》显示，近一周家庭收入减少的比例达 68.2%；[④] 巴克莱（Barclaycard）银行数据也显示，3 月消费支出同比下降了 6.0%。[⑤] 韩国消费支出较上一季度下降 6.4 个百分点。[⑥] 社会需求继续降低，企业会继续减少用工，就业陷入更加艰难的困境，如此持续下去，个人收入、消费等将不断受到冲击，最终影响各个产业和全球经济增长。鉴于此，即使消费品物价下跌、购买力上升，但在较高的就业压力下，消费者也会选择保守消费。

---

① ILO，"ILO Monitor 2nd Edition：COVID-19 and the World of Work"，https：//www. ilo. org/wcm-sp5/groups/public/---dgreports/---dcomm/documents/briefingnote/wcms_740877. pdf，2020-04-07.

② BEA，"Personal Income and Outlays：March 2020"，https：//www. bea. gov/news/2020/personal-in-come-and-outlays-march-2020，2020-04-30.

③ Fitch Solutions，"Covid-19：Italy 2020 Consumer Spending Revisions"，https：//www. fitchsolutions. com/corporates/retail-consumer/covid-19-italy-2020-consumer-spending-revisions-17-03-2020，2020-03-17.

④ ONS，"Table 6 Impact on Finances"，https：//www. ons. gov. uk/employmentandlabourmarket/peo-pleinwork/employmentandemployeetypes/bulletins/uklabourmarket/April2020/relateddata，2020-04-21.

⑤ Barclaycard，"Consumer Spending Declines 6 per cent in March as Coronavirus Measures Take Effect, Yet Some Retailers See Strong Growth"，https：//www. home. barclaycard/media-centre/press-releases/Con-sumer-spending-declines-6-per-cent-in-March. html，2020-04-16.

⑥ CNN Business，"South Korea's Economy Just Recorded its Worst Contraction since the Great Recession Because of the Coronavirus Pandemic"，https：//www. cnn. com/2020/04/22/economy/south-korea-economy-coronavirus/index. html，2020-04-22.

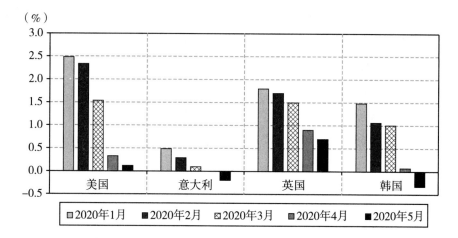

图 17-8 2020 年 1～5 月美、意、英、韩四国 CPI 增长率

资料来源：OECD；https：//data. oecd. org/price/inflation-cpi. htm。

这些短期内出现的连环负效应在服务行业体现尤为明显。2020 年 3 月，美国经济分析局初步统计居民服务性消费支出下降 7.5 个百分点；[①] 英国巴克莱银行数据表明娱乐、餐饮等消费环比下降幅度最大，达 31.8 个百分点，其中旅游业消费支出下降超过 40 个百分点；[②] 麦肯锡公司开展的《新冠疫情期间意大利消费者信心调查》显示，超过 50% 受调查者计划减少餐饮、外出娱乐、自驾游等方面消费支出；[③] 韩国国家统计局初步统计的线上商品交易额中，旅游和交通服务等行业交易额比 2 月下降 3 541.46 亿韩元。[④] 如此，社会整体对服务性商品需求变少，导致相关企业用工需求不大，企业不景气，加剧失业率上升。劳动力市场既是整个服务产业链条上闭环负反馈效应的引发者，又是"受害者"。

（二）劳工危机的长期影响

从长期来看，就业人数持续减少，失业潮来袭对整个全球经济乃至社会带来

① BEA, "Table 10, Real Disposable Personal Income and Real Personal Consumption Expenditures： Percent Change From Month One Year Ago", https：//www. bea. gov/news/current-releases, 2020-04-30.

② Barclays, "UK Consumer Spending Report", https：//www. barclays. co. uk/content/dam/documents/business/manage-your-business/UK_Consumer_Spending_Report_March_2020. pdf. , 2020-03-27.

③ Mickinsey and Company, "Survey： Italian Consumer Sentiment during the Coronavirus Crisis", https：//www. mckinsey. com/business-functions/marketing-and-sales/our-insights/survey-italian-consumer-sentiment-during-the-coronavirus-crisis, 2020-05-09.

④ KOSIS, "Transaction Value of Online Shopping Mall by Commodity Groups/Coverage for Goods", http：//kosis. kr/statHtml/statHtml. do?orgId = 101&tblId = DT_1KE10041&language = en&conn_path = I3, 2020-05-06.

严重后果。目前，疫情期间劳工危机对消费、收入等方面的短期影响已经出现，而对经济冲击的长期影响虽然还没有充分体现出来，但也有一些表现，大部分国家预测或事实公布的 2020 年第一季度国内生产总值（GDP）下降或增速放缓、债务危机可能性增加等。

美国经济分析局预测 2020 年第一季度 GDP 较上年下降 4.8%。这与消费支出降低、非住宅固定投资、出口和存货投资减少密切相关；① 意大利国家统计局预测 2020 年第一季度 GDP 环比下降 4.7%，这一变化是农业、林业和渔业、工业和服务业增长值下降、国内库存总额变动和净出口降低的结果；② 英国商业和经济研究中心（CEBR）预计 2020 年第一季度 GDP 将出现 0.5% 的小幅度缩小，但第二季度降幅可能会增加到 15%；③ 韩国银行发布数据显示 2020 年第一季度经济环比收缩 1.4%，是 2008 年以来经济收缩最严重的一次，但是其经济仍然保持 1.3% 增长，增速却明显小于上年第四季度。④ 就影响 GDP 下降的因素而言，虽然没有直接提及就业和失业，但消费、投资和各个产业增加值都与之存在密切联系，前面短期影响的分析中已有相关阐述。而无论是就业还是消费、投资或者产业长期出现过度下降或增长，都将对一个国家的经济增长和发展造成负面影响与冲击。

如果全球经济持续衰退，会引发债务问题，特别是财力较弱的国家会出现债务危机，最终可能导致全球金融危机。这是失业危机长期影响将造成的又一个不良后果。表 17 - 1 数据显示，除意大利外，美、英、韩三国近两年经济发展基本保持稳定增长，但在全球疫情冲击下，三国 2020 年第一个季度 GDP 环比下降。为了缓解疫情中的就业压力、控制失业率、刺激国家经济发展，各国采取实施大额度就业失业救助计划，救助金额平均占该季度 GDP 的 2.65%。然而，结合四个国家 2019 年政府债务来看，疫情期间救助计划可能会加重债务压力，财力较弱和债台高筑的意大利等国家或将无力偿还外债。如果全球债务长期扩张和积累必然会引发债务危机，最终导致更猛烈的金融和经济危机。

---

① BEA, "Gross Domestic Product, First Quarter 2020", https://www.bea.gov/news/2020/gross-domestic-product-1st-quarter-2020-advance-estimate, 2020-04-29.

② ISTAT, "Preliminary Estimate of GDP", https://www.istat.it/en/archivio/242087, 2020-04-30.

③ CEBR, "Cebr UK Prospects March 2020-Covid-19 Update", https://cebr.com/reports/uk-gdp-expected-to-contract-by-15-in-q2-as-consumers-under-lockdown-rein-in-spending/, 2020-03-30.

④ Laura He, "South Korea's Economy Just Recorded Its Worst Contraction since the Great Recession Because of the Coronavirus Pandemic", https://www.cnn.com/2020/04/22/economy/south-korea-economy-coronavirus/index.html, 2020-04-22.

表 17 - 1　美、意、英、韩四国民生产总值、就业失业补偿、政府债务情况

国家	GDP（十亿美元）				就业失业救助		政府债务	
	2018 年	2019 年	2019 年	2020 年	2020 年第一季度		2019 年	
			第四季度	第一季度	金额（十亿美元）	占 GDP 百分比（％）	金额（十亿美元）	占 GDP 百分比（％）
美国	20 945.9	21 427.7	19 222.0	18 987.9	260.0	1.4	16 800.0	78.4
意大利	2 083.9	1 937.8	466.4	444.2（e）	5.7	1.3	2 811.1	145.1
英国	2 660.4	2 748.0	648.9	648.5	37.2	5.7	2 404.3	87.5
韩国	1 619.4	1 630.0	383.3	377.9	8.19	2.2	1 400.0	85.9

资料来源：BEA、ISTAT、ONS 和世界银行等网站公布数据。

三、新冠疫情下各国就业的应对措施分析

面对当下劳工危机及其对社会经济发展的严重影响，截至 2020 年 4 月 10 日，全球已有 126 个国家提出或实施社会保障和就业政策来进行应对，确保劳工市场和经济尽快复苏。本部分将从美、意、英、韩四个国家疫情期间就业的主要应对措施、存在问题及未来发展方面具体分析。

（一）主要应对措施与成效

美、意、英、韩四个疫情严重的国家采取了多项财政政策、行政政策等缓解和应对劳工市场困境与挑战，具体措施及申请补偿条件等如表 17 - 2 所示。

表 17 - 2　　　　美、意、英、韩四国新冠疫情期间就业帮扶政策

国家	应对政策	发布时间	主要措施
美国	《冠状病毒援助、救济和经济安全法案》（简称" CARES "法案）	2020 年 3 月 27 日	● 大流行性失业补偿（PUC）：自该项政策签署到 7 月 21 日之间，所有以往享受失业保险和大流行失业救助申请者每周额外获得 600 美元津贴 ● 大流行紧急性失业补偿（PEUC）：是一种个人用完所有常规失业补偿后可以申请的 13 周的失业保险。除 8 个州外，其他州将补偿周期延长至 26 周。该项补偿申请者必须积极寻找工作，同时州政府引导设定针对因疫情失业获得再就业的适当条件。另外，对该项失业补偿，各州坚持"不减少""无一周等待期"等实施原则 ● 大流行性失业援助（PUA）：适用于被排除在常规失业保险之外或用完所有失业补偿的劳动者（包括自由职业者、个体户、自我雇佣者、兼职劳动者、初次就业人员等）；申请成功的劳动者最高获得 39 周失业救助。该项救助将于 2020 年 12 月 31 日停止。一般满足获得失业保险条件的申请者不会同时具有申请该项救助的资格。另外，PUA 设定的最低资助额度等于该州每周失业保险平均额度的一半（每周约 190 美元）

国家	应对政策	发布时间	主要措施
意大利	薪酬支持计划	2020 年 3 月 17 日	• 薪酬资助计划：主要用途是因新冠疫情中止或减少工作活动而发放的补贴性工资，最长期限自 2020 年 2 月 23 日至 8 月 • 一体化资助申请程序：申请者可以在工作中断或减少后的第四个月底之后提交申请，无须验证申请原因 • 津贴奖励：政府对 3 月份自由从业者和季节性工作者（旅游业、农业等）发放 600 欧元津贴
英国	企业雇佣人员支持措施	2020 年 3 月 1 日	• 就业保持计划（JRS）：雇主允许受雇人员带薪休假，税务海关总署（HM Revenue & Customs）将为往常工资的 80% 买单，最高达 2500 欧元，再加上相关雇主国家保险补偿（达到自由从业者养老金的最低标准）。该计划从 2020 年 3 月 1 日开始实行 4 个月，但也有可能延期。任何在 2020 年 3 月 19 日之前已经开通 PAYE 工资计划、完成在线登记，并且拥有英国银行账户的实体企业均可申请 • 法定病假补贴（SSP）：如果已经开始自我隔离、疑似感染新冠病毒而居家等，不能开展工作，周工资至少达到 120 英镑的从业者，可以向雇主申请最长 28 周的法定病假补贴，每周 95.85 英镑
	就业支持措施	2020 年 3 月 27 日	• 放宽年度休假规定：根据商务部长阿洛克·夏尔马（Alok Sharma）提出的措施，因新冠疫情没有休完所有法定年假的员工，可以纳入未来两年年休假期中，等等
	非企业雇佣人员支持措施	2020 年 3 月 26 日	• 自我雇佣者收入支持计划（SEISS）：可以申请月平均交易利润 80% 的税收补助，3 个月分期支付，最高不超过 7500 英镑。该计划是一个短期计划，但也有可能延长，税务海关总署负责相关事务
韩国	10 大雇佣政策	2020 年 4 月 17 日	• 从无薪休假发生之日起 3 个月期间支援求职补助 • 中小企业停摆，雇佣减少可能性加大，因此，除边缘企业以外的中小企业以支付职员工资为目的，向主要交易银行申请贷款时，应寻求政府担保，实行 1% 的低利率贷款方案 • 考虑废除大企业的结转亏损额扣除限度，或者在之前的 3~5 年中返还当年度亏损额的方案 • 明年最低工资应被冻结
	薪酬补偿	2020 年 4 月	• 应急性就业救助：投入 81.9 亿美元就业救助计划，其中 6.5 亿美元由政府储备基金支出，无须国会批准

美国在疫情持续影响下，失业率不断上升，2020 年第一季度结束时，已经达到 2017 年 8 月以来的最高水平。在严峻的就业形势下，联邦政府采取的最重要的举措就是 2020 年 3 月 27 日颁布《冠状病毒援助、救济和经济安全法案》，为居民、企业、公共部门等提供 2 万亿美元的救助。其中，约 1/4 金额用于援助居民，近 1/2 用于援助企业。在就业方面，该法案为因新冠疫情和公共卫生相关事务失业、解雇的劳动者提供强劲的失业保险（Unemployment Insurance，UI），价值 2 600 亿美元。该法案创建了三个新的失业保险项目，分别为大流行失业补偿（Pandemic Unemployment Compensation，PUC）、大流行性紧急失业补偿（Pandemic Emergency Unemployment Compensation，PEUC）和大流行性失业援助（Pandemic Unemployment Assistance，PUA），均由联邦政府全额资助。[1]

意大利以法律形式出台一系列薪酬支持计划。其还为那些按照原有规定没有资格从该基金中受益的雇佣者提供了补充基金，是"意大利治疗法"（Cure Italy Decree）的一部分。具体措施有薪酬资助计划（Support of Salary Payment by the State），开发包括信息和行业咨询、必要的联合审查等一体化资助申请程序和津贴奖励等，[2] 主要用于支付因雇佣双方无法控制的原因中断或减少业务而导致雇员被解聘或工作时间减少而影响的一部分薪酬，以为商业低迷期间的企业和劳动者提供财政支持，保证其收入稳定。上述措施将在一定程度上减轻企业人力支出和成本，并为劳动者提供生计保障。[3]

英国政府采取了前所未有的政府干预政策，其为劳动者工资的 80% 买单至少 3 个月，最高达 2 500 欧元每月（相当于 2 900 美元），高于普通时期的平均工资。具体而言，英国政府在就业方面的应对措施包括：（1）企业雇佣人员支持措施，如就业保持计划（Job Retention Scheme，JRS）、法定病假工资（Statutory Sick Pay，SSP），主要面向中小企业等；（2）就业支持措施，如放宽年度休假规定（Relaxation of Annual Leave Rules）等；（3）非企业雇佣者支持措施，如自我雇佣者收入

---

① National Employment Law Protect，"Unemployment Insurance Provisions in the Coronavirus Aid"，Relief，and Economic Security（Cares）Act，https：//www. nelp. org/publication/unemployment-insurance-provisions-coronavirus-aid-relief-economic-security-cares-act/，2020-03-27.

② KPMG，"Italy Government and Institution Measures in Response to COVID-19"，https：//home. kpmg/xx/en/home/insights/2020/04/italy-government-and-institution-measures-in-response-to-covid. html，2020-05-11.

③ Norton Rose Fulbright，"COVID-19：Italy Sets Up a Wage Compensation Fund to Help Employers Overcome the Crisis"，https：//www. nortonrosefulbright. com/en/knowledge/publications/a9a1127f/covid-19-italy-sets-up-a-wage-compensation-fund-to-help-employers-overcome-the-crisis，2020-03-01.

支持计划（Self-Employment Income Support Scheme，SEISS）等。[①]

韩国《亚洲日报》2020 年 4 月 20 日报道，受疫情影响，韩国第二季度就业压力仍旧很大，新增失业人数最多可达 33 万人，仅次于外汇危机时。为防止就业市场持续恶化、防止大量失业，韩国经济研究院近日向雇佣劳动部提出防止大量失业的 10 大雇佣政策建议，包括允许无薪休假者求职、允许中小企业职工工资贷款政府担保制度、追加指定特别就业援助行业、提高大企业法人税结转亏损额度及允许追补抵免、雇佣增加税额抵扣不适用最低限度、冻结最低工资等。[②] 另外，自疫情暴发以来，政府就劳工危机已经补充三次预算。2020 年 4 月底，韩国政府正在提出第三次补充预算，实施 81.9 亿美元的应急性就业救助计划，以缓解疫情期间失业加剧的艰难困境。[③]

整体上，疫情期间，四个国家不断加码出台的一系列就业补偿和援助政策数量几乎是空前的。

就这些政策实施效果而言，由于颁布时间大部分处于 2020 年 3 月底至 4 月中旬，有一定时效限制，且正在实施过程中，短期较难证明是否有效。在美、意、英、韩四个国家中，韩国是唯一在 3 月基本控制住疫情蔓延的国家，其在遏制新冠病毒疫情方面取得较大成效，但是，劳工市场仍然存在潜在风险，尤其对更脆弱的经济与劳动参与者，如中小企业、低教育程度从业人员等而言，疫情暴发将带来潜在的经济损失后果。事实证明，当前相关政策仍然不足以应对这些风险。解决这一问题将是韩国面临的另一项艰巨任务。另外，从前面提及的近期就业失业数据来看，似乎还未出现明显好转，上述就业支持和保障性政策什么时候产生效果、政策能够落实到什么程度，有待后续劳工市场的表现进行验证。

（二）存在问题与趋势判断

新冠疫情对全球就业影响是深远的、前所未有的。各个国家都采取了相关

---

① GOV. UK，"Check if You Can Claim a Grant through the Self-Employment Income Support Scheme"，https：//www. gov. uk/search/all，2020-05-04.

② 中华人民共和国商务部：《受疫情影响，韩国新增失业人数最高可达 33 万人 韩经研提出 10 大雇佣政策》，http：//www. mofcom. gov. cn/article/i/jyjl/j/202004/20200402956856. shtml，2020 年 4 月 20 日。

③ Plusenews，S.，"Korea Plans This Year's Third Extra Budget to Save Jobs"，https：//pulse-news. co. kr/view. php?year =2020&no =421449，2020-04-23.

措施，及时应对，防止大规模裁员，保持稳定就业，将经济损失减少到最小。对比 2009 年全球金融危机之后的失业率上升，就业调整通常在经济紧缩（GDP下降）之后有所延迟。通过进一步分析上述四个国家疫情中的就业保障和援助措施，发现其中存在一些设计不合理问题，可能会导致新的就业问题，影响经济恢复发展。

第一，政府持续加码的就业与失业补偿计划，"鼓励"主动失业，导致失业率居高不下。从表 17 - 1 和表 17 - 2 中政府对就业与失业财政投入和具体政策可知，丰厚的失业救济要高于失业人员这段时期的工资。因此，这些政策无形中鼓励大量从业人员选择主动失业。该现象在欧美国家较为突出。美国劳工部统计，2020 年 2 月首周初次申请失业金人数仅为 20.2 万人，失业人数为 140 万人；然而随着各项失业补贴和救助计划出台，失业率不降反升，尤其是保障强劲的 CARES法案颁布后，失业率和申请失业救助的人数骤增。2020 年 4 月失业人数增加到2 000 多万，失业率急剧上升到 14.7%。① 同时，申请失业救济的人数已经超过3 300 万。② 在英国也出现相似问题，申领福利救济的人数增速达历史最高水平。英国智库决议基金会（Resolution Foundation）分析政府数据后表示，自 2020 年3 月 16 日政府通告禁止非必要接触和旅行以来的四周内，有 177 万人申领了英国主要福利救济金"统一福利救济金"（Universal Credit）。3 月底收紧限制后的一周内，每日新增申请就业援助人数峰值是平常的 8 倍。③ 另外，英国国家统计局调查疫情期间公民态度与生活调查数据中，认为疫情期间工作时间变长的比例高于工作时间减少的比例；工作时担心健康和安全的比例达到将近 40%。④ 如此，工作时长增加，但薪资并未随之增长，可能也是造成主动失业现象的因素之一。目前来看，强劲的就业保障政策的副作用似乎大于初期期待其缓解失业的效用。虽然有专家从规避信贷危机角度鼓励这种"蹭"国家财政补贴的行为，但是，如果

① BLS, "The Employment Situation-April 2020", https：//www. bls. gov/news. release/pdf/emp-sit. pdf, 2020-05-08.

② "The Guardian, 20m Americans Lost Their Jobs in April in Worst Month since Great Depression", https：//www. theguardian. com/business/2020/may/08/april-jobs-report-us-unemployment-rate, 2020-05-08.

③ ABC,《全球疫情：英国申领福利救济人数增速创历史纪录》, https：//www. abc. net. au/chi-nese/2020-04-22/coronavirus-global-updates/12171712, 2020-04-22.

④ ONS, "Opinions and Lifestyle Survey（Covid-19 Module）", https：//www. ons. gov. uk/employ-mentandlabourmarket/peopleinwork/employmentandemployeetypes/bulletins/uklabourmarket/April2020/related-data, 2020-04-21.

主动失业现象不能在未来数月扭转，劳动参与率急剧下降，可能会加剧经济活动中的一系列负反馈循环效应。从美国 5 月的就业失业数据来看，这些强劲的补偿性就业失业措施或许起到一定效用，就业率和失业率出现好转的拐点，幅度大约为 1.5 个百分点，但是否能继续维持这一利好趋势有待持续跟踪与考察。

第二，不断增加缓解劳工危机的财政支持，国家预算缺口不断扩大，将会引发债务危机。虽然主动失业的选择有助于企业减轻债务，避免信贷危机，但无疑会增加政府财政负担，预算缺口不断扩大。美国国会预算办公室（CBO）预测，《新冠肺炎病毒援助、救济和经济安全法》恐将使 2030 年的联邦预算缺口扩大 1.8 万亿美元。① 尽管韩国现在已经控制住了病毒大规模传染，但经济上的危机显而易见。2020 年 4 月政府宣布了第三套财政救助方案，旨在保护企业免于倒闭。目前，韩国政府为应对此次公共卫生危机挑战，已支出或宣布计划支出 135 万亿韩元（约 1 100 亿美元），约占其 GDP 的 7%。② 对意大利而言，疫情对本就疲乏的经济增长"雪上加霜"。2018 年，其 GDP 仍比 2007 年的水平低 4%；2019 年经济停滞不前，其中包括不确定的政治局势和欧元区经济增速放缓，GDP 在 2019 年仅增长了 0.3%。根据国际货币基金组织 2020 年 4 月的最新预测，由于新冠疫情暴发，全球经济衰退形势下，GDP 增长预计在 2020 年降至 −9.1%。③ 一旦因疫情防控不到位，持续时间变长，将会进一步加重国家财政负担，预算缺口继续扩大，政府债务仍然在累积增加，但经济发展并未强势恢复，财政收支不平衡，全球性债务危机和金融危机风险增加。

第三，以现金转移支付为主的就业干预政策，对就业积极性产生一定的负向作用。由前面所述可知，美、意、英、韩四国政府主要通过提供减免税收、社会保障性支出（失业救济、保险）、工资补贴等方式抑制、缓解疫情期间就业市场萧条。这是经济萧条时期，为缓解总收入减少、失业增加的社会问题，政府通常会采取的一项具有福利支出性质的措施。短期来看，其能够有效支持和配合为了

---

① Congressional Budget Office, "Monthly Budget Review for April 2020", https：//www. cbo. gov/, 2020-05-08.

② CNN Business, "South Korea's Economy Just Recorded Its Worst Contraction since the Great Recession Because of the Coronavirus Pandemic", https：//www. cnn. com/2020/04/22/economy/south-korea-economy-coronavirus/index. html, 2020-04-22.

③ NORDEA, "Italy：Economic and Political Overview", https：//www. nordeatrade. com/fi/explore-new-market/italy/economical-context, 2020-05-01.

阻止疫情扩散而采取的"封城"、减少外出等全民防疫措施落实，减轻企业债务压力，避免大量企业关停，为经济运转提供保障。但是也存在较多潜在问题和风险。例如，对财力较弱的国家，长期现金转移支付必将加重国家财政负担，持续发酵会引发金融危机。另一个较为突出的问题是，上述政府就业干预政策中存在鼓励失业的导向，缺乏对仍有较大就业需求的行业发掘就业机会的引导。就业受此次疫情影响较大的行业包括旅游、住宿餐饮、制造业、房地产业等，但也有部分产业行业仍有较大就业需求，存在较多就业机会。就英国而言，2020 年第一季度空缺职位将近 80 万个，其中，批发零售、机动车修理、卫生护理和社会工作、专业科技活动等行业空缺职位仍有 10 万个左右。① 然而，这些措施没能减缓"就业难"的问题，主要原因有可能是这些行业对专业技术知识要求较高，目前失业问题多集中在低教育程度、低年龄的劳动群体，他们擅长劳动密集型工作，不具备从事就业紧缺行业相关工作的基本素养。而现有就业帮扶主要政策中，对就业培训、满足职位空缺行业的用工需求等方面重视度不高。这一定程度上也显露出全球就业结构性矛盾突出的问题，也有可能加剧已有的社会不平等，激化社会矛盾，成为经济社会发展中的不稳定因素。

结合上述四个国家应对疫情冲击就业采取的各项措施、其中存在的问题和风险，大致可以判断出，短期内现金转移支付为主的就业帮扶措施有助于遏制疫情大规模扩散，一定程度上保障就业稳定，转变或调整就业方式（如居家线上办公等，减少企业基础性运作成本），减缓失业带来的社会矛盾，避免企业债务危机和信贷危机等，为尽快恢复社会经济活动和秩序提供基础；但长期（超过 1 年）大量的政府福利性财政支出将不利于降低失业人数、激发就业活力、增加用工需求，进而社会供需不平衡将会抑制生产积极性，最终导致空前的全球经济衰退和经济危机。总之，劳工市场的向好趋势和发展与经济活力复苏密切联系。

四、主要受疫情影响的国家就业形势对比与启示

基于前面对美、意、英、韩四个主要受疫情影响国家就业现状、对经济发展

---

① ONS, "Table 21: Vacancies by Industry (Seasonally Adjusted)", https://www.ons.gov.uk/employmentandlabourmarket/peopleinwork/employmentandemployeetypes/bulletins/uklabourmarket/April2020/relateddata, 2020-04-21.

影响、政府采取的应对措施及其存在的问题和趋势阐述分析发现，它们之间既有相似之处，又因各国具体国情和经济发展特点存在一些差异。

（一） 主要国家就业形势对比分析

从前面四个国家就业基本情况来看，共性多于差异性。它们基本都需要面对大规模经济活动停摆下就业人数减少、失业率骤增的劳工危机，并且餐饮、旅游等服务产业失业率较高，低年龄、教育程度低、能力弱的劳动者是失业的高风险人群。在这些层面具体比例变化大小、受到影响程度等因各国疫情大爆发时间、遏制成效和国家前期就业形势等基础性因素存在差异。例如，曾经较早成为严重疫情国家的韩国，由于及时采取防控措施，仅用 1 个月时间有效控制住新冠疫情蔓延趋势，就业虽然在第二季度之初出现一定幅度波动，但总体受到的冲击略小于其他三个国家。美国、意大利失业危机更为严重，公民对就业形势也表现出焦虑情绪或对政府福利政策信心很低。麦肯锡公司关于意大利新冠疫情期间消费者情绪调查结果表明，超过 50% 的消费者认为经济复苏具有较大不确定性，超过 30% 的消费者持消极情绪，77% 的消费者较为担心意大利经济发展。[1] 英国虽然目前从就业失业数据上较难判断其劳工市场被影响的确切程度，但是英国国家统计局实施的一项调查中显示，1 000 多名接受调查者中"疫情期间产生较高焦虑情绪"的报告人数占 40%～50%。[2]

从四个国家劳工危机对经济发展的短期影响来看，由于四国产业结构中都是服务业所占比重较大，旅游、餐饮住宿、文娱活动等服务行业经济活动、就业和消费受到的冲击和挑战最大；即便政府采取措施保障劳动者收入和购买力，但因"就业难"的严峻形势减少消费也是较为普遍的现象。然而，由于四国综合国力存在较大差异、政府财政补贴力度不同、疫情防控成效不同，劳动者短期收支受到的影响也不同。美国、英国对于就业困境短期内造成的经济损失的承受力强于意大利和韩国。从长期影响来看，与其他三个国家比较，意大利经济发展或将陷

---

[1] Mckinesy & Company, "Survey: Italian Consumer Sentiment during the Coronavirus Crisis", https://www.mckinsey.com/business-functions/marketing-and-sales/our-insights/survey-italian-consumer-sentiment-during-the-coronavirus-crisis, 2020-05-09.

[2] ONS, "Table 26: Changes in Well-being from Previous Week", https://www.ons.gov.uk/employmentandlabourmarket/peopleinwork/employmentandemployeetypes/bulletins/uklabourmarket/April2020/relateddata, 2020-04-21.

入前所未有的困境，财政赤字继续扩大，债务偿还能力不足，疫情防控和经济复苏哪个优先的矛盾凸显。面对经济下行、不断加剧的就业压力和国家财政收支缺口扩大等问题，意大利不得不复工复产。

从四个国家应对劳工危机采取的主要措施来看，政府行政政策支持、福利性支出和补贴等财政政策应用普遍，但是效果仍有待观察。另外，美国、英国因提供丰富和强劲的就业支持和失业救济计划，致使主动失业问题突出。当这些有时效的政策因疫情扩散需要延长时，对财力较弱、依赖第三产业和外贸的国家可能弊大于利。可见，这些政府干预劳工市场的救济措施对社会经济发展推动是一把"双刃剑"。其在发挥维稳就业、遏制疫情发展和保障经济活动稳定发展等正向作用同时，或许也将成为加速国家财政预算缺口扩大的诱因之一，致使部分国家在债务危机和金融危机边缘游走。除此之外，面对各国就业帮扶政策对疫情期间再就业、补充用工紧缺行业劳动力以及就业积极性的引导和激发方面不足的问题，凸显了全球结构性就业矛盾严峻的现实。

整体而言，面对全球新冠疫情冲击，不同国家就业与失业无论是从初期表现，还是从随着疫情扩散波动变化对经济发展的反馈性影响，以及在此期间各国采取的应对政策和初步成效比较来看，趋同性大于差异性。但是，因不同文化下欧美健康理念与亚洲国家存在较大差异，英、美、意等欧美国家对疫情的遏制比韩国稍显延迟，这也将影响到它们下一阶段经济复工复产进程和发展。

（二）疫情中全球就业态势对中国就业的影响和启示

在席卷全球的新冠疫情影响下，中国 2020 年第一季度就业市场不免遭受一定压力，经济受到冲击引发用工需求不是很强，失业率短期上升。国家统计局公布数据显示，2020 年 2 月失业率为 6.2%，比 1 月上升 0.9 个百分点，比近两年上升超过 2 个百分点。[①] 这些变化可能是摩擦性失业和疫情共同影响的结果。就业方面，受多种因素影响，进入劳动力市场的人数有所减少，3 月就业人员比 1 月减少 6% 以上，约 18.3% 的就业人员处于在职未上班状态，全国外来农业户籍人口和 20～24 岁大专及以上受教育程度人员调查失业率均明显高于全国平均水平。[②] 这与上述四国疫情

① 《国家统计局新闻发言人就 2020 年 1～2 月份国民经济运行情况答记者问》，国家统计局网站，2020 年 3 月 16 日。

② 付凌晖：《对一季度部分指标变化的几点看法》，国家统计局网站，2020 年 4 月 20 日。

期间劳工市场遭遇的困境相似，就业难度加大，再加上企业增收困难，居民实际收入出现多年来未有的下降状况。2020 年第一季度，全国居民人均可支配收入同比实际下降 3.9%。①

从政策上来看，就业是最大的民生。为降低疫情影响，中央继续发挥就业优先政策推动力。与其他国家相似，政府行政和财政支持是主要措施。例如，加大对企业的援助、稳定就业岗位的力度。2020 年 2 月各级政府共为企业减免养老、失业、工伤三项社保费单位缴费 1 239 亿元，3 月继续采取接续措施，预计到 6 月累计减免额度将达到 5 000 亿元以上。这些措施避免了企业大规模减员裁员，促进了就业总体稳定。针对居民收入和消费减少的问题，中央出台一系列救助扶持政策，为保障退休职工、低收入和困难群体基本生活提供了有力支撑。养老金和离退休金按时足额发放，临时救助补助力度加大，今年全国企业和机关事业单位退休人员基本养老金继续调增 5%。2020 年第一季度，全国居民人均养老金和离退休金收入同比名义增长 9.1%，农村居民人均社会救济和补助收入、政策性生活补贴收入分别增长 10.5%、13.1%。② 随着我国疫情防控成效逐渐巩固，就业政策效用有所显现，2020 年 3 月，全国城镇调查失业率为 5.9%，比 2 月下降 0.3 个百分点，③ 就业形势总体稳定有效。但是，从国际上看，全球疫情加速扩散，甚至进入"群体免疫"阶段，世界经济下行加剧，不稳定、不确定性因素增加；从国内看，中国仍然需要继续巩固疫情防控成果，防止反弹任务艰巨，生产生活秩序恢复，企业全面复工复产需要时间，经济下行压力依然较大，就业结构性矛盾突出，就业压力加大。

面对这些前所未有的挑战，结合前面对美、意、英、韩四国就业与失业态势和发展情况的探讨及分析，中国需要作好以下准备，以应对全球经济下行趋势的冲击和影响。

第一，作好充分准备应对世界经济衰退、劳工危机以及贸易保护主义有所抬头的国际环境和局势。疫情造成了全球性失业潮，工作岗位总量整体紧缩；各国忙于国内经济复苏，为了保障本国公民利益和经济发展需要，会出台各种各样的贸易保护措施。而这些宣称对本国民族产业和就业市场会起"保护伞"作用的政

---

①② 宁吉喆：《如何全面辩证看待一季度经济形势》，中国政府网，2020 年 5 月 11 日。

③ 《国家统计局新闻发言人就 2020 年 1~2 月份国民经济运行情况答记者问》，国家统计局官网，2020 年 3 月 16 日。

策措施，一定程度影响了中国对外贸易开展和劳动力正常流转。外资企业撤转回母国，劳务输出减少，相关行业劳动人口就业人数可能会减少，进而加大国内就业市场的压力。对此，中国应在继续做好疫情防控的基础上，采取措施保障企业复工复产稳步推进，刺激企业用工需求，增加就业岗位数量和创新就业方式，完善和布局产业链，保障就业、收入与消费、供给与需求之间的良性循环。

第二，加强对中小微企业就业失业的帮扶力度。美、意、英、韩四国基本都出台了针对中小微企业及其就业援助的专项政策。鉴于此，对于中国中小企业复工复产的艰难局面，通过减少税收、工资补贴等专项福利性支付转移措施组合拳，减轻其债务压力和运作成本，对保障就业率、激发经济生产快速恢复或许有所帮助。

第三，进一步建立和完善失业救济体系。尤其需要设立应急性或短期失业保险和救济基金，制定相关应急方案，提前储备应对大型公共事件危机中失业救济所需资源。上文探讨的四个国家在相关政策的深度、广度和高度层面设计均有可供借鉴和反思之处，有待经过深入研究与分析后，期望对进一步完善和优化中国相关领域顶层设计有所启发。

第四，重视服务业内部结构调整和升级。服务业在全球疫情中受到的冲击最严重，但同时也是吸纳就业人数最多的产业，是新经济持续发展过程中最可能带来新就业岗位的产业。未来要更加关注服务业内部结构调整，加快转型升级。另外，现阶段外来农业户籍人口、20～24岁劳动人口在此次失业大潮中受到的影响最大，他们大多从业于服务行业。对此，未来各地政府相关部门可以通过调查登记后，为这些劳动人口提供就业培训和技能提升计划，帮助其在复工复产过程中顺利再就业，缓解就业结构性矛盾，激发服务业发展活力。

通过对美、意、英、韩四国疫情期间就业与失业态势的分析，并结合我国疫情期间就业市场情况讨论，可以发现，此次公共卫生事件影响的范围之大和波及面之广近乎空前，小到每个公民的日常生活，大到一个国家的整体经济和人类生存发展；各个经济社会基本要素都处于这条巨大的供应链上，相互依存，不可能完全独善其身。因此，绝对的区域化和筑起保护主义壁垒不是世界经济发展的主流和长期状态。只有加强国际协调合作，凝聚合力，共建人类命运共同体，抵抗全球性的公共危机事件，才能确保全球经济和就业供应链开放、稳定、安全、顺畅运行，推动世界经济快速恢复和高质量发展，最终全人类在这场人类同重大传染性疾病的战役中获得胜利。

后　记

呈现在各位读者面前的这本书集合了国内相关领域专家们的智慧。面对疫情，我们群策群力，共同探讨全球疫情对世界经济的影响，预测未来世界经济走势。

本书较为全面地分析了疫情下世界各国、各经济体的经济变化与发展趋势，即疫情与美国经济、疫情与欧盟经济、疫情与日本经济、疫情与新兴经济体经济，最后分析疫情下的中国经济。

本书多角度地分析了疫情下世界各领域的经济变化与未来格局，揭示了疫情下全球价值链的重构与挑战、疫情与全球政策导向变化，并且分别从全球投资、全球消费与全球贸易等角度探讨了世界格局的变化。

本书还抓住核心领域，进行了重点跟踪研究。比如，我们聚焦分析全球粮食问题、石油危机、全球股市与债市风波，尤其是对备受关注的全球就业与失业问题进行了分析。

本书由中国社会科学评价研究院院长荆林波统筹，汇聚了北京、上海、浙江、福建等地各大高校的专家学者，可谓集大成者之作。各章节写作者如下：第一章，荆林波、甄宇鹏；第二章，杜宏巍；第三章，朱瑞庭、常健聪、朱逸、王福红、宋杰珍、周育红、张学超、张荣华、尹卫华、高中理；第四章，张青松、习榴；第五章，赵渊博；第六章，黄梅波、方紫琼；第七章，李俊杰、王瑛；第八章，洪勇；第九章，宋洋；第十章，奚祺海；第十一章，王雪峰；第十二章，黄建忠；第十三章，龚雪；第十四章，冷凯君；第十五章，王金安、黄阳平；第十六章，孙宁；第十七章，曹昭乐；中国社会科学评价院评价理论室助理研究员王淳作为课题协调人，主动承担了许多科研辅助工作。

在疫情肆虐期间，我每天跟踪全球疫情的变化以及对世界经济的影响，萌发了联合国内学者，撰写一部带有时代记忆的专著，不仅仅要警示当下，而且希望能够启迪未来。在各位学者的鼎力支持下，我们完成了写作团队建设。我们的作者团队定期通过视频会议进行研讨，各抒己见，集思广益，最终使得本书得以在各方面不断臻于完善。

特别感谢北方民族大学李俊杰校长、上海建桥学院朱瑞庭校长和集美大学财经学院黄阳平院长，他们不仅自己身体力行，而且率领各自的团队加入到本书的写作中。

感谢我的硕士同学——上海对外经贸大学国际发展合作研究院黄梅波院长，她提醒我要关注发展中国家的问题，并且力荐上海对外经贸大学国际经贸学院黄建忠院长承担全球疫情对世界贸易的影响一章。需要说明的是，黄建忠院长是我本科学习时的老师，他是全国"五一劳动奖章"获得者，上海市领军人才，商务部经贸政策咨询委员会专家组成员，荣获过众多的奖项。一位泰斗级的学者，虚怀若谷，愿意为自己的学生出一份力，让我倍感荣幸和感激。

4月1日，我在"快手"平台做了"全球疫情与世界经济"直播，获得了20多万的点赞，极大地鼓舞了我们的士气。5月初，课题组就完成了初稿，并且开始按照出版方的要求，不断修改完善。

感谢中国财经出版传媒集团吕萍副总经理的鼎力支持。大家深知，出版界面临着前所未有的竞争压力，而吕萍副总经理积极响应，全力配合，让我们这些待在书斋里的学者们感受到知识乃至智慧的价值。

感谢经济科学出版社财税分社齐伟娜社长的协力帮助。过去，我们只有一面之交。如今，我们却好像神交已久。作者与编者，处在不同的视角，对问题的看法、出版的进度、出书的综合评价等都有所不同，然而，我们双方能够为了追求一个共同的目标，不懈努力。赵蕾和初少磊两位责任编辑，不辞辛苦，认真负责，较大地提升了本书的出版质量。

最后，我代表课题组对中国社会科学评价研究院的全体人员表示感谢。中国社会科学评价研究院承担着国家发展改革委员会委托的《中华人民共和国国民经济和社会发展第十三个五年规划纲要（2016－2020年)》政策实施情况评估课题，以及中组部委托的《国家中长期人才发展规划纲要（2010－2020年)》——重大人才政策实施情况评价课题。许多同志多头参战，默默耕耘，常常通宵达旦，让我终生难忘。我坚信经过这样的洗礼，我们的队伍会更加强大。

总之，我希望这是一个良好合作的开始，并且冀望在未来某个时刻、某个话题，我们能够再次握手，携手撰写新的篇章。这是一个最好的时代，留给那些时刻有准备的人！时刻准备着！

欢迎读者提出批评与建议，我的邮箱是：jinglinbo@ sina. com.

荆林波

2020 年 8 月 16 日

图书在版编目（CIP）数据

全球疫情与世界经济/荆林波等著. —北京：经济科学
出版社，2020.9
ISBN 978 - 7 - 5218 - 1896 - 3

Ⅰ. ①全… Ⅱ. ①荆… Ⅲ. ①疫情管理 - 关系 - 世界
经济 - 经济发展 - 研究 Ⅳ. ①R181.8②F113.4

中国版本图书馆 CIP 数据核字（2020）第 192175 号

责任编辑：齐伟娜 初少磊 赵 蕾
责任校对：杨 海
责任印制：李 鹏 范 艳

全球疫情与世界经济

荆林波 等著

经济科学出版社出版、发行 新华书店经销
社址：北京市海淀区阜成路甲 28 号 邮编：100142
总编部电话：010 - 88191217 发行部电话：010 - 88191540
网址：www.esp.com.cn
电子邮箱：esp@ esp.com.cn
天猫网店：经济科学出版社旗舰店
网址：http://jjkxcbs.tmall.com
北京季蜂印刷有限公司印装
787 × 1092 16 开 28.25 印张 480000 字
2020 年 10 月第 1 版 2020 年 10 月第 1 次印刷
ISBN 978 - 7 - 5218 - 1896 - 3 定价：96.00 元
（图书出现印装问题，本社负责调换。电话：010 - 88191510）
（版权所有 翻印必究 举报电话：010 - 88191586
电子邮箱：dbts@ esp.com.cn）